# Mastologia Atual
## Da Teoria à Prática

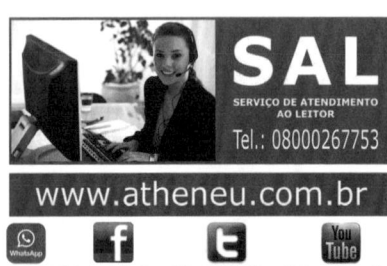

# Mastologia Atual
## Da Teoria à Prática

Adrienne Pratti Lucarelli

Maria Marta Martins

Fernando Cotait Maluf

Manoel Carlos Leonardi de Azevedo Souza

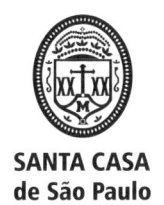

SANTA CASA
de São Paulo

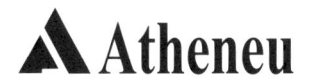

Atheneu

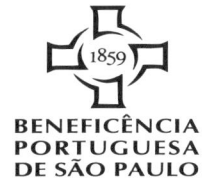

BENEFICÊNCIA
PORTUGUESA
DE SÃO PAULO

*EDITORA ATHENEU*

| | | |
|---|---|---|
| *São Paulo* | *Rua Jesuíno Pascoal, 30* | |
| | *Tel.: (11) 2858-8750* | |
| | *Fax: (11) 2858-8766* | |
| | *E-mail: atheneu@atheneu.com.br* | |
| *Rio de Janeiro* | *Rua Bambina, 74* | |
| | *Tel.: (21) 3094-1295* | |
| | *Fax: (21) 3094-1284* | |
| | *E-mail: atheneu@atheneu.com.br* | |

*CAPA: Equipe Atheneu*
*RODUÇÃO EDITORIAL: Sandra Regina Santana*

**DCIP-BRASIL. CATALOGAÇÃO NA PUBLICAÇÃO**
**SINDICATO NACIONAL DOS EDITORES DE LIVROS, RJ**

M373

Mastologia atual : da teoria à prática / editores Adrienne Pratti Lucarelli ... [et al.]. - 1. ed. - Rio de Janeiro : Atheneu, 2019..: il.

IInclui bibliografia
ISBN 978-85-388-0959-3

1. Mastologia. 2. Mamas - Doenças - Diagnóstico. 3. Mamas - Doenças - Tratamento. I. Lucarelli, Adrienne Pratti.

19-54935

CDD: 618.19
CDU: 618.19

Meri Gleice Rodrigues de Souza - Bibliotecária CRB-7/6439

29/01/2019   01/02/2019

# Sobre os Editores

### Adrienne Pratti Lucarelli

Graduada em Medicina pela Faculdade de Ciências Médicas da Santa Casa de São Paulo. Professora Adjunta Doutora da Faculdade de Ciências Médicas da Santa Casa de São Paulo. Médica Assistente da Clínica de Mastologia do Departamento de Ginecologia e Obstetrícia da Irmandade da Santa Casa de São Paulo. Coordenadora do 6º ano da Faculdade de Medicina da Santa Casa de São Paulo.

### Maria Marta Martins

Graduada em Medicina pela Faculdade de Ciências Médicas da Santa Casa de São Paulo. Professora Adjunta Doutora da Faculdade de Ciências Médicas da Santa Casa de São Paulo. Médica Assistente da Clínica de Mastologia do Departamento de Ginecologia e Obstetrícia da Irmandade da Santa Casa de São Paulo. Coordenadora do 5º ano da Faculdade de Medicina da Santa Casa de São Paulo.

### Fernando Cotait Maluf

Graduado em Medicina pela Faculdade de Ciências Médicas da Santa Casa de São Paulo. Residência Médica no Hospital das Clínicas da Faculdade de Medicina da Universidade de São Paulo (FMUSP). *Fellowship* em Oncologia Clínica no *Memorial Sloan Kettering Cancer Center* de Nova York. Doutor em Medicina pela FMUSP. Membro Associado do *American Cancer Society*. Ex-Chefe do Programa de Residência Médica em Oncologia Clínica e Membro Integrante do Centro de Oncologia do Hospital Sírio-Libanês. Chefe de Oncologia Clínica do Hospital BP Mirante e Médico do Comitê Gestor do Hospital Israelita Albert Einstein (HIAE).

### Manoel Carlos Leonardi de Azevedo Souza

Graduação em Medicina pela Faculdade de Medicina de Ribeirão Preto da Universidade de São Paulo (USP). Residência em Clínica Médica pelo Hospital das Clínicas de Ribeirão Preto da USP. Médico Assistente na Unidade de Terapia Intensiva do Hospital Estadual de Américo Brasiliense, do Complexo Hospitalar do Hospital das Clínicas de Ribeirão Preto da USP. Especialização em Oncologia Clínica pelo Instituto do Câncer do Estado de São Paulo da Faculdade de Medicina da Universidade de São Paulo (Icesp-FMUSP). Médico Assistente da Oncologia Clínica do Hospital BP Mirante, com ênfase em neoplasias da mama e pulmão.

# Sobre os Colaboradores

### Adriana Bittencourt Campaner

Professora-Assistente Doutora do Departamento de Obstetrícia e Ginecologia da Faculdade de Ciências Médicas da Santa Casa de São Paulo. Chefe da Clínica de Patologia do Trato Genital Inferior e Colposcopia do Departamento de Obstetrícia e Ginecologia da Santa Casa de São Paulo.

### Afonso Celso Pinto Nazário

Professor Livre-Docente da Disciplina de Mastologia do Departamento de Ginecologia da Escola Paulista de Medicina da Universidade Federal de São Paulo (EPM-Unifesp).

### Américo Helene Jr.

Doutor em Cirurgia pela Faculdade de Ciências Médicas da Santa Casa de São Paulo. Chefe da Área de Cirurgia Plástica do Departamento de Cirurgia da Santa Casa de São Paulo. Membro Titular da Sociedade Brasileira de Cirurgia Plástica.

### Ana Carolina Marchesini de Camargo

Professora Adjunta da Disciplina de Ginecologia do Departamento de Tocoginecologia da Faculdade de Medicina de Jundiaí (FMJ). Médica com Mestrado e Doutorado pela Faculdade de Medicina de Ribeirão Preto da Universidade de São Paulo (FMRP-USP). Título de Especialista em Ginecologia e Obstetrícia. Título de Especialista em Mastologia.

### Andréa Malta Ferrian

Médica Coordenadora do Núcleo de Suporte e Cuidados Paliativos da BP – A Beneficência Portuguesa de São Paulo. Oncologista Clínica da BP – A Beneficência Portuguesa de São Paulo.

### Angela Flavia Logullo Waitzberg

Professora Adjunta do Departamento de Patologia da Escola Paulista de Medicina da Universidade Federal de São Paulo (EPM-Unifesp). Diretora do Laboratório PHD – Patologia Cirúrgica e Molecular.

### Antonio Frasson

Mastologista do Hospital Israelita Albert Einstein (HIAE). Presidente da Sociedade Brasileira de Mastologia (2017-2019). Professor Adjunto Doutor da Escola de Medicina da Pontifícia Universidade Católica do Rio Grande do Sul (PUCRS).

### Benedito de Sousa Almeida Filho

Professor Substituto do Departamento de Ginecologia, Obstetrícia e Mastologia da Faculdade de Medicina de Botucatu da Universidade Estadual Paulista Júlio de Mesquita Filho (Unesp). Mestre e Doutorando do Programa de Pós-Graduação em Ginecologia, Obstetrícia e Mastologia da Faculdade de Medicina de Botucatu da Unesp. Membro do Centro de Avaliação em Mastologia "Professor Laurival Antônio De Luca" do Hospital das Clínicas da Faculdade de Medicina de Botucatu.

### Bernardo Nogueira Batista

Médico do Núcleo de Mama do Hospital Sírio-Libanês. Membro Titular da Sociedade Brasileira de Cirurgia Plástica.

### Betina Vollbrecht

Mastologista do Centro de Mama da Pontifícia Universidade Católica do Rio Grande do Sul (PUCRS) e do Hospital do Câncer Mãe de Deus. Preceptora da Residência em Mastologia da PUCRS. Doutorado em Gerontologia Biomédica pela PUCRS.

### Carlos Alberto Ruiz

Assistente Doutor da Clínica Ginecológica do Hospital das Clínicas da Faculdade de Medicina da Universidade de São Paulo (HCFMUSP). Mastologista do HCFMUSP e do Instituto do Câncer do Estado de São Paulo (Icesp). Presidente da Sociedade Brasileira de Mastologia – Regional São Paulo (2005-2007). Presidente da Sociedade Brasileira de Mastologia (2011-2013). Mastologista do Hospital Oswaldo Cruz. Diretor Científico da União e Apoio no Combate ao Câncer de Mama (Unaccam).

### Carlos Elias Fristachi

Oncologista do Instituto Arnaldo Vieira de Carvalho. Mestre e Doutor em Medicina pela Santa Casa de São Paulo.

### Carlos José Lazzarini Mendes

Professor Instrutor do Departamento de Morfologia e Membro do Grupo de Parede Abdominal da Irmandade da Santa Casa de Misericórdia de São Paulo e da Faculdade de Ciências Médicas da Santa Casa de São Paulo.

### Cesar Cabello dos Santos

Professor-Associado Livre-Docente do Departamento de Tocoginecologia da Faculdade de Ciências Médicas (DTG-FCM) da Universidade Estadual de Campinas (Unicamp). Coordenador da Área de Mastologia do DTG-FCM-Unicamp do Hospital da Mulher Prof. Dr. J. A. Pinotti – Centro de Atenção Integral à Saúde da Mulher (Caism).

### Cícero Urban

Cirurgião Oncológico e Mastologista (Título de Especialista em Mastologia – TEMA). Chefe do Serviço de Cirurgia do Hospital Nossa Senhora das Graças. Coordenador Acadêmico do Curso de Medicina na Universidade Positivo – Curitiba.

### Daniel Vargas Pivato de Almeida

Médico Graduado pela Faculdade de Medicina de Itajubá (FMIt), MG. Especialista em Clínica Médica pelo Hospital Guilherme Álvaro. Residente de Oncologia Clínica pelo Hospital Beneficência Portuguesa de São Paulo.

### Debora Garcia y Narvaiza

Médica Mastologista. Especialista pela Sociedade Brasileira de Mastologia. Graduada em Medicina pela Faculdade de Ciências Médicas da Santa Casa de São Paulo. Residência Médica na Escola Paulista de Medicina da Universidade Federal de São Paulo (EPM-Unifesp). Mestre em Ginecologia e doutora em Ciências pela EPM-Unifesp. Médica Colaboradora do Ambulatório de Mastologia do Hospital São Paulo – Hospital Universitário/Associação Paulista para o Desenvolvimento da Medicina (HU-HSP/SPDM). Coordenadora do Serviço de Mastologia do Hospital das Clínicas Luzia de Pinho Melo (HCLPM)/SPDM – Mogi das Cruzes.

### Décio Roveda Júnior

Médico Radiologista Especialista em Imaginologia Mamária. Membro Titular do Colégio Brasileiro de Radiologia. Mestrado e Doutorado em Tocoginecologia pela Santa Casa de São Paulo. Professor Instrutor da Faculdade de Ciências Médicas da Santa Casa de São Paulo.

### Délio Marques Conde

Doutorado em Tocoginecologia pela Universidade Estadual de Campinas (Unicamp). Professor Orientador Permanente do Programa de Pós-Graduação em Ciências da Saúde da Universidade Federal de Goiás (UFG). Professor Adjunto do Departamento de Ginecologia e Obstetrícia da UFG.

### Eduardo de Faria Castro Fleury

Professor Instrutor da Faculdade de Ciências Médicas da Santa Casa de São Paulo (FCMSCSP). Doutor em Medicina pela FCMSCSP. Membro Titular do Colégio Brasileiro de Radiologia.

### Erika Kawano M. Ferreira

Médica pela Pontifícia Universidade Católica de São Paulo (PUCSP). Residência Médica em Ginecologia e Obstetrícia na Santa Casa de Misericórdia de São Paulo. Atualmente no segundo ano do Aperfeiçoamento de Mastologia na Santa Casa de Misericórdia de São Paulo.

### Ester C. Aizic

Especialista Terapeuta Ocupacional em Reabilitação Neuromusculoesquelética e Vascular. Supervisora da Irmandade da Santa Casa de Misericórdia de São Paulo.

### Fabio Francisco Oliveira Rodrigues

Médico Assistente Titular do Serviço de Oncoginecologia e Mastologia do Instituto do Câncer Dr. Arnaldo Vieira de Carvalho (ICAVC). Médico Titular do Departamento de Cirurgia Oncológica de Mama e Ginecologia do Centro de Oncologia Antonio Ermírio de Moraes da Beneficência Portuguesa de São Paulo. Doutor em Medicina – área de concentração em Tocoginecologia pela Faculdade de Ciências Médicas da Santa Casa de São Paulo.

### FABRICIO PALERMO BRENELLI

Mastologista. Doutor pela Universidade Estadual de Campinas (Unicamp). Responsável pelo Serviço de Cirurgia Oncoplástica e Reconstrução Mamária do Centro de Atenção Integral à Saúde da Mulher (CAISM) – Unicamp. Membro do Instituto de Mama (Imama) – Campinas. Coordenador do Serviço de Mastologia do Hospital BP Mirante – São Paulo.

### FELIPE ANDREOTTA CAVAGNA

Mastologista do Centro de Referência da Saúde da Mulher – Hospital Pérola Byington.

### FELIPE EDUARDO MARTINS DE ANDRADE

Graduação pela Faculdade de Medicina da Fundação ABC. Residência em Ginecologia e Obstetrícia pelo Hospital das Clínicas da Faculdade de Medicina da Universidade de São Paulo (HCFMUSP). Título de Especialista em Ginecologia e Obstetrícia, reconhecido pela Federação Brasileira das Associações de Ginecologia e Obstetrícia (Febrasgo). Título de Especialista em Mastologia pela Sociedade Brasileira de Mastologia. Membro Titular do Núcleo de Mastologia do Hospital Sírio-Libanês. Responsável pelos residentes de Mastologia do Núcleo de Mastologia do Hospital Sírio-Libanês. Responsável pelo Ambulatório de Mastologia do Instituto de Responsabilidade Social do Hospital Sírio-Libanês. Vice-presidente nacional da Sociedade Brasileira de Mastologia – Região Sudeste.

### FLÁVIA KURODA

Médica Ginecologista e mastologista (Título de Especialista em Mastologia – TEMA) na Unidade de Mama do Hospital Nossa Senhora das Graças. Mestrado em Biotecnologia Industrial na Universidade Positivo – Curitiba.

### FRANCISCO PIMENTEL CAVALCANTE

Graduação em Medicina pela Faculdade Medicina da Universidade Federal do Ceará (UFC). Residência Médica em Ginecologia e Obstetrícia pela Maternidade Escola Assis Chateaubriand (MEAC)/UFC. Residência Médica em Mastologia pelo Instituto do Câncer do Ceará. Título de Especialista em Ginecologia e Obstetrícia. Título de Especialista em Mastologia. Mastologista Titular do Hospital Geral de Fortaleza (HGF). Membro da Comissão do Título de Especialista em Mastologia da Sociedade Brasileira de Mastologia (SBM). Membro da Comissão de Oncoplastia da SBM. Membro da Comissão de Mastologia da Federação Brasileira das Associações de Ginecologia e Obstetrícia (Febrasgo). Presidente da SBM – Regional Ceará.

### GIL FACINA

Professor Adjunto Livre-Docente da Escola Paulista de Medicina da Universidade Federal de São Paulo (EPM-Unifesp). Chefe da Disciplina de Mastologia na EPM-Unifesp.

### GUSTAVO MACHADO BADAN

Doutorado em Medicina pela Faculdade de Ciências Médicas da Santa Casa de São Paulo. Membro Titular da Sociedade Brasileira de Mastologia. Membro Titular da Sociedade Paulista de Radiologia. Médico Assistente do Serviço de Imaginologia Mamária da Santa Casa de São Paulo. Coordenador do Setor de Intervenção Mamária do Femme – Laboratório da Mulher.

### GUSTAVO ZUCCA-MATTHES

Coordenador do Departamento de Mastologia e Reconstrução Mamária do Hospital de Câncer de Barretos – "Breast Unit" Barretos (BUB). Doutorado e Pós-Doutorado pelo Departamento de Ginecologia, Obstetrícia e Mastologia da Faculdade de Medicina de Botucatu da Universidade Estadual Paulista Júlio de Mesquita Filho (Unesp). Ex-*Fellow* do Departamento de Cirurgia Plástica Reconstrutora do Instituto Europeu de Oncologia. Coordenador do Centro de Treinamento em Oncoplástica do Hospital de Câncer de Barretos.

### HELOISA MARIA DE LUCA VESPOLI

Professora-Assistente Doutora do Departamento de Ginecologia e Obstetrícia da Faculdade de Medicina de Botucatu da Universidade Estadual Paulista Júlio de Mesquita Filho (FMB-Unesp). Coordenadora do Centro de Avaliação em Mastologia "Professor Laurival Antônio De Luca" do Hospital das Clínicas da FMB. Supervisora do Programa de Residência Médica de Mastologia da FMB-Unesp.

### ISABELA MIRANDA

Pós-Graduanda em Mastologia do Centro de Mama da Pontifícia Universidade Católica do Rio Grande do Sul (PUCRS).

### JAMES KAGEYAMA COELHO

Médico Assistente do Serviço de Contracepção da Santa Casa de São Paulo.

### JÉSSICA TRAFANI GUERRA

Formada pela Faculdade de Medicina de Jundiaí. Residência Médica em Ginecologia e Obstétrica na Santa Casa de Misericórdia de São Paulo. Atualmente no segundo ano de Aperfeiçoamento em Mastologia pela Santa Casa de Misericórdia de São Paulo.

### JOÃO BOSCO RAMOS BORGES

Professor Titular da Disciplina de Ginecologia do Departamento de Tocoginecologia da Faculdade de Medicina de Jundiaí. Doutor em Medicina pela Faculdade de Medicina da Universidade de São Paulo (FMUSP). Título de Especialista em Ginecologia e Obstetrícia. Título de Especialista em Mastologia. Presidente da Sociedade Brasileira de Mastologia – Regional Sao Paulo (2017-2019).

### JOAQUIM TEODORO DE ARAUJO NETO

Graduação em Medicina pela Universidade Federal de Uberlândia. Residência Médica de Obstetrícia/Ginecologia e Mastologia no Hospital do Servidor Público Estadual-SP. Título de Especialista em Ginecologia e Obstetrícia (TEGO) pela Federação Brasileira das Associações de Ginecologia e Obstetrícia (Febrasgo). Título de Especialista em Mastologia (TEMA) pela Sociedade Brasileira de Mastologia. Mestrado em Ciências da Saúde pela Disciplina de Mastologia da Escola Paulista de Medicina da Universidade Federal de São Paulo (EPM-Unifesp). Coordenador do Ambulatório de Patologia Benigna e Alto Risco da Disciplina de Mastologia da EPM-Unifesp. Coordenador de Ensino do Centro de Estudos do Instituto Brasileiro de Controle do Câncer (IBCC).

### José Mendes Aldrighi

Professor Titular do Departamento de Obstetrícia e Ginecologia da Faculdade de Ciências Médicas da Santa Casa de São Paulo. Professor-Associado Livre-Docente e Coordenador da Disciplina de Pós-Graduação Saúde da Mulher no Climatério da Faculdade de Saúde Pública da Universidade de São Paulo (FSP-USP).

### Juliana Karassawa Helito

Rádio-oncologista do Hospital Israelita Albert Einstein (HIAE). Membro da ESTRO (*European Society for Radiotherapy and Oncology*). Membro da ASTRO (*American Society for Radiation Oncology*).

### Larissa Bragato Picolli

Médica Graduada pela Escola Superior de Ciências da Saúde da Santa Casa de Misericórdia de Vitória (Emescam). Ginecologista e Obstetra, com Residência no Hospital Santa Casa de Misericórdia de São Paulo. Mastologista, com aperfeiçoamento no Hospital Santa Casa de Misericórdia de São Paulo.

### Larissa Müller Gomes

Médica Graduada pela Universidade de Passo Fundo. Especialista em Medicina Interna pela Pontifícia Universidade Católica do Rio Grande do Sul (PUCRS). Atualmente residente do segundo ano em Oncologia Clínica do Hospital Beneficência Portuguesa de São Paulo, com área de atuação em câncer de mama.

### Luiz Henrique Gebrim

Diretor Técnico de Departamento de Saúde do Centro de Referência da Saúde da Mulher – Hospital Pérola Byington.

### Luiz Antonio Demario

Membro Titular da Sociedade Brasileira de Cirurgia Plástica. Assistente de Cirurgia Plástica da Santa Casa de São Paulo. Professor da Faculdade de Ciências Médicas da Santa Casa de São Paulo.

### Maria Antonieta Longo Galvão

Doutora em Patologia pela Faculdade de Medicina da Universidade de São Paulo (USP). Professora Adjunta da Faculdade de Ciências Médicas da Santa Casa de São Paulo. Médica Patologista dos Serviços de Anatomia Patológica da Santa Casa de São Paulo e da Beneficência Portuguesa de SP.

### Maria Carolina Soliani

Médica Ginecologista e Obstetra pela Santa Casa de Misericórdia de São Paulo. Título de Especialista em Ginecologia e Obstetrícia (TEGO) pela Federação Brasileira das Associações de Ginecologia e Obstetrícia (Febrasgo). Aperfeiçoanda em Mastologia pela Santa Casa de Misericórdia de São Paulo.

### Mila Meneguelli Miranda

Mastologista Colaboradora no Hospital das Clínicas de São Paulo e no Instituto do Câncer do Estado de São Paulo Dr. Octavio Frias de Oliveira (Icesp).

**MILENA MARTELLO GONÇALVES**

Acadêmica de Medicina na Faculdade de Ciências Médicas da Santa Casa de São Paulo.

**MIRNA DUARTE BARROS**

Professora Adjunta e Chefe do Departamento de Morfologia da Faculdade de Ciências Médicas da Santa Casa de São Paulo.

**MURILLO FRANCISCO PIRES FRAGA**

Doutor em Medicina pela Faculdade de Ciências Médicas da Santa Casa de São Paulo. Médico do Núcleo de Mama do Hospital Sírio-Libanês. Membro Titular da Sociedade Brasileira de Cirurgia Plástica (SBCP).

**NATALIA RODRIGUES UHLMANN**

Fisioterapeuta. Mestre em Ciências da Saúde pela Faculdade de Medicina da Santa Casa de São Paulo.

**NATALIE RIOS ALMEIDA**

Mastologista com Especialização pela Universidade Estadual de Campinas (Unicamp). Mestranda em Tocoginecologia pela Unicamp. Residência em Mastologia pela Unicamp. Membro da Sociedade Brasileira de Mastologia. Residência em Ginecologia e Obstetrícia pela Unicamp. Título de Especialista em Ginecologia e Obstetrícia. Ginecologia pela Unicamp.

**NATHALIA ROSSATO**

Pós-Graduanda em Mastologia do Centro de Mama da Pontifícia Universidade Católica do Rio Grande do Sul (PUCRS).

**NEWTON EDUARDO BUSSO**

Professor-Assistente do Departamento de Obstetrícia e Ginecologia da Santa Casa de São Paulo. Presidente da Comissão Nacional Especializada em Reprodução Humana da Federação Brasileira das Associações de Ginecologia e Obstetrícia (Febrasgo). Mestre e Doutor em Medicina pela Faculdade de Ciências Médicas da Santa Casa de São Paulo.

**NICOLI SERQUIZ DE AZEVEDO**

Mestranda em Ciência Aplicada à Qualificação Médica pela Universidade Estadual de Campinas (Unicamp). Residência em Mastologia pela Unicamp. Residência em Ginecologia e Obstetrícia pela Unicamp. Título de Especialista em Ginecologia e Obstetrícia (TEGO – nº 0247/2016).

**PATRICIA SCHORN**

Médica Oncologista e Mestre em Princípios da Cirurgia pela Faculdade Evangélica do Paraná. Chefe do Serviço de Oncologia do Hospital Santa Lúcia – Brasília.

**RÉGIS RESENDE PAULINELLI**

Graduação em Medicina pela Universidade Federal de Goiás. Mestrado e Doutorado em Ciências da Saúde pela Universidade de Brasília. Médico Mastologista do Departamento de Ginecologia e Obstetrícia da Universidade Federal de Goiás, Serviço de Ginecologia e Mama do Hospital Araújo Jorge da Associação de Combate ao Câncer em Goiás.

### Renata Colabone

Graduada em Medicina pela Faculdade de Ciências Médicas de Santos – Centro Universitário Lusíada. Residência Médica em Ginecologia e Obstetrícia na Irmandade da Santa Casa de Misericórdia de São Paulo (ISCMSP). Aperfeiçoamento em Mastologia na ISCMSP.

### Renato Zocchio Torresan

Mastologista, Mestre e Doutor pela Universidade Estadual de Campinas (Unicamp). Médico Assistente Doutor do Centro de Atenção Integral à Saúde da Mulher (Caism) – Unicamp. Membro do Instituto de Mama (Imama) – Campinas.

### Rita de Cassia de Maio Dardes

Médica Ginecologista e Mastologista. Especialista pela Sociedade Brasileira de Mastologia. Graduada em Medicina pela Universidade de Santo Amaro (Unisa). Residência Médica pela Escola Paulista de Medicina da Universidade Federal de São Paulo (EPM-Unifesp). Mestre em Medicina pela EPM-Unifesp. Doutora em Medicina pela *Northwestern University* em Chicago – USA/EPM-Unifesp (Doutorado Sanduíche pela Coordenação de Aperfeiçoamento de Pessoal de Nível Superior – Capes). Pós-Doutoramento em Medicina na EPM-Unifesp pela Fundação de Amparo à Pesquisa do Estado de São Paulo (Fapesp). Professora Adjunta do Departamento de Ginecologia da EPM-Unifesp. Coordenadora do Ambulatório de Alto Risco do Climatério da EPM-Unifesp.

### Rodrigo Gregório Brandão

Mastologista pela Escola Paulista de Medicina da Universidade Federal de São Paulo (EPM-Unifesp). Mestrado pela EPM-Unifesp. Doutorando pela EPM-Unifesp.

### Rosemar Macedo Sousa Rahal

Mastologista. Mestrado e Doutorado pela Universidade Federal de Goiás (UFG). Professora Adjunta da UFG.

### Sandra Regina Campos Teixeira

Mestranda em Tocoginecologia pela Universidade Estadual de Campinas (Unicamp). Título de Especialista em Ginecologia e Obstetrícia pela Federação Brasileira das Associações de Ginecologia e Obstetrícia (Febrasgo) e Associação Médica Brasileira (AMB). Título de Especialista em Radiologia e Diagnóstico por Imagem pelo Colégio Brasileiro de Radiologia e AMB. Médica da Clínica CDE – Diagnóstico por Imagem. Especialista em Imaginologia Mamária.

### Silvio Broomberg

*Fellow* em Mastologia no *Istituto dei Tumori Nazionale dei Milano* – Itália. Doutorado em Cirurgia pela da Faculdade de Medicina da Universidade de São Paulo (FMUSP). Pós-Doutorado em Mastologia pela Universidade Federal de São Paulo (Unifesp). Professor Afiliado da Disciplina de Mastologia na Escola Paulista de Medicina da Unifesp. Cirurgião Mastologista. Titular do Centro de Oncologia do Hospital Israelita Albert Einstein (HIAE). Membro da *American Society of Breast Surgeons*.

### SIMONE ELIAS

Médica Mastologista. Especialista pela Sociedade Brasileira de Mastologia. Mestre em Ginecologia e Doutora em Medicina pela Escola Paulista de Medicina da Universidade Federal de São Paulo (EPM-Unifesp). Pós-Doutorado em Radiologia Clínica pela EPM-Unifesp. Professora Adjunta do Departamento de Ginecologia da EPM-Unifesp. Orientadora do Programa de Pós-Graduação em Ginecologia. Coordenadora do Ambulatório de Mastologia do Hospital São Paulo – Hospital Universitário/Associação Paulista para o Desenvolvimento da Medicina (HU-HSP/SPDM).

### SÔNIA MARIA ROLIM ROSA LIMA

Professora Adjunta do Departamento de Obstetrícia e Ginecologia da Faculdade de Ciências Médicas da Santa Casa de São Paulo (FCMSCSP). Doutora em Medicina pela Universidade de São Paulo (USP). Mestre em Medicina, área de concentração em Tocoginecologia, pela FCMSCSP. Coordenadora do Setor de Climatério do Departamento de Obstetrícia e Ginecologia da Irmandade da Santa Casa de Misericórdia de São Paulo.

### THOMAS GABRIEL MIKLOS

Título de Especialista em Ginecologia e Obstetrícia pela Federação Brasileira das Associações de Ginecologia e Obstetrícia (Febrasgo). Título de Habilitação em Laparoscopia e Histeroscopia pela Febrasgo. Título de Habilitação em Reprodução Assistida pela Sociedade Brasileira de Reprodução Assistida (SBRA) e Febrasgo. Mestre e Doutor em Medicina pela Santa Casa de São Paulo. Médico Assistente do Setor de Infertilidade e Reprodução Assistida da Santa Casa de São Paulo.

### VANESSA MONTEIRO SANVIDO FERREIRA

Graduada em Medicina pela Faculdade de Medicina de Ribeirão Preto da Universidade de São Paulo (FMRP-USP). Especialista em Ginecologia e Obstetrícia e em Mastologia pela Escola Paulista de Medicina da Universidade Federal de São Paulo (EPM-Unifesp). Mestre em Ginecologia pela EPM-Unifesp. Doutoranda pela EPM-Unifesp.

### VERA LUCIA NUNES AGUILLAR

Médica Radiologista especializada em Imaginologia Mamária. Residência Médica na Universidade de Nova York – *Upstate Medical Center*. Mestrado e Doutorado na Universidade Federal de São Paulo (Unifesp). Internato em Clínica Médica no *MacNeul Memorial Hospital Chicago*.

### WAGNER RICARDO MONTOR

Professor Doutor. Professor Adjunto do Departamento de Ciências Fisiológicas da Faculdade de Ciências Médicas da Santa Casa de São Paulo. Formado em Farmácia-Bioquímica pela Universidade de São Paulo (USP). Doutor em Bioquímica pelo Instituto de Química da USP. Pós-Doutorado pela Faculdade de Medicina de Harvard.

### WALKIRIA HUEB BERNARDI

Professora Instrutora da Disciplina de Cirurgia Vascular e Endovascular da Faculdade de Ciências Médicas da Santa Casa de São Paulo. Mestre e Doutora em Medicina. Assistente do Serviço de Cirurgia Vascular do Hospital Central da Santa Casa de Misericórdia de São Paulo. Coordenadora do Grupo de Acesso Vascular do Hospital Central da Santa Casa de Misericórdia de São Paulo.

# Agradecimentos

Aos colaboradores, que redigiram esta obra aplicando
toda sua vivência acadêmica.

Aos familiares, pela constante dedicação, paciência e
carinho, sem os quais não seria possível
a elaboração deste livro.

À Editora Atheneu, que possibilitou a concretização de
uma ideia e a transformação da teoria das doenças mamárias
em artigos de cunho prático e aplicável.

Às nossas pacientes, que são o motivo de nosso estudo e
aperfeiçoamentos constantes.

# Prefácio

Prezado leitor,

É com grande satisfação que apresentamos a obra *Mastologia Atual – da Teoria à Prática*, cujo objetivo é atualizar, fornecer e complementar conhecimentos, não de forma convencional, mas aplicando um formato diferente, simples e esquemático.

Este livro procura analisar todas as doenças mamárias, com abordagens amplas, abrangentes e aprofundadas, dando ênfase aos tópicos principais, de forma a facilitar seu estudo. São 55 capítulos englobados em oito grandes seções, cujo objetivo é açambarcar assuntos conexos e facilitar o acesso à pesquisa. Na atual conjuntura, minguando o tempo reservado para as atualizações médicas, os autores pensaram em um compêndio reduzido, porém completo e moderno.

Esta obra engloba aspectos do dia a dia do médico que cuida da mama, percorrendo os temas mais relevantes para o exercício profissional, pois o propósito dos autores é a atualização de forma dinâmica, sem olvidar as características mais gerais de todas as doenças mamárias, não só as benignas, mas também as malignas, mostrando sua apresentação clínica, diagnóstico, risco, exames e tratamento complementar.

A leitura é envolvente, com respostas para casos clínicos apresentados, aproximando a teoria da prática, e comentários sobre os principais aspectos que geram dúvidas ao especialista.

Os autores, a partir de uma ideia, criaram e elaboraram os tópicos e convidaram colaboradores renomados que compartilharam seus conhecimentos na área de sua atuação, engrandecendo, assim, a literatura apresentada.

As doenças da mama são pesquisadas de maneira extenuante, com inúmeras publicações, tendo em vista o grande número de pessoas que apresentam acometimento delas. Por isso, o foco é sempre o aprimoramento do conhecimento e o cuidado do paciente.

Este livro pretende oferecer subsídios, ferramentas e arcabouços teóricos e práticos a graduandos, residentes, aperfeiçoandos e médicos atuantes em seus consultórios ou hospitais, pretendendo ser apoio para dirimir dúvidas no diagnóstico, bem como indicar tratamentos adequados.

Esta obra, organizada por Adrienne Pratti Lucarelli, Fernando Coitat Maluf, Maria Marta Martins e Manoel Carlos Leonardi de Azevedo Souza, demonstra, além do grande interesse acadêmico dedicado à pesquisa, a intenção em compartilhar conhecimentos adquiridos em suas carreiras, bem como fornecer subsídios que auxiliem no tratamento de pacientes acometidos de complicações mamárias, para que tenham condições de usufruir de uma vida saudável e feliz. Esperamos uma leitura fácil, atraente e empolgante!

*Adrienne Pratti Lucarelli*
*Maria Marta Martins*

# Apresentação

Este livro é fruto da dedicação de cada um dos organizadores, somada a uma grande amizade, que foi o elo para a iniciação dos trabalhos.

Incentivados pelo Dr. José Mendes Aldrighi, cuja vida é exemplo de dedicação ao ensino e pesquisa, os Drs. Adrienne Pratti Lucarelli, Fernando Cotait Maluf, Maria Marta Martins e Manoel Carlos Leonardi de Azevedo Souza estruturaram esta obra com o objetivo de reunir os conhecimentos mais atuais sobre doenças da mama.

Os capítulos destinados a doenças benignas e malignas da mama, exames de imagem, cirurgia oncológica de mama, epidemiologia, rastreamento e fatores de risco ou prevenção estiveram sob a organização do Setor de Mastologia do Departamento de Obstetrícia e Ginecologia da Santa Casa de São Paulo, por intermédio das Dras. Adrienne Pratti Lucarelli e Maria Marta Martins. Já aqueles que abordam o tratamento sistêmico ou complementar no câncer de mama foram coordenados pela Oncologia Clínica do Hospital da Beneficência Portuguesa, por intermédio do Dr. Fernando Cotait Maluf e Manoel Carlos Leonardi de Azevedo Souza.

Vale ressaltar que este livro só foi possível devido ao empenho de renomados médicos que colaboraram com a redação dos capítulos e nos emprestaram todo o seu tempo e conhecimento para a estruturação desta obra. Nossos sinceros agradecimentos àqueles que fizeram parte deste trabalho.

Desejamos que acadêmicos, residentes, mastologistas e oncologistas possam usufruir deste compilado de informações práticas e atualizadas, melhorando e aprimorando o cuidar do paciente.

*Fernando Cotait Maluf*

# Sumário

## SEÇÃO 5 – CIRURGIAS NO CÂNCER DE MAMA

## SEÇÃO 7 – ENDOCRINOLOGIA MAMÁRIA

## SEÇÃO 8 – TRATAMENTO COMPLEMENTAR

# DOENÇAS BENIGNAS

# DOENÇAS MAMÁRIAS NA INFÂNCIA E ADOLESCÊNCIA 1

Adrienne Pratti Lucarelli

Adriana Bittencourt Campaner

Maria Marta Martins

## Desenvolvimento mamário normal[1]

Desenvolvimento das mamas (Marshall e Tanner):

- Estágio 1: elevação somente da papila, até a puberdade;
- Estágio 2: presença de broto mamário; pequena elevação da mama e da papila; aumento do diâmetro areolar;
- Estágio 3: aumento da mama e aréola sem separação dos contornos;
- Estágio 4: projeção da aréola e papila;
- Estágio 5: aspecto adulto.

## Classificação das lesões mamárias na infância e adolescência (Tabelas 1.1 a 1.8)

**Tabela 1.1.** Anormalidades do desenvolvimento[1]

| Fisiológica | Congênita | Autoimune | Idiopática |
|---|---|---|---|
| Discrepância de tamanho das mamas. Atenua-se com o tempo e eventualmente desaparece. Maioria na puberdade. | Formas de expressão: Polimastia (mais de duas mamas). Poliareolotelia (dois ou mais complexos areolopapilares). Politelia (mais de duas papilas). Amastia (ausência total de mama). A unilateral pode estar associada à síndrome de Poland. Atelia (ausência de papila e aréola). Tecido mamário ectópico. Mama acessória. Hipertrofia juvenil (gigantomastia). Mama tuberosa (caracterizada por anel na base da mama evitando sua expansão nos eixos horizontal e vertical). | A mais comum é a esclerodermia localizada, que é rara e causa fibrose da pele e dos tecidos subjacentes. | Causa comum de assimetria ou amasia idiopática. São causadas por cirurgias, traumas ou queimaduras sobre o botão mamário. |

**Tabela 1.2.** Anormalidades transitórias da glândula[2]

| Telarca prematura | Ectasia mamária ductal | Galactocele | Cistos retroareolares (glândulas de Montgomery) |
|---|---|---|---|
| Condição transitória de desenvolvimento isolado da mama, antes dos 8 anos em meninas. | Causa mais comum de fluxo papilar hemorrágico em crianças. | Formações císticas contendo leite que ocorrem por obstrução de um ou mais ductos. | São glândulas tipo sebáceas que se projetam na aréola, onde são chamadas de tubérculos de Morgagni. Podem evoluir com obstrução, inflamação local ou massa indolor. |
| Frequente nos três primeiros anos. Ação hormonal, mas não se detecta alteração hormonal | Realizar biópsia em secreção sanguinolenta persistente ou massa palpável. | Etiologia desconhecida. | Diagnóstico geralmente é clínico, porém ultrassonografia pode confirmar. |

**Tabela 1.3.** Ginecomastia

| | Ginecomastia |
|---|---|
| Conceito | Aumento da glândula mamária, palpável ou visível, uni ou bilateral, presente em adolescentes do sexo masculino. |
| Quadro clínico | Disco de tecido firme, glandular e móvel, não aderente à pele ou ao tecido subjacente, de localização subareolar e tamanho variável. |
| Causas | Fisiológica (puberdade e senilidade), doenças, medicamentos, genética, idiopática. |
| Diagnóstico | Testosterona, estradiol, sulfato de deidroepiandrosterona (DHEA-S), hormônio luteinizante (LH), hormônio folículo-estimulante (FSH); relação testosterona/estrógeno. Triiodotironina (T3), tiroxina (T4), hormônio estimulante da tireoide (TSH) (hiper ou hipotireoidismo); gonadotrofina coriônica humana (HCG) na suspeita de neoplasia; provas de função hepática, função renal e ultrassonografia abdominal. Tomografia computadorizada e ressonância magnética do tórax, cérebro e abdome (caso a suspeita seja de neoplasia). |
| Tratamento | Depende da causa. Ginecomastia puberal é transitória, mas, se após três anos não houve melhora, ou as mamas estiverem maior que 5 cm ou for desejo da paciente, realizar cirurgia. Pode-se optar pelo tamoxifeno (que atua como um antiestrogênio) na dose de 10 mg por três meses. |

**Tabela 1.4.** Lesões papilíferas[3]

| Papiloma intraductal | Papilomatose juvenil |
|---|---|
| Proliferação epitelial para o lúmen de grandes ductos mamários subareolares. Manifesta-se com descarga papilar serosa ou serossanguinolenta. | Caracterizada por massa móvel, bem definida na periferia da mama e sem secreção papilar. |
| Diagnóstico: exame físico (palpação pode produzir secreção papilar). Ultrassonografia: ducto dilatado preenchido com fluido anecoico. | Diagnóstico: ultrassonografia (massa indefinida com microcistos). |
| Tratamento: excisão cirúrgica local. | Tratamento: excisão cirúrgica. Considerado marcador para câncer de mama familiar. |

**Tabela 1.5.** Lesões inflamatórias[3]

| | Abscesso e mastite |
|---|---|
| Quadro clínico | Dor e eritema mamário, com ou sem sintomas sistêmicos de infecção. |
| Agentes | *Staphylococcus aureus* ou *Staphylococcus epidermidis.* Quando as infecções são devidas ao uso de *piercing* no mamilo, deve-se suspeitar de outros organismos. |
| Fatores de risco | Lactação, obstrução dos ductos mamários, trauma e imunossupressão. Abscessos espontâneos estão associados a tabagismo e diabetes. |
| Diagnóstico | Exame físico e ultrassonografia: para diferenciar celulite de abscesso. |
| Tratamento | Anti-inflamatórios e/ou antibióticos, drenagem (abscesso). |

**Tabela 1.6.** Lesões traumáticas[3]

| | Lesões traumáticas |
|---|---|
| Causa | Esporte ou dano físico direto. |
| Clínica | Hematoma (precoce) e necrose de gordura (tardio). |
| Diagnóstico | Anamnese e exame físico, que podem ser complementados por exame ecográfico. |
| Tratamento | Conservador, exceto em infecção, necrose e hematoma. |

**Tabela 1.7.** Lesões tumorais benignas[4]

| Fibroadenoma | Fibroadenoma juvenil (hipercelular) | Adenoma |
|---|---|---|
| Neoplasia mista, de tecido conjuntivo e epitelial, principalmente entre os 20 e 30 anos. | Variante histológica de fibroadenoma com crescimento rápido. Proliferação do estroma hipercelular associada aos padrões pericanalicular ou intracanalicular. Pico de incidência ocorre no final da adolescência, mas pode se dar entre 8 e 18 anos. Aproximadamente 10% a 25% são múltiplos ou bilaterais. | Lesões bem circunscritas composta de elementos epiteliais benignos, com pouco estroma. São únicos e definidos. |
| Fibroelásticos, móveis, pequenos, 2 e 3 cm. Lesões maiores que 5 cm indicam fibroadenomas gigantes e juvenis. | Nódulo que pode comprimir o tecido adjacente, distorcer a arquitetura lobular e criar *peau d'orange*, inversão do mamilo, ulceração da pele ou veias proeminentes superficiais dilatadas. | Tipos: – Tubulares são nódulos bem definidos, móveis, que se assemelham clinicamente aos fibroadenomas. – Lactíferos aparecem durante a gravidez ou no período de amamentação. |
| Etiologia: fatores parácrinos entre o epitélio e o estroma, além do fator hormonal. Diagnóstico clínico e ultrassonográfico. Tratamento: cirúrgico, quando há o desejo. | A etiologia é desconhecida, mas há influência hormonal. Diagnóstico: exame físico; ultrassonografia pode mostrar lesão multilobulada ou bocelada com algumas depressões e pequenos cistos. Tratamento: cirúrgico. | A etiologia é desconhecida, porém os lactíferos têm influência dos hormônios gestacionais. Diagnóstico: na ultrassonografia, adenomas lactantes têm características benignas. Tratamento: acompanhamento ou cirúrgico. |

**Tabela 1.8.** Lesões tumorais malignas[5]

| Tumor filoide da mama | Carcinoma | Sarcoma |
|---|---|---|
| Tumores fibroepiteliais com predomínio do tecido conjuntivo estromal. | Tumores malignos em crianças e adolescentes são raros. Afeta os sexos masculino e feminino. Prognóstico favorável. | Raros, heterogêneos, correspondem a 0,2% a 1% das neoplasias da mama. Angiossarcoma (mais comum). |
| Incidência: 0,3% a 0,9%. Crescimento rápido, tendência à recidiva. Nódulos palpáveis, de grandes dimensões, indolores, não apresentando disseminação linfática. | Massas indolores, endurecidas, de crescimento rápido, podendo chegar a grandes volumes. | Pode afetar osso, cartilagem, gordura, músculo, vasos sanguíneos e tecido conjuntivo. |
| Tipos: benignos, *borderline* e malignos, de acordo com características histológicas: pleomorfismo, índice mitótico, celularidade do estroma e características das margens tumorais. | A maioria dos cânceres pode ocorrer como doença metastática secundária. Acomete menos de 1% das adolescentes, em geral relacionado às mutações nos genes BRCA1 e BRCA2. Carcinoma secretório é o tipo mais comum em crianças. | Não apresenta metástases, mas pode recidivar localmente. |
| Diagnóstico: mamografia, ultrassonografia (nódulos heterogêneos, contornos regulares e arredondados) e biópsia. | Diagnóstico: mamografia, ultrassonografia e biópsia. | Diagnóstico: mamografia, ultrassonografia e biópsia. |
| Tratamento: cirúrgico com 1 cm de margem. Linfadenectomia não é recomendada. | Tratamento: cirúrgico e/ou quimioterápico, radioterápico e/ou hormonioterapia. | Tratamento: cirúrgico, com margem de segurança. |

## Caso clínico

Adolescente de 10 anos é trazida pela mãe com queixa de dor em local da mama direita há cerca de um mês, tipo pontada, de ocorrência diária. Refere piora aos esforços e melhora com compressas de água morna e anti-inflamatórios não hormonais.

A mãe percebeu, associada ao quadro acima descrito, a presença de corrimento genital claro, sem odor, sem prurido ou ardor associado. Nega comorbidades, cirurgias prévias, internações e uso de medicações; apenas em uso de vitamina D para reposição de hipovitaminose. Nega desenvolvimento puberal e/ou menarca.

Ao exame, evidenciou-se broto mamário à direita, mas a mama ainda não iniciou seu desenvolvimento à esquerda. Ausência de pilificação axilar ou pubiana.

## Discussão

A jovem em questão apresenta quadro fisiológico de início do desenvolvimento puberal. Existiria inicialmente a maturação do hipotálamo com liberação de hormônio liberador de gonadotrofina (GnRH), seguido de produção/liberação de FSH e LH pela hipófise, com ação dessas gonadotrofinas nos ovários, produzindo-se, assim, os esteroides sexuais. Esses hormônios agem nos órgãos-alvo (mamas, trato genital), levando ao desenvolvimento dos caracteres sexuais secundários. Geralmente a puberdade normal se inicia clinicamente pela telarca, seguida pela pubarca e menarca, e todo o processo pode levar em média dois a três anos.

Já a telarca se inicia frequentemente com o aparecimento do broto mamário bilateralmente. No entanto, em algumas jovens, como a do caso descrito acima, o broto mamário pode se iniciar unilateralmente, causando confusão diagnóstica. São descritos na literatura casos de "exérese de nódulos mamários" unilaterais em adolescentes, que na verdade se tratavam do broto mamário. Caso isso ocorra, a mama não se desenvolverá no lado onde foi realizado o procedimento.

## Referências bibliográficas

1. Cerrato F, Labow BI. Diagnosis and management of fibroadenomas in the adolescent breast. Semin Plast Surg. 2013;27(1):23-5.
2. Michala L, Tsigginou A, Zacharakis D, Dimitrakakis C. Breast disorders in girls and adolescents. Is there a need for a specialized service? J Pediatr Adolesc Gynecol. 2015;28(2):91-4.
3. Chung EM, Cube R, Hall GJ, González C, Stocker JT, Glassman LM. From the archives of the AFIP: breast masses in children and adolescents: radiologic-pathologic correlation. Radiographics. 2009;29(3):907-31.
4. Kennedy RD, Boughey JC. Management of pediatric and adolescent breast masses. Semin Plast Surg. 2013;27(1):19-22.
5. Richards MK, Goldin AB, Beierle EA, Doski JJ, Goldfarb M, Langer M, et al. Breast malignancies in children: presentation, management, and survival. Ann Surg Oncol. 2017;24(6):1482-91.

# LESÕES BENIGNAS DA MAMA 2

Afonso Celso Pinto Nazário
Vanessa Monteiro Sanvido Ferreira

## Introdução

As doenças benignas correspondem a 80% das afecções mamárias e incluem amplo espectro de lesões. Serão discutidos neste capítulo as proliferações epiteliais benignas mais comuns, as neoplasias benignas mais frequentes, as alterações funcionais benignas, os cistos mamários, as proliferações mesenquimais benignas e as alterações reativas.

Outras afecções mamárias benignas ou frequentemente benignas serão abordadas em outros capítulos, como as anomalias do desenvolvimento, as mastalgias, as mastites, a ginecomastia, os fluxos papilares, as lesões precursoras e o tumor filoide.

## Proliferações epiteliais benignas

Destacaremos a adenose, a adenose esclerosante, a cicatriz radial (lesão esclerosante complexa) e as hiperplasias ductais típicas.

### Adenose

A adenose é definida como uma proliferação das estruturas acinares ou tubulares que mantém uma camada epitelial e mioepitelial. Na adenose esclerosante, a proliferação acinar é mais compacta e circundada por marcante fibrose. A persistência das células mioepiteliais e a ausência de atipia epitelial excluem a possibilidade de lesão maligna. Eventualmente, é necessária a demonstração imunoistoquímica das células mioepiteliais para a diferenciação com o carcinoma ductal *in situ*[1].

### Hiperplasia ductal típica

A hiperplasia ductal típica (ou comum ou usual) é caracterizada pelo aumento da celularidade do epitélio. O epitélio ductal consiste em uma camada contínua única de células colunares apoiada em uma camada descontínua de células mioepiteliais. O aumento da celularidade com formação de duas ou mais camadas de células epiteliais sem atipias constitui a hiperplasia ductal típica. De acordo com a espessura do epitélio, pode ser subdividida em leve (três a quatro camadas de epitélio), moderada (cinco ou mais camadas) ou severa (ou florida). Na hiperplasia ductal severa ou florida, os ductos estão bastante alargados e seus lumens estão completamente preenchidos pela proliferação epitelial[1].

A adenose e a hiperplasia ductal típica são associadas com baixo risco relativo de desenvolvimento de câncer de mama. Sua importância reside no fato de que podem produzir alterações de imagem suspeitas (nódulos irregulares ou calcificações suspeitas).

## Cicatriz radial

A cicatriz radial (lesão esclerosante complexa) é composta por áreas de adenose circundadas por tecido conjuntivo denso hialinizado que se dispõe de forma estrelada. Embora a lesão seja benigna, mimetiza na mamografia o carcinoma mamário, produzindo nódulo espiculado ou distorção arquitetural. A ausência de atipia, a presença da camada mioepitelial e a demonstração morfológica ou imunoistoquímica da membrana basal confirma o diagnóstico de cicatriz radial. O diagnóstico por punção-biópsia com agulha grossa deve ser confirmado por ressecção cirúrgica, pela dificuldade diagnóstica histopatológica e risco de subestimação[1].

## Neoplasias benignas

Destacaremos, pela importância e frequência, as seguintes neoplasias benignas: o fibroadenoma e o hamartoma (neoplasias fibroepiteliais), o lipoma (neoplasia mesenquimal) e o papiloma intraductal (neoplasia epitelial).

## Fibroadenoma

Considerando-se todas as faixas etárias da mulher, o fibroadenoma é a segunda neoplasia mamária mais frequente. Contudo, nas mulheres jovens, é a mais prevalente e, apesar de ocorrer desde a menarca até a senectude, é mais comum entre 20 e 30 anos de idade. Embora os esteroides sexuais sejam apontados como agentes promotores, fatores parácrinos entre o epitélio e o estroma parecem ser mais importantes no controle de seu crescimento, em geral autolimitado, e que não ultrapassa 3 a 4 cm de diâmetro[2].

O fibroadenoma produz nódulos pequenos, em média de 2 a 3 cm, bem delimitados, móveis, arredondados ou bocelados e de crescimento lento. Em geral, são indolores, exceto na gravidez e na lactação, condições que estimulam seu crescimento rápido e produzem dor por infarto. A consistência é fibroelástica. Nas pacientes de maior faixa etária, entretanto, pode haver deposição de calcificação distrófica no nódulo, que passa a ter consistência endurecida. A bilateralidade é da ordem de 10% a 15%, e focos múltiplos na mesma mama, de 5% a 10% dos casos. A frequência de transformação maligna é muito rara (0,1% a 0,3% dos casos), ocorrendo em faixa etária maior (40 a 45 anos, isto é, 15 a 20 anos após a idade média do fibroadenoma). O tipo mais comum é o lobular (65% dos casos)[2].

O diagnóstico é eminentemente clínico. A ultrassonografia evidencia o nódulo oval ou macrolobulado, com margens circunscritas, hipoecoide, com diâmetro antirradial (largura) maior que o radial (altura), classificado como BI-RADS 3[3].

A punção aspirativa com agulha fina (PAAF) está especialmente indicada em faixas etárias mais elevadas ou quando se adota conduta expectante (não cirúrgica), como será visto adiante. A citologia tem valor preditivo elevado (70% a 90%) e revela esfregaços bastante celulares, com agrupamentos arborescentes de células epiteliais dispostas em camada única. O tríplice diagnóstico (exame clínico, de imagem e citologia concordantes) tem elevada sensibilidade, de 99,6%, com taxa de falso-negativo menor do que 1%[3].

Por incidir em mulheres entre a segunda e a terceira década de vida, a mamografia não está indicada, pois o fibroadenoma apresenta a mesma textura radiológica do tecido mamário normal, que é exuberante nessa faixa etária. Na mamografia de rastreamento, indicada após os 40 anos, o fibroadenoma pode ser visibilizado como um nódulo circunscrito, ovalado e isodenso. Ocorrendo a calcificação distrófica, exibe calcificações grosseiras "em pipoca" (BI-RADS 2)[2].

O diagnóstico diferencial é feito com o nódulo dominante das alterações funcionais benignas, com o cisto mamário e com o carcinoma circunscrito. O nódulo dominante será discutido posteriormente. O cisto mamário, em geral, apresenta início súbito e dor em mulheres com idade mais elevada, e será abordado adiante. O termo carcinoma circunscrito diz respeito a alguns tipos histológicos especiais (como o carcinoma mucinoso, o papilífero ou o medular) que apresentam comportamento biológico pouco infiltrativo e simulam o fibroadenoma clinicamente e por imagem. Além disso, a faixa etária é maior. A PAAF ou punção aspirativa com agulha grossa fecha o diagnóstico[2].

A indicação cirúrgica no fibroadenoma é baseada na idade da paciente e nas dimensões do nódulo. Quando seu diâmetro é maior do que 2 cm, opta-se pela enucleação (nodulectomia). Em pacientes com mais de 35 anos, o ideal é fazer PAAF ou nodulectomia.

O objetivo principal é evitar deformidade futura, pois, embora o crescimento da neoplasia seja lento, é progressivo. Nesse sentido, o nódulo é abordado por incisões estéticas segundo as linhas de força da mama, dando-se preferência às periareolares ou ao sulco inframamário. Quando os nódulos se localizam longe da aréola e se utiliza anestesia local, é melhor praticar incisão arciforme sobre o nódulo, evitando tunelizações, que, além de produzirem dor, provocam hematomas[3].

Em nódulos menores que 2 cm, em especial se a paciente não atingiu o desenvolvimento mamário completo (abaixo de 18 anos), indica-se o tratamento expectante com controle clínico e/ou ecográfico semestral[3].

Nos fibroadenomas múltiplos e pequenos, opta-se pelo controle, evitando, assim, múltiplas incisões sobre o tegumento cutâneo (Figura 2.1)[3].

## Hamartoma e lipoma

O hamartoma é uma neoplasia composta por todos os componentes do tecido mamário, por isso também é denominado fibroadenolipoma. Entretanto, os componentes teciduais não exibem arquitetura organizada como na mama normal. A lesão dá o aspecto de "uma mama dentro da mama" e pode ocorrer em qualquer idade, embora seja mais comum na perimenopausa. O tamanho também é variável, podendo produzir grandes massas, de até 10 a 20 cm. Na maioria dos casos, é assintomático, mas, quando palpável, produz nódulo móvel, amolecido e muitas vezes de difícil diferenciação com o tecido normal. O aspecto mamográfico é típico, com a formação de nódulos de densidade mista, isto é, com áreas isodensas e hipodensas (radiolúcidas). Essa mesma característica é vista na ultrassonografia, observando-se áreas iso ou hipecogênicas entremeadas de porções hiperecogênicas. Os achados mamográficos e de ultrassonografia são classificados como BI-RADS 2[1].

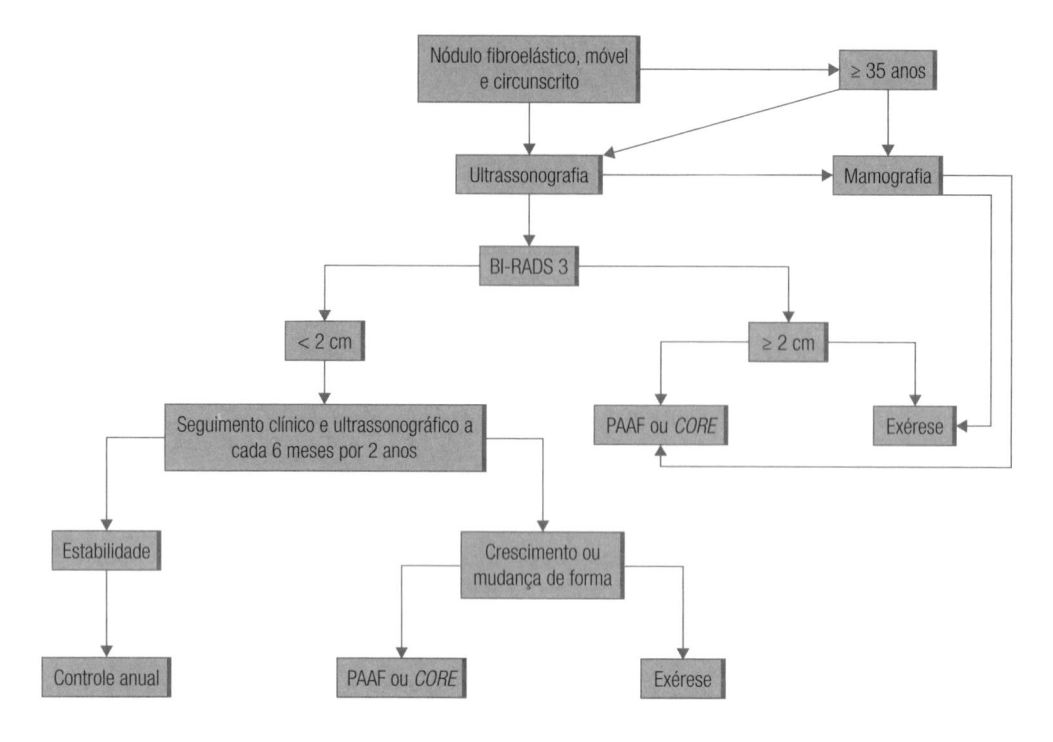

**Figura 2.1.** Fluxograma de conduta nos fibroadenomas mamários. PAAF: Punção aspirativa com agulha fina; CORE: *core biopsy* (biópsia de agulha grossa com propulsor automático).

O lipoma mamário é relativamente comum e no exame clínico produz nódulo móvel, amolecido e superficial. Com frequência, a paciente apresenta lipomas em outras topografias. Na ultrassonografia caracteristicamente se apresenta como nódulo hiperecogênico circunscrito, em geral no subcutâneo, mas eventualmente pode se localizar no parênquima mamário. Na mamografia, o lipoma forma nódulo radiolúcido circundado por fina cápsula radiodensa, constituída pelo parênquima mamário circunjacente comprimido. Nas mamas lipossubstituídas, pode não ser identificado, por apresentar a mesma densidade da gordura mamária. Os achados mamográficos e de ultrassonografia são classificados como BI-RADS 2[3].

O diagnóstico do hamartoma e do lipoma é clínico e por imagem, não sendo necessária biópsia percutânea. Não há indicação de ressecção cirúrgica, exceto quando a lesão é volumosa e provoca deformidade estética e assimetria importante[3].

## Papiloma intraductal

O papiloma intraductal único é uma neoplasia epitelial benigna que se desenvolve em um dos ductos subareolares maiores com baixo potencial de malignidade (risco relativo de 1,3). Provoca secreção sanguinolenta ou serossanguinolenta espontânea, unilateral e uniductal. O fluxo pode ser intermitente, com períodos de remissão, em função da necrose e da eliminação de parte do papiloma com a secreção. Entretanto, ao se regenerar a partir de sua porção basal, volta a exibir sua clínica[3].

Já os papilomas múltiplos são raros. A secreção é sintoma menos comum nessa afecção, sendo o tumor a sua principal manifestação clínica. O potencial maligno é moderado, *com risco relativo de 3,7*[2].

No diagnóstico clínico do papiloma intraductal único, é importante a pesquisa do ponto gatilho, que consiste na pressão dos pontos cardinais do complexo areolopapilar com o dedo indicador para identificar qual ducto está comprometido. A neoplasia é impalpável e, quando há tumor associado ao fluxo, decorre do ducto cisticamente dilatado pela obstrução que o papiloma provoca. A citologia do fluxo apresenta baixo valor preditivo de malignidade (30% de resultados falso-negativos) e eventualmente apresenta alguma utilidade se houver dúvida quanto à natureza hemática da secreção, oportunidade em que é possível identificar hemácias no esfregaço[3].

A mamografia fornece poucos subsídios, mas é realizada em função da faixa etária, pois o papiloma é mais prevalente entre a quarta e a quinta década de vida. Já a ultrassonografia pode identificar nódulos intraductais (classificados como BI-RADS 4) e orientar a ressecção. A ductografia apresenta baixo valor preditivo, além do risco potencial de infecção e de disseminação de células neoplásicas, tendo caído em desuso. A ressonância magnética pode ser útil nos casos de fluxos patológicos em que o ponto gatilho é negativo e a ultrassonografia não localiza a lesão[3]. Com relação às biópsias percutâneas, a PAAF e a biópsia percutânea com agulha grossa por fragmentos (*core biopsy*) apresentam baixo valor preditivo e alta taxa de subestimação, devendo ser evitadas[4]. Já a biópsia vácuo-assistida (como a mamotomia) apresenta valor preditivo melhor, particularmente em lesões pequenas. Alguns autores preconizam apenas o seguimento quando a mamotomia revelar um papiloma sem atipias e no controle, a imagem intraductal não é mais visível. Entretanto, as séries ainda são pequenas e a ressecção cirúrgica continua a ser o padrão-ouro de diagnóstico e terapêutico, até porque é um procedimento de baixa morbidade e com ótimo resultado estético. Vale ressaltar que com frequência o tecido mamário adjacente ao papiloma apresenta focos de hiperplasia ductal atípica, apenas demonstrados quando se indica a ressecção cirúrgica e que passariam despercebidos somente pela biópsia percutânea, reforçando a importância da abordagem cirúrgica (Figura 2.2)[5].

O tratamento consiste na exérese seletiva do ducto, por meio de incisão periareolar. A identificação do ducto comprometido é feita pela pesquisa do ponto gatilho, que é individualizado e dissecado distalmente. É importante salientar que as lesões papilares são causa de falso-positivo no exame de congelação, que deve ser evitado, sendo mais seguro aguardar o resultado por parafina[3].

## Alterações funcionais benignas e cistos

A expressão "alterações funcionais benignas da mama" (AFBMs) define uma condição clínica caracterizada por dor e/ou nodularidade mamária que aparece no início do menacme, intensifica-se no período pré-menstrual e tende a desaparecer após a menopausa. Foi proposta para unificar várias expressões inapropriadas, como displasia mamária, displasia cíclica, mastopatia fibrocística, doença cística, alteração fibrocística, entre outras, que confundiam e ainda confundem muitos ginecologistas e pacientes[5].

As manifestações clínicas das AFBMs são a mastalgia cíclica, o fluxo papilar, as nodularidades (espessamentos) e os cistos[5].

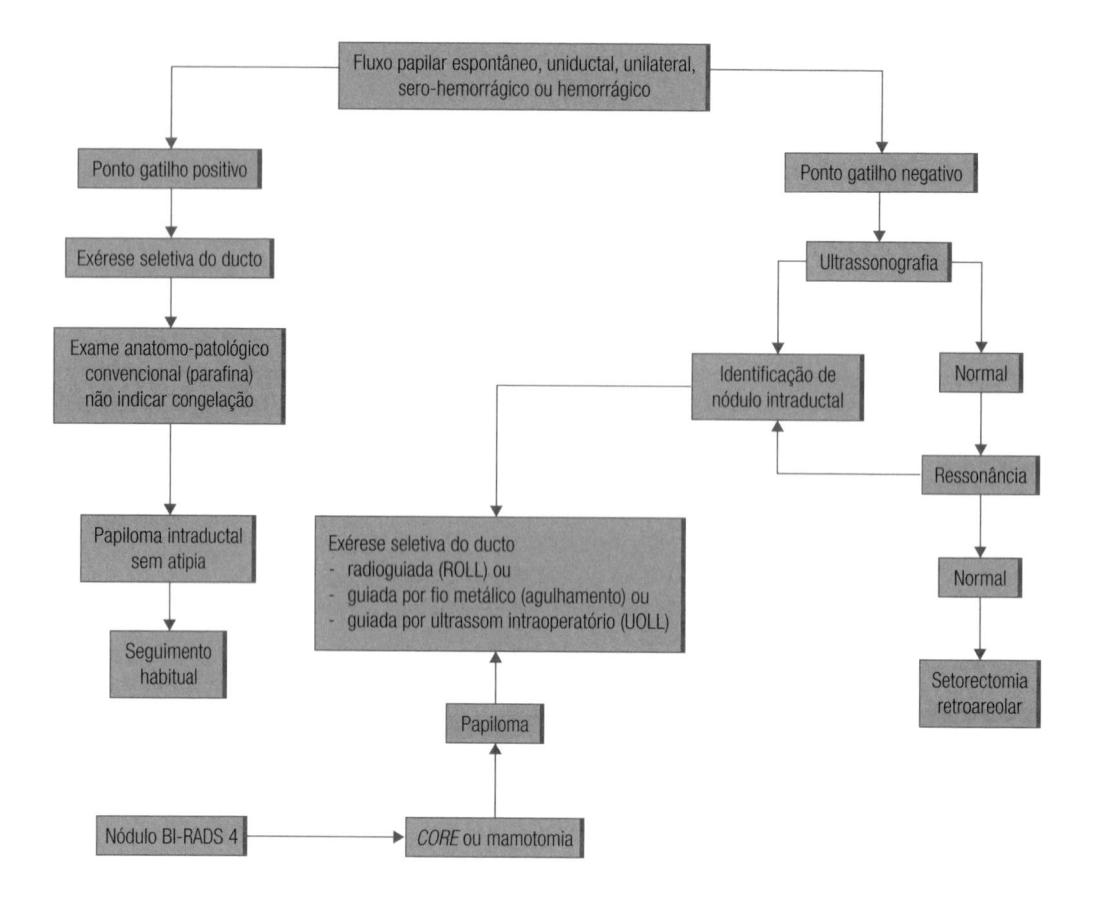

**Figura 2.2.** Conduta no papiloma intraductal único. CORE: *core biopsy* (biópsia de agulha grossa com propulsor automático).

As nodularidades são isoladas ou difusas à palpação, em geral no quadrante superolateral, com exacerbação no período pré-menstrual e melhora clínica ou desaparecimento após a menstruação, associadas à mastalgia[5].

O ginecologista deve estar especialmente atento às nodularidades isoladas que persistem após dois a três fluxos menstruais, caracterizando os nódulos dominantes, os quais fazem parte do diagnóstico diferencial do câncer de mama, além do fibroadenoma[5].

Os cistos mamários são muito comuns, incidindo principalmente na faixa etária de 35 a 55 anos e coincidindo, pois, com a fase involutiva dos lóbulos mamários. Podem ser únicos ou múltiplos, uni ou bilaterais. Manifestam-se clinicamente como nódulos de aparecimento súbito, de contornos regulares, móveis e dolorosos. A consistência é amolecida ou, quando o líquido intracístico se encontra sob tensão, a sensação palpatória é fibroelástica. Praticamente todos os cistos decorrem de processos involutivos da mama. Em alguns casos, entretanto, a parede do cisto sofre metaplasia apócrina, com produção ativa de fluido, causando recidivas frequentes[5].

O diagnóstico das AFBMs é essencialmente clínico, bastando a anamnese detalhada de suas manifestações correlacionadas com o ciclo menstrual.

No tratamento das AFBMs, é fundamental a orientação da paciente. Deve-se explicar a natureza benigna de suas manifestações clínicas, pois a maior angústia das pacientes é o medo de ter câncer. A orientação é resolutiva na maioria dos casos. A dor refratária e intensa será abordada no capítulo 3.

Nos cistos mamários, quando palpáveis, a punção com agulha fina, além de diagnóstica, é terapêutica, já que suas paredes colabam e tendem a se aderir. Não se justifica mais o estudo citológico dos fluidos intracísticos, visto que sua correlação com o câncer é extremamente rara[5].

O estudo citopatológico somente está indicado quando o volume aspirado for maior que 50 mL ou for sanguinolento[5].

As pacientes devem ser reexaminadas após 30 dias para surpreender recidivas. Nos cistos mamários não palpáveis e assintomáticos, não é necessário qualquer intervenção. Já nos sintomáticos, pratica-se a punção aspirativa guiada pela ultrassonografia. Os cistos complexos, isto é, com septos, paredes espessas ou vegetações, devem ser ressecados cirurgicamente. Da mesma forma, quando o aspirado for hemorrágico, o esvaziamento do cisto deve ser parcial para que facilite sua ressecção posterior, obrigatória nessa condição (Figuras 2.3 e 2.4)[5].

Por fim, os nódulos dominantes devem ser investigados por meio de exames de imagem e/ou de PAAF ou punção aspirativa com agulha grossa, pois com certa frequência podem ser sede de hiperplasias atípicas ou carcinomas[5].

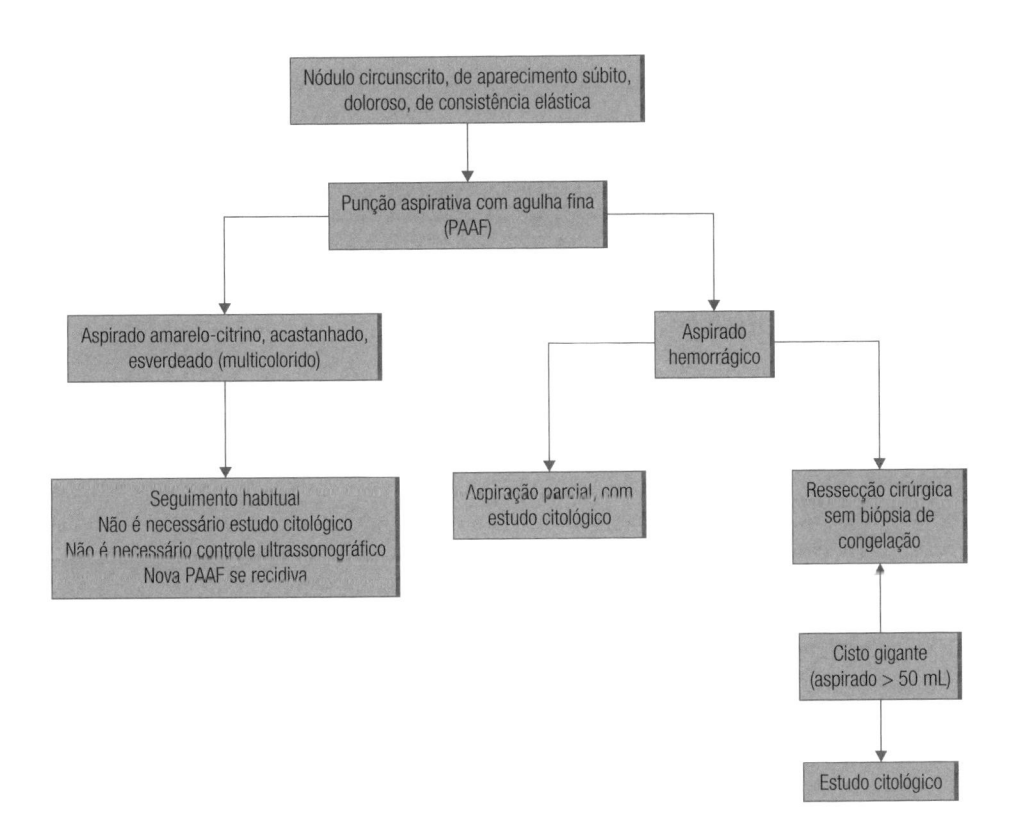

**Figura 2.3.** Conduta no cisto mamário palpável.PAAF: Punção aspirativa com agulha fina.

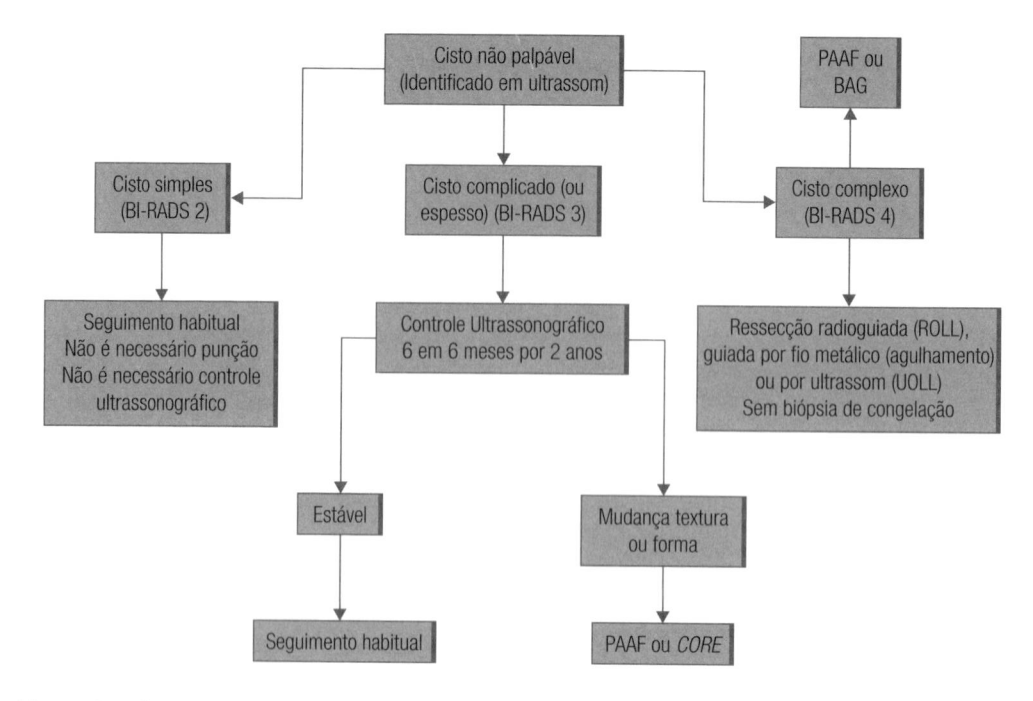

**Figura 2.4.** Conduta no cisto de mama não palpável. PAAF: Punção aspirativa com agulha fina; BAG: Biópsia com agulha grossa.

## Proliferações mesenquimais benignas e alterações reativas

Destacaremos a hiperplasia pseudoangiomatosa do estroma (PASH, em inglês) e a esteato-necrose.

### Hiperplasia pseudoangiomatosa do estroma

É uma proliferação mesenquimal benigna constituída por espaços pseudovasculares que se anastomosam. O espectro das lesões é amplo, desde formas microscópicas até a formação de nódulos palpáveis. Em casos extremos, pode haver envolvimento de toda a mama. Do ponto de vista clínico, é frequentemente associada com outras afecções benignas e malignas; é também uma causa de imagens suspeitas nos exames de imagem, podendo produzir nódulos irregulares e mal definidos (BI-RADS 4). A forma palpável é menos comum e simula o fibroadenoma. Já o acometimento mamário extenso é raro e mimetiza o tumor filoide, inclusive tendo também alto potencial de recorrência; nessa condição, a abordagem deve ter a mesma estratégia do sarcoma, isto é, a mastectomia total[1].

### Esteatonecrose

A esteatonecrose ou necrose do tecido adiposo pode ser secundária a traumas, mas é mais comum após cirurgia e radioterapia. É mais frequente em pacientes com mamas lipossubstituídas e ptóticas. A esteatonecrose produz nódulos ou espessamentos endurecidos; quando profunda e não palpável, pode simular o carcinoma, manifestando-se como nódulos irregulares e eventualmente espiculados, ou distorções arquiteturais[6].

Em uma fase inicial, forma cistos oleosos, que à ultrassonografia produzem cistos espessos (complicados) ou complexos. Com a evolução, a rotura do cisto produz processo inflamatório intenso e ulterior fibrose e calcificação. Clinicamente, pode haver retração e espessamento cutâneos. Nessa fase, o aspecto mamográfico é típico, observando-se calcificações grosseiras e bizarras. Já na ultrassonografia produz nódulo heterogêneo, com sombra acústica posterior (pelas calcificações distróficas), podendo mimetizar o carcinoma e confundir o clínico. Daí a importância da correlação com a mamografia, que demonstra que o nódulo ecográfico heterogêneo tem correspondência com a calcificação grosseira mamográfica[6].

Na cirurgia conservadora, dois fatores causais de esteatonecrose estão presentes: o trauma cirúrgico e a radioterapia. Assim, no seguimento, havendo dúvida diagnóstica de recorrência ou necrose gordurosa, indica-se a ressonância ou biópsia percutânea, para o diagnóstico diferencial.

Ao se detectarem cistos oleosos no seguimento cirúrgico, é aconselhável indicar sua punção com agulha fina, com o objetivo de minimizar a posterior formação de calcificação distrófica e de processo inflamatório, que, além de mimetizarem o carcinoma, podem produzir nódulos endurecidos, dolorosos e inestéticos.

## Caso clínico

Paciente de 25 anos referia nódulo em mama direita há 20 dias. Ao exame mamário, palpava-se em quadrante superolateral de mama esquerda, nódulo fibroelástico, móvel, indolor, medindo 3,5 cm. Trazia ultrassonografia que revelava, na topografia da alteração palpatória, nódulo hipoecogênico, oval, circunscrito, medindo $33 \times 17 \times 12$ mm. Foram identificados mais dois nódulos com o mesmo aspecto, um na mesma mama (medindo $12 \times 7 \times 5$ mm) e o outro na mama contralateral, de $9 \times 5 \times 3$ mm. Qual sua conduta?

Foi indicada PAAF do nódulo maior, sugestivo de fibroadenoma. Pela dimensão do nódulo maior, foi indicada sua ressecção, bem como seguimento dos outros nódulos em seis meses. O resultado anatomopatológico do espécime cirúrgico confirmou o diagnóstico de fibroadenoma. Foi solicitada ultrassonografia de controle em seis meses para confirmar a estabilidade dos nódulos remanescentes.

## Referências bibliográficas

1. Tavassoli FA, Devilee P: Pathology and Genetics: Tumours of the Breast and Female Genital Organs. WHO Classification of Tumours series – volume IV. Lyon, France: IARC Press; 2003.

2. Nazario ACP, Elias S, Facina G, Araújo Neto JT. Mastologia: condutas atuais. Barueri, SP: Manole; 2016.

3. Nazario ACP, Rego M. Nódulos benignos da mama: uma revisão dos diagnósticos diferenciais e conduta. Rev Bras Ginecol Obstet. 2007;29(4):211-9.

4. Tatarian T, Sokas C, Rufail M, Lazar M, Malhotra S, Palazzo JP, et al. Intraductal papilloma with benign pathology on breast core biopsy: to excise or not? Ann Surg Oncol. 2016;23(8):2501-7. Prado FC, Ramos J, Valle JR. Atualização terapêutica: diagnóstico e tratamento. São Paulo: Artes Médicas; 2014.

5. Hoda SA, Brogi E, Koerner FC, Rosen PP. Rosen's Breast Pathology. 4th ed. Philadelphia: Lippincott Williams & Wilkins; 2014.

# MASTALGIA 3

Adrienne Pratti Lucarelli
Maria Marta Martins

## Introdução

Queixa mais frequente da mulher que procura o mastologista, atingindo 70% das mulheres[1].

## Importância[1]

Essas mulheres têm a tendência de:
- Realizar mais mamografias antes de 35 anos;
- Consultar mais médicos com outras queixas mamárias;
- Submeter-se mais frequentemente a biópsias.

## Tipos[1]

Os tipos de mastalgia são (Tabela 3.1):
- Cíclica;
- Não cíclica;
- Extramamária.

**Tabela 3.1.** Tipos de mastalgia[1]

| Cíclica | Não cíclica |
| --- | --- |
| Relacionada ao período menstrual, intensifica-se duas semanas antes da menstruação. | Não relacionada ao período menstrual. |
| Fraca, forte ou contínua. | Aperto, queimação ou peso. |
| Acompanhada por edema ou nódulo. | Constante ou intermitente. |
| Ambas as mamas, quadrante superolateral, podendo irradiar para o braço. | Geralmente ocorre em uma mama, em uma área localizada, mas pode espalhar-se. |
| Mulheres com 20 a 30 anos e na perimenopausa. | Mais comum em mulheres na pós-menopausa. |

## Etiologia[2]

Etiologia da mastalgia:

- Fatores alimentares: inadequada ingestão de ácidos graxos essenciais, com diminuição da liberação de prostaglandinas e metilxantinas, que aumentam o AMP (adenosina monofosfato) cíclico;
- Alterações hormonais: flutuações de estrógeno e progesterona, aumento da prolactina;
- Fatores psicológicos: estresse, depressão, ansiedade relacionados a alteração da relação serotonina/dopamina;
- Alterações histológicas: proliferação do epitélio e do estroma, fibrose estromal e dilatação dos ductos terminais;
- Modificações imunológicas: presença de interleucinas (ILs) e fator de necrose tumoral (TNF);
- Desbalanço hidroeletrolítico: aumento da retenção de líquido pré-menstrual;
- Aumento da sensibilidade dos receptores hormonais locais: os receptores hormonais da parte interna da membrana, que são ricos em ácidos graxos saturados, têm maior afinidade pelos hormônios que ficam fixados nessa região (teoria mais aceita).

## Diagnóstico[3]

O diagnóstico é clínico.

## Risco de câncer de mama[3]

Não há trabalhos mostrando aumento da incidência de câncer em pacientes com mastalgia, porém há associação positiva de 23% entre câncer de mama e dor mamária.

## Tratamento[4]

**Tabela 3.2.** Tratamento da mastalgia

| Medicação | Orientação |
| --- | --- |
| Redução de cafeína, óleo de prímula, vitamina E | Falta de evidência |
| Dieta pobre em gorduras | |
| Ácido gamalinolênico | |
| *Vitex agnus castus* | |
| Exercícios físicos | Melhora de até 70% |
| Sono | |
| Suporte adequado das mamas | |
| Sutiã com base larga e alças grossas | |
| (Primeira escolha) | |
| Anti-inflamatórios não esteroidais tópicos (primeira escolha) | Melhora da dor sem diferença entre cíclica e acíclica sem efeito colateral |
| Diclofenaco (três vezes ao dia por três meses) | |
| Piroxicam (quatro vezes ao dia por dois meses) | Melhora da mastalgia acíclica |

*(continua)*

*(continuação)*

| Medicação | Orientação |
|---|---|
| Reavaliação e mudanças dos contraceptivos hormonais | Uso de contraceptivos de baixa dosagem com pequena ou nenhuma pausa, principalmente os progestágenos drospirenona e desogestrel contínuo |
| Antiprolactinêmico: bromocriptina (0,5 mg/d) e cabergolina (5 mg/d) (usado na falha com os outros medicamentos) | Uso na segunda fase do ciclo<br>Melhora da mastalgia cíclica<br>Efeitos adversos: náuseas, fadiga, vômito e tontura |
| Antigonadotróficos: danazol (escolha em casos resistentes) | Uso na segunda fase do ciclo<br>100 a 200 mg/dia<br>Melhora da mastalgia cíclica e não cíclica<br>Único fármaco aprovado pelo *Food and Drug Administration* (FDA) |
| SERM (modulador seletivo do receptor de estrógeno): tamoxifeno (segunda escolha) | 10 mg/dia por três ou seis meses<br>Melhora da mastalgia cíclica e não cíclica<br>Efeitos colaterais: fogachos, secura vaginal, ganho de peso<br>Melhora mais duradoura dos sintomas com menos efeitos colaterais que o danazol |

## Caso clínico

Paciente de 30 anos chega ao consultório do mastologista com queixa de dor do tipo pontada em ambas as mamas, que se localiza principalmente em quadrantes superiores, piorando antes da menstruação e quando faz caminhadas esporádicas. Nega melhora com anti-inflamatórios orais. Refere ser nulípara, sedentária, em uso de contraceptivo oral combinado (0,03 mg de etinilestradiol e 3 mg de drospirenona) com pausa de sete dias. Nega doenças pessoais. Nega história familiar de câncer. Realizou-se exame de imagem, sendo afastada a hipótese de câncer de mama.

## Discussão

A paciente apresenta quadro de mastalgia cíclica, e devendo seguir as orientações gerais: utilizar um tipo de sutiã adequado e mudar estilo de vida, principalmente, com atividade física e alimentação equilibrada. Não restringiria o uso de café e não prescreveria ácido linoleico. Como se trata de mastalgia cíclica, optaria pelo uso de diclofenaco gel, e escolheria o piroxicam somente nos casos de mastalgia acíclica. Proporia mudança do esquema do anticoncepcional para uso contínuo, sem pausa. Após três meses, faria reavaliação e, se não houvesse melhora da dor, prescreveria tamoxifeno 10 mg por dia por pelo menos três meses.

## Referências bibliográficas

1. Kizilkaya MC, Erozgen F, Kocakusak A, et al. Mastalgia in daily practice. J Breast Health. 2013;9:191-4.
2. Khan SA, Apkarian AV. Mastalgia and breast cancer: a protective association? Cancer Detect Prev. 2002;26(3):192-6.
3. Eren T, Aslan A, Ozemir IA, Baysal H, Sagiroglu J, Ekinci O, et al. Factors effecting mastalgia. Breast Care (Basel). 2016;11(3):188-93.
4. Kataria K, Dhar A, Srivastava A, Kumar S, Goyal A. A systematic review of current understanding and management of mastalgia. Indian J Surg. 2014;76(3):217-22.

Maria Marta Martins
Adrienne Pratti Lucarelli

## Introdução

As doenças inflamatórias compreendem grande espectro de enfermidades que variam de moléstias infecciosas agudas ou crônicas a doenças autoimunes. As mastites são raras durante a fase não lactacional, todavia determinam elevada morbidade e suscitam dúvidas no diagnóstico. Alguns fatores que podem contribuir para a manifestação da doença são: tabagismo, diabetes, lesões traumáticas e intervenções cirúrgicas, com infecção subsequente[1-3].

## Classificação

Mastite é a alteração do tecido mamário caracterizada por sinais inflamatórios e ou infecciosos que acomete um ou mais segmentos da mama. Pode ser classificada como puerperal e não puerperal[1-3].

## Mastite puerperal

### Conceito

Mastite puerperal ou lactacional é uma doença inflamatória das mamas que ocorre no período de amamentação[2].

### Incidência

A incidência é estimada em 10% a 33% das lactantes. Principia em torno da segunda à sexta semana do período puerperal[2].

### Etiologia

A etiologia principal é a estase láctea, que favorece o crescimento bacteriano. Porém, fatores inerentes à mãe, ao recém-nascido ou a ambos podem predispor a essa condição nosológica[2].

Exemplos de fatores maternos são: mamas volumosas, mamilos planos e invertidos, fissuras papilares, primiparidade, estresse crônico, diabetes, baixo nível socioeconômico e cultural, desnutrição, hábitos de higiene precários, imunossupressão, obesidade, antecedente de mastite, entre outros. Os principais fatores próprios do recém-nascido são: prematuridade, lábio leporino, síndrome de Down ou outras cromossomopatias[2].

Na mastite infecciosa, os principais agentes causadores são: *Staphylococcus aureus* (alguns *Staphylococcus* resistentes à meticilina), *Staphylococcus epidermidis*, *Streptococcus* dos grupos A e B, *Escherichia coli*, bacteroides, pseudômonas e *Proteus* sp., além de *Haemophilus*[2].

## Quadro clínico

O quadro clínico da mastite principia com ingurgitamento mamário, que evolui para mastite inflamatória e, posteriormente, para mastite infecciosa, que pode culminar na grave complicação: abscesso da mama[2].

A queixa fundamental da manifestação clínica da mastite é a mastalgia, comumente acompanhada de febre e outros sintomas sistêmicos. Deve-se atentar para o risco de sepse nessas pacientes, sendo essencial o controle dos sinais vitais[2].

## Exame físico

A mama apresenta sinais inflamatórios como eritema, calor, inchaço, ingurgitamento. Quando abscedada, há tumefação com ou sem área de flutuação pontual e também se observa redução do estado geral da lactante[2,3].

## Diagnóstico

O diagnóstico é basicamente clínico[2,3].

Investigações laboratoriais ou de imagem auxiliam na caracterização de abscessos e categorização do agravamento do quadro infeccioso[2,4].

## Tratamento

O tratamento inicial preconizado da mastite lactacional é o controle de sintomas, terapia com antibióticos e ordenha da mama afetada. A manutenção do aleitamento deve ser orientada e estimulada. Analgésicos, antitérmicos e anti-inflamatórios podem amenizar a sintomatologia. A antibioticoterapia deve ser dirigida, a princípio, para *S. aureus*[2,5].

No tratamento de abscessos mamários, é imperativo o uso de antibióticos, preferencialmente direcionado por meio de cultura e antibiograma, associado a drenagem do abscesso (Tabela 4.1). A aspiração guiada por ultrassom é indicada principalmente para abscessos menores que 5 cm de diâmetro, ou recorre-se à cirurgia, pois são métodos eficientes de esvaziamento da coleção purulenta. O ideal é colocar dreno na loja do abscesso drenado e lavado com soro fisiológico, pelo período mínimo de 24 horas[2].

**Tabela 4.1.** Esquemas de antibióticos na mastite puerperal[2,6]

| Antibiótico | Posologia |
|---|---|
| Clindamicina 300 mg | 8/8h por 10 a 14 dias |
| Amoxicilina/clavulanato 825/125 mg | 12/12h por 14 dias |
| Cefalexina 500 mg | 6/6h por 14 dias |
| Sulfametoxazol/trimetoprima 800/160 mg | 12/12h por 7 dias |
| Vancomicina 1g (casos graves) | 12/12h por 7 a 10 dias |

## Mastite não puerperal[5,6]

Mastites:

- Infecciosas:
  - Tuberculose;
  - Abscesso subareolar recidivante;
- Não infecciosas:
  - Mastite granulomatosa;
  - Mastite da ectasia ductal;
  - Síndrome de Mondor;
  - Siliconoma;
  - Outras.

## Mastite subareolar recidivante[6]

### Conceito

Infecção recidivante e crônica da região subareolar podendo ocorrer como inflamação periareolar, com ou sem massa, abscesso periareolar ou fístula ductal. Também conhecida como doença de Zuskas.

### Incidência

Observada em mulheres jovens, principalmente entre 30 e 45 anos.

### Etiologia

A etiologia é inflamatória e imunológica.

O mamilo invertido e o fumo são fatores de risco para a infecção. Há efeito irritativo direto sobre o epitélio ductal induzindo a metaplasia escamosa com obstrução do ducto e posterior contaminação bacteriana por anaeróbios e Gram-negativos da pele. Habitualmente, tem curso recidivante e a recorrência pode promover retração do mamilo[6].

## Quadro clínico[6]

Descarga papilar purulenta ou sebácea associada a sinais flogísticos, endurecimento papilar e graus variados de retração do mamilo. Pode evoluir com abscessos, e no quadro recidivado são comuns os pertuitos fistulosos e as cicatrizes por toda a extensão da pele da mama[6].

## Tratamento[6]

I – Na fase aguda com abscesso: drenagem cirúrgica ou guiada por ecografia.

II – Fase crônica:

a. Fistulectomia;

b. Cirurgia de Urban (ressecção da árvore ductal): após regressão dos sinais flogísticos, realiza-se ressecção periareolar da pele, em fuso, dos ductos acometidos, bem como do tecido inflamatório vizinho e do trajeto fistuloso, acompanhado pela administração de antibioticoterapia[6];

Em pacientes que não desejam amamentar, pode-se realizar exérese em cone retroareolar dos ductos principais[6].

## Mastite da ectasia ductal (Tabela 4.2)

**Tabela 4.2.** Esquemas de antibióticos na mastite da ectasia ductal[7]

| Antibiótico | Posologia |
| --- | --- |
| Metronidazol 500 mg isolado | 6/6h por 14 dias |
| Metronidazol 500 mg + cefalexina 500 mg | 6/6h por 14 dias |
| Clindamicina 300 mg | 8/8h por 14 dias |
| Levofloxacino 500 a 700 mg | 1 vez ao dia por 14 dias |

## Conceito

Processo inflamatório tardio consequente à ectasia ductal, que é alteração involutiva da glândula mamária originada da elastose e consequente afrouxamento dos ductos lactíferos subareolares principais e intermediários da mama[7].

## Incidência

Corresponde a 2,7% dos processos inflamatórios. Acomete principalmente mulheres na sexta e sétima década de vida, sobretudo multíparas[7].

## Etiopatogenia

Dilatação ductal terminal na zona subareolar, com acúmulo de detritos celulares e material lipídico no seu interior, o que leva à destruição da camada elástica e à rotura da parede do ducto. Ocorre reação inflamatória dos tecidos e fibrose. Pode haver infecção oportunista por bactérias devido ao processo inflamatório crônico local. Flora bacteriana: *S. aureus*, Gram-negativos e anaeróbios[7].

## Quadro clínico

A paciente refere dor, ardor e endurecimento da papila progressiva nos últimos meses. Apresenta secreção mamilar densa, esbranquiçada, às vezes amarelada, esverdeada, serosa ou sanguinolenta, principalmente à expressão mamária[7].

## Exame físico

Existe aumento da sensibilidade local, podendo-se palpar massas ou ducto dilatado[7].

## Diagnóstico

Biópsia incisional de pele, tecido gorduroso e glandular, e estudo anatomopatológico do espécime.

A mamografia pode mostrar aumento de densidade bilateral retroareolar. A ultrassonografia identifica ductos dilatados próximos à papila e eventualmente pode observar coleções de abscesso[7].

## Tratamento

Cuidados locais e ressecção da árvore ductal (cirurgia de Urban)[7].

## Mastite granulomatosa

É uma rara doença da mama, benigna, também nomeada de mastite granulomatosa lobular. Caracteriza-se por desenvolver granuloma não caseoso e microabscesso confinados no lóbulo mamário[7].

## Incidência

A incidência é rara. Afeta mulheres preferencialmente entre 17 e 42 anos, com paridade pregressa de 2 a 10 anos. A literatura mostra associação com maior incidência posterior de câncer de pulmão e linfoma[7].

## Etiologia

Desconhecida e possivelmente autoimune[7].

## Quadro clínico

Nodulação palpável com tamanho variado capaz de acometer mais de um quadrante, por vezes associada a abscesso e fistulização. Pode ser bilateral.

## Diagnóstico

Deve ser realizado por meio da biópsia excisional ou da biópsia percutânea por agulha grossa, que revelam células epitelioides, células gigantes multinucleadas tipo Langhans, neutrófilos, linfócitos e células estromais (existe uma lobulite granulomatosa – formação de granulomas não caseosos ao redor dos lóbulos). A mamografia apresenta densidade assimétrica inespecífica. A ultrassonografia mostra nódulos hipoecoicos, heterogêneos contíguos[7].

## Diagnóstico diferencial[7]

Tuberculose, doenças fúngicas, carcinoma, doenças granulomatosas.

**Tabela 4.3.** Tratamento da mastite granulomatosa[7]

| | |
|---|---|
| Corticoterapia: prednisona 40 mg ao dia por 2 semanas | Diminui-se a dose paulatinamente até suspender totalmente. |
| Metotrexato 15 mg por semana e ácido fólico 5 mg ao dia | Após seis semanas, aumentar a dose para 20 mg por 1 ano. |
| Tetraciclina 500 mg de 6/6h por 2 a 4 semanas | Principalmente nos quadros mais graves e associados a infecção bacteriana secundária. |
| Ressecção cirúrgica | |

## Mastite tuberculosa[7]

A mama poderá ser o sítio primário da infecção tuberculosa. Acomete mulheres entre 20 e 50 anos de idade e pacientes imunossuprimidos.

## Etiologia

*Mycobacterium tuberculosis* consequente à inoculação secundária por meio de foco pulmonar ou axilar da tuberculose ou mais raramente, direto na glândula mamária.

## Quadro clínico

A apresentação clínica mais comum é a presença de um ou mais nódulos endurecidos de evolução lenta e indolores. Usualmente, observamos abscessos agudos e recorrentes com necrose caseosa e múltiplos trajetos fistulosos para a pele. Também se pode observar espessamento difuso e esclerose do parênquima mamário afetado.

## Diagnóstico[7]

Identificação do bacilo de Koch por biópsia (coloração de Ziehl-Neelsen) e cultura. Em casos individualizados, o exame de PCR (reação de cadeia de polimerase) pode identificar o bacilo.

## Diagnóstico diferencial

Carcinoma, mastite periductal, mastite fúngica ou sifilítica e infecções parasitárias.

## Tratamento

Tuberculostáticos por seis a nove meses e eventual exérese ampla da lesão.

## Sarcoidose mamária

### Conceito

É uma doença sistêmica que raramente acomete a mama; quando isso ocorre, usualmente está associada com manifestações extramamárias.

Apresenta-se como um granuloma sem degeneração caseosa e frequentemente apresenta história prévia de sarcoidose linfática ou pulmonar.

A terapia é baseada no tratamento das manifestações sistêmicas[7].

## Mastite por óleo orgânico

Ocorre em mulheres que usam parafina líquida, silicone ou cera de abelha injetável, para conseguir o aumento do volume mamário. Sobrevém reação inflamatória, necrose gordurosa e dor.

Apresenta-se com várias áreas nodulares dolorosas, podendo evoluir para a formação de fístulas com drenagem, abscessos e até necrose mamária[7].

### Tratamento

Excisão ampla e drenagem.

## Doença de Mondor[7]

### Conceito

A doença de Mondor é uma tromboflebite da veia toracoepigástrica superficial. É doença benigna e autolimitada. A etiologia principal é o trauma mamário[7].

### Quadro clínico

Mastalgia local aguda associada a um cordão subcutâneo palpável ou depressão cutânea linear. Normalmente aparece entre cinco e sete semanas após o procedimento cirúrgico ou traumático.

### Diagnóstico

Baseia-se principalmente no exame clínico, porém em alguns casos os exames de imagem podem ser úteis. No exame ultrassonográfico, pode-se encontrar a veia superficial com ou sem trombo intraluminal e sem fluxo ao Doppler. A mamografia mostra densidade tubular.

## Tratamento

A doença apresenta regressão espontânea na maioria dos casos. Quando isso não ocorre, opta-se por tratamento com anti-inflamatórios. Como conduta de exceção, na falha do tratamento clínico, com dor severa e retração local, pode-se ressecar a veia acometida.

## Mastite luética

Doença infecciosa específica causada pelo *Treponema pallidum*, que se manifesta por meio de lesões primárias, secundárias e/ou terciárias na mama[8].

Os sintomas da sífilis de mama dependem do período da doença e podem incluir uma variedade de manifestações cutâneas (*syphilides*), linfadenite específica, violação do estado geral e lesões nos órgãos internos[8].

Na sua forma primária, o cancro duro localiza-se geralmente no complexo areolomamilar, visto que a inoculação do treponema decorre do contato da boca do lactente acometido de sífilis congênita[8].

A forma secundária apresenta-se com lesões cutâneas maculosas que evoluem para papulosas e papuloescamosas típicas da sífilis secundária[8].

Na forma terciária, a mastite sifilítica passa pelos três estágios da goma sifilítica, nódulo endurecido de crescimento lento que amolece e sofre ulceração ou fistulização[8].

### Diagnóstico

O diagnóstico é confirmado pelos resultados de testes sorológicos e esfregaços citológicos com bordas da úlcera.

### Tratamento

Penicilina G benzatina 2,4 milhões UI intramuscular, repetindo-se a dose em uma semana.

## Mastite por silicone[1,8]

### Conceito

Reação ao implante mamário com formação de cápsula fibrosa e alterações pseudossinoviais na superfície do invólucro ou reação inflamatória ao redor de silicone após ruptura da prótese e extravasamento do silicone[8].

### Quadro clínico

Dor, reação de corpo estranho, formação de nódulos ou granulomas, retração da pele, inversão do mamilo e linfonodomegalia ipsilateral[8].

### Diagnóstico

A mamografia pode identificar nódulos de alta densidade e cápsula fibrosa.

A ultrassonografia pode observar nodulações com distorção do parênquima.

A ressonância nuclear magnética é o exame de eleição, pois pode identificar o sinal do *limusine* ou siliconomas[4,8].

## Tratamento

Retirada do implante. A adenectomia deve ser oferecida em casos selecionados e graves, tendo em vista o encapsulamento, a fibrose e a perda da oportunidade posterior de rastreamento por mamografia[8].

## Caso clínico

N. O. S. C., 37 anos, solteira, natural e residente de São Paulo, ensino superior completo, podóloga, evangélica.

Refere saída de pus e dor na mama direita há um dia. A paciente foi submetida a parto cesáreo há 26 dias. Iniciou amamentação exclusiva logo após o parto e há 16 dias apresentou quadro de vermelhidão e endurecimento da mama direita não acompanhados de febre. Procurou um serviço médico, onde foi receitado anti-inflamatório oral. Porém, há seis dias a vermelhidão e o endurecimento pioraram. Houve formação de bolha, que se rompeu com saída de secreção purulenta em grande volume há um dia. Relata vertigem ao levantar-se e mal-estar geral há 10 dias. Nega comorbidades. Refere ser ex-tabagista.

Exame físico: bom estado geral (BEG), hipocorada +2/4+, hidratada, anictérica, acianótica, febril (39 °C), pressão arterial (PA) de 90 × 60 mmHg, frequência cardíaca (FC) de 106 batimentos por minuto (bpm), frequência respiratória (FR) de 16 incursões respiratórias por minuto (irpm). Aparelho cardiovascular (ACV): bulhas rítmicas normofonéticas (BRNF) em 2T.

Ferida operatória abdominal com deiscência de pontos simples em pele, sem sinais flogísticos, sem saída de secreção. Exame ginecológico normal, com útero contraído.

Ao exame mamário: mamas em número de duas, com grande volume bilateral, sendo a esquerda maior que a direita, e ptóticas. Observam-se necrose e hiperemia superficial da pele, perda de tecido parenquimatoso e secreção purulenta ocupando os quadrantes superiores da mama direita (Figura 4.1).

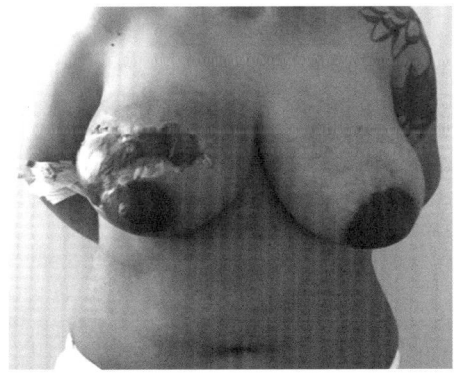

**Figura 4.1.** Necrose e hiperemia superficial da pele, perda de tecido parenquimatoso e secreção purulenta (mama esquerda).

## Exames laboratoriais

Anemia e leucocitose.

## Ultrassonografia de mama

Borramento dos planos subcutâneo e parenquimatoso; áreas de conteúdo líquido dispersas pelo parênquima em continuidade com a superfície externa. Ausência de imagens nodulares sólidas ou císticas. Regiões axilares sem particularidades.

## Comentários

Trata-se de processo infeccioso mamário avançado em puérpera: Mastite infecciosa aguda lactacional (abscesso mamário drenado espontaneamente). Importante exemplificação de que o tratamento da mastite é imperativo. O retardo no diagnóstico e terapêutica pode evoluir para dano estético irreversível e septicemia.

## Questões

1. Deve-se suspender a amamentação? Em caso afirmativo, como fazê-lo?

Deve-se manter o esvaziamento da mama doente e pode-se manter o aleitamento na mama contralateral. Caso haja desejo da mãe, principalmente devido à gravidade do quadro, pode-se usar: cabergolina 0,5 mg, dois comprimidos via oral, em dose única, ou bromocriptina 2,5 mg, um comprimido via oral, de 8 em 8 horas, por 15 dias.

2. Qual o tratamento recomendado?

Drenagem e limpeza de lesão da mama. Antibioticoterapia: oxacilina 2g endovenosa de 12 em 12 horas. Debridamento químico (papaína a 10%, uma vez ao dia) ou debridamento cirúrgico.

Acompanhamento clínico com controle de temperatura, exames laboratoriais e ultrassonografia mamária para seguimento.

## Referências bibliográficas

1. Lei X, Chen K, Zhu L, Song E, Su F, Li S. treatments for idiopathic granulomatous mastitis: systematic review and meta-analysis. Breastfeed Med. 2017;12(7):415-21.
2. Jahanfar S, Ng CJ, Teng CL. Antibiotics for mastitis in breastfeeding women. Sao Paulo Med J. 2016;134(3).
3. Kilic MO, Saglam C, Agca FD, Terzioglu SG. Clinical, diagnostic and therapeutic management of patients with breast tuberculosis: analysis of 46 Cases. Kaohsiung Med Sci. 2016;32(1):27-31.
4. Lepori D. Inflammatory breast disease: the radiologist's role. Diagn Interv Imaging. 2015;96(10):1045-64.
5. Pinto RM, Manso P, Urzal C, Batista J, Aragão C, Vaz FC. Mondor's disease in puerperium: case report. Rev Bras Ginecol Obstet. 2014;36(3):139-41.
6. Kasales CJ, Han B, Smith JS Jr, Chetlen AL, Kaneda HJ, Shereef S. Nonpuerperal mastitis and subareolar abscess of the breast. AJR Am J Roentgenol. 2014;202(2):W133-9.
7. Ramalingam K, Vuthaluru S, Srivastava A, Dinda AK, Dhar A. Ultra structural changes occurring in duct ectasia and periductal mastitis and their significance in etiopathogenesis. PLoS One. 2017;12(3):e0173216.
8. Long C, Sue GR, Chattopadhyay A, Huis In't Veld E, Lee GK. Critical evaluation of risk factors of infection following 2-stage implant-based breast reconstruction. Plast Reconstr Surg Glob Open. 2017;5(7):e1386.

# GINECOMASTIA 5

Carlos Alberto Ruiz
Mila Meneguelli Miranda

## Introdução

A ginecomastia é definida como a proliferação de tecido glandular mamário em homens. É a alteração mamária mais comum no sexo masculino. Ocorre mais frequentemente nos extremos de idade – a prevalência pode chegar a 60% a 90% nos recém-nascidos, 50% a 60% nos adolescentes e 70% nos homens entre 50 e 69 anos. Em autópsias, pode-se encontrar ginecomastia pela histologia em até 50% dos homens. A ginecomastia verdadeira deve ser diferenciada da lipomastia, que é o acúmulo exclusivo de gordura no subcutâneo, sem tecido glandular[1].

## Ginecomastia fisiológica

A ginecomastia fisiológica tem apresentação trimodal. Em recém-nascidos, até 90% podem apresentar tecido mamário palpável devido à absorção do estrogênio materno transplacentário. Apesar de preocupar os pais, normalmente tem resolução espontânea em menos de quatro semanas[1].

Em média, 50% dos adolescentes do sexo masculino vão apresentar ginecomastia entre 13 e 14 anos de idade. Nessa faixa etária, costuma haver aumento na concentração de estradiol livre e ocorre também aumento na sensibilidade do tecido mamário aos hormônios. A maioria dos casos apresenta resolução espontânea, e intervenções clínicas e/ou cirúrgicas são reservadas para casos persistentes ou em situações de grande desconforto emocional.

A queda nos níveis de testosterona livre contribui para a ginecomastia em idosos[1].

## Ginecomastia não fisiológica

A ginecomastia não fisiológica pode ocorrer em qualquer idade, estar relacionada a doenças crônicas, uso de medicações, suplementos e uso de drogas ilícitas, e raramente ser devida a tumores ou doenças genéticas. Causas de ginecomastia não fisiológica estão na Tabela 5.1.

**Tabela 5.1.** Causas e frequência de ginecomastia[1]

| Causa | Frequência |
|---|---|
| Fisiológica | 25% |
| Idiopática ou causa desconhecida | 25% |
| Medicamentos os substâncias | 10-25% |
| Cirrose | 8% |
| Hipoganadismo primário (deficiência alfa 5 redutase, síndrome de insensibilidade a androgênios, síndrome Klinefelter, torção testicular, trauma testicular, orquites virais | 8% |
| Tumores (adrenal, gástrico, grandes celulas pulmão, renal, testicular) | 3% |
| Hipoginadismo secundário | 2% |
| Insuficiência renal crônica | 1% |
| Outros (ginecomastia familiar, HIV, desnutrição) | 6% |

A ginecomastia pode ocorrer como resultado do excesso de estrogênio ou deficiência de androgênio, ou ainda ser devida à deficiência na ação hormonal.

O excesso de estrogênio pode ocorrer por causa da administração de estrogênio exógeno ou da produção aumentada desse hormônio. O estrogênio estimula diretamente a proliferação do tecido mamário, e níveis elevados de estrogênio suprimem a secreção de hormônio luteinizante (LH), que leva ao hipogonadismo hipogonadotrófico com baixos níveis de testosterona[1].

O uso de medicações é a causa mais comum da ginecomastia não fisiológica. Os agentes mais frequentemente associados a ginecomastia estão na Tabela 5.2. Os mais comuns são antipsicóticos, antirretrovirais, espironolactona e medicamentos para o tratamento de câncer de próstata em uso prolongado. Alguns estudos relacionaram o consumo de mais de 300 mg de soja por dia como causa de ginecomastia[1].

O uso de anabolizantes pode causar ginecomastia permanente. A injeção de testosterona exógena inibe a produção natural de testosterona pelo organismo e não permite o balanceamento fisiológico, que evitaria a predominância de estrogênio. O uso de maconha, heroína e anfetaminas também pode causar ginecomastia permanente.

A ginecomastia ocorre em 10% a 40% dos homens com hipertireoidismo, mas é raro ser a única apresentação clínica nesses casos. O tratamento da disfunção tireoidiana resolve esses casos de ginecomastia em 30 a 60 dias[1].

Alterações hormonais são comuns em homens com insuficiência renal crônica, pois, nesses casos, ocorre supressão da produção de testosterona e, ainda, há lesão testicular direta causada pela uremia. Nesses casos, apenas o bom controle renal com diálise ou o transplante renal podem ser efetivos para o desaparecimento da ginecomastia[1,2].

Cirrose e lesões hepáticas graves podem levar ao déficit de degradação do estrogênio, resultando em aumento dos níveis de estrogênio livre circulante. Pacientes com cirrose relacionada ao álcool têm risco maior, pois, além de provocarem alteração hepática, bebidas alcoólicas têm substâncias fitoestrogênicas que inibem a produção de testosterona, assim, a relação entre testosterona e estrogênio fica ainda menor.

Apesar de tumores testiculares serem raros, 10% dos pacientes com tumores de testículo têm ginecomastia como única alteração clínica inicial. Tumores de células de Leydig na maioria das vezes são benignos, mas podem causar ginecomastia, pois secretam estradiol. A dosagem de gonadotrofina coriônica humana (HCG) costuma ser utilizada na suspeita clínica de tumores testiculares (células germinativas), assim como tumores gástricos, hepáticos e de pulmão, que também podem ser produtores de HCG[1,2].

Tumores de adrenal também podem secretar estrogênio e seus precursores; nesses casos podem ser diagnosticados pela dosagem sérica de sulfato de deidroepiandrosterona[1].

Alguns casos de ginecomastia podem ser hereditários, relacionados a defeitos genéticos na produção de androgênios, como em casos de hipogonadismo primário (relacionados a alterações nas enzimas 17-OH-desidrogenase e 3-beta-OH-desidrogenase) ou hipogonadismo secundário (síndrome de Kallmann ou hipogonadismo hipogonadotrófico idiopático). A deficiência de androgênios pode estar relacionada a mutações nos receptores de androgênio (síndrome da insensibilidade total ou parcial aos androgênios), e a deficiência de androgênios pode estar relacionada à produção aumentada de estrogênio devido à atividade aumentada da enzima aromatase, que é vista nas síndromes de Peutz-Jeghers e Carney[1,2].

Outras causas de ginecomastia podem ser: doenças absortivas, má nutrição, estresse emocional, infecções testiculares (orquites) e doenças infecciosas como tuberculose[1].

**Tabela 5.2.** Medicações e substâncias[1]

Antiandrogênicos: cimetidina, ranitidina, cisplatina, flutamida, isoniazida, cetoconazol, metronidazol, maconha, omeprazol, espironolactona, derivados de alcaloides da vinca

Estrogênicos: anabolizantes esteroides, diazepam, digoxina, estrogênios, fitoestrogênios

Indutores de hiperprolactinemia: haloperidol, metoclopramida

Mecanismo desconhecido: amiodarona, anlodipino, anfetaminas, antirretrovirais, atorvastatina, diltiazem, finasterida, fluoxetina, heroína, metildopa, minoxidil, nifedipino, paroxetina, reserpina, risperidona, rosuvastatina, antidepressivos tricíclicos, venlafaxina, verapamil

## Diagnóstico[2]

O primeiro passo na investigação diagnóstica é a história clínica, que deve contemplar a duração da queixa, a relação com dor local e sintomas sistêmicos associados (em busca de alterações hepáticas, renais, tireoidianas, sinais de hipogonadismo e ganho de peso). Devem ser questionadas comorbidades já conhecidas, assim como o uso de medicações, drogas e suplementos[2,3].

Ao exame físico, é possível diferenciar a ginecomastia verdadeira da lipomastia pela palpação e comparação do tecido subareolar com o restante do tecido adjacente. Na maioria dos casos, a ginecomastia é bilateral, mas casos unilaterais também podem ocorrer[2,3].

Ainda durante o exame físico, podem ser avaliadas alterações na tireoide, sinais de insuficiência renal e hepática e também massas testiculares, quando houver queixa[3].

Caso na palpação não seja possível diferenciar o tecido glandular de massa subareolar[2,3], a mamografia é o exame de imagem de escolha, com 90% de sensibilidade e especificidade para diferenciar doenças malignas de benignas nesses casos.

Se com o auxílio da história e do exame físico não for possível definir a provável causa da ginecomastia, exames séricos devem ser solicitados: HCG, LH, testosterona, estradiol, prolactina, hormônio estimulante da tireoide (TSH) e tiroxina (T4) livre (Figuras 5.1 e 5.2)[2,3].

## Tratamento[4,5]

Em recém-nascidos, a maior parte dos casos apresenta involução espontânea. Em adolescentes, existe a tendência a priorizar a conduta expectante, já que a maioria dos casos também apresenta regressão espontânea. Se houver desconforto emocional, pode ser discutida a abordagem cirúrgica[4-6].

Nos casos de lipomastia (pseudoginecomastia), costuma-se orientar a perda de peso e, em alguns casos, pode-se realizar lipoaspiração[5,6].

Em pacientes com doença conhecida, esta deve ser tratada; em casos de ginecomastia relacionada a medicações conhecidas, a medicação em uso deve ser descontinuada quando possível[4-6].

Apesar de seu uso não ser aprovado para o tratamento de ginecomastia, o tamoxifeno na dose de 20 mg por dia, por três a seis meses, tem sido efetivo no tratamento, com taxas de 80% de remissão parcial e até 60% de regressão completa, de acordo com poucos estudos randomizados[6].

Estudo retrospectivo que analisou pacientes com ginecomastia idiopática mostrou 78% de resolução completa com o uso de tamoxifeno e 40% com o uso de danazol. Em pacientes em tratamento para câncer de próstata, o tamoxifeno profilático pode ser considerado para a prevenção de ginecomastia, porém também sem aprovação para o uso[4-6].

Inibidores de aromatase se mostraram menos efetivos no tratamento da ginecomastia puberal e também nos casos de pacientes em tratamento de câncer de próstata. Essa classe de medicação deve ter papel mais importante nos casos de doenças com aumento da enzima aromatase (Peutz-Jeghers ou Carney)[5,6].

O tratamento farmacológico costuma ser mais efetivo em pacientes com história recente (menos de dois anos do aparecimento do tecido glandular), pois, após dois anos, o tecido se torna mais fibrótico e nesses casos muitas vezes o tratamento cirúrgico costuma ser mais eficaz[4,5].

Em pacientes com ginecomastia sintomática (dor) e de longa data, provavelmente o tratamento medicamentoso será ineficaz, e nesses casos a cirurgia deve ser considerada. O tratamento cirúrgico costuma ser indicado também nos casos de ginecomastia induzida por medicamentos que não podem ser descontinuados[6].

A cirurgia realizada costuma ser feita com lipoaspiração seguida de remoção do tecido glandular por incisão periareolar, com bom resultado estético na maioria das vezes[6].

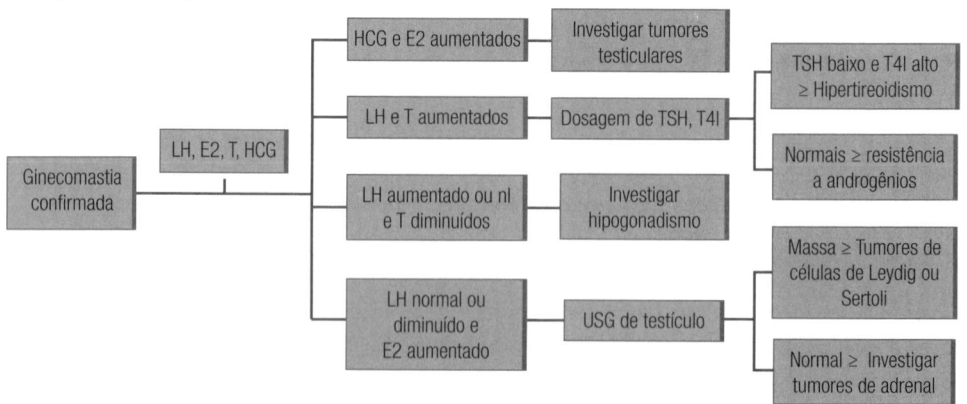

**Figura 5.1.** Exames para diagnóstico de ginecomastia. LH: hormônio luteinizante; E2: estradiol; T: testosterona; HCG: gonadotrofina coriônica humana; TSH: hormônio estimulador da tireoide; T4l: tiroxina livre; USG: ultrassonografia.

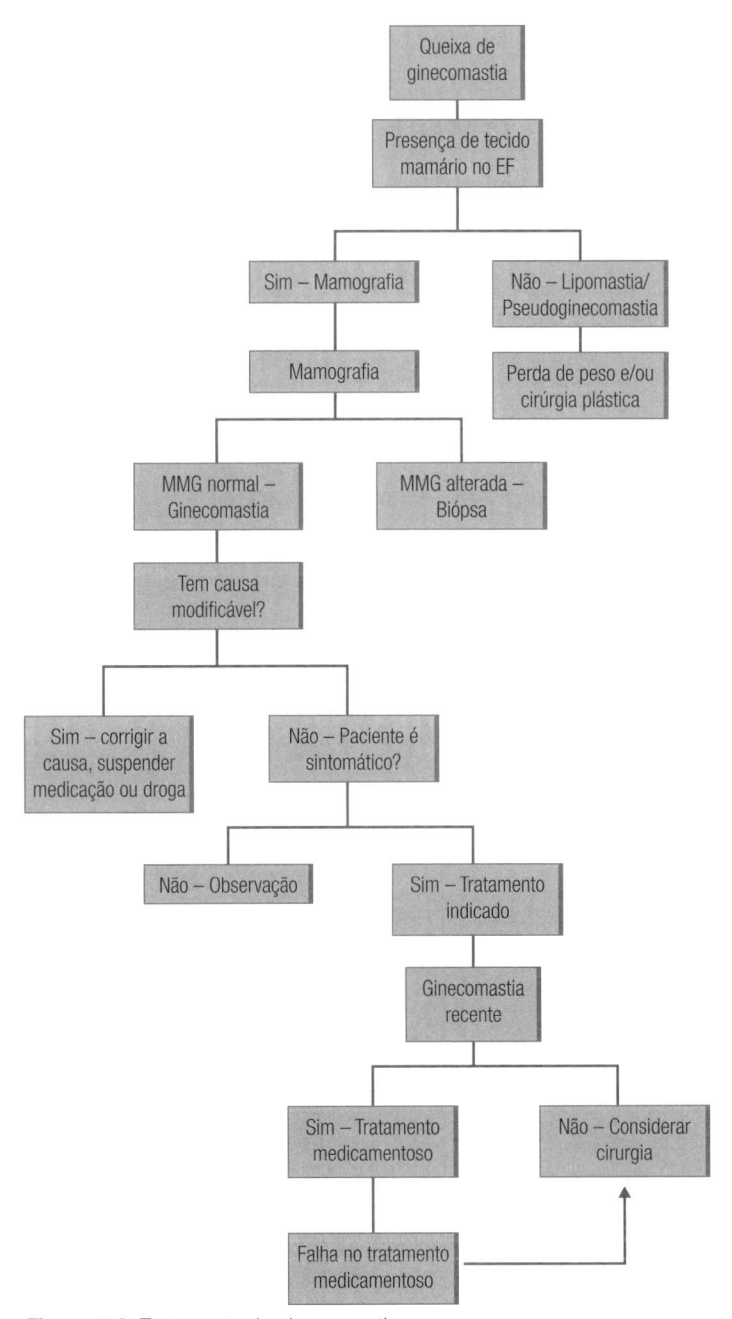

**Figura 5.2.** Tratamento da ginecomastia.

## Caso clínico

S. P. S., 36 anos, pardo, casado, natural de Pernambuco, procedente de São Paulo, sem religião, impressor. Refere aumento do volume das mamas há um ano. Paciente com antecedente de carcinoma embrionário de testículo direito, foi submetido a orquiectomia direita em abril de 2015. Realizou quatro sessões de quimioterapia adjuvante com bleomicina, etoposido (termo generico) e cisplatina. Evoluiu com crescimento mamário bilateral simétrico, acompanhado de hipersensibilidade mamária há um ano. Tem diagnóstico de carcinoma embrionário de células testiculares. Nega tabagismo e etilismo. Refere orquiectomia em 2015. Exame físico geral: sem alterações. Mamas em número de duas, simétricas, com aumento de volume moderado e discreta ptose, ausência de abaulamentos, retrações e sinais flogísticos. Não palpados linfonodos axilares. Palpado tecido glandular circunscrito, retroareolar, de 3 cm, bilateralmente.

Nesse caso, quais exames você pediria?

Mamografia, ultrassonografia (USG) de mamas e testicular e exames complementares: estradiol, testosterona livre e total, LH, globulina ligadora de hormônios sexuais (SHBG), HCG, prolactina, TSH, T4 livre, função hepática e renal e sorologias.

## Resultado dos exames

Mamografia: presença de tecido fibroglandular em projeção retroareolar bilateral. USG: sinais de ginecomastia bilateral. USG testicular: ausência do testículo direito. Exames complementares: testosterona baixa (testosterona total: 0,28 ng/mL (Nl: 2,62-15,9); testosterona livre: 1 pg/mL (Nl: 8,8-27); estradiol ($E_2$), TSH, T4 livre, hormônio folículo-estimulante (FSH) e LH normais. Função hepática, sorologias e função renal normais.

Qual seria a melhor hipótese diagnóstica para esse caso? E qual o tratamento recomendado?

O diagnóstico é de ginecomastia decorrente de quadro de hipogonadismo secundário ocasionado por orquiectomia e quimioterapia adjuvante.

O tratamento é cirúrgico, com indicação de adenectomia bilateral.

## Referências bibliográficas

1. Dickson G. Gynecomastia. Am Fam Phys. 2012;85(7):716-22. Sansone A, Romanelli F, Sansone M, Lenzi A, Di Luigi L. Gynecomastia and hormones. Endocrine. 2017;55(1):37-44.
2. Narula HS, Carlson HE. Gynaecomastia – pathophysiology, diagnosis and treatment. Nat Rev Endocrinol. 2014;10(11):684-98.
3. Braunstein GD. Gynecomastia. N Engl J Med. 2007;357:1229-37.
4. Rew L, Young C, Harrison T, Caridi R. A systematic review of literature on psychosocial aspects of gynecomastia in adolescents and young men. J Adolesc. 2015;43:206-12.
5. Doenças da mama – Guia prático baseado em evidências. São Paulo: Atheneu; 2013. p. 127-30.

# FLUXO PAPILAR  6

Adrienne Pratti Lucarelli
Maria Marta Martins
Maria Carolina Soliani

## Definição

Eliminação de líquidos pelos ductos galactóforos principais fora do período gravídico-puerperal[1].

## Epidemiologia

Constitui 5% dos encaminhamentos aos mastologistas. Aproximadamente 95% das mulheres com esse sintoma apresentam causas benignas[1].

**Tabela 6.1.** Etiologia[2]

| Fluxo fisiológico | Fluxo anormal |
|---|---|
| Geralmente esse tipo de descarga ocorre por múltiplos ductos e é multicolorida. | Secreção sanguinolenta ou cristalina, uniductal e espontânea. Lesão mais frequente é o papiloma intraductal (48% das vezes), seguido pela ectasia ductal (15% a 20%) e o câncer de mama (10%). |
| Secreção láctea devida a queda dos altos níveis de estrogênio placentário, causando elevação da prolactina. | Doenças endócrinas ou abscessos e infecções mamárias. |
| Estimulação excessiva do mamilo muitas vezes provocada pelo parceiro durante o ato sexual, pressão mamária ou massagem. A secreção não se exterioriza pela presença de tampões de queratina na abertura dos ductos. A compressão força a secreção a se exteriorizar através da abertura do ducto, empurrando o tampão de queratina | |
| Alteração que ocorre na mamogênese, cerca de um ano e seis meses após a menarca. | |

**Tabela 6.2.** Características do fluxo[2,3]

| Aspecto | Origem | Lateralidade | Orifício |
|---|---|---|---|
| Seroso, sanguinolento, lácteo, serossanguinolento, cristalino, purulento, multicolorido (verde, azul, marrom, amarelo) | Espontâneo ou provocado | Unilateral ou bilateral | Único ou múltiplos |

**Tabela 6.3.** Doenças que causam fluxo papilar e clínica[2-4]

| Doença | Fluxo | Clínica |
|---|---|---|
| Papiloma intraductal | Secreção unilateral com sangue ou serossanguinolenta | Principal causa de derrames papilares serosos ou sanguinolentos. Tumor benigno de aspecto arborescente por proliferação de células epiteliais e mioepiteliais no interior de um ducto mamário. Podem ser centrais ou periféricos. Risco aumentado para lesões malignas. Papilomas centrais possuem risco relativo (RR) de 2 e papilomas periféricos e RR de 3 para carcinomas. Tratamento: excisão do ducto[4]. Algumas pacientes podem ter achados atípicos no tecido adjacente. |
| Ectasia ductal | Secreção unilateral ou, em geral, bilateral, sanguinolenta, serossanguinolenta ou multicolorida | Ocorre por perda da elastina das paredes dos ductos e presença de infiltrado inflamatório[4]. |
| Abscesso ou infecção | Secreção purulenta | Início agudo, com hiperemia. No abscesso, há área com nodulação dolorosa, com sinais flogísticos, com ou sem ponto de flutuação. |
| Carcinoma intraductal ou ductal invasivo | Secreção com sangue ou cristalina | O fluxo é o sintoma inicial de 7% a 8% dos casos de carcinoma ductal *in situ*. Em metanálise de 2012 até 20% das pacientes que apresentavam descarga papilar sanguinolenta tinham doença maligna[5]. Quando associada com nódulo, é sinal quase patognomônico de neoplasia maligna. Tratamento cirúrgico, sendo possível se realizar cirurgia conservadora com preservação do complexo areolopapilar[6]. |
| Hiperprolactinemia | Secreção bilateral, leitosa, com envolvimento de múltiplos ductos e sem nódulos | Detectável pela dosagem sérica. Pode ter diversas causas, sendo bastante frequente a medicamentosa. Pode ocorrer irregularidade menstrual ou amenorreia. Pode ter como causa lesões hipofisárias. O tratamento dependerá da causa identificada, mas poderá ser feito com drogas antiprolactinêmicas como a cabergolina[6]. |

**Tabela 6.4.** Diagnóstico

| | |
|---|---|
| Avaliação clínica | Definir as características: espontânea ou à expressão, se o fluido sai por um único ou múltiplos ductos, a coloração da secreção, a frequência com que se apresenta e se é unilateral ou bilateral. A idade da paciente foi importante na predição de condição maligna[1]. |
| Exame físico | Identificar alterações na pele da mama, alterações no complexo areolopapilar e nodulações. |
| | A expressão mamária deve ser realizada aplicando pressão firme em torno da aréola, pois a pressão sobre o ducto dilatado produzirá a descarga[2,3,7]. |
| | Citologia tem sensibilidade baixa. Nos casos de infecção deve-se investigar bactéria com coloração para Gram e também fazer a cultura da secreção. Quando houver suspeita de saída de sangue deve-se pedir pesquisa de células hemáticas[8]. |
| | Ductografia ou galactografia (injeção de contraste por meio de cateterização do ducto e mamografias sequenciais): pouco utilizada por ser dolorosa e pouco eficiente5,6. |
| | Ductoscopia e lavagem ductal são realizadas com microendoscópio de fibra óptica, que é inserido no ducto com visualização, biópsia e citologia. São dolorosos e limitados quanto à detecção de alterações[2-4]. |
| | Mamografia: nem todas as lesões malignas com fluxo papilar apresentam alterações mamográficas. A sensibilidade da mamografia em pacientes com fluxo papilar foi de 57%. |
| | Ultrassonografia mamária é um bom método para identificação e localização de lesões intraductais, especialmente papilomatosas. |
| | Qualquer lesão visualizada pode ser submetida a biópsia por agulha grossa ou biópsia assistida a vácuo[5]. |
| | A ressonância magnética ainda não é obrigatória na avaliação da árvore ductal, mas em casos com maior suspeição de malignidade pode ser empregada com o objetivo de detectar lesões na árvore ductal não percebidas nos outros exames[3,7]. Se a mamografia e a ultrassonografia forem negativas, ela deve ser preferida[2]. |

## Diagnósticos diferenciais[8]

* Infecções.
* Abscesso subareolar crônico recidivante (mastite periductal).
* Eczema.
* Inversão papilar.
* Adenoma do mamilo.
* Doença de Paget.

## Tratamento[4]

Baseia-se na causa. Em derrames suspeitos: o tratamento é cirúrgico. Derrames não suspeitos (que causem desconforto) podem ser tratados cirurgicamente.

O tratamento cirúrgico pode ser a ressecção seletiva do ducto acometido, principalmente nas pacientes que ainda desejam amamentar. A ressecção dos ductos principais pode ser o tratamento de escolha na pós-menopausa ou nas pacientes sem desejo de amamentar.

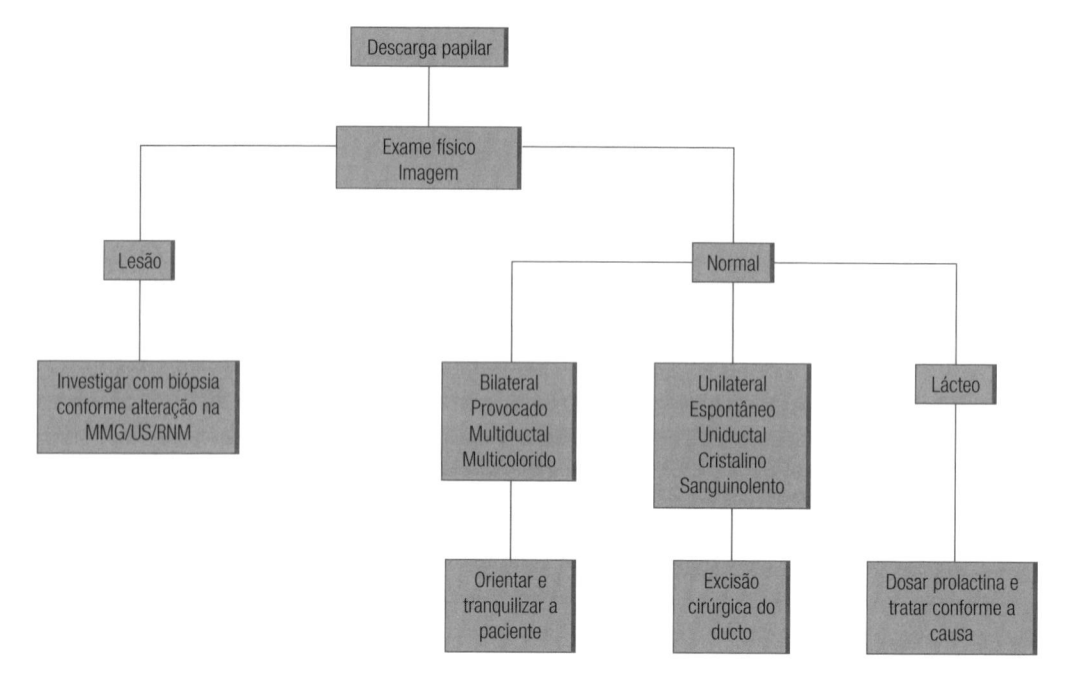

**Figura 6.1.** Tratamento do fluxo papilar.

## Caso clínico

Paciente de 40 anos com queixa de derrame papilar sanguinolento, espontâneo, iniciado há três semanas na mama direita. Nega alterações cutâneas nas mamas, palpação de nodulações e mastalgia. Nega antecedentes de câncer de mama ou ovário na família. Refere que nunca realizou mamografia. Ao exame físico: mamas simétricas, sem alterações na pele, ausência de nodulações palpáveis, axilas negativas; à expressão, nota-se saída de secreção sanguinolenta, uniductal, com ponto de gatilho às 2 horas da mama direita.

Como devo proceder com relação à abordagem dos exames complementares?

Esse caso clínico se trata de descarga papilar suspeita em uma paciente com exame físico normal, sendo necessária a realização de exames de imagem como a mamografia e a ultrassonografia, com o objetivo de avaliar a presença de lesões que justifiquem esse fluido papilar. Caso a mamografia e a ultrassonografia não sejam elucidativas, pode-se solicitar ressonância magnética ou galactografia. No entanto, estudos recentes mostram superioridade da ressonância em relação à galactografia nesse cenário.

A citologia pode ser solicitada, mas não devemos basear nossa conduta apenas nela, pois ela possui baixa sensibilidade na detecção de células neoplásicas e não exclui a necessidade de realização de exames de imagem. Uma vez que o diagnóstico seja de papiloma intraductal, a excisão cirúrgica é preconizada, por se tratar de lesão que aumenta o risco para o desenvolvimento de câncer de mama e também pela possibilidade de lesões atípicas ou precursoras em tecido adjacente.

# Referências bibliográficas

1. Jin L, Zhu L, Li S, Zeng Y, Haixiong L, Su F, Chen K. Predictors of malignancy for female patients with suspicious nipple discharge: a retrospective study. Anticancer Res. 2017;37(8):4655-8.

2. Berger N, Luparia A, Di Leo G, Carbonaro LA, Trimboli RM, Ambrogi F, et al. Diagnostic performance of MRI versus galactography in women with pathologic nipple discharge: a systematic review and meta-analysis. AJR Am J Roentgenol. 2017;209(2):465-71.

3. Yılmaz R, Bender Ö, Çelik Yabul F, Dursun M, Tunacı M, Acunas G. Diagnosis of nipple discharge: value of magnetic resonance imaging and ultrasonography in comparison with ductoscopy. Balkan Med J. 2017;34(2):119-26.

4. Tatarian T, Sokas C, Rufail M, Lazar M, Malhotra S, Palazzo JP, et al. Intraductal papilloma with benign pathology on breast core biopsy: to excise or not? Ann Surg Oncol. 2016;23(8):2501-7.

5. Yoon JH, Yoon H, Kim EK, Moon HJ, Park YV, Kim MJ. Ultrasonographic evaluation of women with pathologic nipple discharge. Ultrasonography. 2017;36(4):310-20.

6. Chang RY, Cheung PS. Nipple preservation in breast cancer associated with nipple discharge. World J Surg. 2017;41(1):176-83.

7. Bahl M, Baker JA, Greenup RA, Ghate SV. Evaluation of pathologic nipple discharge: what is the added diagnostic value of MRI. Ann Surg Oncol. 2015;22 Suppl 3:S435-41.

8. Kooistra BW, Wauters C, van de Ven S, Strobbe L. The diagnostic value of nipple discharge cytology in 618 consecutive patients. Eur J Surg Oncol. 2009;35(6):573-7.

# EXAMES DE IMAGEM

# ULTRASSONOGRAFIA/RESSONÂNCIA NUCLEAR MAGNÉTICA DAS MAMAS 7

Gustavo Machado Badan

Décio Roveda Júnior

## Ultrassonografia das mamas

### Considerações gerais

A ultrassonografia é um dos principais métodos de imagem para o diagnóstico das doenças mamárias. Nos últimos anos, observou-se enorme crescimento no número de exames solicitados[1].

A expansão de sua aplicação clínica é atribuída à limitação da sensibilidade das mamografias nas mamas densas, ao desenvolvimento tecnológico do método, com melhora significativa da resolução espacial e contraste, além de permitir a avaliação dos achados em tempo real, ampla disponibilidade e baixo custo, não usar radiação ionizante ou contraste e ter ótima aceitação pelas pacientes[1].

### Principais indicações da ultrassonografia mamária[1]

- Avaliação de nódulos caracterizados à mamografia para diferenciar seus conteúdos entre nódulos sólidos, cistos ou nódulos sólidos císticos.
- Avaliação dos nódulos palpáveis em mulheres abaixo de 40 anos de idade e gestantes ou daqueles não caracterizados à mamografia devido à alta densidade mamária.
- Avaliação das assimetrias focais observadas à mamografia.
- Método preferencial na pesquisa de abscessos ou coleções por cirurgias.
- Avaliação da integridade dos implantes mamários.
- Método de escolha para orientação de biópsias mamárias percutâneas (punções por agulha fina, biópsias de fragmento por agulha grossa e assistidas à vácuo) e localizações pré-operatórias, desde que essas lesões sejam visualizadas ao ultrassom.
- Rastreamento suplementar do câncer de mama em pacientes com mamas densas à mamografia.

## Rastreamento suplementar do câncer de mama com ultrassonografia

Visa aumentar a detecção precoce do câncer de mama e frequentemente é usado para mulheres com mamas densas à mamografia[2].

De acordo com a literatura, cerca de 50% da população submetida ao rastreamento mamográfico apresenta mamas heterogeneamente densas ou extremamente densas. Nesse grupo populacional, a mamografia apresenta sensibilidade limitada de, respectivamente, 69% e 63%, contra cerca de 87% nas mamas não densas. Tal fato decorre da sobreposição do tecido denso, podendo mascarar completamente o câncer ou dificultar sua detecção[2].

Revisão sistemática de 12 estudos envolvendo mulheres com mamas densas, realizados entre 2000 e 2013, encontrou taxa mediana de 4,2 cânceres adicionais detectados pelo ultrassom suplementar a cada 1.000 exames realizados[3]. Resultado semelhante foi obtido pelo estudo prospectivo e multicêntrico ACRIN 6666, com 2.662 mulheres com mamas densas e risco aumentado para câncer de mama. Além disso, demonstrou que essa taxa de detecção continua significativamente alta no segundo e terceiro ano subsequente ao rastreio inicial (3,7/1.000 exames), reforçando o benefício dessa estratégia[4].

Os resultados desses estudos revelaram que os tumores adicionais apresentavam tamanho médio de 1 cm, em 94% das vezes eram invasivos e em 96% tinham axila negativa, inferindo a possibilidade de diagnósticos precoces e que possivelmente possam contribuir com a diminuição da mortalidade da doença[4].

Entretanto, os estudos destacam como principal fator adverso o elevado falso-positivo do rastreio ultrassonográfico suplementar e, consequentemente, seu baixo valor preditivo positivo (9,0%), além da recomendação de seguimento precoce em 8,6% dos casos[4].

Por isso, as sociedades médicas não recomendam taxativamente a realização do rastreio ultrassonográfico suplementar em mulheres de risco habitual para câncer de mama. Essa decisão deve ser tomada caso a caso. Para pacientes com risco vitalício moderado (15% a 20%), ele pode ser alternativa à ressonância magnética (RM), por ser mais disponível e de menor custo. Nas mulheres de alto risco, há indicação de rastreamento por RM devido a sua maior sensibilidade. O uso do ultrassom nesse grupo de pacientes justifica-se apenas diante de contraindicação clínica à RM.[4]

## Ressonância magnética das mamas

### Considerações gerais

A RM de mamas **é o** método diagnóstico mais promissor e apresenta a maior sensibilidade para a detecção do carcinoma invasivo (96% a 100%). Atualmente, com seu desenvolvimento tecnológico e superação da curva de aprendizado, foi possível transpor uma barreira importante, e estudos recentes demonstram elevada sensibilidade, de 96%, também, para o diagnóstico do carcinoma ductal *in situ* (CDIS)[5], ampliando seu uso e consolidando o método na pesquisa e detecção do câncer de mama inicial.

Uma de suas principais vantagens é que sua sensibilidade não se altera em mulheres com mamas densas, nas mamas operadas ou, ainda, na presença de implantes mamários. Apresenta especificidade e valor preditivo positivo de biópsias indicadas pela RM, semelhantes aos da mamografia.

Entretanto, investigar achados suspeitos caracterizados somente à RM é uma de suas grandes dificuldades devido à pouca disponibilidade de serviços que ofereçam biópsias orientadas por RM e ao alto custo do procedimento.

## Principais indicações da RM de mamas

### *Rastreamento de pacientes com alto risco*

Estudos compararam o desempenho diagnóstico resultante de diferentes estratégias de rastreamento e obtiveram os seguintes resultados quanto à sensibilidade para a detecção do câncer de mama: apenas mamografia (37,5%), apenas ultrassom (37,5%), apenas RM (90%), mamografia e ultrassom suplementar (50%), ultrassom e RM suplementar (90%), mamografia e RM suplementar (95%), e os três métodos conjuntamente (95%), em mulheres com alto risco baseado na história familiar ou mutações nos genes BRCA 1 e 2[6]. Baseado nessas informações, recomenda-se rastreamento anual com mamografia e RM, com início aos 30 anos ou 10 anos antes da idade na qual o parente mais jovem foi acometido pelo câncer de mama, mas não antes dos 25 anos de idade.

### *Pesquisa do carcinoma ductal* in situ

Estudos recentes têm revelado importante papel da RM na pesquisa do CDIS, demonstrando elevada acurácia diagnóstica (80,8%). Sua principal apresentação ao método é o realce não nodular, o que ocorre em 88% dos casos, enquanto na mamografia o CDIS se apresenta por meio de microcalcificações suspeitas. Contudo, o CDIS pode ser oculto à mamografia em 6% a 23% dos casos ou ainda ter a extensão da doença subestimada, diminuindo a chance de sucesso da cirurgia conservadora e aumentando o risco de recidiva local, que pode ocorrer em 50% das vezes na forma de carcinoma invasor. A RM permite diagnosticar parte do CDIS que ainda não se calcificou e, assim, estimar com maior precisão a extensão da doença e possivelmente contribuir com um melhor prognóstico para a paciente[5].

### *Planejamento terapêutico*

Mulheres com diagnóstico estabelecido de câncer de mama podem se beneficiar da RM para avaliação da extensão tumoral, detecção de tumores multifocais ou multicêntricos e pesquisa de bilateralidade. Podem-se detectar focos adicionais em 20% a 30% dos casos e tumores bilaterais em 3% das vezes, com modificações do planejamento cirúrgico em 13% dos casos. Essa indicação é especialmente importante para mulheres de alto risco, mamas densas, carcinoma lobular invasivo, tumores maiores que 2 cm e pacientes que serão submetidas a cirurgias oncoplásticas[5].

### *Avaliação de resposta à quimioterapia neoadjuvante*

Método de eleição, o estudo deve ser indicado antes do tratamento, com identificação da extensão da doença, durante o tratamento e após a quimioterapia para avaliação da resposta tumoral. A classificação *Response Evaluation Criteria in Solid Tumors* (RECIST) divide o padrão de resposta em resposta completa (ausência de imagem radiológica), resposta parcial (diminuição superior a 30%), doença estável e progressão de doença (elevação maior que 20%)[6].

### Pesquisa de carcinoma oculto de mama

Pacientes com linfonodos axilares positivos para malignidade e exames convencionais negativos devem realizar RM, por ter sensibilidade de 94% e especificidade de 94% a 100% para esse diagnóstico[6].

### Avaliação de fluxos papilares patológicos

O fluxo papilar pode ser um sintoma do câncer de mama e, diante de exames convencionais negativos, a RM pode ser indicada, pois tem capacidade de detectar pequenos nódulos intraductais[6].

### Avaliação de implantes mamários

A RM é o método mais preciso na avaliação da integridade dos implantes. Sua sensibilidade para a ruptura é de 80% a 90%, e sua especificidade é de 90%, enquanto a sensibilidade da mamografia é de 25%[6].

### Esclarecimento de achados de imagem inconclusivos aos métodos convencionais (mamografia e ultrassom)

Determinar se esses achados são alterações fibrocicatriciais ou de recidiva tumoral. O alto valor preditivo negativo (98% a 100%) da RM pode modificar a investigação e desencorajar biópsias mamárias[6].

## Caso clínico

## História clínica

Mulher, de 42 anos de idade, assintomática, encaminhada para mamografia bilateral e RM suplementar por alto risco para câncer de mama. Devido a alterações nesses exames de rastreamento, realizou ultrassom direcionado para avaliação de possibilidade de biópsia orientada por ultrassom, com sucesso. O resultado histológico da biópsia foi de carcinoma lobular invasivo.

## Achados de imagens

A mamografia caracterizou mamas heterogeneamente densas e imagem duvidosa de distorção arquitetural no quadrante superolateral da mama esquerda, categoria 0 de BI-RADS (Figuras 7.1 A e B). A RM evidenciou, na sequência ponderada sagital em T2, achado inequívoco de nódulo irregular e espiculado com hipossinal, medindo 11 mm (Figura 7.1 C). E a sequência T1 axial pós-contraste com subtração de imagem demonstrou realce precoce e heterogêneo, categoria 5 de BI-RADS (Figura 7.1 D). A ultrassonografia direcionada (second look) observou nódulo sólido, irregular e espiculado (Figura 7.1 E).

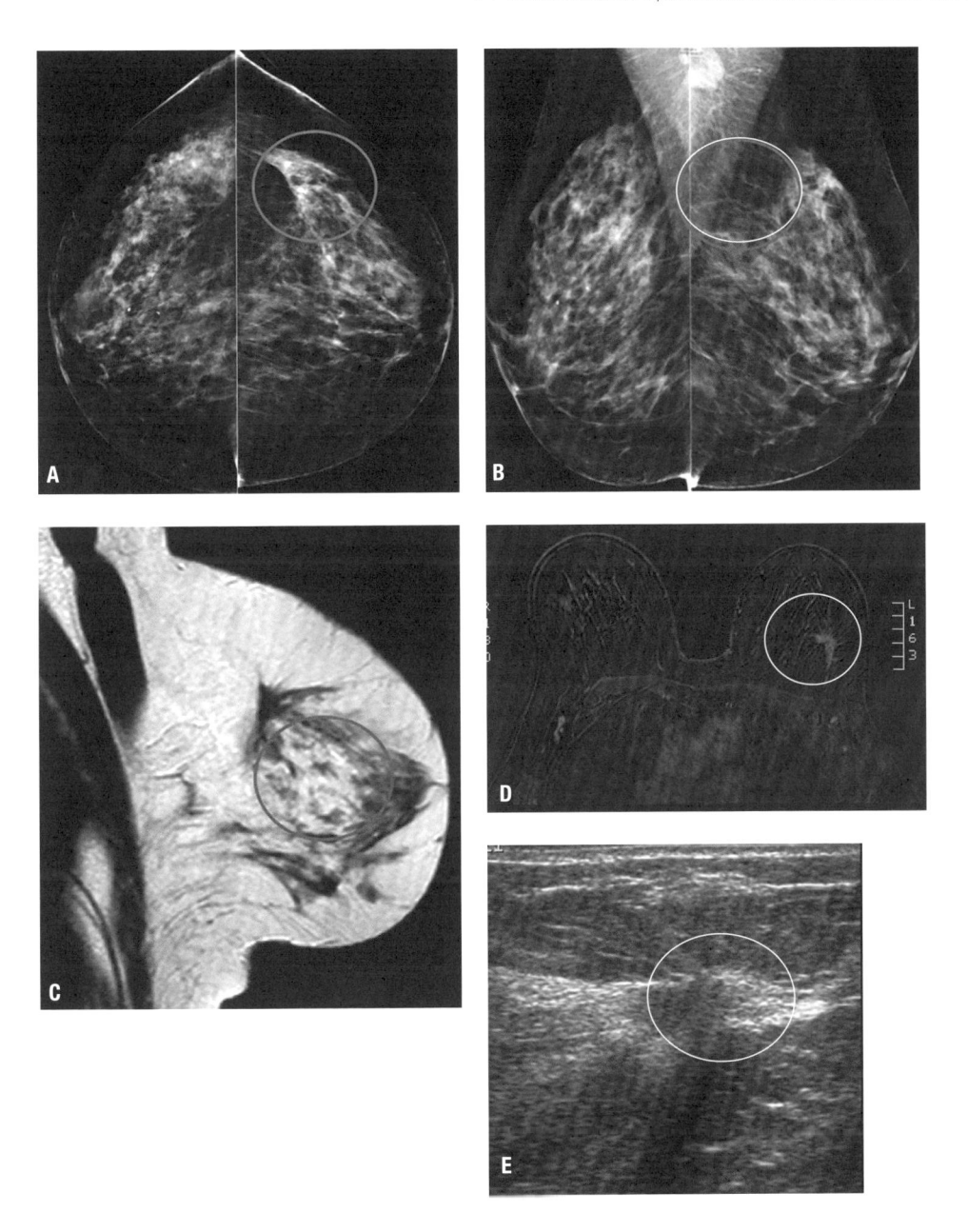

**Figura 7.1.** A e B: Mamografia categoria 0 de BI-RADS. C: Ressonância mostrando nódulo irregular em mama esquerda. D: Ressonância pós contraste com realce da area da lesão em mama esquerda. E: Ultrassom com nódulo irregular em mama esquerda.

## Mensagem-chave

A RM permite avaliar o aspecto funcional das lesões por meio do realce das células após a injeção do contraste paramagnético, fornecendo, portanto, informações adicionais em relação aos outros métodos de imagem e aumentando a sensibilidade para o rastreamento do câncer de mama em mulheres de alto risco.

## Referências bibliográficas

1.  Sickles EA, D'Orsi CJ, Bassett LW, et al. CR BI-RADS Atlas, Breast Imaging Reporting and Data System. Reston, VA: American College of Radiology; 2013.
2.  Freer PE. Mammographic breast density: impact on breast cancer risk and implications for screening. RadioGraphics. 2015;35(2):302-15.
3.  Scheel JR, Lee JM, Sprague BL, Lee CI, Lehman CD. Screening ultrasound as an adjunct to mammography in women with mammographically dense breasts. Am J Obstet Gynecol. 2015;212(1):9-17.
4.  Berg WA, Zhang Z, Lehrer D, Jong RA, Pisano ED, Barr RG, et al.; ACRIN 6666 Investigators. Detection of breast cancer with addition of annual screening ultrasound or a single screening MRI to mammography in women with elevated breast cancer risk. JAMA. 2012;307(13):1394-404.
5.  Badan GM, Piato S, Roveda D Júnior, de Faria Castro Fleury E. Predictive values of BI-RADS(®) magnetic resonance imaging (MRI) in the detection of breast ductal carcinoma in situ (DCIS). Eur J Radiol. 2016;85(10):1701-7.
6.  Riedl CC, Luft N, Bernhart C, Weber M, Bernathova M, Tea MK, et al. Triple-modality screening trial for familial breast cancer underlines the importance of magnetic resonance imaging and questions the role of mammography and ultrasound regardless of patient mutation status, age, and breast density. J Clin Oncol. 2015;33(10):1128-35.

Adrienne Pratti Lucarelli

Maria Marta Martins

## Considerações gerais

A mamografia é o padrão-ouro para o rastreamento mamográfico, sendo importante na redução de mortalidade por câncer de mama nas mulheres de 50 a 69 anos[1].

## Tipos de mamografia

Existem dois tipos de aparelhos de mamografia: o convencional e o digital. Ambos utilizam raios X para a produção da imagem da mama. A diferença está na forma como ocorre a captação da imagem mamográfica[1].

Mamografia convencional: utiliza um filme que, após a exposição da mama aos raios X, deve ser processado. A imagem da mama é armazenada no próprio filme e, caso haja algum problema técnico com o filme, este terá que ser refeito[1].

Mamografia digital: utiliza um detector que transforma os raios X em sinal elétrico e os transmite para um computador. A mamografia digital oferece vantagens em relação à convencional. A imagem mamográfica inclui redução na dose de radiação; armazenamento eletrônico de imagens, o que facilita a comparação com estudos prévios; e o uso de ferramentas para otimizar a detecção (manipulação de contraste, *zoom* e sistemas de diagnóstico por computador). Existem, ainda, *softwares* que auxiliam na detecção de lesões. Com todas essas ferramentas, a mamografia digital pode requerer menor repetição de imagens em relação à analógica, reduzindo, assim, também a exposição à radiação[1].

Até o momento, os estudos não demonstraram diferenças significativas entre a mamografia digital e a analógica, com relação à capacidade de detecção do câncer de mama para a população geral. No entanto, a mamografia digital parece ser mais precisa do que a mamografia convencional em mulheres mais jovens e com mamas densas[1,2].

A mamografia convencional no rastreamento do câncer de mama tem suas limitações na avaliação de mamas densas, em que a sensibilidade pode ser de apenas 48%, em comparação com mamas gordurosas, em que sua sensibilidade pode chegar a 98%. Também apresenta dificuldades na avaliação da extensão local da lesão, podendo subestimar o tamanho do tumor. A mamografia digital direta tem várias vantagens em relação à mamografia analógica[1,2].

Entretanto, apesar de a mamografia digital ter aumentado o contraste da imagem e propiciado a leitura do exame em monitores de alta resolução, o método ainda apresenta uma limitação importante, que é a sobreposição dos tecidos que compõem a mama durante a obtenção da radiografia. As consequências da sobreposição tecidual incluem aumento da taxa de reconvocações para novas incidências mamográficas ou ultrassonografia, devido à criação de imagens "falsas" e à possibilidade de não visualização de pequenos tumores, que ficam obscurecidos nas áreas superpostas[1-3].

## Indicações de mamografia

A principal indicação da mamografia é para o rastreamento do câncer de mama. Nesse caso, a mamografia deve começar a ser feita a partir dos 40 anos, anualmente, para mulheres da população geral. Porém, para aquelas que possuem casos de câncer de mama na família, em parentes de primeiro grau (mãe, irmã e/ou filha), o risco de câncer de mama pode ser maior que o da população geral. Nesses casos, a mamografia pode começar a ser feita 10 anos antes do caso mais precoce entre as parentes que tiveram a doença. A mamografia, porém, não é recomendada antes dos 25 anos, porque a mama é mais suscetível à radiação nessa faixa etária[1-3].

A mamografia também é indicada para homens, na presença de nódulo palpável e suspeito.

A mamografia com contraste vem sendo estudada como alternativa ao uso da ressonância nuclear magnética e sendo complementar à mamografia convencional em suas limitações. Estudos têm demonstrado boa relação entre o tamanho do tumor na mamografia com contraste e o tamanho histológico. Permite também a detecção de microcalcificações, sendo, por isso, mais sensível do que a ressonância no diagnóstico de carcinoma ductal *in situ*[2].

## Sistematização do laudo mamográfico

O relatório mamográfico deverá incluir a indicação do exame, a descrição da composição mamária e a comparação com exames anteriores. Ao final de cada relatório, cada exame deve ser classificado em uma das seis categorias.

Os exames serão classificados como negativos se foram BI-RADS 1 e 2; com achados suspeitos, se foram 4, em que o risco oscila entre 3% e 95%. São imagens que não têm características clássicas de malignidade e requerem biópsia. Achados altamente suspeitos para malignidade incluem a categoria 5, como os nódulos irregulares e espiculados, de alta densidade, associados a microcalcificações ou microcalcificações lineares ramificadas com distribuição segmentar, e também requerem biópsia[1-3].

Inconclusivos são os achados de categoria zero, e o exame deverá ser complementado com ultrassonografia ou ampliação e também compressão da imagem em questão[2]. Após o estudo complementar, deve-se recategorizar o BI-RADS 0. Por fim, o BI-RADS 3 apresenta risco para malignidade de 1% a 2%.

A mamografia BI-RADS 3 é um critério para que a paciente seja acompanhada por novo exame mamográfico num período de seis meses. Caso esse novo exame, que não necessariamente é bilateral, seja novamente codificado como BI-RADS 3 e a lesão seja estável, repete-se o acompanhamento novamente em seis meses, totalizando 12 meses após o exame inicial. Se nesse 12º mês, o exame mamográfico permanece sendo BI-RADS 3, pode-se repetir o exame 12 meses depois, totalizando 24 meses do exame inicial. Caso o achado mamográfico persista, a mamografia pode ser caracterizada, a critério do radiologista, como BI-RADS 2 – benigna – ou BI-RADS 3 – provavelmente benigna[2,3].

## Principais vantagens da mamografia digital

As principais vantagens da mamografia digital são:

causa menos dor e desconforto que a mamografia convencional; é mais indicada para mulheres com mamas grandes ou muito densas; é mais fiável na identificação de nódulos com menos de 1 cm; necessita de menor tempo de exposição à radiação, já que o exame é feito mais rapidamente; o resultado pode ser armazenado em arquivo eletrônico, dispensando a impressão em chapas, recuperação e armazenamento das imagens, podendo ser manipuladas para realçar a visualização de mudanças estruturais nos tecidos.No entanto, apesar de todas as vantagens em relação à mamografia convencional, esse exame é mais caro[1-3].

## Caso clínico

Paciente de 55 anos realizou, em Unidade Básica de Saúde (UBS), mamografia convencional de rotina que evidenciou alteração do tipo assimetria em mama esquerda, sendo categorizada como BI-RADS 0, há dois meses. Procurou nosso serviço para conduta.

A paciente negava nodulações ou outras alterações na mama esquerda no momento do exame. Antecedentes familiares: irmã com câncer de mama aos 30 anos (falecida aos 33 anos). Antecedentes pessoais: hipertensa e diabética. Uso de medicações: enalapril e metformina. Cirurgias prévias: laqueadura tubária.

Para descartar a hipótese de sobreposição tecidual, prosseguiu-se à investigação com realização de compressão mamária a esquerda, que mostrou persistência da assimetria pós-exame. Foi solicitada ultrassonografia de mama, que mostrou dois nódulos de limites irregulares e bordas microlobuladas, com sombra acústica posterior, às 4 horas e às 5 horas da mama esquerda (Figuras 8.1 e 8.2). Foi realizada *core biopsy*, com diagnóstico de neoplasia maligna da mama.

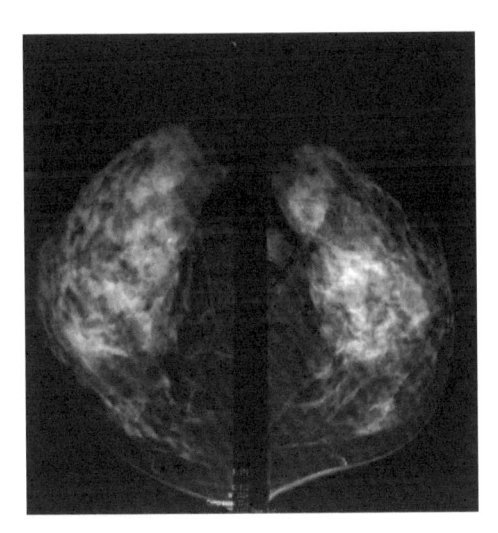

**Figura 8.1.** Mamografia – BI-RADS 0; assimetria focal no compartimento posterior do quadrante inferolateral da mama esquerda

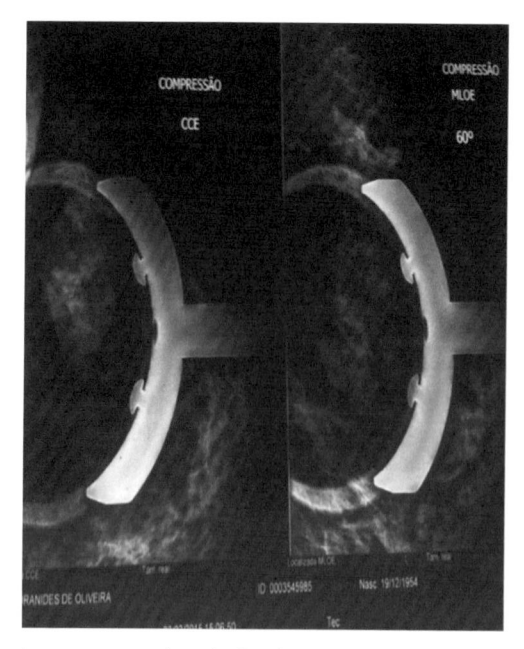

**Figura 8.2.** Ultrassonografia de mama – assimetria focal na mama esquerda que persiste após compressão localizada.

No caso acima, é importante lembrar que, sempre que temos mamografia BI-RADS 0, se necessita de complementação. No caso, a paciente fez inicialmente mamografia convencional e precisou ser convocada para compressão da mama com assimetria. O exame confirmou que existia uma área suspeita e não se tratava de superposição de tecidos, o que às vezes é muito comum na assimetria focal, porém esse exame precisou ser novamente complementado com ultrassonografia, que mostrou dois nódulos suspeitos que foram biopsiados.

## Referências bibliográficas

1. Sala M, Domingo L, Macià F, Comas M, Burón A, Castells X. Does digital mammography suppose an advance in early diagnosis? Trends in performance indicators 6 years after digitalization. Eur Radiol. 2015;25(3):850-9.
2. Hall FM. Digital mammography versus full-field digital mammography. AJR Am J Roentgenol. 2012;198(1):240.
3. Lehman CD, Wellman RD, Buist DS, Kerlikowske K, Tosteson AN, Miglioretti DL; Breast Cancer Surveillance Consortium. Diagnostic accuracy of digital screening mammography with and without computer-aided detection. JAMA. Intern Med. 2015;175(11):1828-37.

# TOMOSSÍNTESE MAMÁRIA (MAMOGRAFIA 3D) 9

Vera Lucia Nunes Aguillar

## Considerações gerais

A mamografia digital (MD, ou mamografia 2D) é, hoje, o padrão-ouro para o rastreamento mamográfico. Dados recentes de estudos de rastreamento populacional europeus mostram 40% de redução de mortalidade por câncer de mama nas mulheres de 50 a 69 anos, que realizaram o exame mamográfico de rotina a cada dois anos. Entretanto, apesar de a MD ter aumentado o contraste da imagem e propiciado a leitura do exame em monitores de alta resolução, o método ainda apresenta uma limitação importante, que é a sobreposição dos tecidos que compõem a mama durante a obtenção da radiografia. As consequências da sobreposição tecidual incluem aumento da taxa de reconvocações para novas incidências mamográficas ou ultrassonografia (USG) devido à criação de imagens "falsas" e à possibilidade de não visualização de pequenos tumores, que ficam obscurecidos nas áreas superpostas[1].

A tomossíntese mamária (ou mamografia 3 D) é um avanço técnico da MD e foi desenvolvida para reduzir a sobreposição tecidual. Essa técnica permite a representação tridimensional da mama, com visualização do tecido mamário em cortes finos, de maneira dinâmica ("cinemode") no monitor[1].

## Obtenção da tomossíntese

Ao contrário do mamógrafo convencional, cujo tubo de raios X é fixo, no aparelho de tomossíntese o tubo de raios X se desloca em arco sobre a mama comprimida, sendo obtidas projeções de baixa dose de radiação, em diferentes ângulos. A partir dessas imagens, com o auxílio de programas de computador (*softwares*), são reconstruídos os cortes de tomossíntese, paralelos ao detector (que substitui o filme), a cada 1 mm de espessura. O número de cortes (*slices*) depende da espessura da mama: em uma mama comprimida com 5 cm de espessura, são obtidos 50 cortes por incidência mamográfica. Todas as imagens são analisadas em monitores de alta resolução, visualizando-se os cortes individualmente ou de forma sequencial[2].

O exame é realizado com o mesmo posicionamento e compressão da mama da mamografia convencional. Inicialmente são obtidas as imagens da tomossíntese (enquanto o tubo faz o arco em cima da mama) e, logo a seguir, durante a mesma compressão são adquiridas as imagens mamográficas digitais convencionais (2D). A tomossíntese deve ser, sempre, realizada com a mamografia 2D, sendo esta necessária para a visão panorâmica das mamas – que permite melhor análise de assimetrias e distorções – para detecção de microcalcificações e para comparação com exames anteriores. Atualmente é possível substituir as imagens da mamografia 2D pela mamografia 2D sintetizada, reconstruída a partir dos dados dos cortes da tomossíntese, ou seja, é uma imagem artificial, para que não haja aumento da dose de radiação total do exame (vamos discutir isso adiante, ao falarmos de dose de radiação da tomossíntese)[2].

## Indicações da tomossíntese

As indicações da tomossíntese são as mesmas da MD convencional: pode ser utilizada como teste diagnóstico ou no rastreamento para detecção precoce do câncer. Devido à redução da sobreposição tecidual, a tomossíntese apresenta inúmeras vantagens em relação à mamografia 2D[3]:

1. Aumento da detecção do câncer, principalmente invasivo;
2. Redução das reconvocações por resultados falsos-positivos e de incidências mamográficas adicionais, especialmente compressões seletivas, o que significa redução da dose total de radiação;
3. Melhor caracterização das margens e da conspicuidade das lesões não calcificadas (nódulos, assimetrias e distorções de arquitetura)[3].

Nos casos diagnósticos, a tomossíntese aumenta a acurácia diagnóstica, reduz o número de incidências mamográficas adicionais e diminui a porcentagem de casos categoria 3 do ACR BI-RADS, principalmente assimetrias focais[3,4].

Em algumas situações, a tomossíntese apresenta papel decisivo, como: confirmação de lesões cutâneas, avaliação de achados em uma única incidência (principalmente assimetrias) e lesões palpáveis. Nesses casos, a tomossíntese economiza etapas, porque dispensa incidências mamográficas adicionais, com fluxo de trabalho mais rápido, mais barato e com menor dose de radiação. As lesões cutâneas (verrugas, cistos sebáceos e calcificações) são observadas nos cortes mais superficiais da tomossíntese, nos quais a derme e os poros cutâneos são também visualizados, confirmando a localização das lesões. A tomossíntese comprova que a maioria dos achados observados em apenas uma incidência representa apenas sobreposição de estruturas fibroglandulares normais, sem necessidade de projeções adicionais[3].

## Tomossíntese no rastreamento

O desempenho da tomossíntese no rastreamento foi investigado em uma série de estudos prospectivos e retrospectivos, uni-institucionais ou multicêntricos, todos utilizando MD em conjunto com a tomossíntese *versus* MD sozinha. As primeiras publicações sobre tomossíntese salientaram a redução da taxa de reconvocação (de 15% a 37%) com o exame. Em 2013, um trabalho multicêntrico, com participação de vários radiologistas, demonstrou que a tomossíntese, além de reduzir o número de reconvocações, aumenta, também, a acurácia diagnóstica, em relação à MD sozinha. Os estudos prospectivos são todos europeus, incluem um número grande de participantes e demonstraram aumento de 27% a 43% na taxa de detecção de câncer (incremento absoluto de 1,9 a 2,8 cânceres/1.000 mulheres rastreadas com a tomossíntese). Ao mesmo tempo, houve redução do número de reconvocações para incidências mamográficas adicionais em torno de 17%. Os trabalhos retrospectivos são americanos e, em 2014, foi publicado um grande estudo multicêntrico (13 instituições acadêmicas ou privadas), que constatou aumento de 29% na taxa de detecção de câncer e redução de 15% no número de reconvocações[3].

Um dado de grande importância demonstrado nos estudos prospectivos e retrospectivos foi o aumento significativo de 40% a 45% na detecção de carcinomas invasivos com a tomossíntese (não houve aumento importante do carcinoma *in situ*). Dos carcinomas invasivos, 40% a 48% eram grau histológico 2 ou 3 e 90% apresentavam linfonodo sentinela negativo[3,4].

## Questionamento sobre a tomossíntese

### Dose de radiação

Tendo em vista que a tomossíntese não foi aprovada para ser usada sozinha, a combinação da mamografia com a tomossíntese aumenta a dose de radiação, embora a dose total do exame continue baixa e dentro dos limites de segurança determinados por órgãos reguladores americanos e europeus. Como visto anteriormente, a melhor alternativa para que não ocorra o aumento da dose em relação à MD é substituir a mamografia 2D convencional pela mamografia sintetizada, que é uma imagem bidimensional reconstruída a partir da tomossíntese, portanto sem dose de radiação adicional. A imagem 2D sintetizada, por ser uma imagem "artificial", apresenta características próprias: o parênquima mamário fica mais brilhante, estruturas lineares, como ligamentos de Cooper e espículas de nódulos e distorções arquiteturais são realçados e as calcificações ficam com mais brilho e contraste. Deve ser lembrado que a MD sintetizada deve ser analisada sempre em conjunto com a tomossíntese, e nunca como estudo isolado5.

### Tempo de interpretação do exame

Embora a tomossíntese seja uma tecnologia fácil de ser implementada, porque o exame é realizado do mesmo modo que a mamografia convencional, o tempo de interpretação do exame é mais longo, devido ao grande número de imagens a serem estudadas, o que pode causar maior fadiga do radiologista. A análise deve realizada de maneira sistemática, sendo fundamental a implantação de um protocolo de leitura (*hanging protocol*) no monitor de alta resolução, com o objetivo de otimizar o tempo de leitura[5].

## Conclusão

A tomossíntese (mamografia 3D) é uma nova técnica mamográfica que reduz a sobreposição tecidual e aumenta a acurácia do exame, com maior detecção de câncer e menor número de reconvocações e incidências mamográficas adicionais. É possível a realização da tomossíntese, com dose de radiação similar à dose da MD, com a utilização da mamografia 2D sintetizada. Novos estudos estão em curso para análise da incidência do câncer de intervalo e do custo-benefício dessa tecnologia, para a implantação da tomossíntese no rastreamento populacional do câncer de mama.

## Caso clínico

Paciente do sexo feminino, assintomática, de 63 anos, encaminhada para exame de rastreamento com tomossíntese (combinada à MD). Sem antecedente pessoal ou familiar de câncer de mama. Mamografia anterior normal. As imagens da MD (bidimensionais ou 2D) mostram mamas com algumas áreas de tecido fibroglandular denso e heterogêneo, mas sem evidência de nódulos ou distorções arquiteturais. As imagens dos cortes de tomossíntese mostram duas lesões não calcificadas no quadrante superolateral da mama esquerda: um nódulo com forma irregular e margens espiculadas e uma pequena área de distorção arquitetural, mais posterior, não visualizadas na MD (Figuras 9.1 a 9.3). A paciente foi submetida à ressonância magnética, que demonstrou realce apenas na lesão maior. Foi realizada biópsia percutânea guiada por USG (a lesão menor só foi vista na USG devido à tomossíntese – USG *second look*). A paciente foi submetida a cirurgia conservadora, que constatou dois cânceres invasivos (ductais, GH2), com 0,7 e 1,2 cm, respectivamente, e linfonodo sentinela negativo, sendo encaminhada para tratamento com hormonioterapia.

Esse caso demonstra a superioridade da tomossíntese na detecção do carcinoma invasivo, em relação à MD, devido à redução da sobreposição tecidual.

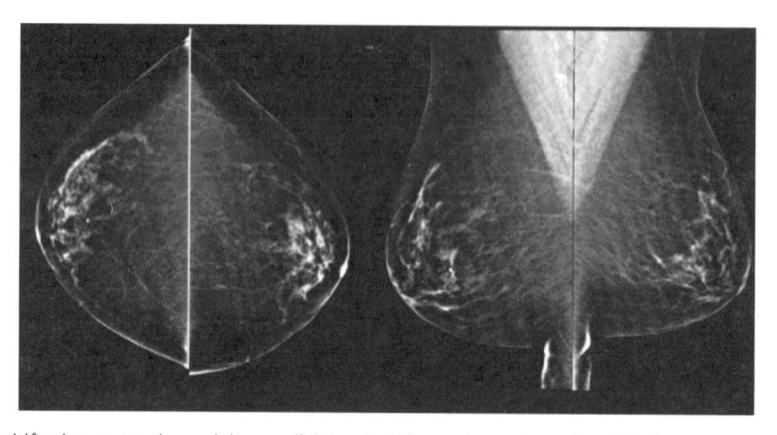

**Figura 9.1.** Incidência em craniocaudal e mediolateral oblíqua da mamografia digital.

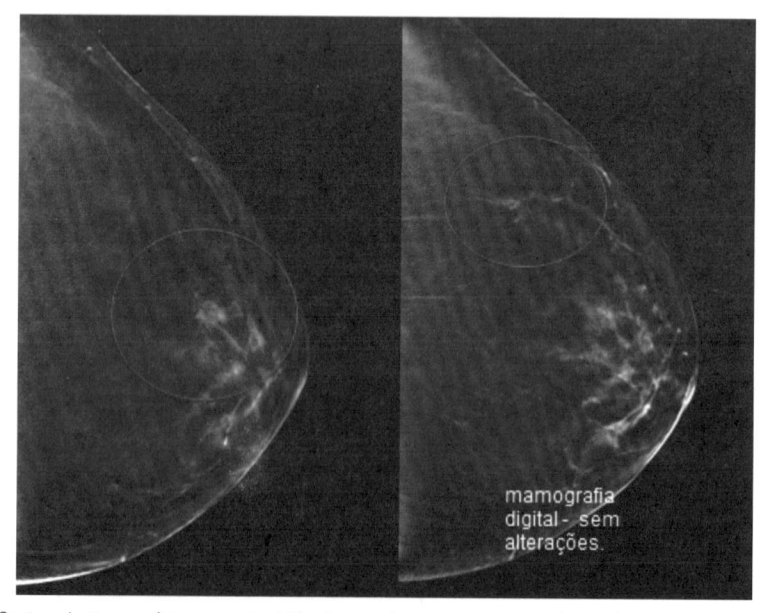

**Figuras 9.2.** Cortes da tomossíntese, na incidência craniocaudal, mostrando as duas lesões.

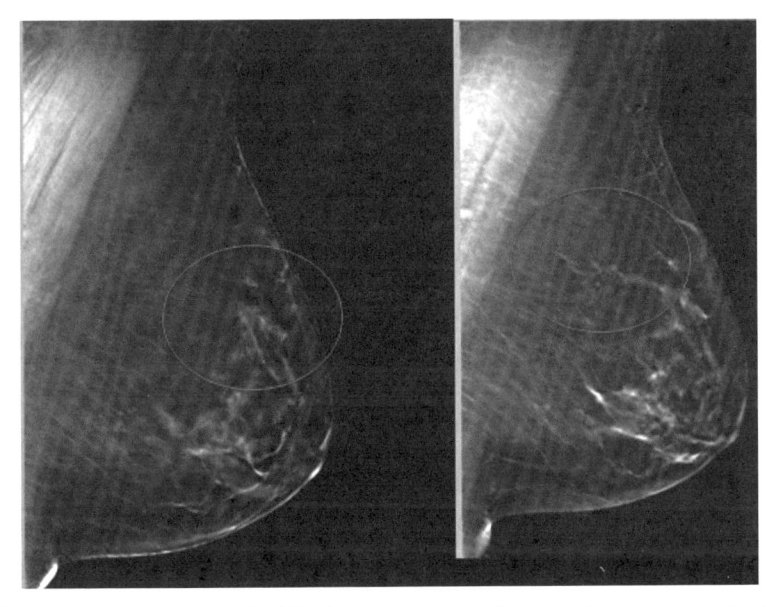

**Figuras 9.3.** Cortes da tomossíntese, na incidência mediolateral oblíqua, mostrando as duas lesões assinaladas.

## Referências bibliográficas

1. Vedantham S, Karellas A, Vizayaraghavan GP, Kopans DB. digital breast tomosynthesis: state of the art. Radiology. 2015;272 (3):663-84.
2. Rafferty EA, Park JM, Philpotts LE, Poplack SP, Sumkin JH, Halpern EF, et al. Assessing radiologist performance using combined digital mammography and breast tomosynthesis compared with digitalymammography alone: results of a multicenter, mutireader trial. Radiology. 2013;266(1):104113.
3. Skaane P, Bandos A, Gullien R, Eben EB, Ekseth U, Haakenaasen U, et al. Comparison of digital mammography alone and digital mammography plus tomosynthesis in a population-based screening program. Radiology. 2013;267(1):47-56.
4. Friedewald SM, Rafferty EA, Rose SL, Durand M, Plecha DM, Greenberg JS et al. Breast cancer screening using tomosynthesis in combination with digital mammography. JAMA. 2014;311(24):249 -507.
5. Hooley RJ, Durand MA, Philpotts LE. Advances in digital breast tomosynthesis. AJR. 2017;208:256-66.

Eduardo de Faria Castro Fleury

## Considerações gerais

A biópsia percutânea de lesões mamárias pode ser considerada como a última etapa da investigação ambulatorial da lesão. Dependendo dos resultados obtidos, as pacientes submetidas à biópsia deverão ser encaminhadas para a resolução cirúrgica (nos casos malignos e indeterminados) ou para o retorno ao rastreamento quando elegíveis para tal. Vale salientar que os procedimentos intervencionistas potencialmente geram ônus para os pacientes e para o sistema de saúde. As pacientes apresentam ansiedade e, em poucos casos, complicações inerentes ao método da biópsia. Para o sistema de saúde, tais procedimentos geram custos adicionais, e a maior parte dos resultados é de lesões benignas.

Dada a importância dessa etapa, cuidado especial deve ser dispensado a ela. Desde a indicação do melhor procedimento para a lesão estudada até a correlação anatomorradiológica dos resultados, têm-se etapas imperativas para o sucesso do procedimento.

Este capítulo vai abordar a seleção das pacientes elegíveis para o procedimento, escolha do método para guiar o procedimento, definição do melhor procedimento intervencionista para a lesão e, por fim, a correlação anatomorradiológica.

## Seleção de pacientes elegíveis para o procedimento

A biópsia percutânea tem indicação em pacientes que apresentem classificação final segundo o léxico BI-RADS nas categorias 4 e 5 (achados suspeitos e altamente suspeitos). Alguns casos especiais podem ser submetidos a biópsia nas categorias 3 (achados provavelmente benignos), como pacientes muito ansiosas ou aquelas que têm dificuldade de retornar ao serviço de imagem. Pode ainda ser indicada na categoria 2 (achados benignos), em lesões císticas palpáveis para alívio dos sintomas[1].

É importante dividir as pacientes em dois grupos: pacientes fora do programa de rastreamento e pacientes que aderiram ao programa[1-3]:

- *Grupo 1:* Geralmente são pacientes jovens, com idade inferior a 40 anos e que apresentam lesões palpáveis. As principais lesões nessas pacientes são lesões císticas simples e fibroadenomas, classificados nas categorias BI-RADS 2, 3 e 4a. Nessa faixa etária, os fibroadenomas geralmente são hipercelulares, e a simples punção aspirativa por agulha fina (PAAF) consegue resolver a grande maioria dos casos de forma segura e com baixo custo;

- *Grupo 2:* São pacientes com idade superior a 40 anos, nas quais o risco de câncer de mama é elevado. Nesse grupo, a escolha do método mais adequado para a biópsia é determinante para o seguimento e a conduta das lesões. Nesse grupo, deve-se indicar a biópsia por fragmento (*core biopsy*) ou a biópsia por fragmento assistida a vácuo (BFAV), que permitem a coleta de amostras do tecido mamário. Esses procedimentos apresentam menos índices de resultados falsos-negativos e subdiagnósticos, que são as principais limitações dos procedimentos intervencionistas das mamas.

Este capítulo vai se restringir às pacientes do grupo 2, no qual se tem a maior relevância para a prática clínica no diagnóstico de lesões mamárias suspeitas ou câncer de mama.

## Escolha do método para guiar o procedimento

Quando a paciente participa do programa de rastreamento, ela deve realizar mamografias anuais com o intuito de detectar leões suspeitas, sem queixas clínicas, ou seja, lesões não palpáveis.

Os achados mais frequentes relacionados à indicação de biópsia percutânea são: nódulos, microcalcificações, assimetrias e distorções. Quando presentes nas mamografias de rastreamento, essas lesões devem ser investigadas de forma complementar com exames de compressão localizada ou tomossíntese (para nódulos, assimetrias e distorções arquiteturais), magnificação (para calcificações) e ultrassonografia (idealmente se deve realizar para todas as lesões encontradas pela mamografia)[1,2].

O método de escolha para orientar a biópsia deve ser o que melhor consegue visualizar a lesão suspeita. Por isso, o ACR BI-RADS recomenda que seja realizado ultrassom dirigido para todos os achados suspeitos pela mamografia. Caso haja correlação dos achados com o estudo de ultrassonografia, deve-se optar pelo método para guiar a biópsia[3]. Seguem as indicações relacionadas a cada método:

- *Ultrassonografia:* Quando o estudo dirigido apresenta correspondência com a mamografia. As lesões mais encontradas são: nódulos, assimetrias em desenvolvimento, distorção arquitetural e calcificações associadas a assimetrias. É mais abrangente que a estereotaxia para diagnosticar carcinomas invasivos quando as calcificações pela mamografia (CDIS) estão associadas a nódulos suspeitos pela ultrassonografia nas mamas densas. Frequentemente, as lesões palpáveis são visualizadas pelo método[3];
- *Mamografia:* A mamografia pura é um método biplanar, o que impede determinar a profundidade da lesão. Utiliza-se aparelho de estereotaxia para orientar a biópsia. Deve ser restrita às calcificações, principal apresentação do carcinoma *in situ*, ou para lesões que não são visualizadas pelo ultrassom dirigido[3].

Já as biópsias por ressonância magnética devem ser restritas às lesões que são diagnosticadas em pacientes de alto risco que realizam o rastreamento pelo método para detecção de carcinoma mamário e que não tenham correspondência com a mamografia e a ultrassonografia[3].

## Procedimentos intervencionistas

Em uma escala de complexidade e custo, temos, de forma crescente: PAAF, *core biopsy* e BFAV. Como discutido anteriormente, a escolha do método vai ser influenciada pela idade da paciente e o tipo de lesão[3]:

- *PAAF:* É uma excelente escolha para pacientes jovens, fora do programa de rastreamento. Pela baixa incidência de câncer de mama nesse grupo de pessoas e pela alta disponibilidade e baixa complexidade do método, pode ser o método de primeira escolha nesse grupo. É limitado às lesões visualizadas pela ultrassonografia. As desvantagens seriam números elevados de subdiagnósticos, resultados falsos-negativos e material inconclusivo. Necessita de citologista com muita experiência para a interpretação das lâminas;
- *Core biopsy:* Deve ser o método de escolha para as lesões visualizadas pela ultrassonografia em pacientes no rastreamento do câncer de mama. Tem baixa complexidade com custo reduzido em relação à BFAV. O fragmento obtido permite diagnóstico definitivo e ainda estudo complementar com imunoistoquímica. Pode também ser utilizado como alternativa para as calcificações visualizadas pela mamografia quando a BFAV não está disponível. Tem como limitação maior número de resultados falsos-negativos quando comparado com a BFAV, especialmente em lesões menores que 1 cm;
- *BFAV:* Entre os métodos de biópsia percutânea, é o que apresenta melhor acurácia diagnóstica. Permite a retirada progressiva e contígua da lesão, com a implantação de marcador metálico no leito da biópsia. Tem como desvantagens o alto custo e a formação de hematomas. A principal indicação seria para avaliar calcificações em uma área menor que 1 cm visualizadas pela mamografia.

Segundo a recomendação do ACR BI-RADS, algumas lesões não devem ser submetidas à biópsia percutânea, e sim à biópsia cirúrgica. Lesões sólido-císticas e distorções arquiteturais se incluem nesse grupo[1,2].

## Correlação anatomorradiológica

Talvez seja a etapa mais importante do procedimento. Aqui o radiologista vai determinar se houve concordância entre os resultados de imagem e histológico, e qual a conduta a ser instituída.

Quando se seguem os passos acima descritos, as chances de sucesso do procedimento são muito grandes. Com referência ao número de fragmentos, para a *core biopsy* geralmente três fragmentos já possibilitam o diagnóstico da lesão pelo ultrassom. Já pela estereotaxia, são necessários cinco fragmentos para a *core biopsy* e sete fragmentos para a BFAV. O sucesso do procedimento é muito mais dependente da qualidade do que da quantidade dos fragmentos obtidos. Muitas vezes o diagnóstico está presente em apenas um fragmento, o que já seria suficiente para o diagnóstico final na impossibilidade de coleta de mais fragmentos[3].

Caso não haja correlação em lesões suspeitas, deve-se prosseguir à investigação diagnóstica. Nos casos de *core biopsy*, pode-se optar por realizar BFAV. Já nos casos de BFAV, deve-se realizar a biópsia cirúrgica[3] (FIgura 10.1).

A correta indicação do procedimento intervencionista para diagnosticar lesões suspeitas está diretamente relacionada ao sucesso da intervenção. Determinar o método adequado para guiar o procedimento e qual o tipo de biópsia a se realizar, bem como a correlação anatomorradiológica, é responsabilidade do radiologista, para minimizar as chances de resultados falsos-negativos e subdiagnósticos.

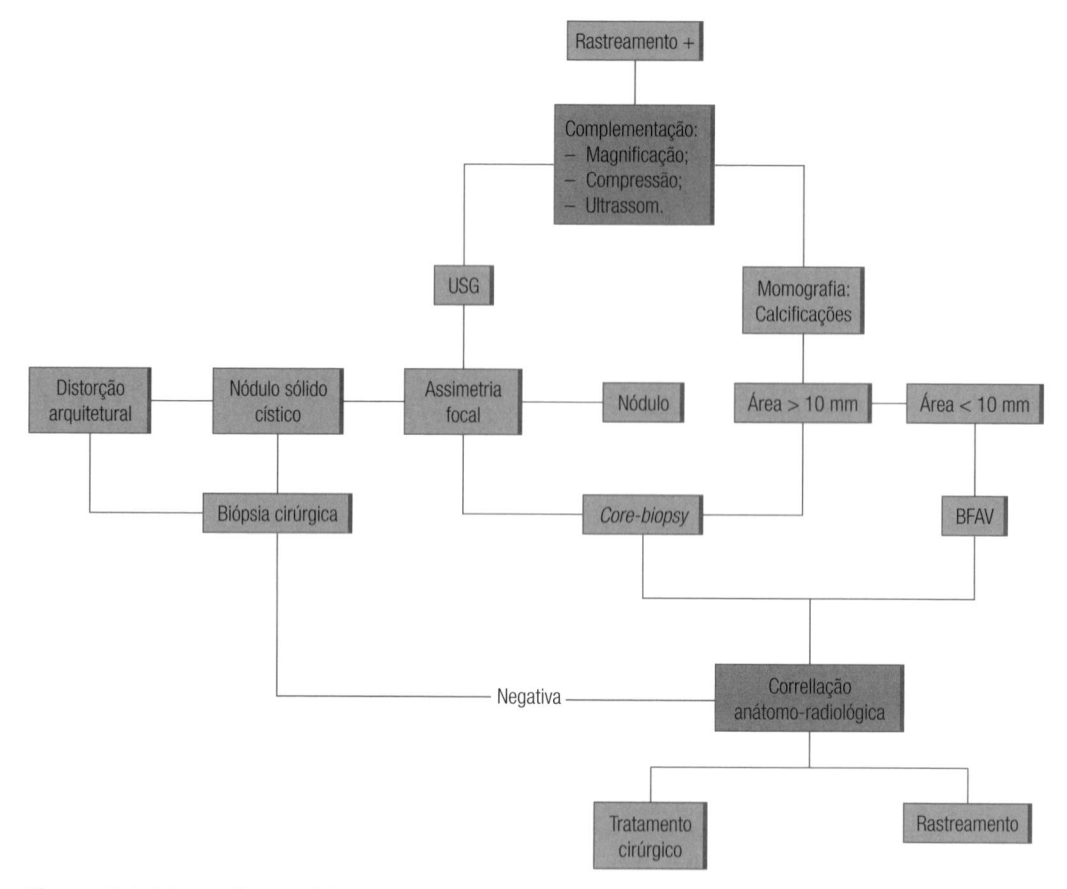

**Figura 10.1.** Intervenção mamária.

## Caso clínico

Paciente de 60 anos, nuligesta, usuária de terapia de reposição hormonal há cinco anos, sem comorbidades ou antecedentes familiares de alto risco para câncer de mama. Realizou mamografia de rotina preventiva que identificou, em quadrante superior lateral da mama esquerda, um agrupamento de microcalcificações pleomórficas que ocupava área menor que 1 cm$^2$, BI-RADS 4. Observou-se, nesse mesmo quadrante, discreta densidade assimétrica. Optou-se por realizar *core biopsy* guiada por ultrassonografia, pois o serviço não dispunha de agulhas de biópsia assistida a vácuo. O diagnóstico anatomopatológico diagnosticou adenose simples.

## Comentário sobre a conduta adotada para esse caso

A *core biopsy* guiada por ultrassonografia deve ser realizada quando o nódulo, cisto ou infiltração do parênquima estejam identificados no exame ecográfico. Lesões como densidade assimétrica ou microcalcificações diagnosticadas por mamografia ou ressonância nuclear magnética não são passíveis de diferenciação no ultrassom se não houver nódulos sólidos associados ou infiltração do parênquima. Nesse caso de microcalcificações em pequena área, a indicação é de biópsia por mamografia (estereotaxia).

O diagnóstico de benignidade da lesão não foi compatível com a suspeita imaginológica e é imperativo o prosseguimento da investigação. Assim sendo, pode-se solicitar mamotomia guiada por estereotaxia ou mesmo exérese cirúrgica da lesão valendo-se da técnica de fio-guia ou localização da lesão radioguiada (ROLL).

## Referências bibliográficas

1. American College of Radiology – ACR. ACR Breast Imaging Reporting and Data System, Breast Imaging Atlas. 5th ed. Reston, VA: American College of Radiology; 2003.

2. Wallis M, Tardivon A, Helbich T, Schreer I; European Society of Breast Imaging. Guidelines from the European Society of Breast Imaging for diagnostic interventional breast procedures. Eur Radiol. 2007;17(2):581-8. 3. Masroor I, Sufian SN, Afzal S, Sohail S, Qayyum H. Concordant versus discordant ultrasound guided breast biopsy results: how they effect patient management? J Med Oncl Ther. 2016;1(1):24-9.

# EPIDEMIOLOGIA, RASTREAMENTO, FATORES DE RISCO E PREVENÇÃO

# EPIDEMIOLOGIA DO CÂNCER DE MAMA   11

Betina Vollbrecht
Isabela Miranda
Nathalia Rossato
Antonio Frasson

## Introdução

O câncer de mama é o segundo tipo de câncer mais frequente no mundo e a quinta causa de morte por câncer em geral. Representa a principal neoplasia que incide na mulher, excluído o câncer de pele não melanoma. Em 2016, no Brasil, houve 57.960 casos novos de câncer de mama, com taxa de incidência geral estimada em 56,2/100 mil mulheres (Tabela 11.1). A taxa de mortalidade pela doença, ajustada pela população mundial, apresenta curva ascendente e representa a primeira causa de morte por câncer na população feminina brasileira[1].

Tabela 11.1. Estimativa de câncer no Brasil, 2016[1].

| Localização primária | Casos novos | % |
|---|---|---|
| Mama feminina | 57.960 | 28,1% |
| Cólon e reto | 17.620 | 8,6% |
| Cólon do útero | 16.340 | 7,9% |
| Traqueia, brônquio e pulmão | 10.890 | 5,3% |
| Estômago | 7.600 | 3,7% |
| Corpo do útero | 6.950 | 3,4% |
| Ovário | 6.150 | 3,0% |
| Glândula tireoide | 5.870 | 2,9% |
| Linfoma não Hodgkin | 5.030 | 2,4% |
| Sistema Nervoso Central | 4.830 | 2,3% |
| Leucemias | 4.530 | 2,2% |
| Cavidade oral | 4.350 | 2,1% |
| Esôfago | 2.860 | 1,4% |
| Pele melanoma | 2.670 | 1,3% |
| Linfoma de Hodgkin | 1.010 | 0,5% |
| Laringe | 990 | 0,5% |
| Todas as neoplasias sem pele | 205.960 | |
| Todas as neoplasias | 300.870 | |

A estimativa para o Brasil, biênio 2016-2017, aponta a ocorrência de cerca de 600 mil casos novos de câncer. Excetuando-se o câncer de pele não melanoma (aproximadamente 180 mil casos novos), ocorrerão cerca de 420 mil casos novos de câncer. O perfil epidemiológico observado assemelha-se ao da América Latina e do Caribe, onde os cânceres de próstata (61 mil) em homens e de mama (58 mil) em mulheres serão os mais frequentes. Sem contar os casos de câncer de pele não melanoma, os tipos mais frequentes em homens serão de próstata (28,6%), pulmão (8,1%), intestino (7,8%), estômago (6%) e cavidade oral (5,2%). Nas mulheres, os cânceres de mama (28,1%), intestino (8,6%), colo do útero (7,9%), pulmão (5,3%) e estômago (3,7%) figurarão entre os principais[1-3].

Existem diferenças importantes nas taxas de incidência da doença de mama entre as regiões do Brasil (Figura 11.1). Na região Sudeste, há taxa de 68,08 casos/100 mil mulheres. A região Sul apresenta 74,3/100 mil mulheres; a região Centro-Oeste; 55,87/100 mil mulheres; a região Nordeste, 38,74/100 mil mulheres; a região Norte, 22,26/100 mil mulheres – a menor incidência[3]. Os maiores percentuais na mortalidade proporcional por câncer de mama são os das regiões Sudeste (17,0%) e Sul (14,8%), seguidas das regiões Centro-Oeste (14,7%) e Nordeste (14,4%). Na região Norte, os óbitos por câncer de mama ocupam o segundo lugar, com 11,5%, segundo dados do Inca de 2014. Cabe destacar que, proporcionalmente, as diferenças entre as taxas de incidência e mortalidade nos países e regiões desenvolvidos são maiores, sugerindo maior alcance das ações de diagnóstico precoce e de rastreamento e maior acesso ao diagnóstico e tratamento oportunos[1-3].

Nas estimativas do Inca de 2016, 73,7% dos casos de câncer de mama foram tratados pelo Sistema Único de Saúde (SUS) no Brasil. De acordo com dados do estudo Amazona, aproximadamente 20% dos casos superexpressam a molécula do HER2, dos quais 94% apresentam estádios I a III e 6%, estádio IV[1-3].

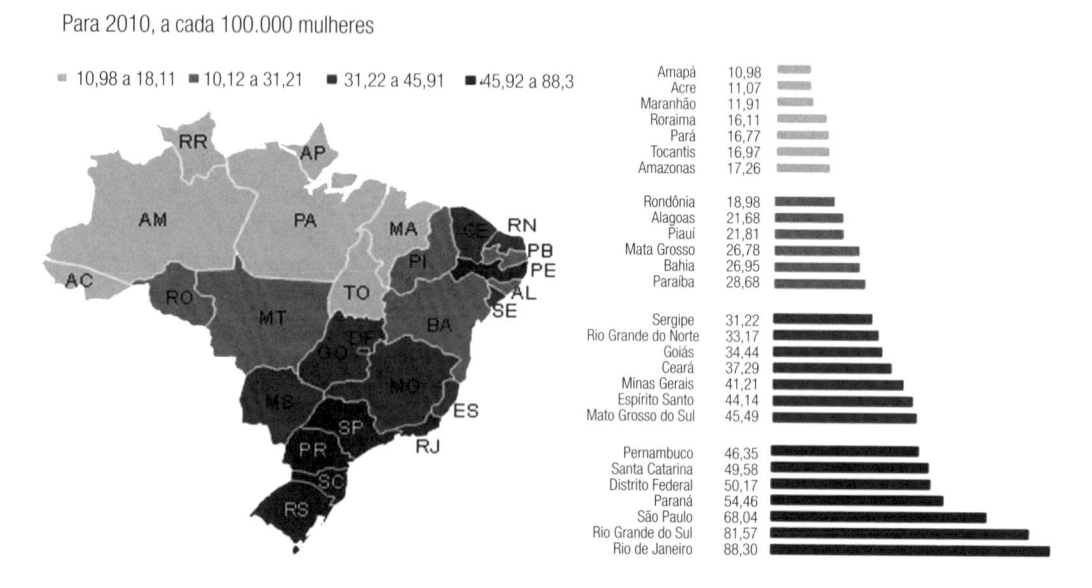

Para 2010, a cada 100.000 mulheres

**Figura 11.1.** Inca: incidência estimada câncer de mama.

A idade é um importante fator de risco para o desenvolvimento da maioria dos tumores humanos, incluindo o câncer de mama. Em torno de 80% de todos os carcinomas mamários ocorrem a partir dos 50 anos. A probabilidade de desenvolver carcinoma invasor da mama em 10 anos é menor que 1,5% aos 40 anos[8], 3% aos 50 anos e maior que 4% aos 70 anos, resultando em risco cumulativo ao longo da vida de 13,2%. O câncer de mama ocorre com frequência nove vezes maior em mulheres menopausadas com idade superior a 50 anos do que em mulheres muito jovens[1-4].

A incidência do câncer de mama e a mortalidade tendem a crescer progressivamente com a idade (Figura 11.2). No entanto, sabe-se que a doença apresenta características mais agressivas quando diagnosticada em idade precoce, o que confirma a necessidade de melhoria nos métodos de diagnóstico e tratamento em mulheres jovens. Estima-se que apenas 5% dos casos acometem mulheres com idade inferior a 36 anos, sendo seu diagnóstico um desafio ímpar na decisão do tratamento[1-4].

Diversos estudos avaliam as características dos tumores primários e o risco de novos tumores usando bases de dados de câncer como o *Cancer registry data, primarily the US National Cancer Institute's Surveillance, Epidemiology, and End Results (SEER) Registry Program*[3,4].

Entre mulheres já tratadas por câncer de mama, o risco de um segundo tumor primário na mama contralateral é maior do que o risco de câncer de mama na população feminina como um todo sem acometimento prévio pela doença. O câncer de mama em mama contralateral representa o tumor mais frequente entre o grupo de sobreviventes do câncer de mama[3-5].

Os fatores de risco identificados para a doença contralateral incluem idade ao diagnóstico inicial, história familiar positiva, mutações em BRCA1 e BRCA2, histologia lobular, idade jovem no momento da menarca, nuliparidade e obesidade; a quimioterapia e a hormonioterapia reduzem esse risco. Pacientes que apresentam receptores hormonais negativos, especialmente quando diagnosticadas em idade jovem, estão sob risco aumentado de tumores contralaterais, os quais têm maior risco de se apresentarem com receptores hormonais negativos e alto grau tumoral[5,6].

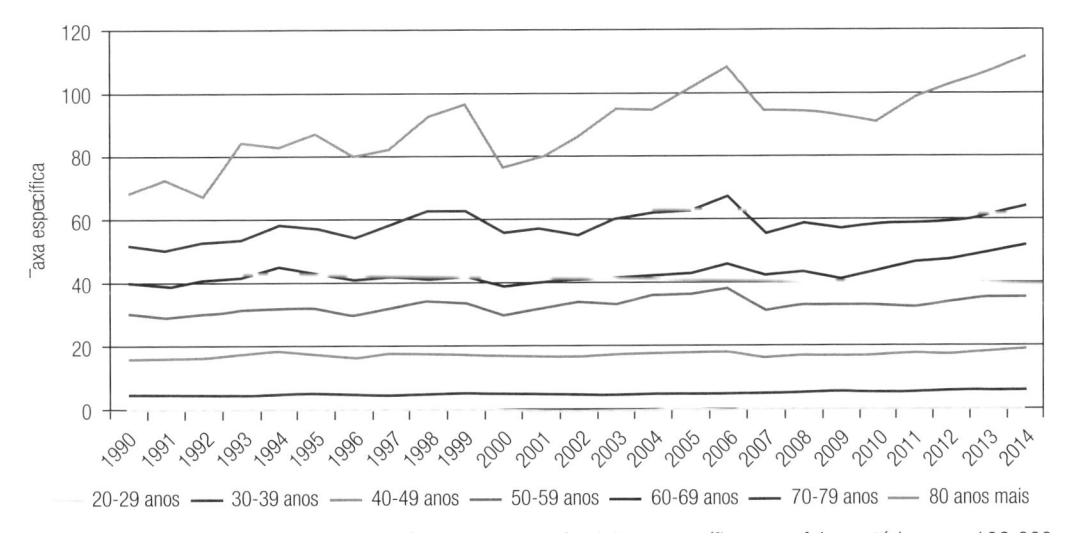

**Figura 11.2.** Taxas de mortalidade por câncer de mama feminina, específicas por faixas etárias, por 100.000 mulheres – Brasil, 1990-2014.

O risco cumulativo em 25 anos de câncer de mama contralateral nos EUA é de aproximadamente 7%, com algumas evidências sugerindo que esse número está em declínio. No entanto, o aumento na incidência do câncer de mama aliado aos avanços no tratamento e à melhora na sobrevida leva a aumento no número de sobreviventes da doença, as quais estão sob risco de uma doença contralateral[5,6].

O câncer de mama se divide didaticamente em três grupos, que nortearão condutas e prognóstico: câncer de mama inicial, localmente avançado e metastático. Segundo o *American Joint Committe of Cancer* (AJCC), o carcinoma localmente avançado compreende os estádios IIIA (com exceção do T3 N1 M0), IIIB e IIIC, ou seja, tumores com comprometimento extenso linfonodal (N2 e N3) ou com invasão de parede torácica (T4a), pele (T4b) ou ambas[3-6].

Com base nessa classificação, o carcinoma de mama inicial abrangeria os estádios IA (T1 N0), IIA (T0 N1, T1 N1, T2 N0), IIB (T2 N1, T3 N0) e os T3N1. Os tumores metastáticos são classificados como estádio IV (M1). Mesmo com a adoção dos programas de rastreamento, cerca de 4% a 8% dos tumores encontram-se em fase avançada ao diagnóstico. De acordo com o SEER, os tumores localmente avançados compreendem 4,6% dos tumores diagnosticados, enquanto o carcinoma inflamatório representa 1,3% do total[6].

O estudo CONCORD, publicado em 2013, avaliou o estadiamento clínico de 18.962 mulheres com diagnóstico de câncer de mama, obtido dos registros populacionais realizados em 12 países europeus e sete estados americanos. Observou-se incidência de carcinoma localmente avançado, considerados neste estudo apenas os T4 N0-3, de 8% na Europa e 4% nos EUA. De modo geral, observou-se maior incidência de tumores maiores que 5 cm (T3 N0) na Europa (14%) que nos EUA (10%), assim como maior frequência de comprimetimento linfonodal, 33% *versus* 26%, respectivamente, na Europa e EUA[7].

No Brasil, também se observam variações da incidência nas diferentes regiões. De acordo com o Registros Hospitalares de Câncer de 2012, a incidência de tumores avançados, compreendidos também os de estádio IV, é de 40,4% a 46,5%. Rocha *et al.* (2012) demonstraram incidência de 15,76% de carcinomas localmente avançados em 532 pacientes tratadas no Instituto de Câncer do Estado de São Paulo (Icesp), no período de 2009 e 2010[8].

A taxa de sobrevida em cinco anos pode variar de aproximadamente 80% nos países desenvolvidos a 60% nos países em desenvolvimento e 40% nos subdesenvolvidos[9].

Estima-se que, em 2020, 25% dos tumores de mama diagnosticados no Brasil serão menores que 2 cm[9].

## Consideraçoes finais

O *status* financeiro e o acesso à saúde estão associados aos desfechos do câncer de mama, e o atraso no diagnóstico pode ser resultado da baixa consciência para o câncer e da falta de implementação de mamografias de *screening*, assim como de questões relacionadas ao tratamento, como qualidade na cirurgia, acesso limitado a radioterapia e a terapias mais modernas atualmente empregadas.

A importância epidemiológica do câncer no Brasil e sua magnitude social, as condições de acesso da população brasileira à atenção oncológica e os custos cada vez mais elevados na alta complexidade refletem a necessidade de estruturar uma rede de serviços regionalizada e hierarquizada que garanta atenção integral à população.

## Caso clínico

Paciente de 33 anos, adotada, nuligesta, eumenorreica, sem comorbidades ou antecedentes pessoais mórbidos. Observou nódulo em mama esquerda durante autoexame. Não apresenta queixas adicionais.

Procurou atendimento médico que confirmou estadiamento T3 N1 Mx. Submeteu-se a mamografia e ultrassonografia, sendo diagnosticado nódulo suspeito no quadrante superomedial mamário esquerdo, espiculado (BI-RADS 5). Foi realizada biópsia por agulha grossa guiada por ultrassonografia, que confirmou carcinoma ductal sem outras especificações, grau III, triplo-negativo. Exames complementares de estadiamento confirmaram metástases ósseas em coluna e quadril.

## Assinale a alternativa correta

a) A ocorrência de carcinoma de mama antes dos 40 anos no Brasil é estável e estimada em 15% dos casos. Ao contrário do que ocorre na mulher idosa, o câncer de mama na jovem deve-se a fatores genéticos herdados.

b) O estádio clínico avançado no Brasil é alto e está em torno de 60%.

c) Os tumores metastáticos são classificados como estádio IV (M1). Aventando-se a hipótese de essa paciente fazer parte de um programa de rastreamento, seu risco de ser metastática no momento da descoberta da doença seria menor que 1%.

d) O câncer de mama é o segundo tipo de câncer mais frequente no mundo e a primeira causa de morte por câncer em geral.

e) A estruturação de uma rede de serviços regionalizada, hierarquizada e eficiente proporcionará menos custos do tratamento do carcinoma de mama.

## Comentários

**Alternativa "e" é a correta**

O câncer de mama é o segundo tipo de câncer mais frequente no mundo, e não a primeira, e é a quinta causa de morte por câncer em geral.

A incidência de carcinoma de mama no Brasil antes dos 40 anos é rara, porém tem havido crescimento no número de casos. Estima-se que atinja 5% das mulheres com idade inferior a 36 anos Dados do Inca apontam para acréscimo de 2,6% na porcentagem de aparecimento do câncer de mama em mulheres com menos de 40 anos entre 2010 e 2015.

No Brasil, a incidência de tumores avançados, compreendidos também os de estádio IV, é de 40,4% a 46,5%.

A estruturação uma rede de serviços regionalizada, hierarquizada e eficiente proporcionará menos custos do tratamento do carcinoma de mama, já que a doença será diagnosticada em estádios menos avançados. O diagnóstico nos estadiamentos iniciais pode permitir a omissão dispendiosa de quimioterapia e outras modalidades de adjuvância. O menor risco de metástases permitirá a cura e o retorno à vida produtiva do indivíduo.

# Referências bibliográficas

1. Brasil. Instituto Nacional de Câncer (Inca). Incidência de Câncer no Brasil: Estimativas 2016. Disponível em: http://www.inca.gov.br/estimativa/2016/sintese-de-resultados-comentarios.asp. Acesso em: 2 jul. 2017.

2. Brasil. Instituto Nacional de Câncer (Inca). ABC do câncer: abordagens básicas para o controle do câncer. Disponível em: http://bvsms.saude.gov.br/bvs/controle_cancer. Acesso em: 2 jul. 2017.

3. Instituto Nacional de Cäncer Jose Alencar Gomes da Silva. Recomendações para redução da mortalidade por câncer de mama no Brasil: balanço 2012. Disponível em: http://www.epi.uff.br/wp-content/uploads/2013/10/Recomenda%C3%A7%C3%B5es_Mama_2012.pdf. Acesso em: 2 jul. 2017.

4. Martins CA, Guimarães RM, Silva RL, Ferreira AP, Gomes FL, Sampaio JR, et al. Evolução da mortalidade por câncer de mama em mulheres jovens: desafios para uma Política de Atenção Oncológica. Rev Bras Cancerol. 2013;59(3):341-9.

5. Macedo CL. Caracterização imunoistoquímica dos subtipos moleculares do carcinoma infiltrante da mama e correlação com o prognóstico [tese]. Salvador: Universidade Federal da Bahia, Instituto de Ciências e Saúde; 2013.

6. Tiezzi DG. Epidemiologia do câncer de mama. Rev Bras Ginecol Obstet. 2009;31(5):213-5.

7. Allemani C, Sant M, Weir HK, Richardson LC, Baili P, Storm H, et al. Breast cancer survival in the US and Europe: a CONCORD high-resolution study. Int J Cancer. 2013;132(5):1170-81. Milen E, Frasson A, Novita G. Doenças da mama: guia de bolso baseado em evidências. São Paulo: Atheneu; 2013.

8. Rocha FBC, Formigoni MC, Lima BSS, Filassi JR, Baracat ER. Avaliação da incidência do câncer de mama localmente avançado no Instituto do Câncer do Estado de Sao Paulo. Revista Latinoamericana de Mastología. 2012;6(2)

9. Milen E, Frasson A, Novita G. Doenças da mama: guia de bolso baseado em evidências. Atheneu, São Paulo, 2013.

# FATORES DE RISCO PARA O CÂNCER DE MAMA 12

Adrienne Pratti Lucarelli

Maria Marta Martins

## Introdução

Risco relativo (RR) é a relação de probabilidade de o evento ocorrer no grupo exposto em relação ao grupo não exposto[1].

São consideradas de alto risco as pacientes com chance maior ou igual a 1,7% em cinco anos (critério estabelecido conforme modelo de Gail) ou com 20% ou mais de chance de desenvolver a doença no decorrer da vida ou RR maior ou igual a 4. Mulheres americanas possuem risco de desenvolver câncer de mama ao longo da vida de 1 em 8 (12%); no Brasil o risco é de 1 em 10 (10%)[1,2].

Estudos mostram que existem fatores modificáveis de risco (cerca de 26% a 40,7%) e não modificáveis (37,3% a 57,3%), sendo importante identificá-los (Tabela 12.1)[1].

**Tabela 12.1.** Fatores de aumento de risco[1-7]

| Gênero | Feminino | |
| --- | --- | --- |
| Idade | Aumento do risco após os 40 anos | Média de idade de 62 anos |
| História pessoal | Risco: 4× maior do segundo câncer de mama (a mesma ou a contralateral) | Média de 1% ao ano |
| História menstrual | Menarca precoce (< 12 anos vs. > 14 anos): RR 1,2. A cada ano antecipado, o risco aumenta em 5%<br><br>Menopausa tardia (> 55 vs. < 45 anos): RR: 1,3. A cada ano de atraso, aumenta 3%. | Há maior exposição estrogênica. |
| História reprodutiva | Incidência: 1,7% a cada ano de aumento na idade do 1º filho.<br><br>Nulíparas: > risco que as que tiveram mais de um filho.<br><br>Gestação após 35 anos > risco que nulíparas. | Na gestação: há diferenciação das células mamárias após isso, as células epiteliais têm maior tempo do ciclo celular em G1, fase de reparo do DNA, portanto há aumento do risco por 10 anos e posterior redução. |
| Altura | Mulheres altas > 1,60m: risco aumenta em 10%-20%. | Com o surto de crescimento na adolescência: há aumento de GH e de IGF-1. |

(continua)

(continuação)

| Gênero | Feminino | |
|---|---|---|
| IGF-1 | GH produz IGF1. | Sistema GH/IGF: promove a proliferação celular e angiogênese tumoral, inibe apoptose, induz invasão tumoral. |
| Alimentação rica em gordura | A dieta rica em gordura é associada à resistência à insulina e ↑ atividade andrógena. | Níveis aumentados de IGF-1 estimulam a síntese dos andrógenos no ovário e a expressão de receptores de hormônio do crescimento e inibem sua produção pelo fígado, aumentando a biodisponibilidade dos hormônios sexuais e IGF-1. |
| Acrilamida | Encontra-se presente na produção de papel, tintas e plásticos, no tratamento de água, embalagem de alimentos, alimentos que foram aquecidos a temperatura acima de 1.200 °C e fumaça do cigarro. | Mulheres na pós-menopausa com aumento de concentrações de hemoglobina ligada a acrilamida no sangue têm maior risco de câncer de mama em pacientes com tumores receptores de estrogênio positivos. |
| Álcool | Aumenta a biodisponibilidade estrogênica e produz acetaldeído, que danifica o DNA. | 3 doses/d: RR de 1,1 a 1,4. |
| Tabagismo | O risco depende da duração do hábito e da exposição cumulativa. A janela de exposição mais relevante é antes da primeira gestação. | Alguns genes podem aumentar o risco em pacientes com alterações do gene N-acetiltransferase 1 e 2 e consideradas baixas acetiladoras. |
| Obesidade | Excesso de exposição do epitélio mamário a várias substâncias bioativas produzidas pelo tecido adiposo. Aumento da resistência à insulina, hiperinsulinemia e maior biodisponibilidade de IGF-1 | Risco aumentado na pós-menopausa. Mulheres na pós-menopausa com menor circunferência da cintura têm menor risco em comparação com aquelas com circunferências maiores. |
| Densidade mamográfica | O risco do câncer de mama aumenta 1,73 vez para cada aumento de 25% na densidade mamária em mulheres na pós-menopausa. | Há maior exposição hormonal do tecido e proliferação celular Há associação com fatores de crescimento, fibrose estromal e hiperplasia epitelial. |
| Uso de anticoncepcionais orais | RR de 1 (usuárias atuais) e RR de 0,9 (uso prévio) O risco relativo não aumenta com o tempo e com maiores doses de estrogênio. RR desaparece após 5 anos de pausa. | Não se relatou associação entre as formulações de progestinas isoladas: anticoncepcional oral noretindrona e acetato de medroxiprogesterona de depósito. |
| Dispositivo intrauterino | Risco de 1,48 se comparado com usuárias de qualquer contraceptivo hormonal. | |
| Terapia hormonal | WHI (2003 e revisto em 2004): terapia estroprogestativa com RR de 1,24 e RR de estrogênio isolado de 0,77 (efeito protetor). | *Million Women Study*: terapia estroprogestativa com RR de 2,0. Terapia com estrogênio isolado com RR de 1,30. Tibolona com RR de 1,45. |

IGF-1: fator de crescimento insulina 1.

**Tabela 12.2.** Fatores de alto risco[1]

| Herança genética (responsável por 5% a 10% dos tumores) | Principais genes: BRCA1 e BRCA2 (supressores do tumor). Alteração no BRCA 1 (70 anos): risco de 55%-85% (mama), 6%-60% (ovário) Alteração no BRCA 2 (70 anos): risco de 37%-85% (mama), 11%-27% (ovário) |
|---|---|
| **Câncer de mama masculino** | Esse risco aumentado pode ser devido a fatores genéticos, fatores de estilo de vida compartilhado ou outros traços familiares. |
| **Câncer de mama bilateral** | Para pacientes com mutação BRCA1/BRCA2, a chance de câncer de mama contralateral após 10 anos do primeiro câncer é de 10%-30% e de cerca de 5%-10% para aquelas sem a mutação. |
| **Câncer de mama familiar** | RR: 2,1 (um parente de primeiro grau maior que 50 anos). RR: 3.3 (idade do diagnóstico menor que 50 anos). Presença de fatores em familiares que aumentam o risco: câncer de mama em familiar jovem, bilateral, em homem, do tipo molecular triplo-negativo. |
| **Câncer de ovário** | Em um parente de primeiro grau em qualquer idade. |
| **Biópsia de mama prévia com atipia** | As mulheres com hiperplasia atípica têm cerca de 3-5 vezes o risco de câncer de mama. |
| **Irradiação torácica antes dos 30 anos** | A exposição à radiação no início da vida, como tratamento para a área do tórax principalmente no câncer infantil. |
| **Origem judaica Ashkenazi** | Alta prevalência de mutações genéticas BRCA1 e BRCA2 em mulheres judaicas de ascendência da Europa Oriental. |

**Tabela 12.3.** Fatores de proteção de risco[8]

| Ingestão de vegetais/ leguminosas | A ingestão total de vegetais tem sido relacionada à proteção. | Especialmente leguminosas, legumes, alho, cebola e vegetais crucíferos e crus. |
|---|---|---|
| **Frutas** | Frutas, como cítricos e rosáceas, mostraram associação inversa com câncer de mama. Têm baixo valor calórico e alto teor nutricional que ajudam no controle de peso. | Elas reduzem o desejo por doces e podem diminuir o estresse oxidativo após alta da glicemia. |
| **Fibras** | A ingestão tem risco reduzido de 5% a cada 10g/dia adicional, reduzindo a reabsorção de esteroides no intestino, especialmente fibra solúvel com alta capacidade de absorção e efeitos sobre a insulina. | Por meio da fermentação intestinal, fibras de grãos reduzem a toxicidade de ácidos biliares livres e produzem ácidos graxos de cadeia curta, que causam efeitos anticancerígenos. |
| **Atividade física** | Durante a atividade física há picos de epinefrina, norepinefrina, catecolaminas e miosinas, que liberam fatores relacionados a imunidade celular. Há diminuição dos níveis de insulina, hormônios sexuais e fatores inflamatórios, o que reduz risco. | Quanto mais intensa a atividade física e índice de massa corporal menor que 25 kg/m$^2$, maior proteção para câncer de mama. Isso não é visto em pacientes com sobrepeso. Atividade física leve não mostrou nenhuma relação de diminuição de risco. |
| **Fitoestrogênios** | Fitoestrogênios (daidzeína/ginisteína) | Reduz o risco se consumido intensamente na fase de adulto jovem. |

## Caso clínico

Paciente de 52 anos com queixa de fogachos, sudorese noturna e irritabilidade, com piora dos sintomas há seis meses. Refere última menstruação há dois anos, aos 50 anos, e procura o mastologista com dúvida em relação ao uso de hormonioterapia e risco de câncer. Refere menarca aos 10 anos e uso de contraceptivo oral por 20 anos desde os 15 anos. A paciente teve sua primeira gestação aos 28 anos e a segunda, aos 30 anos. Amamentou cada filho por seis meses. Nega atividade física e relata ganho de peso de 10 kg após a menopausa. Nega problemas de saúde. Refere ingesta de álcool (três doses de destilado todos os dias) e tabagismo há 20 anos (um maço por dia). Nega cirurgias anteriores. Apresenta como antecedente familiar avó com câncer de mama bilateral aos 60 anos e tia materna de primeiro grau falecida por câncer de ovário. Ao exame, a paciente estava em bom estado geral, corada e hidratada. Pressão arterial de $120 \times 80$. Frequência cardíaca de 78 batimentos por minuto. Altura de 1,55m e peso de 75 kg, e índice de massa corporal (IMC) de 31,2. Ao exame físico das mamas: inspeção estática e dinâmica sem alterações. Na palpação: sem nódulos palpáveis. Exames complementares: mamografia BI-RADS 2, e ultrassonografia de mamas e transvaginal normais.

Primeiramente analisaremos todos os fatores de risco da paciente. A chance de uma mulher saudável desenvolver câncer de mama durante a vida é de 12%. Um RR de 1,5 significa que alguém tem risco 50% maior em relação ao risco habitual. O mais forte fator de risco para câncer de mama após o gênero é a idade. O risco de uma mulher desenvolver a doença aumenta à medida que ela fica mais velha, mas há outros fatores de risco que aumentam a chance de desenvolver câncer de mama. Em mulheres com menarca precoce antes dos 12 anos, o risco aumenta em 20% se comparadas as que começaram aos 14 anos; a menopausa que foi aos 50 anos, ou seja, antes dos 55 anos, diminuiu em 15% o risco. A paciente não apresenta risco quanto à gestação, mas, quando a primeira gestação ocorre após os 35 anos, o risco é duas vezes maior que aos 18 anos. Em contrapartida, o aleitamento reduz o risco de câncer de mama em 4,3% a cada 12 meses de aleitamento.

No caso dessa paciente, a sua altura abaixo de 1,60m é um fator protetor, pois altura acima de 1,60m aumenta o risco em 10% a 20%. O fato de a paciente ser sedentária também eleva seu risco, pois a atividade física diminui os níveis de estradiol e testosterona, aumentando a liberação de interleucina-6, diminuindo fatores inflamatórios e liberando fatores de estresse como epinefrina, norepinefrina e catecolaminas, que, quando liberados em picos no exercício físico, atuam como proteção para diversos tumores, enquanto o estresse crônico mantém níveis baixos desses fatores de estresse, porém constantes, o que pode ser um estímulo ao câncer.

Outros fatores apresentados são o tabagismo, havendo evidências de que o risco depende da duração do hábito e da exposição cumulativa, e o uso do álcool, que pode aumentar os níveis totais e a biodisponibilidade dos níveis estrogênicos. O consumo de três doses diárias equivale a RR de 1,1 a 1,4. Pacientes que são consumidoras recentes de três ou mais doses por dia estão predispostas a RR maior chegando ao redor de 2,2.

Essa paciente também tem alto IMC, sendo considerada obesa. Com relação ao peso corporal, a importância dele depende de a paciente estar na menopausa ou não. As mulheres que estão acima do peso ou obesas antes da menopausa têm risco de 20% a 40% menor do que aquelas que são magras. As mulheres que estão acima do peso ou obesas após a menopausa têm risco de câncer de mama de 30% a 60% maior que as magras. Isso acontece em consequência do excesso de exposição do epitélio mamário a várias substâncias bioativas produzidas pelo tecido adiposo. Pacientes obesas podem ter aumento da resistência à insulina, hiperinsulinemia e maior biodisponibilidade de fator de crescimento insulina 1 (IGF-1). Mulheres que ganharam cerca de 55 kg após os 18 anos têm 45% mais risco em comparação com as que não ganharam peso. As mulheres em questão têm risco familiar aumentado para mutação genética, incluindo mama e ovário, pois têm antecedente familiar de câncer de mama bilateral e ovário em parentes de primeiro grau. O estudo genético para pacientes e familiares com risco de síndromes de câncer hereditário é essencial para a abordagem adequada e seguimento.

Seu risco seria aumentado para câncer de mama se fizesse uso da terapia hormonal (TH), segundo o estudo *Million Women Study*, realizado com mais de 1 milhão de mulheres, das quais 829 mil estavam na pós-menopausa. O RR da TH com estrogênio isolado foi de 1,30. Com relação à terapia estroprogestativa, o risco foi 2, ou seja, seis casos extras/1.000 mulheres em cinco anos. Porém, a reposição hormonal também foi avaliada no estudo *Women's Health Initiative* (WHI), randomizado e controlado por placebo, no qual foram usados estrogênio equino conjugado (0,625 mg/dia) e acetato de medroxiprogesterona (2,5 mg/dia) ou placebo, com duração média de seguimento de 5,2 anos, que mostrou em sua segunda análise risco de 1,24 para câncer de mama. O WHI estudou 10.739 mulheres na pós-menopausa e histerectomizadas com estrogênio equino conjugado isolado (0,625 mg/dia) ou placebo e, em relação ao câncer de mama, o RR foi de 0,77 no seguimento de 6,8 anos, indicando efeito protetor. Com relação ao uso de tibolona, essa foi estudada no *Million Women Study* e mostrou RR de 1,45, porém nesse estudo apenas 6% das usuárias de TH utilizavam tibolona. Outro trabalho é o *Long-Term Intervention on Fractures with Tibolone* (LIFT), com dosagem de 1,25 mg ao dia comparada a placebo. O trabalho mostrou diminuição do risco (RR: 0,32), porém havia apenas seis casos no grupo tibolona. Os dados existentes não permitem afirmar diferenças quanto ao risco conforme o tipo, a dose e as vias de administração.

## Referências bibliográficas

1. National Cancer Institute. Disponível em: https://www.cancer.gov/. Acesso em: 30 ago. 2017.

2. Collaborative Group on Hormonal Factors in Breast Cancer. Menarche, menopause, and breast cancer risk: individual participant meta-analysis, including 118 964 women with breast cancer from 117 epidemiological studies. Lancet Oncol. 2012;13(11):1141-51.

3. Dethlefsen C, Pedersen KS, Hojman P. very exercise bout matters: linking systemic exercise responses to breast cancer control. Breast Cancer Res Treat. 2017;162(3):399-408.Andersen ZJ, Jørgensen JT, Grøn R, Brauner EV, Lynge E. Active smoking and risk of breast cancer in a Danish nurse cohort study. BMC Cancer. 2017;17(1):556.

4. Kerlikowske K, Ma L, Scott CG, Mahmoudzadeh AP, Jensen MR, Sprague BL, et al. Combining quantitative and qualitative breast density measures to assess breast cancer risk. Breast Cancer Res. 2017;19(1):97.

5. Iversen L, Sivasubramaniam S, Lee AJ, Fielding S, Hannaford PC. Lifetime cancer risk and combined oral contraceptives: the Royal College of General Practitioners' Oral Contraception Study. Am J Obstet Gynecol. 2017;216(6):580.e1-580.e9. Anderson GL, Limacher M, Assaf AR, Bassford T, Beresford SA, Black H, et al. Effects of conjugated equine estrogen in postmenopausal women with hysterectomy: the Women's Health Initiative randomized controlled trial. JAMA. 2004;291(14):1701-12.

6. Shapira N. The potential contribution of dietary factors to breast cancer prevention. Eur J Cancer Prev. 2017;26(5):385-95.

# RASTREAMENTO DO CÂNCER DE MAMA 13

Adrienne Pratti Lucarelli
Maria Marta Martins
Renata Colabone

## Introdução

Rastreamento é a aplicação de teste ou exame numa população assintomática, aparentemente saudável, com o objetivo de identificar lesões sugestivas de câncer e, a partir daí, encaminhar as mulheres com resultados alterados para investigação diagnóstica e tratamento[1].

O rastreamento do câncer de mama consiste na realização periódica de mamografia em mulheres assintomáticas, possibilitando o diagnóstico precoce, em estádios clínicos iniciais, o que reduz de forma significativa a morbidade e a mortalidade pela doença[1].

Um programa de rastreamento deve prever um teste reprodutível, de baixo custo, seguro e com sensibilidade e especificidade plausíveis. Existe necessidade de levar em consideração o índice de falsos-positivos e falsos- negativos, custos em saúde pública com biópsias em demasia, riscos da exposição à radiação, excesso de diagnóstico e repercussão psicológica nas pacientes[2].

## Mamografia e rastreamento

O primeiro programa de rastreamento populacional que demonstrou redução de 25% na mortalidade pelo câncer de mama foi realizado na década de 1960 nos Estados Unidos e chamado *Health Improvement Plan* (HIP). Diversos outros países realizaram estudos populacionais semelhantes e metanálises independentes evidenciaram resultados favoráveis à redução da mortalidade, o que levou a eleger a mamografia como exame-padrão para o rastreio da neoplasia maligna da mama[1].

A mamografia foi o único exame capaz de reduzir de forma significativa em âmbito populacional a mortalidade absoluta[3,4]. Associados à mamografia, outros métodos diagnósticos, tais como ultrassonografia e ressonância magnética, concernem a populações de alto risco ou casos individualizados, tais como mamas densas.

Não existe política pública de rastreamento populacional no Brasil, apenas rastreamento oportunístico, ou seja, não organizado.

## Autoexame

Muito se questiona quanto à validade do autoexame e da avaliação clínica na redução da mortalidade pelo câncer de mama (Tabela 13.1). Uma metanálise americana verificou que não houve evidência direta de nenhum benefício de mortalidade adicional associando exame clínico seriado à mamografia de rastreio. No entanto, evidências observacionais dos Estados Unidos e Canadá sugeriram haver aumento nos achados falsos-positivos em comparação com a mamografia isolada, com ambos os estudos encontrando cerca de 55 falsos-positivos adicionais para cada câncer de mama extra detectado com a adição de exame clínico seriado[2].

**Tabela 13.1.** Exame clínico das mamas

| | **Exame clínico das mamas** |
|---|---|
| *American Cancer Society* (2015) | Não recomenda o exame clínico de mama para a seleção de câncer de mama entre mulheres de risco habitual em qualquer idade[4]. |

No entanto, deve-se ter cautela em extrapolar essa recomendação para o Brasil, já que o acesso a unidades de saúde e exames de rotina podem ser difíceis em algumas regiões do país. Além disso, o autoconhecimento do corpo pela mulher e a possibilidade de ocorrência do câncer de intervalo são pontos importantes a serem considerados. O câncer de intervalo representa 30% dos tumores encontrados em um programa de rastreamento organizado[4,5].

## Ultrassonografia

Desde 2013, foi promulgada uma lei em alguns estados norte-americanos que torna obrigatória a informação, às mulheres que possuem mamas densas, de que elas podem ter risco aumentado de câncer de mama e que se beneficiariam de ultrassonografia de rastreamento complementar à mamografia. O ultrassom é, portanto, importante teste adjuvante em mamas densas[4,5].

Contudo, ainda não dispomos de evidências quanto à eficácia do rastreamento mamário por meio da ultrassonografia. O protocolo 6666 da ACRIN (*The American College of Radiology Imaging Network*) comparou a adição de ultrassonografia à mamografia *versus* mamografia isolada. Nesse protocolo, adicionaram-se 4,3 diagnósticos de câncer em 1.000 mulheres avaliadas. Todavia, houve aumento significativo de resultados falsos-negativos, e de todas as biópsias adicionais apenas 7,4% foram positivas para câncer, o que levanta o questionamento em relação à oneração do sistema de saúde[4].

A avaliação de nódulos detectados tanto na mamografia quanto no exame físico é a indicação mais frequente de ultrassonografia. Mais de 98% dos nódulos mamários possuem características morfológicas que possibilitam a classificação entre benigno e maligno no estudo ecográfico, desde que os critérios sejam rigorosamente avaliados[4,5].

## Ressonância nuclear magnética

A ressonância nuclear magnética (RNM) é o exame de maior sensibilidade para identificação de neoplasia de mama em pacientes de alto risco. Nessa população, a sensibilidade pode chegar a 100% comparada à sensibilidade de 40% para mamografia. Ainda sendo método de alta eficácia, a mamografia não é dispensável. Para pacientes muito jovens, com 40 anos ou menos, sem mamografia associada, um terço dos casos de tumores malignos não teria sido detectada em portadores da mutação BRCA2[6].

Apesar dos benefícios do rastreamento, o diagnóstico excessivo, o desconforto, a ansiedade da paciente e os custos em saúde pública devem ser levados em consideração. O diagnóstico do câncer de mama, que é uma neoplasia que nunca se tornaria clinicamente evidente sem o rastreamento antes da morte da paciente por outras causas. Os estudos que tentam verificar a quantidade de diagnósticos excessivos, em sua maioria, são empíricos e comparam a incidência do câncer de mama observada sob rastreamento com a incidência projetada na sua omissão. No entanto, as estimativas disponíveis na literatura variam amplamente, de menos de 5% a mais de 50%[3,7,8].

## Rastreamento de mulheres de risco habitual (risco < 15%)

O risco ao longo da vida é a chance de uma pessoa desenvolver câncer de mama em determinado período de tempo sem outros fatores que modifiquem esse risco (Tabela 13.2 e Figura 13.1).

**Tabela 13.2.** Rastreamento de mulheres de risco habitual (risco < 15%)[9,10]

| População | Mamografia | Ultrassonografia | Ressonância magnética |
|---|---|---|---|
| Mulheres entre 40 e 69 anos | Mamografia anual a partir dos 40 anos | Mamografia anual; se houver padrão denso, avaliar necessidade de ultrassonografia de mama. | |
| Mamoplastia redutora previamente ou posteriormentePacientes em terapia hormonal | Mamografia anual a partir dos 40 anos | | |
| Mulheres acima de 70 anos (forma individualizada, baseada em comorbidades da paciente) | A mamografia pode ser indicada em mulheres que tenham expectativa de vida maior que 7 anos e que tenham condições de ser submetidas a investigação diagnóstica invasiva e tratamento após um resultado anormal do rastreamento. | | |
| Mulheres com implantes mamários a partir dos 40 anos seguem as mesmas recomendações de pacientes de risco habitual. | Mamografia anual; deve ser adicionada a manobra de Elkund (deslocamento posterior da prótese) à mamografia. | Ultrassonografia (detecta nódulos, líquido peri-implante e rotura). Há maior dificuldade de avaliar o tecido glandular comprimido pelo implante. | Exame padrão-ouro para avalição de próteses e implantes |

Fonte: Recomendação do Colégio Brasileiro de Radiologia e Diagnóstico por Imagem (CBR), Sociedade Brasileira de Mastologia (SBM), Federação Brasileira das Associações de Ginecologia e Obstetrícia (Febrasgo).

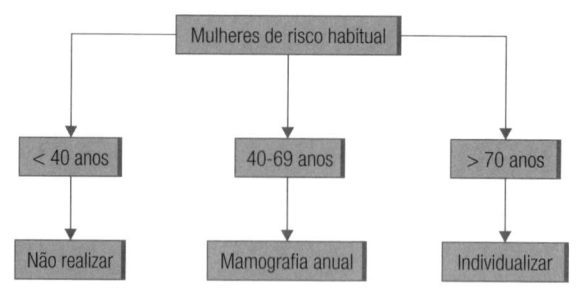

**Figura 13.1.** Rastreamento em mulheres de risco habitual.

## Rastreamento de mulheres de risco intermediário (risco 15% a 20%)

São consideradas mulheres de risco intermediário as que apresentam mamas densas ou aquelas com risco familiar intermediário de acordo com modelos matemáticos de risco (Tabela 13.3 e Figura 13.2)[9].

**Tabela 13.3.** Rastreamento de mulheres de risco intermediário (risco 15% a 20%)

| População | Mamografia | Ultrassonografia | Ressonância nuclear magnética |
|---|---|---|---|
| Mulheres entre 40 e 69 anos com risco intermediário | Mamografia anual a partir dos 40 anos | Ultrassonografia de mama | Discutível |
| Mulheres acima de 70 anos (forma individualizada baseada em comorbidades da paciente) | A mamografia pode ser indicada em mulheres que tenham expectativa de vida maior que 7 anos e que tenham condições de ser submetidas a investigação diagnóstica invasiva e tratamento após um resultado anormal do rastreamento. | Caso necessário, ultrassonografia de mama | |

Fonte: Recomendação do Colégio Brasileiro de Radiologia e Diagnóstico por Imagem (CBR), Sociedade Brasileira de Mastologia (SBM), Federação Brasileira das Associações de Ginecologia e Obstetrícia (Febrasgo).

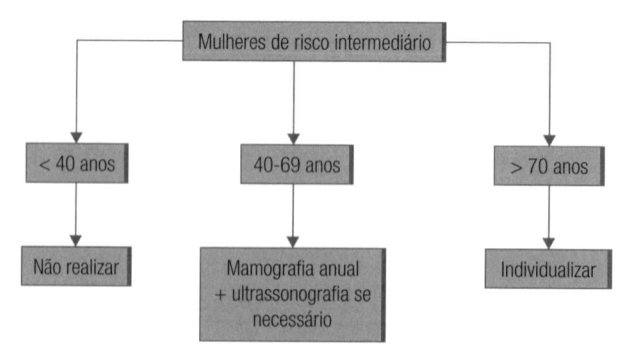

**Figura 13.2.** Rastreamento em mulheres de risco intermediário.

# Rastreamento de mulheres de alto risco (risco > ou = 20%)

Para classificação da população em alto risco, há modelos matemáticos como o de Gail modificado, o de Claus ou testes de estimativa de portador de gene de alta penetrância (modelo de Tyrer-Cuzick, BRCAPRO) e pesquisa genética. Uma vez estimado o risco, o rastreamento dessa população deve ser diferenciado (Tabela 13.4 e Figura 13.3)[3].

**Tabela 13.4.** Rastreamento de mulheres de alto risco (risco > ou = 20%)

| População | Mamografia | Ressonância nuclear magnética |
|---|---|---|
| Mutação dos genes BRCA1 e BRCA2 ou parentes de 1º grau com mutação comprovada | A partir dos 30 anos | A partir dos 30 anos |
| Mulheres com risco ≥ 20% ao longo da vida, com base em um dos modelos matemáticos | A partir dos 30 anos ou 10 anos antes da idade do diagnóstico do parente mais jovem acometido pela doença* | Anualmente, a partir do cálculo de risco ou 10 anos antes da idade do diagnóstico do parente mais jovem acometido pela doença (mas não antes dos 30 anos) |
| Mulheres com história de irradiação do tórax entre 10 e 30 anos | A partir de 8 anos após o tratamento radioterápico | A partir de 8 anos após o tratamento radioterápico (mas não antes dos 30 anos) |
| Síndrome de Li-Fraumeni ou Cowden (ou parentes de 1º grau com as síndromes) | A partir do diagnóstico* | A partir do diagnóstico (mas não antes dos 30 anos) |
| Mulheres com história pessoal de neoplasia lobular (hiperplasia lobular atípica e carcinoma lobular *in situ*), hiperplasia ductal atípica, carcinoma ductal *in situ*, carcinoma invasivo ou de ovário | A partir do diagnóstico* | A partir do diagnóstico (mas não antes dos 30 anos) |
| Mulheres com diagnóstico recente e com mama contralateral normal pelos métodos convencionais | | Avaliação única da mama contralateral |

\* Não antes dos 25 anos.

Fonte: Recomendação do Colégio Brasileiro de Radiologia e Diagnóstico por Imagem (CBR), Sociedade Brasileira de Mastologia (SBM), Federação Brasileira das Associações de Ginecologia e Obstetrícia (Febrasgo).

Habitualmente, o grupo de alto risco é composto de mulheres jovens, com maior taxa de cânceres de intervalo, pouca frequência de microcalcificações mamográficas ou carcinoma *in situ*, alta incidência de tumores maiores que 1 cm.

Pacientes tratadas previamente para câncer de mama são consideradas de alto risco. No seguimento, é necessário exame clínico do leito da mastectomia. Para mulheres submetidas a adenectomia e reconstrução imediata com próteses, recomenda-se mamografia de rastreio. A literatura é controversa em relação ao uso de ultrassonografia e ressonância magnética. Deve-se, portanto, individualizar o caso de acordo com o risco de recidiva. Quanto às mulheres submetidas a reconstrução com retalhos musculocutâneos, não há protocolo estabelecido. Mamografia contralateral e da mama reconstruída deve ser feita anualmente[9].

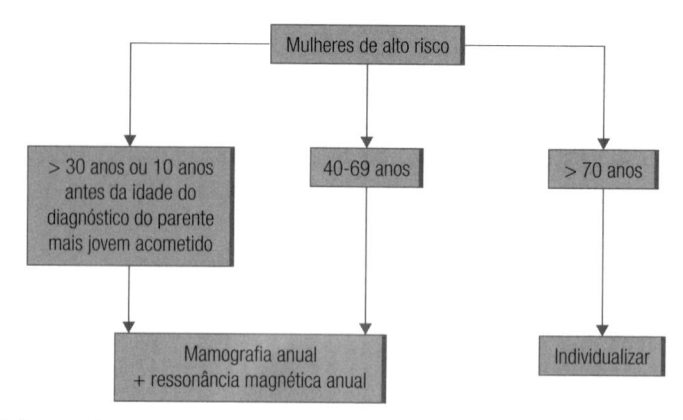

Ods.: Não indicar rastreio com mamografia antes dos 25 anos e ressonância antes dos 30 anos

**Figura 13.3.** Rastreamento em mulheres de alto risco.

Para pacientes submetidas a cirurgia conservadora, realiza-se a primeira mamografia de rastreio após seis meses do término da radioterapia adjuvante. A partir daí, realiza-se exame físico semestral por dois anos e mamografia bilateral anual[9].

## Diretrizes do Ministério da Saúde

A Organização Mundial da Saúde define o rastreamento do câncer de mama na faixa etária da população feminina de 50 a 69 anos como prioritário. O Brasil segue essa política, a exemplo de outros países europeus como Alemanha, França, Reino Unido, além do Canadá e Japão. O Ministério da Saúde passou a garantir a mamografia bilateral de rastreamento para as mulheres dessa faixa etária em portaria de 2013. Ela prevê o direito ao exame sem necessidade de pedido médico, ou apresentação de sintomas, ou ainda sem que a paciente tenha história de câncer de mama na família. A partir dos 50 anos, o tecido mamário é substituído por gordura, o que torna mais fácil a visualização de um provável tumor, explica a portaria do Ministério da Saúde (Tabela 13.5)[10].

**Tabela 13.5.** Rastreamento conforme diretrizes do Ministério da Saúde[10]

| | |
|---|---|
| Questão norteadora | Qual a eficácia do rastreamento com mamografia na redução da mortalidade global e por câncer de mama, comparada à ausência de rastreamento? |
| < de 50 anos | O Ministério da Saúde recomenda contra o rastreamento com mamografia em mulheres com menos de 50 anos (recomendação contrária forte: os possíveis danos claramente superam os possíveis benefícios). |
| De 50 a 59 anos | O Ministério da Saúde recomenda o rastreamento com mamografia em mulheres com idades entre 50 e 59 anos (recomendação favorável fraca: os possíveis benefícios e danos provavelmente são semelhantes). |
| De 60 a 69 anos | O Ministério da Saúde recomenda o rastreamento com mamografia em mulheres com idades entre 60 e 69 anos (recomendação favorável fraca: os possíveis benefícios provavelmente superam os possíveis danos). |

(continuação)

(continua)

| | |
|---|---|
| De 70 a 74 anos | O Ministério da Saúde recomenda contra o rastreamento com mamografia em mulheres com idades entre 70 e 74 anos (recomendação contrária fraca: o balanço entre possíveis danos e benefícios é incerto). |
| 75 anos ou mais | O Ministério da Saúde recomenda contra o rastreamento com mamografia em mulheres com 75 anos ou mais (recomendação contrária forte: os possíveis danos provavelmente superam os possíveis benefícios). |
| Periodicidade | O Ministério da Saúde recomenda que a periodicidade do rastreamento com mamografia, nas faixas etárias recomendadas, seja bienal (recomendação favorável forte: os possíveis benefícios provavelmente superam os possíveis danos quando comparada às periodicidades menores). |

## Caso clínico

Paciente assintomática de 35 anos vem ao ambulatório de mastologia para consulta de rotina preventiva. Nulípara, em uso de anticoncepcional oral combinado há seis anos. Antecedente familiar: tia materna realizou tratamento por carcinoma de mama aos 39 anos e avó paterna faleceu em consequência de neoplasia maligna de ovário. Exame clínico mamário normal.

## Assim sendo, qual a conduta errada quanto ao rastreamento dessa paciente?

a) Deverá solicitar mamografia digital bilateral e RNM para rastreio já aos 35 anos.

b) Manterá rastreamento anual até os 69 anos.

c) O rastreio deverá ser feito apenas por meio de ultrassonografia, uma vez que as mamas são muito densas e a mamografia apresenta baixa sensibilidade em mamas densas.

d) A partir dos 70 anos, o rastreamento para câncer de mama é individualizado de acordo com a expectativa de sobrevida da paciente baseado nas comorbidades.

e) O exame de RNM tem indicação coadjuvante bem estabelecida para pacientes de alto risco populacional

## Comentários

## A alternativa errada é a "c".

Discussão: O médico assistente deverá solicitar exames de rastreamento mamário de acordo com o risco familiar. Se a paciente tivesse risco habitual (risco < 15%), o médico assistente deveria apenas realizar exame de rastreamento (mamografia) após os 40 anos. No entanto, aplicando-se os modelos matemáticos baseados na história familiar, essa paciente tem risco maior que 20% de desenvolver neoplasia mamária. Deverá, portanto solicitar mamografia digital bilateral anualmente e RNM para rastreio. A ultrassonografia não se mostrou eficaz como exame de rastreamento.

## Referências bibliográficas

1. Urban LABD, Schaefer MB, Duarte DL, Santos RP, Maranhão NMA, Kefalas AL, et al. Recomendações do Colégio Brasileiro de Radiologia e Diagnóstico por Imagem, da Sociedade Brasileira de Mastologia e da Federação Brasileira das Associações de Ginecologia e Obstetrícia para rastreamento do câncer de mama por métodos de imagem. Radiol Bras. ;45(6).

2. Miller AB, Baines CJ, To T, Wall C. Canadian National Breast Screening Study: 2. Breast cancer detection and death rates among women aged 50 to 59 years. CMAJ. 1992;147(10):1447-88.

3. Oeffinger KC, Fontham ET, Etzioni R, Herzig A, Michaelson JS, Shih YC, et al.; American Cancer Society. Breast Cancer Screening for Women at Average Risk: 2015 Guideline Update From the American Cancer Society. JAMA. 2015;314(15):1599-614.

4. Berg WA, Mendelson EB, Merritt CRB, et al. ACRIN 6666: SCREENING BREAST ULTRASOUND IN HIGH-RISK WOMEN 200.

5. Warner E, Plewes DB, Hill KA, Causer PA, Zubovits JT, Jong RA, et al. Surveillance of BRCA1 and BRCA2 mutation carriers with magnetic resonance imaging, ultrasound, mammography, and clinical breast examination. JAMA. 2004;292(11):1317-25.

6. Phi XA, Saadatmand S, Bock GH Contribution of mammography to MRI screening in BRCA mutation carriers by BRCA status and age: individual patient data meta-analysis. Br J Cancer. 2016;114(6):631-7.

7. Myers ER, Moorman P, Gierisch JM, Havrilesky LJ, Grimm LJ, Ghate S, et al. Benefits and harms of breast cancer screening: a systematic review. JAMA. 2015;314(15):1615-34.

8. Lee CI, Basset LW, Lehman CD. Breast density legislation and opportunities for patient-centered outcomes research. Radiology. 2012;264(3):632-6.

9. McCormack VA, dos Santos Silva I. Breast density and parenchymal patterns as markers of breast cancer risk: a meta-analysis. Cancer Epidemiol Biomarkers Prev. 2006;15(6):1159-69.

10. Instituto Nacional de Câncer – Inca. Diretrizes para a Detecção Precoce do Câncer de Mama no Brasil. Disponível em: http://www1.inca.gov.br/inca/Arquivos/livro_deteccao_precoce_final. Acesso em: 5 out. 2017.

# PREVENÇÃO PRIMÁRIA DO CÂNCER DE MAMA

Gil Facina

## Modelos de risco

Os modelos de predição de risco são ferramentas estatísticas que estimam a probabilidade de o indivíduo saudável desenvolver câncer de mama no futuro. O cálculo é baseado em características atuais e vai estimar a chance de o evento ocorrer num certo período de tempo, comumente em cinco ou dez anos e no final da vida. Para isso, o sistema matemático se baseará em fatores de riscos modificáveis e não modificáveis. Em geral, os fatores modificáveis estão relacionados com estilo de vida e exposição aos hormônios exógenos e, por sua vez, os não modificáveis estão associados com hereditariedade e fatores constitucionais[1].

As principais condições modificadoras do risco para o câncer de mama estão resumidas na Tabela 14.1.

**Tabela 14.1.** Fatores de risco para o câncer de mama

| Modificáveis | Não modificáveis |
| --- | --- |
| • Amamentação | • Antecedente familiar |
| • Atividade física | • Carcinoma invasivo ou *in situ* prévio |
| • Contraceptivos hormonais | • Família portadora de mutação genética deletéria |
| • Idade da primeira gestação | • Idade |
| • Ingesta de álcool | • Idade da menarca |
| • Paridade | • Idade da menopausa |
| • Sobrepeso e obesidade | • Lesão precursora (I IA ou NLIS) |
| • Tabagismo | • Mamas densas |
| • Terapia hormonal | • Nuliparidade |
| | • Primiparidade após os 30 anos |
| | • Raça |
| | • Radioterapia torácica (entre 10 e 30 anos de idade) |
| | • Sexo (ser mulher) |

HA: hiperplasia atípica (lobular ou ductal); NLIS: neoplasia lobular *in situ*.

Vários modelos foram desenvolvidos a partir de dados de populações específicas, parâmetros clínicos e antecedentes familiares. Devido a essas características, é fácil compreender a limitação para aplicar esses métodos em nossa população. Apesar da falta de validação em amostra significativa de mulheres de nosso meio, ainda podem nos auxiliar em situações específicas.

O modelo de Gail foi desenvolvido a partir de estudo caso-controle de mulheres que participaram de programa de rastreio e foi baseado em parâmetros clínicos e antecedentes familiares de primeiro grau. O método estima o risco de surgimento de câncer de mama invasivo em cinco anos e aos 90 anos de idade. Posteriormente, o cálculo foi modificado e incorporou resultados de biópsias com lesão precursora (hiperplasia atípica). Os parâmetros empregados nesse modelo atualizado (Gail 2) são a idade (maior ou igual a 35 anos), idade da menarca, idade da primeira gestação, número de parentes de primeiro grau com diagnóstico de câncer de mama, número de biópsias prévias da mama, presença de hiperplasia atípica e raça. O *National Cancer Institute* disponibiliza a ferramenta para cálculo *on-line* no *link*: https://www.cancer.gov/bcrisktool/.

O modelo de Claus permite analisar o risco de o indivíduo desenvolver câncer de mama com base nos antecedentes familiares. Podem-se inserir dados referentes aos vários antecedentes familiares de primeiro e segundo grau, além de se anotar a idade de ocorrência do câncer. Essa ferramenta não utiliza dados de antecedente familiar de câncer de ovário ou de parâmetros clínicos, tais como idade da menarca e idade do primeiro parto a termo. Considera-se paciente de alto risco aquela que tem chance maior que 20% de desenvolver a doença até o final da vida[1].

Na busca do modelo ideal, foi desenvolvido um método que integrou parâmetros clínicos e antecedentes familiares. Essa nova ferramenta foi denominada modelo de Tyrer-Cuzick ou *IBIS Risk Evaluator*, pode ser obtida no *link* http://www.ems-trials.org/riskevaluator/ e mais recentemente se incorporou em seu cálculo a porcentagem de mamas densas como fator modulador de risco[1].

Existe ainda outra ferramenta capaz de avaliar a chance de a paciente ser portadora de mutação genética deletéria do tipo BRCA. Esse modelo é conhecido como BRCAPRO. A empresa Myriad° disponibiliza uma calculadora para avaliação do risco de o indivíduo ser portador de mutação do tipo BRCA. Ela emprega informações do gênero, ascendência Ashkenazi, antecedente de câncer de mama pessoal e história familiar de câncer de mama antes dos 50 anos e/ou câncer de ovário em qualquer idade. A ferramenta encontra-se acessível neste *link*: http://www.myriadpro.com/brca-risk-calculator/calc.html.

Além dos modelos matemáticos de risco aqui descritos, existem inúmeros outros que possuem características específicas e validações em diferentes populações[1].

## Identificação da população-alvo

Consideram-se mulheres de alto risco para desenvolver câncer de mama: aquelas que apresentam história pessoal ou familiar de mutação genética; as que tiveram biópsia mamária com diagnóstico de lesão precursora (hiperplasia atípica ou neoplasia lobular *in situ*); a paciente com história pessoal de radioterapia torácica em idade jovem (10 a 30 anos); e, por fim, as com risco superior a 1,7% de desenvolver câncer de mama em cinco anos ou chance maior de 20% de desenvolvê-lo até o fim da vida (Tabela 14.2)[2,3].

**Tabela 14.2.** Mulher de alto risco para câncer de mama.

- Mulher não testada com parente de 1° grau portador de mutação do tipo BRCA
- Portadora de mutação genética deletéria
  – SMOH (BRCA 1 ou BRCA 2)
  – Síndrome de Li-Fraumeni (gene TP53)
  – Síndrome de Cowden (gene PTEN)
  – Síndrome do câncer gástrico difuso hereditário (gene CDH1)
  – Síndrome de Peutz-Jeghers (gene STKII)
- Risco vitalício ≥ 20%
- Radioterapia torácica entre 10 e 30 anos de idade
- Biópsia prévia com resultado de lesão precursora
  – Hiperplasia ductal atípica, hiperplasia lobular atípica ou NLIS

SMOH: síndrome do câncer de mama e ovário hereditário: NLIS: neoplasia lobular *in situ.*

## Quimioprevenção

Conceitua-se como quimioprevenção (QP) o uso específico de fármacos, naturais ou sintéticos, com a finalidade de inibir ou reverter a carcinogênese.

A QP para o câncer de mama pode ser feita com o uso de moduladores seletivos dos receptores de estrogênio (SERMs), dentre os quais se destacam o tamoxifeno (TMX) e o raloxifeno (RLX), e com os inibidores da aromatase, tais como o anastrozol (ANA) e o exemestano (EXE)[4].

A profilaxia medicamentosa com TMX foi adotada a partir do ensaio clínico NSABP-P1, que comparou o uso de TMX, na dose de 20 mg por dia por cinco anos, com o placebo nas pacientes com idade 35 anos ou mais que apresentavam risco aumentado para a doença. O estudo mostrou redução de risco de 49% para o câncer de mama invasivo e de 50% para o carcinoma *in situ*. Pacientes com hiperplasias atípicas apresentaram queda do risco relativo de 86% e aquelas com neoplasia lobular *in situ* tiveram redução de chance de 56%. Esse estudo, após seguimento de sete anos, mostrou a persistência do efeito protetor do TMX. O TMX traz outros benefícios, tais como aumento da densidade mineral óssea na pós-menopausa e melhora do perfil lipídico, entretanto existem efeitos colaterais como fogachos, aumento de peso, catarata, tromboembolismo e, raramente, câncer de endométrio[4].

O RLX, SERM de segunda geração, foi aprovado para tratamento da osteoporose da pós-menopausa e notou-se, paralelamente, a redução de risco para o câncer de mama invasivo receptor de estrogênio positivo em três grandes ensaios clínicos. Logo, houve a necessidade de comparar a eficácia preventiva do RLX com o TMX. Para isso, desenhou-se o estudo NSABP P-2 (*Study of Tamoxifen and Raloxifene Trial* – STAR) com a finalidade de avaliar o risco de câncer de mama invasivo nas pacientes que tinham história prévia de hiperplasia atípica e no grupo de risco elevado (Gail ≥ 1,66%). Os resultados comprovaram a eficácia dessas drogas e elas passaram a ter grau A de recomendação para a redução de risco do câncer de mama, sendo o TMX empregado na dose de 20 mg por dia por cinco anos a partir dos 35 anos de idade (indicado na pré e na pós-menopausa) e o RLX, na dose de 60 mg por dia por cinco anos para mulheres menopausadas com idade maior ou igual a 35 anos. O TMX acarretou mais trombose venosa profunda, hiperplasia atípica endometrial, carcinoma de endométrio e catarata. A escolha pode ser baseada na presença ou não de útero e no risco individual de tromboembolismo[4].

O EXE é um esteroide inibidor da enzima aromatase e seu benefício como medicamento redutor do risco foi confirmado em estudo randomizado (MAP3), duplo-cego, placebo-controlado, que tratou, durante cinco anos, 4.560 mulheres na pós-menopausa que apresentavam alto risco para câncer de mama. Após 35 meses de seguimento médio, mostrou redução de 65% na incidência de câncer de mama invasivo nas usuárias do EXE. As principais críticas desse estudo foram a pequena aderência e o curto tempo de seguimento[5].

Em 2014, foi publicado o resultado do estudo IBIS-II, que avaliou 3.864 pacientes na menopausa, entre 40 e 70 anos, que receberam ANA na dose de 1 mg por dia por cinco anos. O tratamento profilático por cinco anos reduziu 53% a incidência da doença quando comparado ao grupo que recebeu placebo[5].

Logo, a partir de resultados desses estudos randomizados, pode-se concluir que TMX, RLX, EXE e ANA são drogas de eficácia comprovada na QP do câncer de mama. O uso do TMX na profilaxia de pacientes com mutação genética dos tipos BRCA1 e BRCA2 é controverso e alguns autores acreditam que seria eficaz apenas nas mulheres com mutação deletéria do tipo BRCA2, pois mais frequentemente essas portadoras desenvolvem tumores positivos para receptores hormonais[5].

Para a profilaxia medicamentosa dos cânceres negativos para receptores hormonais, várias medicações estão sendo estudadas, dentre elas podem-se destacar os inibidores de fator de crescimento (anti-HER1 e 2), inibidores da enzima ciclo-oxigenase-2 (COX-2), metformina, retinoides, estatinas, bifosfonados, vitamina D3, 4-hidroxitamoxifeno tópico etc., porém neste momento nenhuma droga está indicada para uso clínico[6].

As recomendações atuais para QP estão resumidas na Tabela 14.3.

**Tabela 14.3.** Drogas redutoras de risco.

| | Indicações | Dose e tempo | Redução do carcinoma invasivo |
|---|---|---|---|
| Tamoxifeno | Pré ou pós-menopausa<br>≥ 35 anos<br>Risco de Gail ≥ 1,7%<br>NLIS; HDA; HLA | 20 mg por 5 anos | Geral: 49%<br>NLIS: 56%<br>HDA: 86% |
| Raloxifeno | Pós-menopausa<br>≥ 35 anos<br>Risco de Gail ≥ 1,7%<br>NLIS; HDA; HLA | 60 mg por 5 anos | Menor eficácia que o tamoxifeno, porém com baixa toxicidade |
| Anastrozol | ≥ 35 anos<br>Risco de Gail ≥ 1,7%<br>NLIS; HDA; HLA | 1 mg por 5 anos | 53% |
| Exemestano | ≥ 35 anos<br>Risco de Gail ≥ 1,7%<br>NLIS; HDA; HLA | 25 mg por 5 anos | 65% |

NLIS: Neoplasia lobular *in situ*; HDA: hiperplasia ductal atípica; HLA: hiperplasia lobular atípica.

## Caso clínico

Paciente de 48 anos, eumenorreica, assintomática, procura atendimento devido a achado de exame de rastreamento. Nega antecedente familiar para câncer. A propedêutica mamária é normal. A mamografia mostra grupo de microcalcificações amorfas que ocupa 0,7 cm de extensão, localizado no quadrante superolateral da mama esquerda. O ultrassom complementar não identifica achado associado. Devido à morfologia suspeita das calcificações, foi indicada biópsia percutânea assistida a vácuo (mamotomia) guiada por estereotaxia, cujo resultado histopatológico revelou presença de hiperplasia ductal atípica. A mamografia de controle mostrou que houve saída de todas as microcalcificações. Por tratar-se de lesão precursora que aumenta o risco de câncer de mama em quatro vezes e pelo fato de ocorrer cerca de 20% de resultados falsos-negativos quando se tem achado de atipia em material de biópsia percutânea, foi indicada a ressecção cirúrgica da área guiada por marcador radioativo (tecnécio), que foi aplicado previamente à cirurgia sobre o clipe metálico deixado durante a mamotomia. O resultado histopatológico evidenciou hiperplasia ductal atípica residual e margens livres. Por tratar-se de lesão precursora e, nesse momento, termos estudado toda a área, foi recomendado para a paciente o uso de TMX na dose de 20 mg por dia durante cinco anos.

Para a paciente em questão, que está no menacme e tem mais de 35 anos, a única droga recomendada na QP é o TMX. O seguimento é feito com exame clínico semestral e mamografia anual. O uso da ressonância magnética não é recomendado nessa situação, pois o risco vitalício de desenvolver câncer de mama é inferior a 20%. Esse mesmo raciocínio e essa conduta seriam aplicados caso o resultado da biópsia fosse de neoplasia lobular *in situ*. Se essa mesma paciente estivesse na menopausa, todas as opções medicamentosas para a prevenção (TMX, RLX, ANA e EXE) poderiam ser empregadas. O RLX seria boa alternativa para mulheres com útero e com osteoporose e, por fim, os inibidores de aromatase seriam a primeira escolha para pacientes com antecedentes de tromboembolismo e sem osteoporose.

## Referências bibliográficas

1.  Meads C, Ahmed I, Riley RD. A systematic review of breast cancer incidence risk prediction models with meta-analysis of their performance. Breast Cancer Res Treat. 2012;132(2):365-77.
2.  Morrow M, Schnitt SJ, Norton L. Current management of lesions associated with an increased risk of breast cancer. Nat Rev Clin Oncol. 2015;12(4):227-38.
3.  Wuttke M, Phillips KA. Clinical management of women at high risk of breast cancer. Curr Opin Obstet Gynecol. 2015;27(1):6-13.
4.  Cuzick J, Sestak I, Bonanni B, Costantino JP, Cummings S, DeCensi A, et al. Selective oestrogen receptor modulators in prevention of breast cancer: an updated meta-analysis of individual participant data. Lancet. 2013;381(9880):1827-34.
5.  Sestak I, Cuzick J. Update on breast cancer risk prediction and prevention. Curr Opin Obstet Gynecol. 2015;27(1):92-7.
6.  Mallick S, Benson R, Julka PK. Breast cancer prevention with anti-estrogens: review of the current evidence and future directions. Breast Cancer. 2016;23(2):170-7.

# PREVENÇÃO PRIMÁRIA DO CÂNCER DE MAMA: MASTECTOMIA E OOFORECTOMIA 15

Silvio Broomberg
Rodrigo Gregório Brandão

## Considerações gerais

O câncer de mama possui no Brasil taxas crescentes de incidência e mortalidade, a despeito do aumento da abrangência mamográfica e dos avanços no tratamento. Muitos fatores, tanto genéticos quanto não genéticos, determinam a chance de uma mulher desenvolver essa malignidade, assim, vários modelos de predição de risco foram criados. É de vital importância estratificar pacientes conforme o seu risco de desenvolver câncer de mama, pois essa classificação permite estabelecer diferentes formas de rastreamento e conduta[1].

As cirurgias redutoras de risco (CRRs), mastectomia bilateral e ooforectomia, são opções já bastante estudadas e comprovadamente úteis em reduzir a ocorrência de malignidades. Possuem, entretanto, importantes efeitos colaterais e taxas de complicações não desprezíveis. A sua decisão deve apoiar-se em três pilares:

a) benefícios e malefícios das diferentes estratégias redutoras de risco disponíveis;

b) avaliação do risco individual para desenvolvimento do câncer de mama;

c) perspectivas e anseios da paciente.

## Avaliação do risco

a) **Risco usual ou padrão:** são pacientes sem história familiar de câncer de mama ou história pessoal de lesão precursora. Possuem risco vitalício de 12% para desenvolver neoplasia maligna da mama.

b) **Risco elevado:** os seguintes critérios geralmente são usados:

– Parente de primeiro grau com câncer de mama diagnosticado antes dos 45 anos, parente com câncer de mama bilateral, câncer de mama em homem e parente de primeiro ou segundo grau com câncer de ovário;

– História pessoal de hiperplasia ductal atípica, hiperplasia lobular atípica ou carcinoma lobular *in situ*;

– Uso de ferramentas de acesso ao risco de câncer de mama amplamente dependentes da história familiar (Gail Modificado, Claus, BRCAPRO, BOADICEA e Tyrer-Cuzick) demonstrando risco de câncer de mama maior ou igual a 1,7% em cinco anos ou maior ou igual a 20% ao longo da vida;

- Ter recebido radioterapia torácica antes dos 30 anos de idade;
- Apresentar densidade mamária elevada após a menopausa;

c) **Risco muito elevado:** mulheres com forte predisposição hereditária ou portadoras reconhecidas de mutação BRCA1 ou BRCA2, p53 (síndrome de Li-Fraumeni), PTEN (síndrome de Cowden), PALB2, STK11 (síndrome de Peutz-Jeghers) e CDH1 (câncer gástrico difuso hereditário)[1].

## Seleção de pacientes

É reconhecido que a mutação germinativa nos genes BRCA1 e BRCA2 resulta em risco significativamente maior para o desenvolvimento de câncer de mama e ovário, estimado em 7 a 25 vezes acima da população geral. Calcula-se que mais de 90% dos carcinomas hereditários sejam resultado de mutação nesses genes[1]. O risco estimado de desenvolvimento de câncer de mama ou ovário até a idade de 80 anos foi de 83% (±7%) na presença de mutação no gene BRCA1 e de 76% (±13%) na presença de mutação no BRCA2. Portanto, na presença dessas mutações, as CRRs devem ser oferecidas, em conjunto com outras opções como a vigilância intensiva (mamografia, ressonância magnética e exame clínico), ooforectomia, hormonioterapia e mudanças no estilo de vida (Tabela 15.1). A eficácia da mastectomia em prevenir o câncer de mama é de aproximadamente 90% nessas situações[2].

**Tabela 15.1.** Seleção de pacientes para MRR

| Condição clínica | Orientação |
| --- | --- |
| Portadora de mutação reconhecida para genes BRCA1 e BRCA2 | Recomendar MRR. |
| Portadoras de genes de reconhecida suscetibilidade genética para o câncer de mama<br>p53<br>PTEN<br>PALB2<br>STK11<br>CDH1 | Recomendar MRR. |
| Radioterapia torácica prévia antes dos 30 anos | Recomendar MRR. |
| Carcinoma lobular *in situ* | Considerar MRR. |
| Modelos de acesso ao risco para câncer de mama ≥ 20% ao longo da vida | Considerar MRR. |

MRR: mastectomia redutora de risco.

A ooforectomia bilateral profilática reduz significativamente o risco de câncer de mama e de ovário em portadoras de mutação dos genes BRCA1 e BRCA2. A efetividade do método depende principalmente da idade, e o risco de malignidade mamária se reduz pela metade quando a ooforectomia é realizada antes dos 50 anos e em até 64% quando realizada aos 40 anos (Tabela 15.2). O risco de câncer de ovário reduz entre 80% e 95%[3].

**Tabela 15.2.** Seleção de pacientes para ORR

| Condição | Orientação |
| --- | --- |
| Portadora ou elevada suspeita de mutação reconhecida para genes BRCA1 e BRCA2 | Recomendar ORR. |

ORR: ooforectomia redutora de risco.

## Mastectomia bilateral profilática

A mastectomia redutora de risco (MRR) deve ser realizada preferencialmente seguida de reconstrução imediata. Estudos retrospectivos falharam em comprovar maior eficácia da mastectomia radical modificada em relação às mastectomias preservadoras de pele[4]. Assim, a modalidade mais recomendada é a mastectomia preservadora do complexo areolomamilar, pois permite melhores resultados cosméticos com baixos índices de ocorrência de malignidades. O benefício é inversamente proporcional à idade, sendo assim, indicar o procedimento em mulheres acima de 60 anos é questionável e deve ser evitado. A presença de carcinoma oculto no momento da cirurgia ocorre em menos de 5% dos casos e, dessa forma, a biópsia do linfonodo sentinela não é rotineiramente indicada[4].

## Mastectomia contralateral (MC) em pacientes com câncer de mama

A MC com frequência é desejo das pacientes acometidas pela neoplasia maligna da mama, notadamente as mais jovens. O risco estimado de câncer na mama contralateral é de 0,7% e 1% ao ano, na ausência de outros fatores como mutações genéticas etc. Dessa forma, a MC em pacientes com câncer de mama reduz significantemente a ocorrência de novo tumor, conforme já demonstrado em vários estudos retrospectivos e prospectivos, com longo prazo de acompanhamento[5].

É importante notar que, na grande maioria das situações, a redução da incidência de câncer contralateral não se traduz necessariamente em maior sobrevida. Isso ocorre porque o risco de morte devido a metástases do tumor primário é muito maior do que devido à doença contralateral[5]. É difícil, mas necessário, informar as pacientes de que o risco de doença sistêmica, em muitos casos, ultrapassa em muito o risco de morte devido ao novo câncer na mama remanescente.

Em pacientes com câncer de mama inicial (estádios I e II), a MC poderia ser discutida em três situações principais:

a) Pacientes com forte história familiar;

b) Na presença de mutações genéticas de suscetibilidade reconhecida;

c) Na presença de lesões precursoras prévias.

Dados publicados por Metcalfe *et al.* sugerem que mulheres portadoras de mutações BRCA são menos propensas a morrer de câncer de mama após a realização da MC[6]. Essa autora observou que, após o diagnóstico de câncer na mama contralateral, a taxa de mortalidade, em média, foi duas vezes maior (risco relativo de 2,17, intervalo de confiança de 95%: 1,26 a 3,75; p 0,005).

## Ooforectomia profilática (OP)

A OP esteve associada a 77% de redução de mortalidade por todas as causas em pacientes portadoras de mutação BRCA1 e BRCA2. O impacto na mortalidade é resultado principalmente da menor incidência de câncer de ovário, tubas uterinas e peritônio e, em menor grau, do câncer de mama[7]. A retirada das tubas uterinas no momento da cirurgia, dessa forma, é mandatória.

O momento ideal para a realização da OP deve refletir a taxa de incidência de câncer oculto por idade. O risco estimado de paciente BRCA1 mutada desenvolver câncer de ovário até os 40 anos é de 4% e até os 50 anos, de 14,2%. Portanto, a redução de risco parece ser maior quando realizada até os 35 anos de idade, não havendo, por sua vez, benefício quando realizada após os 50 anos[8].

Após a OP, as mulheres devem relatar o aparecimento de sintomas vasomotores, perda de libido e uma modesta diminuição de qualidade geral da vida. Nas pacientes sem história pessoal de câncer de mama, a terapia hormonal pode ser considerada para alívio dos sintomas menopáusicos, sem aumento do risco de câncer de mama, conforme observado por alguns autores[9,10].

## Considerações finais

Apesar dos benefícios observados, as CRRs são intervenções tão extremas que uma única recomendação para a prática não seria apropriada. Diversos fatores devem ser levados em consideração, sobretudo as perspectivas e anseios da paciente. Esses procedimentos devem ser recomendados apenas para mulheres com risco muito elevado de desenvolver câncer de mama (mutação BRCA1 e BRCA2 e/ou mutações reconhecidas de alta penetração). Além disso, deve-se destacar que essas estratégias determinam a remoção incompleta do tecido mamário. A proteção, portanto, não é absoluta.

## Caso clínico

Paciente de 35 anos dirigiu-se ao consultório com tumor de 3 cm de diâmetro em mama direita, com axila clinicamente negativa. A biópsia com inserção de clipe em leito tumoral revelou carcinoma invasivo não especial, positivo para receptor hormonal, HER-2 negativo; isto é, com descrição imunoistoquímica sugestiva de subtipo luminal B. Estadiamento clínico: T2 N0 M0. A anamnese revelou ausência de histórico familiar para câncer de mama. No exame clínico, constataram-se obesidade, mamas volumosas e ptóticas, com tumor supracitado localizado no quadrante superolateral de mama direita, distando 4 cm do mamilo. A mamografia revelou mamas densas e lesão em mama direita, sem outros comemorativos. A ultrassonografia corroborou o achado descrito, entretanto descreveu-se linfonodo não habitual em axila direita. A *core* biópsia e a subsequente inserção de clipe no linfonodo comprovou tratar-se de comprometimento neoplásico. Foi então reestadiada como T2 N1 M0 (EC IIB). Seu desejo inicial era de retirar as duas mamas.

Após avaliação em conjunto com o oncologista, optou-se por iniciar o tratamento pela quimioterapia neoadjuvante. O objetivo inicial era de obter redução volumétrica da lesão e, assim, permitir a cirurgia conservadora, com possível remodelamento mamário por meio de técnicas oncoplásticas. A paciente, entretanto, manteve a ideia de realizar a mastectomia bilateral.

Após discussão com a oncogeneticista, foi optado por iniciar a pesquisa genética por meio da testagem para BRCA1 e BRCA2 (autorizada pelo plano de saúde), que resultou negativa. Orientada de acordo com as evidências atuais sobre ausência de benefício em sobrevida global, a paciente insistiu com a ideia de retirada de ambas as mamas.

A ressonância magnética pós-quimioterapia demonstrou resposta radiológica completa. Apesar do obtido, e por insistência e desejo da paciente, ela foi submetida a mastectomia bilateral com a técnica *skin reducing*, esvaziamento axilar direito, seguido de reconstrução imediata com implantes definitivos. Após sete dias, evoluiu com necrose cutânea bilateral e exposição do implante esquerdo, com risco elevado para exposição do direito. No 10º dia pós-operatório foram então realizados a retirada de ambos os implantes e o debridamento da necrose, com fechamento primário da cicatriz, que, após uma semana, evoluiu com deiscência parcial. Foram necessárias mais três semanas para o fechamento completo da ferida operatória, o que atrasou o início da radioterapia. No momento, a paciente está em tratamento radioterápico, sem desejo de reconstrução.

Essa descrição ilustra que a indicação médica deve ser absoluta. Quando não o for, é essencial que a paciente esteja ciente de todas as variáveis, positivas e negativas, que podem acontecer. No caso acima, houve mau resultado estético e atraso para o início da radioterapia.

## Referências bibliográficas

1. Paluch-Shimon S, Cardoso F, Sessa C, Balmana J, Cardoso MJ, Gilbert F, et al.; ESMO Guidelines Committee. Prevention and screening in BRCA mutation carriers and other breast/ovarian hereditary cancer syndromes: ESMO Clinical Practice Guidelines for cancer prevention and screening. Ann Oncol. 2016;27(Suppl 5):v103-10.

2. Moyer VA. Risk Assessment, Genetic Counseling, and Genetic Testing for BRCA-Related Cancer in Women: Recommendation Statement. U.S. Preventive Services Task Force. Am Fam Physician. 2015;91(2).

3. Finch AP, Lubinski J, Møller P, Singer CF, Karlan B, Senter L, et al. Impact of oophorectomy on cancer incidence and mortality in women with a BRCA1 or BRCA2 mutation. J Clin Oncol. 2014;32(15):1547-53.

4. Lostumbo L, Carbine NE, Wallace J. Prophylactic mastectomy for the prevention of breast cancer. Cochrane Database Syst Rev. 2010;(11):CD002748.

5. Fayanju OM, Stoll CR, Fowler S, Colditz GA, Margenthaler JA. Contralateral prophylactic mastectomy after unilateral breast cancer: a systematic review and meta-analysis. Ann Surg. 2014;260(6):1000-10.

6. Metcalfe K, Gershman S, Ghadirian P, Lynch HT, Snyder C, Tung N, et al. Contralateral mastectomy and survival after breast cancer in carriers of BRCA1 and BRCA2 mutations: retrospective analysis. BMJ. 2014;348:g226.

7. Rebbeck TR, Kauff ND, Domchek SM. Meta-analysis of risk reduction estimates associated with risk-reducing salpingo-oophorectomy in BRCA1 or BRCA2 mutation carriers. J Natl Cancer Inst. 2009;101(2):80-7.

8. Kotsopoulos J, Huzarski T, Gronwald J, Singer CF, Moller P, Lynch HT, et al.; Hereditary Breast Cancer Clinical Study Group. Bilateral oophorectomy and breast cancer risk in BRCA1 and BRCA2 mutation carriers. J Natl Cancer Inst. 2016;109(1).

9. Rebbeck TR, Friebel T, Wagner T, Lynch HT, Garber JE, Daly MB, et al.; PROSE Study Group. Effect of short-term hormone replacement therapy on breast cancer risk reduction after bilateral prophylactic oophorectomy in BRCA1 and BRCA2 mutation carriers: the PROSE Study Group. J Clin Oncol. 2005;23(31):7804-10.

10. Armstrong K, Schwartz JS, Randall T, Rubin SC, Weber B. Hormone replacement therapy and life expectancy after prophylactic oophorectomy in women with BRCA1/2 mutations: a decision analysis. J Clin Oncol. 2004;22(6):1045-54.

Joaquim Teodoro de Araujo Neto

Gil Facina

## Introdução

Os fatores preditivos (FP) são marcadores de respostas do câncer de mama (CM) às terapias específicas, como endocrinoterapia, quimioterapia (QT) e terapias-alvo moleculares. Os fatores prognósticos (FPr) são marcadores do potencial biológico e principalmente da evolução clínica do CM, independentemente do tratamento[1,2].

Os FP e FPr devem seguir quatro princípios básicos: 1) devem fornecer um valor preditivo significativo e independente, validado por testes clínicos; 2) a sua identificação e mensuração devem ser viáveis, reproduzíveis e amplamente disponíveis; 3) os resultados devem ser facilmente interpretados pelos clínicos e têm implicações terapêuticas; 4) a sua medição não deve consumir os tecidos necessários para outros testes, especialmente a avaliação histopatológica de rotina[3].

Os principais FP e FPr usados na prática clínica no CM estão na Tabela 16.1. Alguns desses marcadores podem, ao mesmo tempo, ser um FP e FPr, como os receptores hormonais, o HER-2 superexpresso (HER-2) e o Ki-67[3].

## Fatores preditivos

Um dos principais modificadores das práticas médicas em relação ao CM dos últimos anos surgiu a partir da classificação do câncer invasivo de mama em subtipos moleculares e, desde então, o tratamento da doença passou a ser individualizado. Com a identificação dos subtipos luminais A (LA) e B (LB), HER-2 e *basal-like* (BL), o que permitiu discriminar as pacientes, personalizar o tratamento e correlacionar o subtipo molecular com o prognóstico[4].

Os carcinomas luminais correspondem a cerca de 75% dos cânceres de mama e apresentam receptores de estrogênio (RE) e/ou receptores de progesterona (RP) positivos. Possuem genes que codificam proteínas típicas das células epiteliais luminais e estão divididos em duas subclasses, as LA e LB[4].

O subtipo LA é o mais comum e representa 50% a 60% de todos os CMs. Geralmente possui baixo grau histológico (GH), reduzido grau de pleomorfismo nuclear e pequena atividade mitótica, e inclui subtipos especiais com bom prognóstico, tais como os carcinomas tubular, cribriforme invasivo, mucinoso e medular. O LA apresenta elevada expressão de genes relacionados aos RE e baixa expressão dos relativos à proliferação celular. Caracteriza-se pela expressão de citoqueratinas (CK) epiteliais 8 e 18. No estudo imunoistoquímico (IHQ), o LA apresenta-se com RE e/ou RP positivo, HER-2 negativo e baixo índice de Ki-67, que se expressa em todas as fases do ciclo celular, exceto em G0. Pacientes com carcinoma LA têm bom prognóstico e a recidiva é menos frequente que nos outros subtipos e, quando ocorre, é tardia, predominantemente nos ossos, com tratamento fundamentalmente baseado em endocrinoterapia[4].

O subtipo LB corresponde a 15% a 20% dos carcinomas de mama e tem fenótipo mais agressivo, com elevados GH e índice de proliferação celular. Possui maior taxa de recorrência e menor sobrevida quando comparado ao LA. O LB pode ter aumento da expressão de genes relacionados à sinalização de receptores de fator de crescimento. Aproximadamente 30% dos tumores HER-2 definidos pela IHQ são do subtipo LB. O índice de proliferação Ki-67 é um dos marcadores que permite distinguir os subtipos LA e LB, sendo o ponto de corte de 14%, contudo nem a padronização de como medir e nem esse valor são consensos mundiais, sendo o valor de corte do Ki-67 de 20%, defendido por muitos países, principalmente na Europa. Do ponto de vista IHQ, o LB é definido como RE positivo, HER-2 negativo e Ki-67 elevado ($\geq 14\%$) ou RE e HER-2 positivos e responde melhor à QT do que o LA. O aumento da taxa de recidivas do LB geralmente é limitado para os primeiros cinco anos pós-diagnóstico[4].

O gene HER-2 é proto-oncogene presente no cromossomo na posição 17q21 e codifica a proteína HER-2, que se liga ao receptor 2 do fator de crescimento epidermal humano, que é membro da família de quatro receptores de membrana tirosina quinases. A sinalização desencadeada pelo receptor HER-2 acarreta processos de proliferação, sobrevivência, diferenciação, angiogênese, invasão e metastatização do tumor[4].

O subtipo HER-2 ocorre em 15% a 20% dos CMs e a hiperexpressão dessa proteína confere maior agressividade biológica. Morfologicamente, possui alta proliferação, e 75% desses tumores apresentam alto GH e nuclear. Esses tumores possuem aumento da sensibilidade aos antracíclicos e taxanos, bem como às terapias-alvo anti-HER-2, como trastuzumabe, pertuzumabe e lapatinibe, no entanto apresentam relativa resistência a agentes endocrinoterápicos, como tamoxifeno, anastrozol, letrozol e exemestano, tendo propensão às metástases cerebral e visceral[4].

O subtipo BL representa de 8% a 37% de todos os carcinomas de mama. Está associado com alto GH e nuclear, pobre formação de túbulos, presença de necrose central ou formação de zonas fibróticas, margens expansivas (*pushing borders*), presença de infiltrado linfocitário e características medulares. Esses tumores, em sua maioria, são carcinomas invasivos não especiais com padrão de crescimento sólido, comportamento clínico agressivo e alta taxa de metástases cerebral e pulmonares. Os BL expressam altos níveis de marcadores de células mioepiteliais basais, tais como as citoqueratinas CK5, CK14 e CK17, laminina, EGFR, E-caderina, entre outros, e não expressam RE, RP e HER-2, daí a referência ao termo triplo-negativo (TN). É importante destacar que os termos TN e *basal-like* não são sinônimos e há cerca de 20% a 30% de discordância. A expressão TN refere-se à classificação IHQ, enquanto o *basal-like* é definido pela análise da expressão gênica por microarranjo. Na prática clínica, utiliza-se o fenótipo TN para direcionar o tratamento. O BL constitui aproximadamente três quartos dos cânceres de mama relacionados com a mutação do gene BRCA1[4].

Atualmente, existem várias ferramentas para o cálculo do risco genético para recorrências; as mais usadas são Oncotype DX™, Mammaprint™, Breast Cancer Index, Wound Response Signature, Ivasiveness Gene Set e Intrinsic Subtype and PAM50 ROR; entre esses até o momento, apenas o baixo risco do Oncotype DX™ e o do Mammaprint™ foram validados pelos estudos prospectivos TAILORx e MINDACT, respectivamente.

Os diferentes subtipos respondem de forma diferenciada ao tratamento sistêmico. Em 2014, o estudo prospectivo denominado EORTC 10994/BIG 1-00 avaliou a taxa de resposta à QT neoadjuvante (Neo), segundo os subtipos moleculares, e encontrou resposta patológica completa (RPC) específica para cada subtipo (Tabela 16.1). A RPC foi marcador de melhor sobrevida global (SG) e sobrevida livre de doença (SLD), independentemente do subtipo molecular[5].

## Fatores prognósticos

Os FPr são divididos em clínicos e patológicos, como observado na Tabela 16.1.

A idade é um importante fator de prognóstico, pois quanto mais jovens, maiores são os riscos de mortalidade e recorrência locorregional, principalmente nas pacientes com 35 anos ou menos quando comparadas com as com 50 anos ou mais[6].

Com relação ao *status* menopausal, alguns autores têm relatado menores intervalos livres de recorrência nas pacientes na pré-menopausa, quando comparadas com aquelas na pós-menopausa[6].

A raça negra apresenta menor SG em cinco anos, maior incidência de tumores de alto grau, triplo-negativos e carcinomas inflamatórios em pacientes jovens, quando comparadas com as caucasianas[6].

O tamanho clínico do tumor (cT) normalmente superestima o tamanho patológico do tumor (pT), devido à desmoplasia e ao componente *in situ*.

O estadiamento clínico (cTNM) é fundamental para avaliar a melhor forma de iniciar o tratamento, sendo dividido em estádios iniciais (0, I e II), nos quais a cirurgia normalmente é primeira opção, seguida dos tratamentos sistêmicos e radioterápicos, quando indicados; já nos estádios localmente avançados (IIIA, IIIB e IIIC), o tratamento sistêmico normalmente é primeira opção, seguido da cirurgia e radioterapia; no estádio metastático (IV), normalmente o tratamento sistêmico é o principal e único para aumentar a SG e a sobrevida livre de progressão, no entanto em algumas situações a cirurgia e a radioterapia são necessárias para manter o controle locorregional (Figura 16.1).

Os principais FPr patológicos recomendados por todas as principais sociedades médicas de Patologia, Cirurgia, Oncologia Clínica e Radio-Oncologia, que elaboram as diretrizes para o tratamento do CM, estão listados na Tabela 16.1.

O pT, p tamanho das metástases e o número de linfonodos comprometidos (pN), juntamente com as metástases a distância (M), formam o estádio patológico (pT pN M), que é um dos principais FPr e determinante para estabelecer quais e quando as modalidades de tratamento locorregional (cirurgia e radioterapia) e sistêmico (QT, terapias-alvo e endocrinoterapia) serão utilizadas, como observado no Figura 16.1.

O estadiamento patológico está diretamente relacionado com a SG em cinco anos, sendo os estádios 0 e I com 100%, o estádio II com 86%, o estádio III com 57% e o estádio IV com 20%[6].

O novo estadiamento (*AJCC Cancer Staging 8th*), que será usado a partir de janeiro de 2018, ressalta a importância dos fatores biológicos como o GH, HER-2, RE e RP no risco de recorrências, possibilitando alteração final do estadiamento.

A avaliação do GH dos tumores padronizado é o método de Nottingham, que avalia a formação tubular, pleomorfismo nuclear e índice mitótico, sendo classificados em GH1 (baixo grau),

GH2 (grau intermediário) e GH3 (alto grau). É um dos mais importantes e reprodutíveis FPr e está relacionado diretamente com a SG em cinco anos, com 100% para os G1, 93,2% para os G2 e 77,6% para os G3. Nas pacientes com estádios II, III e IV, o GH foi prognosticamente significante[6].

O tipo histológico (TH) é um importante FPr, sendo o carcinoma invasivo não especial (CINE), antigo carcinoma ductal invasivo, e o carcinoma lobular invasivo (CLI) os mais frequentes,apresentando SG em cinco anos de 87,5% e 91,6%, respectivamente. Os tipos especiais normalmente apresentam melhor prognóstico, sendo o mucinoso de 98,3%, o tubular de 100%, o adenoide-cístico/cribriforme de 100%, o papilífero de 94,5% e o medular de 89,5% de SG em cinco anos. No entanto, a manifestação clínica chamada de carcinoma inflamatório (cT4D), que pode ocorrer com quaisquer TH, apresenta uma das piores SG em cinco anos, de apenas 34,2%[6].

A invasão linfovascular (ILV) é um importante FPr adverso para a SLD e a SG. É identificada em aproximadamente 15% das pacientes. A SLD em 6,4 anos foi de 54,5% [intervalo de confiança (IC) 95%: 52,4-56,6%] com ILV contra 79,5% (IC 95%: 78,7-80,2%) sem ILV; enquanto a SG em 7,7 anos foi de 66% (IC 95%: 64,1-67,9%) com ILV contra 87,3% (IC 95%: 86,7-87,8%) sem ILV, ambas estatisticamente significantes[6].

O uso dos tratamentos sistêmicos neoadjuvantes, principalmente a QT Neo isolada ou em associação com as terapias anti-HER (trastuzumabe, pertuzumabe e lapatinibe), tem se se mostrado altamente eficaz em tornar operável os tumores inicalmente inoperáveis, converter cirurgias radicais em cirurgias conservadoras e testar *in vivo* a resposta do tumor aos medicamentos, alcançando, em muitas ocasiões, as respostas clínica e patológica completas, que são excelentes FPr tanto no SLD como na SG[6] (Tabela 16.2).

**Tabela 16.1.** Principais fatores preditivos e prognósticos no câncer de mama

| Fatores preditivos | Fatores prognósticos |
|---|---|
| Receptores hormonais (RH) | **Clínicos:** |
| HER-2 | • Idade |
| Fatores preditivos patológicos: | • *Status* menopausal |
| Subtipo *basal-like* | • Raça/Etnia |
| Subtipo triplo-negativo | • Tamanho do tumor (cT) |
| Subtipo *claudin-low* | • Estádio (cTNM) |
| Ki-67 | • Resposta clínica completa aos tratamentos sistêmicos neoadjuvante |
| | **Patológicos:** |
| | • Tamanho do tumor (pT) |
| | • Linfonodos regionais (pN) |
| | • Grau histológico (GH) |
| | • Tipo histológico |
| | • Invasão linfovascular (ILV) |
| | • RH |
| | • HER-2 |
| | • Ki-67 |
| | Resposta patológica completa aos tratamentos sistêmicos neoadjuvantes |

**Tabela 16.2.** Taxas de resposta patológica completa (RPC) segundo os subtipos moleculares

| Subtipo molecular | Taxa de RPC (%) |
|---|---|
| Luminal A | 7,5 |
| Luminal B não HER | 15 |
| Luminal HER | 22 |
| Triplo-negativo | 31 |
| HER-2 | 36 |
| Todos os subtipos | 18 |

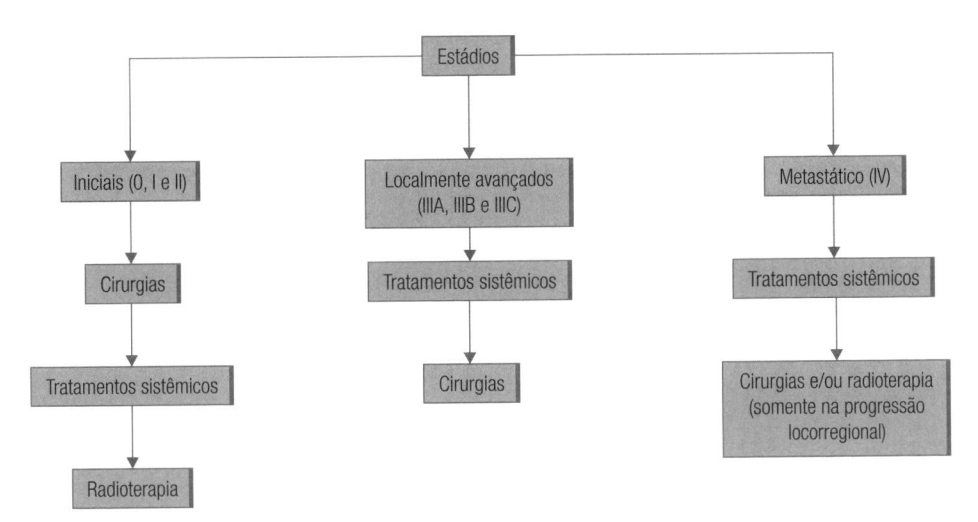

**Figura 16.1.** Sequências dos tratamentos de acordo com os estádios do câncer de mama.

## Caso clínico

Paciente, sexo feminino, 39 anos, Gesta 3 Para 3 Aborto 0, método contraceptivo com laqueadura tubária há cinco anos. Nega antecedentes familiares de cânceres de mama e ovário. Apresentava como queixa um nódulo na mama esquerda há três meses. Sem queixas de doença sistêmica. Ao exame clínico: mamas de médio volume com tumor duro e irregular de 6 cm no quadrante superolateral da mama esquerda com linfonodo axilar único e endurecido de 3 cm; linfonodos cervicais, supra e infraclaviculares negativos.

A principal hipótese diagnóstica é de carcinoma invasivo da mama esquerda, com o estádio clínico cT3 cN1 M0 – IIIA.

## Exames

Mamografias bilaterais (MMG), biópsia percutânea pistola-assistida (*core*) guiada pela ultrassonografia (USG) com marcação com clipe metálico do tumor para anatomopatológico e IHQ, punção aspirativa com agulha fina (PAAF) guiada pela USG do linfonodo axilar, ressonância magnética das mamas (RM), cintilografia óssea, tomografia computadorizada (TC) de tórax e de abdome/pelve.

## Comentários

Por se tratar de uma paciente muito jovem, mesmo tendo história familiar negativa, o aconselhamento genético é indicado nesse caso. Por ser uma doença localmente avançada (estádio IIIA), apesar de ser assintomática para metástases sistêmicas, o rastreamento com cintilografia óssea, TC de tórax/abdome/pelve está indicado, pois a possiblidade de metástases assintomáticas nos estádios III é de 20% a 30%; já nos estádios iniciais (I e II) esse risco é menor que 2%, e esses exames de rastreamento não são recomendados. Pela possiblidade de um tumor com comportamento biológico desfavorável ser grande, principalmente os triplo-negativos ou HER-2, o tratamento sistêmico neoadjuvante será muito importante nessa paciente, com indicação do clipe no tumor, PAAF do linfonodo axilar e RM, que é o melhor exame de imagem para avaliar a resposta ao tratamento sistêmico neoadjuvante.

## Resultados dos exames

MMG com tumor hiperdenso com margens mal definidas de 7,5 cm no quadrante superior lateral (QSL) esquerdo (BI-RADS 4), RM com tumor de 5,5 cm com necrose central no QSL esquerdo (BI-RADS 5). Anatomopatológico (AP): CINE, GH3, com IHQ: RE e RP negativos, com HER-2 +++/+++. Citologia do linfonodo positiva para metástase de carcinoma. Exames de rastreamento negativos.

Foi encaminhada para tratamento sistêmico neoadjuvante, sendo realizado docetaxel com duplo bloqueio com trastuzumabe e pertuzumabe (NeoSPHARE). Apresentou resposta clínica e imaginológica completa com RM após o tratamento sistêmico.

O estudo genético para mutações hereditárias deletérias foi negativo, e a paciente foi submetida à ressecção segmentar com marcação prévia do clipe com radiofármaco (ROLL) e linfadenectomia axilar nível I e II. AP com ausência de tumor residual na mama e ausência de metástases em 16 linfonodos ressecados. Estádio: ypT0 ypN0 (RPC na mama e axila).

## Comentários finais

A paciente teve grande benefício da conversão de uma cirurgia radical (mastectomia) em uma cirurgia conservadora e por ter atingido a RPC, e apresenta excelentes prognósticos. Não foi realizada biópsia do linfonodo sentinela da axila previamente comprometida, pois os principais estudos que avaliaram essa situação (SENTINA, Z 1071 e SN FNAC) foram estudos de fase II, e todas a pacientes foram submetidas a dissecção axilar, com taxas de falsos-negativos no geral ainda não aceitáveis. Os estudos prospectivos, aleatorizados de fase III, que avaliarão a não dissecção axilar, nas pacientes com axilas previamente positivas e com negativação após o tratamento sistêmico neoadjuvante, o NSABP B-51/RTOG 1304 e ALLIANCE A11202, estão previstos para o ano de 2023.

# Referências bibliográficas

1. Cianfrocca M, Goldstein LJ. Prognostic and predictive factors in early-stage breast cancer. Oncologist. 2004;9(6):606-16.

2. Weigel MT, Dowsett M. Current and emerging biomarkers in breast cancer: prognosis and prediction. Endocr Relat Cancer. 2010;17(4):R245-62.

3. NIH consensus conference. Treatment of early-stage breast cancer. JAMA. 1991;265(3):391-5.

4. Carey LA, Cheang MCU, Perou CM. Genomics, prognosis, and therapeutic interventions. In: Harris JR, Lippman ME, Morrow M, Osborne CK, eds. Diseases of the breast. 5th ed. Philadelphia: Wolters Kluver Health; 2014. p. 452-72.

5. Bonnefoi H, Litière S, Piccart M, MacGrogan G, Fumoleau P, Brain E, et al.; EORTC 10994/BIG 1-00 Study investigators. Pathological complete response after neoadjuvant chemotherapy is an independent predictive factor irrespective of simplified breast cancer intrinsic subtypes: a landmark and two-step approach analyses from the EORTC 10994/BIG 1-00 phase III trial. Ann Oncol. 2014;25(6):1128-36.

6. Moffat FL. Clinical and pathologic prognostic and predictive factors. In: Harris JR, Lippman ME, Morrow M, Osborne CK, eds. Diseases of the breast. 5th ed. Philadelphia: Wolters Kluver Health; 2014. p. 439-51.

# LESÕES MALIGNAS

Wagner Ricardo Montor

Embora este capítulo trate de carcinogênese mamária, esta não é diferente de tudo que sabemos sobre o processo de carcinogênese geral, classicamente resumido no artigo "*Hallmarks of cancer*", de Robert Weinberg, do *Massachusetts Institute of Technology*, a partir da análise de décadas de estudos que levaram à conclusão universal de que o câncer é uma doença complexa, heterogênea, com múltiplas possibilidades de alterações no genoma e que, sem dúvida, necessita de abordagem individual, pois cada tumor é único[1].

O que se sabe hoje é que não basta uma mutação ou um pequeno conjunto de mutações para que um tumor se desenvolva, ou seja, para que o processo de carcinogênese ocorra. São vários os mecanismos que controlam a proliferação celular e, quando há alteração em algum desses mecanismos, existem respostas fisiológicas compensatórias que ainda mantêm o controle da proliferação das células. Se não houver mutações que afetem diferentes mecanismos, de modo a inviabilizar os mecanismos de compensação, as células não se tornam tumorais[1].

## Oncogenes

De maneira simplificada, para que uma célula normal se torne tumoral, é necessário que haja mutações que ativem proto-oncogenes transformando-os em oncogenes, ou seja, mutações que ativem vias que fisiologicamente são utilizadas para a multiplicação normal das células, de modo que não haja controle de parada. Assim, as clássicas vias de transdução de sinal, como aquelas que estão associadas a receptores de membrana, como as vias de sinalização para os vários fatores de crescimento, como EGF (fator de crescimento epidérmico), VEGF (fator de crescimento do endotélio vascular), PDGF (fator de crescimento derivado de plaquetas) e outras, precisam ser ativadas por mutações em genes correspondentes às suas proteínas para que as células se comportem como se os fatores de crescimento estivessem sempre presentes, mesmo quando não estejam[1].

No passado, chegou-se a pensar que bastaria ter uma mutação ativadora dessas vias de proliferação para fazer as células proliferarem indefinidamente, mas, quando se tenta reproduzir esse processo artificialmente, nota-se que esse tipo de mutação isoladamente não é capaz de gerar um tumor, o que é ainda confirmado por não se encontrar nenhum tumor que tenha exclusivamente esse tipo de mutação[1].

## Genes supressores

Há outras vias e outros fatores que têm a função de inibir a proliferação celular, e estes coletivamente são chamados de genes supressores de tumor, dos quais as proteínas P53 e Rb são exemplos clássicos. Quando algum oncogene é ativado por mutação, genes supressores de tumor são capazes de manter ainda a proliferação normal e, portanto, frequentemente são encontrados mutados também nos tumores[1].

## Genes de reparo do DNA

Não só esses dois tipos de genes são encontrados mutados, mas também aqueles responsáveis por fazer reparo de DNA. A cada vez que uma célula se multiplica, uma cópia fiel de seu DNA é feita para ser passada às células filhas. Caso haja algum erro de replicação, proteínas de reparo são capazes de corrigir esses erros introduzidos no processo, e comumente tumores apresentam falhas de reparo, por mutação nesse tipo de gene. A própria proteína P53 é responsável por detectar que há mutações a serem corrigidas e induzir o processo de reparo, o que não ocorre se a própria P53 estiver mutada, o que é tão comum nos tumores[1].

## Defeito na apoptose

Uma célula que tem oncogenes ativados, supressores de tumor inativados e proteínas de reparo defeituosas pode contar ainda com o processo de apoptose, o suicídio celular, que, diferentemente da necrose, não está associado à inflamação. No entanto, se o tumor apresentar mutação em caspases e outros componentes da via de apoptose, não será capaz de fazer o processo, e a célula que apresenta todos esses defeitos será perpetuada em constante e acelerada proliferação[1].

## O conjunto das mutações favorece que mais mutações ocorram

Quando uma célula tem oncogenes mutados, supressores de tumor inativados e proteínas de reparo alteradas e, por esse motivo, multiplica-se mais rapidamente, sem conseguir fazer apoptose, ela acumula mais e mais mutações, pois o processo de multiplicação celular deveria ser feito cuidadosamente, com pontos de parada chamados *checkpoints*, nos quais a célula verifica se tudo foi duplicado adequadamente. Quando a célula tem esse tipo de mutação que a faz se duplicar mais rapidamente, esses *checkpoints* não são respeitados e mutações adicionais são acumuladas por não haver tempo de reparo[1].

## Efeitos da radioterapia e da quimioterapia

Vale dizer aqui que o mecanismo por meio do qual a radioterapia induz morte das células tumorais é por gerar um número maior de lesões no DNA em comparação com as que a célula já apresenta, contribuindo para que o processo de apoptose seja ativado, caso não tenha sido ainda simplesmente pelas alterações do tumor. Alguns quimioterápicos, mas não todos, especialmente os da classe dos alquilantes, também atuam pelo mesmo mecanismo de induzir mais lesões em DNA, estimulando apoptose. Isso explica por que alguns tumores que apresentam mutações em caspases e não são capazes de fazer apoptose são resistentes à radioterapia e alguns tipos de quimioterapia[1].

# Predisposição ao câncer

Em teoria, portanto, todos os tumores se iniciam a partir de uma única célula tumoral que acumulou todas essas mutações. Não adiantaria ter oncogenes ativados em uma célula, supressores de tumor inativados em outra e reparo e apoptose defeituoso em outra. Todos os processos precisam acontecer em uma mesma célula. Como mutações são geradas pelos diferentes agentes mutagênicos de natureza física (por exemplo: radiação ionizante, radiação ultravioleta etc.), química (por exemplo: compostos presentes em alimentos, poluentes, cigarros etc.) e biológica (vírus e bactérias como papilomavírus humano, vírus Epstein-Barr, *H. pylori* etc.) que conhecemos, há relação temporal e aleatória para que tantas mutações se acumulem em uma única célula. Isso explica por que a incidência de tumores é maior conforme a idade avança e por que indivíduos que herdam dos pais algumas dessas mutações apresentam predisposição e podem desenvolver tumores mais precocemente, uma vez que parte das mutações necessárias apresenta-se no genoma ao nascimento. A geração aleatória de mutações em genes tão específicos e que precisam se acumular na mesma célula traz ao câncer um pouco de acaso à sua origem[1].

Essa primeira célula que apresenta todas as características que a habilitam a se multiplicar sem controle é chamada de célula transformada e é ela que, quando passa a fazer parte do *pool* proliferativo, dá origem ao tumor. Sua principal característica é multiplicar-se mais rapidamente e sem fazer *checkpoints*, acumulando, portanto, mais mutações, o que faz com que, embora tenha origem clonal, ou seja, de uma única célula, a massa tumoral apresente heterogeneidade celular no que diz respeito às mutações que apresenta. Há, na vasta maioria das vezes, subclones de células tumorais dentro do próprio tumor e eles podem apresentar comportamento e resposta a terapias diferentes[1].

Embora esteja definido acima que, para um tumor se originar, sejam necessárias tantas mutações, sabe-se que mutações em genes únicos, como os da família BRCA, são suficientes para originar um tumor. Isso porque o BRCA, assim como o P53, são responsáveis também pelo reparo do DNA e, se estiverem mutados, automaticamente favorecem a manutenção de outras mutações[1].

# Carcinogênese e mama

Falando em câncer de mama especificamente, sabe-se que molecularmente ele é dividido em classes com base na expressão de receptor de estrógeno e/ou progesterona, ou do receptor HER-2. No entanto, de forma nenhuma um tumor HER-2 positivo se apresenta como tumor apenas porque produz a proteína HER-2. HER-2 é apenas a proteína que permite terapia-alvo e é uma de dezenas ou centenas de mutações que o tumor, essa massa heterogênea, apresenta, sendo destacada apenas por ter relevância clínica ou, na linguagem da área, ser *druggable* ou *actionable*, ou seja, passível de modulação por fármacos.

Entre os diversos tumores de mama HER-2 positivos, o conjunto de outras mutações que levaram aquelas células a perderem o controle de proliferação é infinitamente diferente, o que faz com que o prognóstico e a resposta à terapia de cada paciente sejam diferentes, mesmo tendo essa característica em comum. Sabe-se que nunca há 100% da massa tumoral apresentando expressão de HER-2, e análises moleculares mostram que nas células HER-2 negativas de um tumor classificado como HER-2 positivo há outras mutações importantes que as mantêm em franca proliferação, já que não apresentam esse receptor hormonal em sua superfície. A identificação dessas mutações e o desenvolvimento de fármacos para esses alvos moleculares comuns às células HER-2 negativas em um tumor HER-2 positivo abre possibilidade terapêutica nos casos de resistência aos inibidores de HER-2[2].

O processo de carcinogênese é quase único, embora alguns padrões se repitam parcialmente de tumor para tumor[2]. Temos a impressão de homogeneidade, porque agrupamos pelas mutações que conhecemos e buscamos, não com base em todas que existem.

De maneira semelhante, encontram-se tumores do tipo carcinoma ductal *in situ* e invasivo que coexistem no momento do diagnóstico. Quando se comparam esses tumores *in situ* que coexistem com os invasivos na mesma paciente a tumores *in situ* puros de outras pacientes, nota-se que os primeiros já são molecularmente mais parecidos com os tumores invasivos do que os *in situ* puros, embora ambos sejam *in situ*, sugerindo haver evolução clonal dos tumores *in situ* para os invasivos, mas que não foi mecanisticamente descrita ainda. Em alguns tumores, como os de intestino, essa escala de evolução de tumores menos agressivos para mais agressivos é melhor definida, inclusive se descrevendo os genes que são mutados nessa progressão, mas isso ainda não está claro para mama, embora seja evidente que haja mais mutações nos invasivos do que nos *in situ*[3].

Ao analisar as mutações presentes nos tumores, é ainda bastante complexo e gera dúvidas identificar aquelas que chamamos de *drivers*, ou seja, que conduzem o tumor, que levam a célula normal a se tornar tumoral, e as mutações que chamamos de *passengers*, ou passageiras, que acontecem como consequência da proliferação acelerada, mas que não apresentam relação causal com o tumor[2,3].

## Processo de metástases

Nessa geração de massa tumoral heterogênea, a partir de uma única célula, há momentos em que evolutivamente um tipo de célula apresenta vantagens naquele microambiente, prolifera mais intensamente e predomina na massa, mas, por continuar proliferando de maneira descontrolada, gera mais mutações e a massa se torna heterogênea novamente. Isso explica como o tumor vai se tornando sempre mais agressivo com o passar do tempo, pois o que é agressivo para o paciente é simplesmente um tipo celular mais adaptado a proliferar de maneira independente, naquele microambiente[1-3].

Nesse processo, por meio de novas mutações, podem surgir as células com capacidade de produzir enzimas que destroem a membrana basal, rica em colágeno, quando os carcinomas conseguem fazer a transição do epitélio para o conjuntivo, onde ganham acesso a vasos sanguíneos e linfáticos abundantes, permitindo o estabelecimento das metástases. Esse processo de adaptação darwiniana do tumor ao humano, com sucessivos ciclos de evolução, deixa claro o papel do diagnóstico precoce e do tratamento imediato[1-3].

Além de serem capazes de degradar membrana basal para ganhar acesso aos vasos, essas células potencialmente metastáticas precisam ainda escapar do sistema imune. É claro que as células produtoras de enzimas que degradam membrana basal, como as chamadas metaloproteases de matriz (MMPs), apresentam maior chance de ocorrência conforme o tumor primário passa por vários ciclos de evolução clonal, mas nada impede que ocorra precocemente em alguns casos, já que é um processo aleatório[1].

Com relação ao escape do sistema imune, o conhecimento desses mecanismos que levam células tumorais circulantes a inibir esse sistema por secreção de citocinas e outros processos é bastante recente e abre um leque enorme de possibilidades terapêuticas, que já vêm sendo exploradas. Existem ainda células tumorais que secretam fatores quimiotáticos para plaquetas, como tromboxano A2 (TXA2), que fazem com que as células tumorais sejam revestidas por essas plaquetas, impedindo o seu reconhecimento pelas células de defesa, o que provavelmente, mas não exclusivamente, está associado ao desenvolvimento de síndromes paraneoplásicas relacionadas a eventos trombóticos, conforme alguns tipos de tumor avançam[1].

Estudos que comparam o genoma de células encontradas no tumor primário e na metástase permitem visualizar o processo de carcinogênese como um contínuo e de origem clonal, pois em cerca de 80% dos casos há concordância total do perfil genômico das células encontradas nas duas massas. Embora possa existir o contrário, é mais comum que as células metastáticas apresentem mais mutações do que as células do tumor primário, pois a célula metastática é uma célula do tumor primário que ganhou habilidades a mais. Quando ocorre o contrário, a explicação é que, após a liberação da célula metastática, tanto a metástase quanto o tumor primário continuaram evoluindo de maneira darwiniana, em ciclos de geração de novas mutações e seleção das que tornam o tumor mais adaptado ao microambiente e mutações extras surgiram então no tumor primário após o processo inicial de metastatização[4,5].

Em termos de carcinogênese, o câncer metastático não só é de pior prognóstico porque já se apresenta como sistêmico, mas também porque provavelmente passou por vários desses ciclos de evolução molecular, encontrando-se mais heterogêneo e mais adaptado, com alto potencial de apresentar subclones resistentes à terapia e que podem ser selecionados por esta, o que torna a monoterapia uma ferramenta raramente utilizada para esse tipo de doença.

Da mesma maneira, essa heterogeneidade molecular e constante evolução genômica e fenotípica explicam por que é tão limitado o uso de biomarcadores para o diagnóstico e o acompanhamento da doença. Células produtoras dos biomarcadores podem estar presentes ou não na massa dependendo do momento da doença, e isso explica a sensibilidade e a especificidade tão variáveis, o que dificulta o uso diagnóstico e no acompanhamento, fazendo com que resultados positivos sejam de maior relevância do que resultados negativos, que podem ser falsos-negativos.

São muitos os tipos de oncogenes que podem estar mutados, chegando às centenas, e são muitos os supressores de tumor que podem estar mutados, além das outras classes de genes envolvidos já citados, além de que precisamos de todas essas classes mutadas em uma única célula para originar um tumor. Logo, a variedade molecular de tumor que se apresenta na clínica é enorme, e mesmo que a classificação anatomopatológica seja a mesma, molecularmente são distintos. As clássicas subdivisões com base nos receptores hormonais e HER-2 passa uma falsa ideia de homogeneidade, o que é especialmente falso para os tumores triplo-negativos, cuja única característica em comum é não apresentar expressão de nenhum dos três receptores clássicos, mas são vastamente diferentes entre si[6].

Aprofundar a classificação molecular de todos esses tumores, de modo a dividi-los em subgrupos, em relação aos grupos já conhecidos atualmente, em paralelo ao constante desenvolvimento de recursos terapêuticos que inibam alterações moleculares específicas, na chamada farmacogenômica e medicina personalizada que utiliza a terapia-alvo, é o caminho que vem sendo buscado, com algum sucesso relativo, mas ainda muitas descobertas a serem feitas.

## Caso clínico

Paciente com antecedente de mãe e avó com câncer de mama antes dos 40 anos. Refere que aos 30 anos fez pesquisa genética que identificou BRCA1 e BRCA2 mutados. Optou por conduta expectante e, aos 38 anos, apresentou diagnóstico de carcinoma ductal invasivo em mama esquerda, com tumor apresentando receptor de estrógeno e progesterona negativo e HER-2+. Foi realizado tratamento cirúrgico e quimioterápico. Após seis meses de tratamento, apresentou metástase óssea e iniciou nova quimioterapia, porém novas metástases em fígado surgiram e não foram responsivas à terapia. A paciente foi a óbito. Com base no texto abaixo, avalie o processo de desenvolvimento de resistência em tumores levando em consideração o processo de carcinogênese e progressão tumoral.

## Comentário

Essa paciente apresenta parte das mutações necessárias no genoma ao nascimento, porém os processos necessários para ocorrer a carcinogênese são oncogenes ativados, supressores de tumor inativados e reparo e apoptose defeituosos na mesma célula. Nesse caso, as mutações em genes únicos, como os da família BRCA são suficientes para originar um tumor, pois ele é também responsável por reparo de DNA, assim toda e qualquer lesão ao DNA será incorporada sem ser reparada, além de facilitar todas as outras mutações que continuam sendo necessárias para a carcinogênese.

Há uma relação temporal e aleatória para que tantas mutações se acumulem em uma única célula, o que explica por que a incidência de tumores é maior conforme a idade avança e por que indivíduos que herdam dos pais algumas dessas mutações apresentam predisposição e podem desenvolver tumores mais precocemente.

A paciente apresentou metástases após o término da quimioterapia porque se tratava de um tumor invasivo, ou seja, que havia rompido a membrana basal, por ter sido capaz de produzir proteases específicas, as MMPs, que permitem que as células tumorais atravessem do epitélio para o conjuntivo, onde ganham acesso a vasos sanguíneos e linfáticos abundantes. Quando se observa membrana basal rompida, conta-se com a possibilidade de haver micrometástases em diferentes tecidos. Micrometástases são células derivadas do tumor que se encontram em tecidos distantes do tumor primário, ainda não detectáveis por imagem, por se tratar de número diminuto de células, mas que apresentam o potencial de proliferar e formar um tumor secundário quando as condições são favoráveis. Essas condições favoráveis podem ser algo exógeno, como um hormônio ou mesmo a ocorrência de mais mutações que estimulam a progressão tumoral. O que se verifica nesse caso é que o tratamento inicial não foi capaz de eliminar as micrometástases, que sempre requerem tratamento sistêmico, como quimioterapia e/ou terapia-alvo, já que a localização não é identificada. Assume-se que, quando não há rompimento de membrana basal e a lesão é restrita ao epitélio, nos chamados tumores *in situ*, não há presença de micrometástases e tratamentos sistêmicos não são necessários. No entanto, um tumor *in situ*, se deixado sem tratamento ou não tratado adequadamente, após ciclos de expansão clonal e seleção das células mais adaptadas, pode passar a produzir as MMPs e eventualmente romper a membrana basal.

Essa paciente apresentou metástase óssea e hepática. Como descrevemos, as células metastáticas passam por vários ciclos de seleção e geralmente são mais adaptadas do que o tumor primário, assim, houve aí o surgimento de tumores secundários resistentes à terapia e que levaram a paciente ao óbito.

# Referências bibliográficas

1. Hanahan D, Weinberg RA. Hallmarks of cancer: the next generation. Cell. 2011;144(5):646-74.

2. Ng CK, Martelotto LG, Gauthier A, Wen HC, Piscuoglio S, Lim RS, et al. Intra-tumor genetic heterogeneity and alternative driver genetic alterations in breast cancers with heterogeneous HER2 gene amplification. Genome Biol. 2015;16:107.

3. Kim SY, Jung SH, Kim MS, Baek IP, Lee SH, Kim TM, et al. Genomic differences between pure ductal carcinoma in situ and synchronous ductal carcinoma in situ with invasive breast cancer. Oncotarget. 2015;6(10):7597-607.

4. Bertucci F, Finetti P, Guille A, Adélaïde J, Garnier S, Carbuccia N, et al. Comparative genomic analysis of primary tumors and metastases in breast cancer. Oncotarget. 2016;7(19):27208-19.

5. Goswami RS, Patel KP, Singh RR, Meric-Bernstam F, Kopetz ES, Subbiah V, et al. Hotspot mutation panel testing reveals clonal evolution in a study of 265 paired primary and metastatic tumors. Clin Cancer Res. 2015;21(11):2644-51.

6. Shah SP, Roth A, Goya R. The clonal and mutational evolution spectrum of primary triple negative breast cancers. Nature. 2013;486(7403).

# LESÕES PRECURSORAS OU DE POTENCIAL INDEFINIDO PARA MALIGNIDADE EM MAMA

**18**

Angela Flavia Logullo Waitzberg

Com o advento da mamotomia e da mamografia digital, aumentou o número de abordagens diagnósticas em mama. Nos últimos anos, algumas entidades foram descritas ou resgatadas de relatos do passado, e a sua correlação com incidência de carcinoma tem sido debatida na literatura. Enquanto algumas são definitivamente consideradas como pré-malignas, como o carcinoma ductal *in situ* – CDIS (abordado no Capítulo 20), outras despontam com potencial ainda indefinido para malignidade e ainda não são indicação de exérese, como a adenose esclerosante (AE) e a atipia colunar plana. Consideramos algumas dessas entidades e as informações vigentes em relação a cada uma.

## Hiperplasia ductal atípica

A hiperplasia ductal atípica (HDA) é definida como uma lesão proliferativa ductal que possui algumas, mas não todas as características de CDIS de baixo grau. Por imunoistoquímica, é caracterizada como população uniforme de células que não expressam citoqueratinas de alto grau e exibem alta expressão de receptores de estrogênio uniformemente distribuídos[1,2].

Por ser morfologicamente semelhante ao CDIS de baixo grau, a HDA está geralmente associada em a 5% a 18% de subdiagnóstico de CDIS e carcinoma invasor em biópsias percutâneas. Das lesões mamárias detectadas por mamografia, a HDA compreende cerca de 10% e o CDIS, 15% a 20%[1,7].

A diferenciação entre CDIS e HDA tem dois critérios morfológicos: lesão de até 2 mm ou presença dessa em um espaço ductal da amostra estudada. Devemos fazer esse diagnóstico quando há lesões que apresentam envolvimento parcial dos espaços ductais por células de forma similar à do CDIS de baixo grau. Isso dificulta, por vezes, a definição entre essas duas entidades, mas as diretrizes aconselham privilegiar a HDA quando há dúvida. Esse direcionamento e a subamostragem podem ser, em parte, razões associadas ao subdiagnóstico[1-3].

O livro da WHO de 2012 recomenda chamar uma lesão duvidosa de "lesão proliferativa intraductal podendo corresponder a HDA ou CDIS de baixo grau" quando há dúvida. A excisão subsequente definirá qual entidade prevalece[1-3].

Recentemente, o seu risco associado a câncer subsequente foi descrito em um amplo estudo envolvendo 955.331 pacientes com HDA em biópsias percutâneas e excisionais, como de 2,6 (intervalo de confiança – IC 95%: 2,0-3,4) vezes maior que o de pacientes sem HDA. O seguimento de 10 anos mostrou risco estimado de 5,7% (IC 95%: 4,3%-10,1%) de câncer subsequente nesse período[1-3].

## Atipia colunar plana

Atipia colunar plana (ACP) é uma lesão proliferativa caraterizada por alterações colunares e atipia celular. Essa entidade já recebeu vários nomes no passado, como *clinging carcinoma*, por Azzopardi, lóbulos atípicos tipo A, alteração colunar com atipia etc. Embora alguns trabalhos sugiram uma participação em carcinogênese de tumores de bom prognóstico, atualmente não há evidência suficiente de que essa lesão seja uma precursora de carcinoma invasivo. O risco subsequente de câncer de mama é muito baixo. Segundo a *Mayo Clinic*, a *hazard ratio* (HR) é de 1,12.

A atipia colunar plana não contém características morfológicas que se encaixem nos critérios diagnósticos de HDA ou CDIS. No entanto, a observação sistemática dessa lesão levou à descrição de frequente associação com carcinoma tubular. Os estudos moleculares mostram que ACP é clonal e tem frequente perda de cromossomo 16 e alterações genéticas pequenas, em número, quando comparadas com HDA ou CDIS.

No entanto, nos casos contendo carcinoma tubular bem diferenciado, com presença de alteração colunar, atipia colunar plana e carcinoma ductal de baixo grau associados ao tumor, essas alterações moleculares foram encontradas em todas as entidades contidas na área, sugerindo crescimento entre atipia colunar plana, carcinoma ductal de baixo grau e carcinoma tubular bem diferenciado. Algumas dessas alterações são do tipo metilação de genes supressores de tumor. A excisão subsequente a esse diagnóstico ainda não é consenso na literatura. Essa observação é útil para lembrar que a presença dessa lesão em biópsias poderá sinalizar a possibilidade de outras entidades associadas, e a correlação radiológica é importante.

## Lesões papilíferas

Papilas são estruturas digitiformes arborescentes com eixo fibrovascular verdadeiro recobertas por pelo menos uma camada de células epiteliais. Estão presentes em lesões epiteliais de vários revestimentos epiteliais do organismo, como mama, ovário, tireoide, pulmão, anexos cutâneos e ducto lacrimal[1-4].

Lesões papilíferas intraductais são uma categoria que inclui várias entidades similares (Tabela 18.1).

**Tabela 18.1.** Lesões papilíferas intraductais

| |
| --- |
| Papiloma intraductal |
| Papiloma intraductal com HDA |
| Papiloma intraductal com CDIS |
| CDIS de padrão micropapilar |
| Carcinoma papilífero sólido |
| Carcinoma papilífero invasivo |
| Variantes do papiloma: adenoma ductal, adenoma pleomórfico, adenomioepitelioma |

Para identificar as lesões benignas (que perfazem a maioria) das malignas, o patologista leva em consideração a presença de células epiteliais estratificadas, o grau de atipia nuclear e a ausência comprovada de camada mioepitelial[1-4].

Morfologicamente as lesões papilíferas são identificáveis em biópsias percutâneas (*core biopsy*), citologias por punções aspirativas de agulha fina (PAAF) e mesmo mamotomias.

Em casos de papilomas múltiplos, ou diminutos, em que a maior parte ou toda a lesão foi excisionada e representada, o diagnóstico de papiloma, micropapiloma ou mesmo papiloma múltiplo aliado à imagem é factível. Em lesões maiores, nem sempre é possível excluir presença de área de HDA, carcinoma *in situ* ou mesmo malignidade em biópsias. A representação das lesões maiores tende a ser incompleta, e lesões únicas e centrais geralmente estão associadas à área de esclerose e fibrose, dificultando a interpretação. Sempre que houver áreas de atipia ou representação parcial, a conclusão diagnóstica definitiva torna-se impossível. Nesses casos, é recomendável realizar o diagnóstico parcial de "lesão papilífera" e sempre citar no laudo a presença ou ausência de atipia, estratificação e principalmente a associação a outras lesões proliferativas como HDA e CDIS. A avaliação biomolecular dessas lesões mostra que lesões benignas tendem a ser policlonais, ou seja, possuem células ductais positivas para citoqueratinas luminais (18 e 19) e também para citoqueratinas basais (5-6). Já as lesões malignas tendem a ser monoclonais sem presença de células de perfil basal (citoqueratinas basais 5 e 6)[3-5].

As lesões papilíferas podem estar associadas a hiperplasia ductal sem atipias (HDU) e com atipias (HDA) ou ainda presentes em sua periferia. Cerca de 20% a 25% das lesões papilíferas contêm esses tipos de alterações no tecido adjacente em excisões cirúrgicas. Esse evento aumenta consideravelmente o risco de câncer subsequente, que é notadamente baixo em lesões papilíferas, daí a importância de relatá-las no laudo anatomopatológico. A presença de lesões proliferativas ductais eleva o risco de câncer subsequente ao nível do seu próprio patamar, ou seja, a associação com HDU atinge cerca de duas vezes o normal e a de HDA atinge cerca de quatro vezes o normal[3-5].

Outra possibilidade mais rara, mas de importância prognóstica, é a sobreposição de carcinoma ductal invasivo bem diferenciado a lesão papilífera. Quando há dúvida quanto à integridade da membrana basal ductal, o que determina a presença ou ausência de invasão em lesões ductais, lançamos mão de análise imunoistoquímica usando marcadores de células mioepiteliais e de membrana basal (p63, calponina e actina de músculo liso etc.), diferenciando papilomas com esclerose e fibrose irregular, benignos, de carcinomas papilíferos. Salvo em casos de carcinomas papilíferos francamente invasivos, a determinação de invasão em exame de congelação intraoperatória é extremamente deficiente e até pouco recomendada, já que a preservação da arquitetura tridimensional da lesão e sua relação com os tecidos adjacentes é primordial para a determinação de invasão[4,5].

Acreditamos que a identificação apropriada e o estudo pormenorizado das lesões papilíferas levem sempre ao diagnóstico definitivo e completo, com possíveis associações a outras entidades e determinação da sua extensão, fatores primordiais para determinar seu tratamento efetivo e evolução favorável, que é sua característica[3-5].

## Adenose microglandular

A adenose microglandular (AMG) é uma entidade rara composta por proliferação de glândulas pequenas e uniformes com uma única camada celular ao redor de luz pérvia e pequena e arranjo irregular por vezes de caráter infiltrativo. Resultados de avaliação biomolecular sugerem que a AMG pode ser um processo neoplásico. Essa entidade tem comportamento indolente e há evidências morfológicas de que ela pode ser uma lesão precursora para carcinoma invasor triplo-negativo. No entanto, sua natureza e seu comportamento, principalmente quando associada a atipia, permanecem desconhecidos, e essa indefinição ainda deve ser considerada diante de casos que apresentam exclusivamente AMG[6].

Apesar do comportamento pouco agressivo, a importância dessa entidade é sua semelhança morfológica com carcinoma invasor bem diferenciado, tornando-se um dos falsos-positivos mais delicados em patologia mamária. É uma entidade que se confunde frequentemente com carcinoma bem diferenciado em biópsias percutâneas. O diagnóstico diferencial é feito com imunoistoquímica. As células de AMG são positivas para S100 e negativas para receptores de estrógeno e progesterona. O maior problema diagnóstico resulta do fato de que essa entidade não exibe células mioepiteliais periféricas nos dúctulos, confundindo essa ausência de marcação de camada mioepitelial à imunoistoquímica com a mesma característica dos carcinomas invasores bem diferenciados, ou seja, nesse caso específico, ausência de células mioepiteliais não significa malignidade e, pior, pode levar ao diagnóstico equívoco de invasão. As células são positivas para CAM 5.2, AE-1 e catepsina, mas negativas para EMA e GFDP-15[6].

Para tornar seu aspecto mais complexo, a AMG está associada a carcinoma invasor em até 27% dos casos. Essa justaposição é uma das características que reforça a ideia de que essa lesão seja precursora de carcinoma invasivo. As recomendações no caso de um diagnóstico de AMG são controversas, entre acompanhamento e exérese ampla para diagnóstico definitivo. A associação com risco posterior de câncer também ainda é pouco definida, devido à raridade da lesão na prática clínica. Na vigência de área morfologicamente compatível com carcinoma invasor bem diferenciado, que na imunoistoquímica exibe padrão "triplo-negativo", é recomendável pensar em AMG e investigar EMA e S100, pois a ausência de células mioepiteliais não auxiliará no diagnóstico diferencial[6].

**Tabela 18.2.** Marcadores de diferenciação entre AMG e carcinoma invasor

| Marcador imunoistoquímico | AMG | Carcinoma invasor bem diferenciado |
| --- | --- | --- |
| S100 | Positivo | Negativo |
| EMA | Negativo | Positivo |
| Receptor de estrógeno | Negativo | Geralmente positivo |
| Receptor de progesterona | Negativo | Geralmente positivo |
| Marcadores mioepiteliais | Negativo | Negativo |

## Adenose esclerosante

A AE é uma lesão comum, mas pouco compreendida, composta por ductos mamários distorcidos por fibrose estromal concêntrica irregular e lóbulos periféricos com a mesma distorção. Estima-se que a incidência de AE seja de 25% a 27,8% das biópsias com resultado benigno. Quando considerada como diagnóstico único, confere risco de câncer subsequente de aproximadamente menos do dobro da população normal (2,10 *vs.* 1,52 para outras biópsias benignas). No entanto, seu papel na carcinogênese está indefinido, e sua presença associada a outras entidades como HDA não conferiu risco adicional ao anteriormente estratificado. A maior parte das

AEs ocorre com alteração colunar e HDA, portanto o diagnóstico de AE associado a alterações radiológicas mais suspeitas e amplas pode sugerir uma abordagem mais ampla[7].

## Caso clínico

Paciente de 45 anos, saudável, nuligesta, sem antecedentes mórbidos pessoais ou familiares, veio à consulta ginecológica de rotina. A mamografia mostrou alta densidade mamária e a ultrassonografia identificou área de aumento de ecogenicidade associada a microcistos agrupados BI-RADS 3. A ressonância magnética complementar descobriu área de realce nessa região. Foi encaminhada ao mastologista, que confirmou exame clínico normal e indicou, em decisão conjunta com a paciente, a *core biopsy*. A biópsia percutânea guiada por ecografia ofereceu espécime que, ao exame anatomopatológico, apresentou proliferação de glândulas uniformes com arranjo irregular e discreto caráter infiltrativo com ausência de células mioepiteliais. Diante do exposto, qual a alternativa correta?

a) Trata-se de carcinoma invasor, pois a biópsia evidenciou microscopia com arranjo irregular e ausência de células mioepiteliais. Deve-se realizar exérese cirúrgica da lesão.

b) Trata-se de CDIS e a lesão deve ser retirada, complementando-se o tratamento com tamoxifeno 20 mg por cinco anos.

c) Trata-se de AMG e deve-se introduzir tamoxifeno como quimioprevenção.

d) Trata-se de AE e deve-se acompanhar o caso com exame de imagem.

e) A AMG e o carcinoma invasor são diagnósticos possíveis e deve-se indicar o exame iminoistoquímico para fazer o diagnóstico diferencial.

**A resposta correta** é a "e".

A AMG é composta por proliferação de glândulas pequenas de arranjo irregular, infiltrativo, e disposição uniforme com uma única camada celular ao redor de luz pérvia. Postula-se tratar de lesão precursora para carcinoma invasor triplo-negativo.

A AMG não exibe células mioepiteliais periféricas nos dúctulos e o diagnóstico diferencial com carcinoma invasor se faz por meio de imunoistoquímica. As células de AMG são positivas para S100. Habitualmente são negativas para receptores de estrógeno e progesterona, portanto sem indicação para uso de tamoxifeno.

## Referências bibliográficas

1. Dupont WD, Parl FF, Hartmann WH, Brinton LA, Winfield AC, Worrell JA, et al. Breast cancer risk associated with proliferative breast disease and atypical hyperplasia. Cancer. 1993;71(4):1258-65.

2. Page DL, Dupont WD, Rogers LW, Rados MS. Atypical hyperplastic lesions of the female breast: a long-term follow up study. Cancer. 1985;55(11):2698-708.

3. Tavassoli FA, Norris HJ. A comparison of the results of long-term follow-up for atypical intraductal hyperplasia and intraductal hyperplasia of the breast. Cancer. 1990;65(3):518-29.

4. Wells WA, Carney PA, Eliassen MS, Grove MR, Tosteson AN. Pathologists agreement with experts and reproducibility of breast ductal carcinoma-in-situ classification schemes. Am J Surg Pathol. 2000;24(5):651-9.

5. Menes TS, Kerlikowske K, Lange J, Jaffer S, Rosenberg R, Miglioretti DL. Subsequent breast cancer risk following diagnosis of atypical ductal hyperplasia on needle biopsy. JAMA Oncol. 2017;3(1):36-41.

6. Salarieh A, Sneige N. Breast carcinoma arising in microglandular adenosis: a review of the literature. Arch Pathol Lab Med. 2007;131(9):1397-9.

7. Visscher DW, Nassar A, Degnim AC, Frost MH, Vierkant RA, Frank RD, et al. Sclerosing adenosis and risk of breast cancer. Breast Cancer Res Treat. 2014;144(1):205-12.

João Bosco Ramos Borges
Ana Carolina Marchesini de Camargo

## Considerações gerais

A neoplasia lobular (NL) *in situ* é considerada uma doença proliferativa com risco associado do desenvolvimento futuro do câncer de mama, mas não é uma condição maligna e nem é tratada como tal. Caracteriza-se pela distensão dos lóbulos e unidades lobulares ducto-terminais por células monomórficas atípicas. Está mais associada à forma ductal invasiva do que ao carcinoma lobular invasivo (CLI). O risco de desenvolver doença invasiva em 10 anos é de 7,1%[1].

Frequentemente é observada como doença bilateral e extensa e, após o diagnóstico, as pacientes com carcinoma lobular *in situ* (CLIS) são seguidas com exame físico regular e exames de imagem[1]. A implementação de programas de rastreamento para o câncer de mama tem aumentado o diagnóstico das lesões mamárias *in situ*, uma vez que elas são predominantemente assintomáticas e correspondem a achados incidentais de biópsia. A incidência estimada de CLIS está entre 0,5% e 3,8% nas biópsias cirúrgicas e varia de 0,02% a 3,3% em biópsias com agulha grossa[2].

A NL é diagnosticada em 0,5%% a 4% das mulheres entre 40 e 55 anos como um achado incidental de biópsia de mama por patologia benigna, mas sua prevalência na população geral deve ser maior. Claramente, as NLs predominam em mulheres na pré-menopausa, são multifocais em mais de 50% dos casos e bilaterais em mais de 30% deles[3]. São considerados marcadores de risco para câncer, uma vez que conferem aumento de 1% a 2% ao ano no desenvolvimento de doença invasiva em ambas as mamas (tanto na mama que histologicamente apresenta o CLIS como na mama contralateral); e o carcinoma mamário invasivo subsequente ao seu diagnóstico nem sempre tem componente histológico lobular[1].

Apesar de ser considerada apenas um marcador de risco para doença invasiva, evidências de semelhanças genotípicas com CLIs sugerem que uma porção dos CLIS sejam suas lesões precursoras. Alguns estudos sugerem que a mama afetada pelo CLIS tenha risco mais elevado de desenvolver câncer do que a mama contralateral, e a maioria dos carcinomas tem histologia lobular[4].

## Fatores de risco

Os fatores de risco de desenvolvimento do CLIS são os mesmos para o desenvolvimento do carcinoma invasivo e incluem história familiar e predisposição genética, aumento da densidade mamária à mamografia e antecedente de atipia em biópsia mamária prévia. Para pacientes com histórico familiar, estima-se aumento de risco de 68% em comparação às mulheres sem histórico familiar de câncer de mama. Entretanto, não há consenso em relação ao uso de terapia de reposição hormonal e não foi encontrada associação entre o consumo de álcool, o tabagismo e o uso de contraceptivos orais com o advento da doença *in situ*[2].

## Classificação

Segundo a classificação dos tumores mamários da Organização Mundial de Saúde (OMS), o termo "neoplasia lobular" tem sido usado para agrupar as alterações histopatológicas da hiperplasia lobular atípica (HLA) e do CLIS, cuja distinção é histopatológica e pode ter vieses arbitrários e subjetivos. O CLIS é subdividido em CLIS de forma clássica (CCLIS) ou pleomórfico (PCLIS). Porém, a HLA e o CLIS diferem no risco associado ao câncer de mama: o CLIS tem risco de câncer de mama mais elevado (9 a 10 vezes) em relação à HLA (4 a 5 vezes). A distinção entre o CCLIS e o PCLIS também é importante na recomendação do manejo, uma vez que a forma pleomórfica é mais agressiva, acomete principalmente mulheres na pós-menopausa e pode estar associada ao CLI em até 50% dos casos[2,3].

## Histopatologia e imunoistoquímica

A diferença histológica entre a HLA e o CLIS está no número de ácinos da unidade lobular acometidos pela atipia. O CCLIS apresenta distensão de mais da metade dos ácinos da unidade lobular por um conjunto de células pequenas, células epiteliais atípicas, uniformes e frouxamente aderidas. As HLAs têm proporção menor de ácinos acometidos. Com relação à expressão imunoistoquímica (IHQ), o CCLIS expressa receptores de estrogênio e de progesterona em 60% a 90% dos casos[3] e geralmente não apresenta positividade para Ki-67 e para HER-2 (Tabela 19.1). O PCLIS apresenta células frouxamente aderidas, aumentadas, com núcleos de formato irregular e duas a quatro vezes maiores que na forma clássica, citoplasma abundante e eosinofílico, podendo apresentar diferenciação apócrina ou histiocítica, e células em anel de sinete. Semelhantemente ao CDIS, apresenta comedonecrose e calcificações. Mas os PCLIS não expressam receptores hormonais (RE e RP) e apresentam superexpressão do HER-2, maior índice de proliferação (Ki-67) e positividade para a citoqueratina GCDFP-15[2,3]. Uma característica IHQ importante das NLs é que elas não expressam a E-caderina, que é uma glicoproteína transmembrana envolvida na adesão celular e que está presente no tecido mamário normal e fortemente expressa em neoplasias ductais[3]. E é essa característica que auxilia no diagnóstico diferencial entre um PCLIS e um CDIS.

**Tabela 19.1.** Painel imunoistoquímico dos CLIS

| Tipo histológico | CCLIS | PCLIS |
|---|---|---|
| RE e RP | + 60%-90% | - |
| Ki-67 | - | + |
| HER-2 | - | + |
| E-caderina | - | - |

Em relação aos achados genéticos, de forma semelhante aos carcinomas tubulares, CLI e CDIS, as NLs apresentam perda de material cromossômico no braço longo do cromossomo 16 e ganho no braço longo do cromossomo 1, sugerindo uma via comum de evolução para lesões *in situ* ou invasivas de baixo grau[3].

## Exames de imagem e seguimento

Não há um achado radiológico patognomônico no diagnóstico das neoplasias lobulares. O achado mamográfico mais comum no CLIS são as microcalcificações puntiformes, mas, quando se trata de um PCLIS, as microcalcificações estão associadas a distorção arquitetural e áreas de densidade[2]. Na ressonância magnética (RM), as NLs aparecem como áreas de realce sem formação/delimitação de massa. Estudo que avaliou 93 casos de NLs descreveu que 74% foram detectados pela mamografia, 24% pela RM e 2% pela ultrassonografia. Em relação ao achado radiológico, observou que 69% dos casos apresentavam microcalcificações, 16% aumento do realce na RM sem massa delimitada, 14% eram massas e 1% dos casos apresentavam distorção arquitetural[5].

As mulheres com CLIS são consideradas de alto risco para câncer de mama, por isso têm recomendações de rastreamento diferentes quando comparadas às mulheres com risco habitual. O *guideline* do *National Comprehensive Cancer Network* (NCCN) recomenda o exame das mamas a cada 6 a 12 meses em conjunto com a mamografia anual. O uso da RM para rastreamento em pacientes com NL apresenta taxa de detecção incidental de carcinoma invasivo em 4% nessa população, o que é equivalente às taxas de detecção de câncer em mulheres com mutação de BRCA rastreadas com RM. Entretanto, quando realizada associada ao rastreamento convencional com mamografia, não aumenta comprovadamente as taxas de detecção e eleva o número de biópsias e de avaliações da paciente. Por isso, o rastreamento com RM nessa população ainda é controverso[2].

## Tratamento

O *guideline* do *National Comprehensive Cancer Network* (NCCN) recomenda a excisão cirúrgica sem preocupação com margens para as NLs diagnosticadas por biópsia com agulha grossa. Isso porque existe risco de subdiagnóstico, o que é agravado quando a forma histológica não é clássica, se há discordância entre o achado radiológico e o patológico, e as lesões são extensas com mais de quatro focos, podendo chegar até a 25% de casos mais graves. Evidências de que a presença de margens comprometidas por NL em cirurgias conservadoras da mama não mudaram as taxas de recorrência da doença remetem à ideia de que as cirurgias de excisão/ampliação pós-achado de NL por biópsia de agulha grossa tragam pouco benefício para pacientes com a doença e imagem concordante com a histologia[2]. Assim, nos CCLISs com imagem radiológica concordante com o achado patológico, não há recomendação de excisão cirúrgica com margens devido ao baixo risco de doença invasiva concomitante.

A excisão cirúrgica da NL é recomendada na presença de qualquer câncer invasivo, CDIS ou discordância dos achados radiológicos e patológicos. Como os PCLISs são mais agressivos e têm características histológicas e moleculares similares às do CDIS, recomenda-se de excisão cirúrgica com margens negativas, não havendo evidência de benefício de terapia adjuvante (Tabela 19.1).

A despeito das complicações e da agressividade do método, para pacientes com NL e outros fatores de risco como histórico familiar de câncer de mama, alterações genéticas ou mamas muitos densas na mamografia, pode-se oferecer a mastectomia profilática como uma estratégia de diminuição de risco em até 90% a 95%[2].

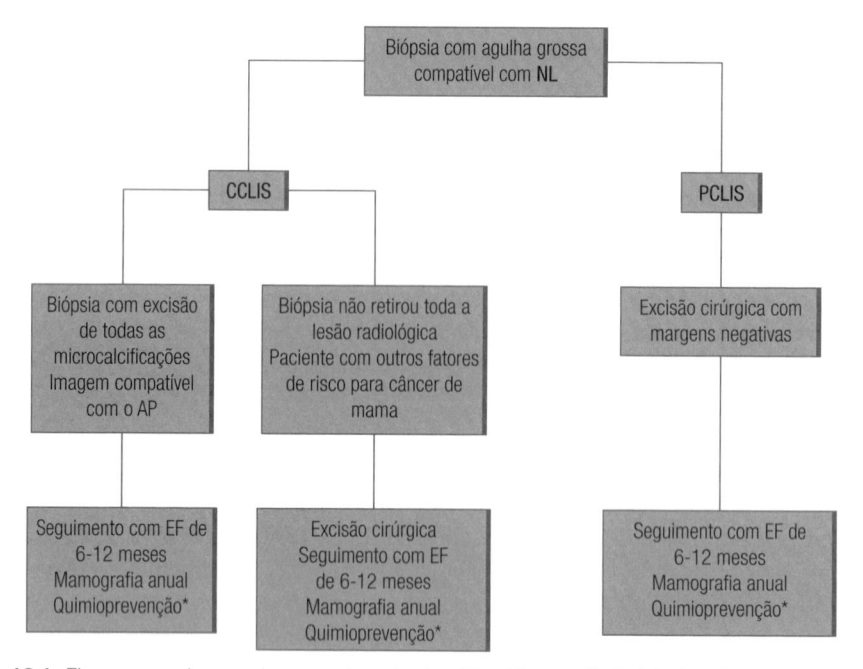

**Figura 19.1.** Fluxograma de manejo e seguimento das NLs. NL: neoplasia lobular; AP: anatomopatológico; EF: exame físico; CCLIS: carcinoma lobular *in situ* forma clássica; PCLIS: carcinoma lobular *in situ* pleomórfico. * Avaliação do benefício em cada caso.

## Quimioprevenção

Múltiplos estudos têm evidenciado os benefícios da quimioprevenção nas populações de alto risco como pacientes com história pessoal de NL. Recomenda-se o uso de tamoxifeno (modulador seletivo do receptor de estrógeno – SERM) para mulheres na pré-menopausa e de raloxifeno ou exemestano (inibidores da aromatase) para as pacientes na pós-menopausa. Estudos mostraram redução de risco de surgimento de câncer de mama em 56% das mulheres em uso do tamoxifeno (NSABP P-1) e também do raloxifeno (NSABP P2 e STAR), e de 65% em pacientes com o uso do exemestano (MAP 3)[2]. Assim, a quimioprevenção pode ser uma alternativa aceitável para a vigilância ativa dessas mulheres.

## Caso clínico

Paciente assintomática de 40 anos vem ao ambulatório de mastologia para primeira consulta preventiva. Nega uso de método anticoncepcional oral ou outras medicações. Antecedente familiar: a mãe realizou tratamento por carcinoma de mama aos 50 anos e a avó paterna faleceu em consequência de neoplasia maligna de intestino. Exame clínico foi mamário normal. A mamografia evidenciou microcalcificações puntiformes associadas à distorção arquitetural e áreas de densidade assimétrica em interquadrante superior da mama esquerda. A ultrassonografia não mostrou alterações. O mastologista solicitou exame de RM, sendo observada área de realce em interquadrante superior da mama esquerda sem delimitação de massa. A paciente retornou para conduta.

# Discussão

O médico assistente deverá solicitar exame de biópsia da área suspeita. As microcalcificações puntiformes poderiam ser acompanhadas, porém a distorção arquitetural e o realce nos exames podem significar malignidade. Indicou-se biópsia de agulha grossa a vácuo. O diagnóstico anatomopatológico evidenciou CLIS. Assim sendo, qual a conduta errada quanto ao tratamento e seguimento dessa paciente?

a) Deve-se solicitar IHQ para E-caderina, que é uma glicoproteína transmembrana envolvida na adesão celular e auxilia no diagnóstico diferencial entre carcinoma ductal e lobular.

b) Independentemente dos fatores de risco pessoal e familiar, após esse diagnóstico essa paciente é considerada de alto risco para desenvolver carcinoma invasor ao longo da sua vida.

c) A conduta obrigatória é a adenectomia bilateral, pois a paciente tem alto risco para câncer de mama.

d) O uso do tamoxifeno 20 mg deverá ser indicado como quimioprevenção com IHQ positiva para receptores de estrógeno e progesterona.

e) Não se indica avaliação do linfonodo sentinela.

**A alternativa errada é a "c".**

A mastectomia redutora de risco pode ser ofertada, mas, devido à chance inerente do procedimento de ocorrerem complicações, insatisfação e arrependimento posterior da paciente, não deve ser uma conduta obrigatória. Além de todos os esclarecimentos, há necessidade de avaliação psicológica. O acompanhamento da paciente e o uso da quimioprevenção devem ser debatidos como opções válidas. No caso da paciente acima, após discussão conjunta, optou-se por cirurgia conservadora de setorectomia pela técnica *round block* (Figura 19.2) e tamoxifeno adjuvante.

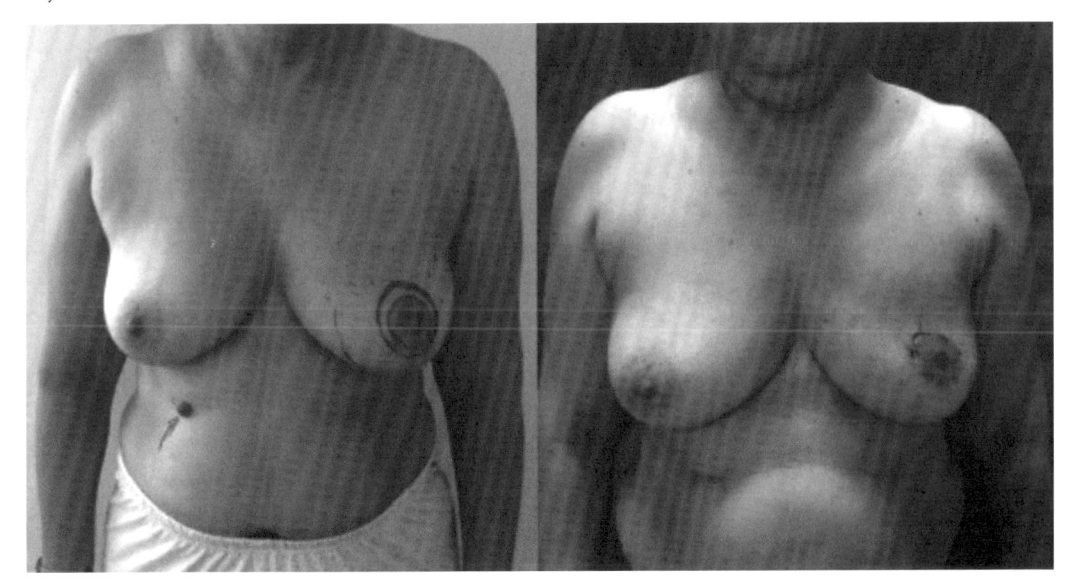

**Figura 19.2.** Imagens do pré e do pós-operatório.

## Referências bibliográficas

1. Wazir U, Wazir A, Wells C, Mokbel K. Pleomorphic lobular carcinoma in situ: current evidence and a systemic review. Oncol Lett. 2016;12(6):4863-8.

2. Obeng-Gyasi S, Ong C, Hwang ES. Contemporary management of ductal carcinoma in situ and lobular carcinoma in situ. Chin Clin Oncol. 2016;5(3):32.

3. Oliveira TMG, Elias Jr J, Melo AF, Teixeira SR, Filho SC, Gonçalves LM, et al. Evolving concepts in breast lobular neoplasia and invasive lobular carcinoma, and their impact on imaging methods. Insights Imaging. 2014;5(2):183-94.

4. Begg CB, Ostrovnaya I, Carniello JV, Sakr RA, Giri D, Towers R, et al. Clonal relationships between lobular carcinoma in situ and other breast malignancies. Breast Cancer Res. 2016;18(1):66.

5. Rendi MH, Dintzis SM, Lehman CD, Calhoun KE, Allison KH. Lobular in-situ neoplasia on breast core needle biopsy: imaging indication and pathologic extent can identify which patients require excisional biopsy. Ann Surg Oncol. 2012;19(3):914-21.

# CARCINOMA DUCTAL *IN SITU* E CARCINOMA MICROINVASIVO DA MAMA 20

Ana Carolina Marchesini de Camargo
João Bosco Ramos Borges

## Considerações gerais

Devido ao advento do rastreamento do câncer de mama com mamografia (MMG), o carcinoma ductal *in situ* (CDIS) contribui atualmente para 20% a 30% dos cânceres mamários. Somente nos EUA, aproximadamente 50.000 mulheres são diagnosticadas com CDIS anualmente[1]. É considerada lesão precursora de doença invasiva, mas, a despeito do seu crescente diagnóstico e tratamento, não se observa declínio da lesão invasora. O CDIS é classificado pelo sistema TNM como Tis (CDIS)[2]. A progressão incerta e não obrigatória para um carcinoma invasivo é atribuída à interação entre acúmulo de eventos genéticos e um microambiente favorável[1].

O carcinoma microinvasivo é definido como neoplasia invasiva que não apresenta focos maiores que 1 mm. A classificação pT não deve aplicar a soma do tamanho dos focos, mas deve especificar, se possível, o número total de focos e a variação dos tamanhos (do menor ao maior). Se o número de focos for muito grande, pode-se colocar um valor aproximado de focos ou descrever que a quantidade deles é muito grande para ser contada, sempre frisando que não há foco com mais de 1 mm. É uma lesão rara e que contribui para 0,7% a 2,4% de todos os carcinomas mamários, raramente encontrados isoladamente[3] e mais encontrados ao redor de CDIS ou, às vezes, de CLIS. Os carcinomas microinvasivos são classificados como pT1mi e acredita-se que o seu prognóstico seja favorável em relação aos carcinomas invasivos, mas o impacto da doença microinvasiva multifocal é pouco claro até o momento[2].

## Fatores de risco

Os fatores de risco de desenvolvimento do CDIS e do carcinoma microinvasivo são os mesmos para o desenvolvimento do carcinoma invasivo e incluem história familiar, predisposição genética, aumento da densidade mamária à MMG e antecedente de atipia em biópsia mamária prévia. Em pacientes com histórico familiar de câncer de mama, estima-se aumento de risco de 48%. Não há consenso em relação ao uso de terapia de reposição hormonal e não foi encontrada associação entre o consumo de álcool, o tabagismo e o uso de contraceptivos orais com o advento da doença *in situ*[4].

## Exames radiológicos

Predominantemente assintomático, apenas 5% dos CDISs apresentam-se como nódulos palpáveis. É normalmente caracterizado na MMG de rastreamento como achado incidental de microcalcificações (geralmente pleomórficas ou lineares finas); e apenas 10% a 20% estão associados a outras alterações radiológicas como densidade assimétrica ou nódulo[4]. A MMG apresenta sensibilidade de 87% a 95% no diagnóstico do CDIS que se apresenta como calcificação. A morfologia das microcalcificações pode indicar a maior probabilidade do diagnóstico de CDIS (calcificações pleomórficas e heterogêneas finas estão mais associadas ao CDIS do que as calcificações grosseiras) e a probabilidade de recorrência local, pois as microcalcificações finas com ramificação linear têm maior taxa de recidiva. Comparando as técnicas mamográficas, a MMG digital apresenta sensibilidade maior do que a MMG convencional, sobretudo em pacientes na pré e perimenopausa. A tomossíntese e a MMG 3D diminuem a quantidade de *recalls* dos exames mamários, mas não aumentam a detecção do CDIS[1,4]. A ultrassonografia mamária pode ser útil no diagnóstico do CDIS não calcificado ou oculto na MMG e em pacientes sintomáticas, apresentando sensibilidade de 47% a 71%[5].

O papel da ressonância magnética (RM) no manejo do CDIS ainda precisa ser estabelecido. Esse método pode ser empregado na avaliação pré-operatória na suspeita de doença multifocal e apresenta maior sensibilidade que a MMG no diagnóstico da doença multicêntrica, o que auxilia na decisão de realização de cirurgia conservadora ou não. Quanto à avaliação da extensão da lesão, a RM pode estar associada tanto à subestimativa quanto a superestimativa do tamanho da lesão, por isso pode estar associada a tratamento cirúrgico excessivo[4]. Em relação à MMG, a RM tem vantagem em diminuir a taxa de reoperação, identificar a lesão contralateral em estágio inicial e diminuir a recorrência local (provavelmente por melhorar a abordagem da margem cirúrgica)[1].

Os achados radiológicos no carcinoma microinvasivo são semelhantes ao CDIS, e habitualmente se apresentam como microcalcificações encontradas incidentalmente na MMG[6].

## Histopatologia e imunoistoquímica

O CDIS é caracterizado por células malignas confinadas ao sistema ductal sem evidência de invasão da membrana basal. Ele é categorizado quanto ao grau nuclear em baixo grau (grau 1), grau moderado (grau 2) e alto grau (grau 3), nos quais são analisadas as características do núcleo como seu tamanho, proliferação celular, presença e tamanho do nucléolo e frequência de figuras de mitose. Os subtipos arquiteturais incluem as características comedo e não comedo, e essa diferenciação é importante à medida que os tipos comedo têm maior taxa de recidiva. O tipo comedo apresenta células de alto grau, necrose central e calcificações pleomórficas, enquanto os tipos não comedo podem ser divididos em cribiforme, micropapilar, sólido e papilar[1]. O risco de haver lesão mais grave numa biópsia com agulha grossa compatível com CDIS é de 20% a 24%[4]. Focos de microinvasão são raramente encontrados em tumores com menos de 2 cm, mas podem ser vistos em 44% a 75% das lesões medindo entre 5 e 7 cm.

Os perfis imunoistoquímicos dos CDIS e dos carcinomas microinvasores são semelhantes aos descritos para os tumores invasivos. Estudo analisando apenas CDISs de alto grau histológico e CDISs associados a carcinoma invasivo observaram nesses dois tipos histológicos, respectivamente, 57,1% e 58,2% de RE positivo e HER-2 negativo, 11,9% e 12,7% de RE e HER-2 positivos, 16,7% e 7,6% de HER-2 positivo e RE negativo, 7,6% de RE e HER2 negativos nos casos com doença invasiva associada e nenhum caso em CDIS puro[7]. A superexpressão do HER-2 até mesmo em pequenos tumores invasivos está associada a pior prognóstico, mas o seu significado nos CDIS ainda é incerto. Alguns autores observaram menores taxas de recidiva em CDISs HER-2 positivo comparados aos negativos, e outros correlacionam essa positividade à progressão para doença invasiva.

## Tratamento

Os *guidelines* do *National Comprehensive Cancer Network* (NCCN) recomendam a excisão completa da lesão com margens cirúrgicas negativas e, por isso, de acordo com a extensão ou multicentricidade da doença, comorbidades, idade da paciente no diagnóstico, ou desejo de evitar procedimentos repetidos, pode-se optar pela mastectomia ou pela cirurgia conservadora seguida ou não da radioterapia (RTx). A mastectomia é realizada em aproximadamente 1/3 das pacientes e apresenta taxas de recorrência de 1% a 2% e sobrevida em 10 anos maiores que 98%. Essa modalidade cirúrgica é mais frequentemente escolhida em pacientes jovens, com CDIS extenso ou multifocal envolvendo mais de um quadrante mamário, ou quando a RTx é contraindicada como em casos de irradiação prévia[4]. Há tendência crescente em realizar a mastectomia profilática contralateral ou adenomastectomia redutora de risco para o tratamento e a prevenção do câncer de mama em pacientes jovens, com mutação do BRCA e história familiar de câncer de ovário. As taxas de recidiva local são semelhantes às das pacientes que realizaram mastectomia: 2% em três anos.

As pacientes tratadas com cirurgia conservadora da mama apresentam taxa de recidiva de 10% a 15%. Pacientes com extensas áreas de calcificações, lesões com alto grau ou margens exíguas apresentam maior risco de recidiva e de doença invasiva e, por isso, após o tratamento cirúrgico conservador, deverão ser submetidas à RTx adjuvante. A RTx diminui em aproximadamente 50% o risco de câncer invasivo e recidiva ipsilateral. Esse benefício foi visto independentemente da idade, extensão da cirurgia conservadora, uso de tamoxifeno, método de detecção do CDIS, margens cirúrgicas, quantidade de focos, grau, comedonecrose ou tamanho do tumor[4]. No entanto. não há evidência suficiente do seu benefício em relação à sobrevida global dessas pacientes. Mesmo em grupos de pacientes com CDIS de baixo grau, os resultados em termos de recorrência são favoráveis à realização da RTx adjuvante com taxas de recorrência de 6,9% e 0,9% entre os grupos que não fizeram RTx e os que fizeram RTx, respectivamente[1]. As margens cirúrgicas são ponto crucial para o sucesso do tratamento cirúrgico conservador, independentemente da adjuvância, e recomenda-se que elas tenham 2 mm ou mais. Existem evidências de que a irradiação parcial acelerada da mama, outra modalidade de RTx na qual o tratamento completo dura apenas uma semana com menor taxa e área irradiada, e, portanto, menos efeitos tóxicos e inestéticos, tenha o mesmo benefício da RTx convencional (taxas de recorrência local entre 2% e 3,4%)[1]. Entretanto, esse método ainda carece de seguimento a longo prazo.

A biópsia do linfonodo sentinela (LS) está indicada em alguns casos: nas pacientes tratadas com mastectomia, no CDIS maior que 5 cm e quando o exame físico ou de imagem mostrar lesão altamente sugestiva de ser invasiva[1]. Além dessas indicações, a avaliação do LS nos CDIS é recomendada pelo NCCN apenas em casos em que a localização do tumor impedirá avaliação futura do LS, ou seja, tumores de quadrante central, quadrante superior externo e na cauda axilar. De 5% a 10% dos casos de CDIS têm comprometimento linfonodal, que majoritariamente é composto por células tumorais isoladas ou micrometástases. Mesmo assim, a evolução das pacientes com CDIS difere pouco entre aquelas com pequeno volume linfonodal comprometido e linfonodos negativos. Existem ainda evidências de que a própria manipulação mamária e tumoral durante o procedimento cirúrgico favoreça a migração das células pelos linfáticos, gerando a positividade linfonodal.

O tratamento do carcinoma microinvasivo requer a remoção total da lesão com margens livres, o que pode ser conseguido com a mastectomia ou com cirurgia conservadora, e nesse caso há indicação da RTX adjuvante. A biópsia do LS é controversa, uma vez que a incidência de metástase linfonodal nesses casos varia de 0% a 25%[3]. Essa variação tão grande da incidência possivelmente se deve ao método de avaliação do linfonodo (com o uso de imunoistoquímica, por exemplo) e ao conceito de positividade da axila, pois existem estudos que consideraram a biópsia positiva apenas na presença de células tumorais isoladas, que podem representar apenas dispersão celular pela manipulação tumoral[3]. Resultados dos *trials* ACOSOG Z0010 e NSABP B-32 indicam que linfonodos positivos detectados apenas na imunoistoquímica, assim como micrometástases, não afetam a sobrevida livre de doença em cinco anos. Em casos nos quais o painel imunoistoquímico seja negativo para os receptores hormonais [receptores de estrogênio (RE) e de progesterona (RP)] e o LS seja positivo para micrometástases, o uso da quimioterapia adjuvante pode ser empregado, e nos casos em que o HER-2 seja positivo, deve-se considerar acrescentar trastuzumabe à quimioterapia adjuvante[6].

## Quimioprevenção

Existem muitos estudos do uso de terapia hormonal após o tratamento dos CDIS e carcinomas invasivos. O estudo chamado NSABP B-24 observou diminuição na recorrência local nas pacientes com CDIS tratadas com tamoxifeno após cirurgia conservadora e RTx, além da diminuição de 32% do risco de carcinoma invasivo tanto ipsilateral como contralateral; mas esse benefício só se aplica a CDIS com RE ou RP positivos. Outro estudo com seguimento de 12,7 anos após cirurgia conservadora e uso de tamoxifeno realizado na Austrália observou redução de 29% de recorrência em ambas as mamas, mas esse benefício ocorreu apenas no grupo que não realizou RTx. Em pacientes na pós-menopausa, o *trial* NSABP B-35 mostrou que o uso do anastrozol (inibidor da aromatase) tem resultados um pouco superiores aos do tamoxifeno em termos de número de carcinomas invasivos subsequentes e com menos efeitos colaterais, porém sem diferença na sobrevida global. Assim sendo, há redução do surgimento de câncer de mama em pacientes em terapia hormonal pós-tratamento de CDIS, mas o benefício é pequeno nos casos em que as margens cirúrgicas são negativas e foi realizada RTx adjuvante[5].

Nas pacientes com carcinomas microinvasivos com RE e/ou RP positivos, deve-se indicar o uso de terapia hormonal com tamoxifeno ou inibidores da aromatase[6].

## Modelos prognósticos

Os modelos prognósticos foram desenvolvidos para avaliar os riscos de recorrência após tratamento conservador e eleger populações de baixo risco que poderiam não se beneficiar de tratamento adjuvante com RTx ou que poderiam não realizar a biópsia do LS. O Índice Prognóstico de Van Nuys (IPVN) foi o primeiro descrito para o CDIS, incluindo o tamanho da lesão, a margem cirúrgica, o grau nuclear com a presença de necrose e a idade da paciente; e a partir desses dados se propõe um tratamento.

| CDIS tratamento cirúrgico | Mastectomia<br>Cirurgia conservadora com margens negativas |
|---|---|
| Biópsia de LS | Quando optado por mastectomia<br>Lesões > 5 cm<br>Lesão sugestiva de invasão<br>Cirurgias que impossibilitarão a avaliação futura do LS |
| Adjuvância | Radioterapia: indicada nas cirurgias conservadoras<br>Terapia endócrina: indicada nas pacientes com tumores RE e RP positivos |

**Figura 20.1.** Tratamento do CDIS.

**Tabela 20.1.** Critérios e pontuação do IPVN

| Pontuação/Critério | 1 | 2 | 3 |
|---|---|---|---|
| Tamanho do tumor | ≤ 1,5 cm | > 1,5 e ≤ 4 cm | > 4 cm |
| Grau de diferenciação | Histologia tipo sólido, micropapilar ou cribiforme, com baixo grau nuclear, sem necrose | Histologia micropapilar, sólido ou cribiforme, com grau nuclear intermediário, sem necrose ou mínimo grau de necrose | Tumores pouco diferenciados, com necrose extensa padrão comedo |
| Tamanho da margem mais próxima | > 10 mm | 9-1 mm | < 1 mm |
| Idade | > 60 | 60-40 | < 40 |

**Tabela 20.2.** Tratamento proposto a partir do IPVN

| Pontuação | Tratamento proposto |
|---|---|
| 4, 5, 6 ou 7 com margem mínima de 3 mm | Cirurgia conservadora |
| 7 com margens exíguas, 8 e 9 com margens negativas | Cirurgia conservadora + RTx |
| 8 e 9 com margens exíguas, 10, 11 e 12 | Mastectomia |

Os painéis genéticos também auxiliam como modelos prognósticos. O *Oncotype DX Breast DCIS Score* é um ensaio validado de expressão de 12 genes que estima o risco de recorrência em 10 anos para CDIS após tratamento cirúrgico conservador e ajuda a decisão de indicar adjuvância. Outros biomarcadores mostram-se potencialmente efetivos na predição de recorrência e invasão como RE, Ki-67 e HER-2[1].

## Caso clínico

Paciente assintomática de 35 anos vai ao ambulatório de mastologia com queixa de saída de sangue pelo mamilo esquerdo há uma semana. Nega antecedentes mórbidos ou uso de medicações. Submeteu-se a parto cesáreo há três anos. Tem antecedente familiar de cardiopatia. Nega casos de neoplasia maligna em familiares. Em exame clínico mamário, observa-se descarga multiductal unilateral esquerda e sanguinolenta.

A MMG evidenciou microcalcificações pleomórficas que ocupavam todo o parênquima mamário esquerdo, inclusive em região retroareolar esquerda. A mama direita apresentava parênquima denso, sem outras particularidades. A ultrassonografia não mostrou alterações. O mastologista solicitou exame de RM, sendo observada área de realce em região retroareolar esquerda. Foi, então, solicitada mamotomia guiada por estereotaxia, que evidenciou CDIS, grau histológico e nuclear 3, receptores hormonais positivos e HER-2 negativo. A paciente retornou para conduta.

Assim sendo, qual a conduta adequada quanto ao tratamento e ao seguimento dessa paciente?

a) O carcinoma ductal de alto grau torna a paciente com alto risco para desenvolver carcinoma invasor ao longo da sua vida e deve-se indicar mastectomia bilateral.

b) A conduta obrigatória é mastectomia da mama esquerda, haja vista que existem microcalcificações por toda a mama, além da descarga papilar sanguinolenta. A adenectomia esquerda sem preservação do complexo areolopapilar pode ser boa opção cirúrgica.

c) O uso do tamoxifeno 20 mg ou de inibidor de aromatase deverá ser indicado como quimioprevenção com imunoistoquímica positiva para RE e RP.

d) Não se indica avaliação do LS.

**A resposta correta é a "c".**

## Discussão

A mastectomia redutora de risco pode ser realizada na mama direita, pois a paciente apresenta doença *in situ* e é jovem. Caso seja mutada, terá risco de apresentar câncer ao longo da vida. Devido à chance inerente do procedimento de ocorrerem complicações, insatisfação e arrependimento posterior da paciente, não deve ser conduta obrigatória. Além de todos os esclarecimentos, há necessidade de avaliação psicológica.

A paciente foi tratada no Sistema Único de Saúde e a prótese para a mama direita não foi autorizada. Dessa forma, procedeu-se à adenectomia poupadora de pele e à linfonodectomia sentinela axilar, por tratar-se de doença extensa com indicação de radicalidade. Optou-se por realizar mamoplastia da mama oposta, objetivando-se à simetrização.

O acompanhamento da paciente deve incluir hormonioterapia com tamoxifeno adjuvante, pois ela está na pré-menopausa. A radioterapia poderá ser omitida.

## Referências bibliográficas

1. Park TS, Hwang ES. Current trends in the management of ductal carcinoma in situ. Oncology (Williston Park). 2016;30(9):823-31.

2. Hortobagyi GN, Connolly JL, D'Orsi CJ, Edge SB, Mittendorf EA, Rugo HS, et al. Breast. In: Amin MB, editor. AJCC Cancer Staging Manual Eighth Edition. Chicago: Springer; 2017. p. 589-628.

3. Hanna MG, Jaffer S, Bleiweiss IJ, Nayak A. Re-evaluating the role of sentinel lymph node biopsy in microinvasive breast carcinoma. Mod Pathol. 2014;27(11):1489-98.

4. Obeng-Gyasi S, Ong C, Hwang ES. Contemporary management of ductal carcinoma in situ and lobular carcinoma in situ. Chin Clin Oncol. 2016;5(3):32.

5. Kuerer HM, Smith BD, Chavez-MacGregor M, Albarracin C, Barcenas CH, Santiago L, et al. DCIS Margins and Breast Conservation: MD Anderson Cancer Center Multidisciplinary Practice Guidelines and Outcomes. J Cancer. 2017;8(14):2653-62.

6. Kuhar CG, Matos E. Human epidermal growth factor receptor 2-positive microinvasive breast carcinoma with a highly aggressive course: a case report. BMC Res Notes. 2014;7:325.

7. Perez AA, Rocha RM, Balabram D, Souza ÁS, Gobbi H. Immunohistochemical profile of high-grade ductal carcinoma in situ of the breast. Clinics (Sao Paulo). 2013;68(5):674-8.

# CARCINOMA DUCTAL E LOBULAR INVASIVO DE MAMA 21

Natalie Rios Almeida
Nicoli Serquiz de Azevedo
Sandra Regina Campos Teixeira
Cesar Cabello dos Santos

## Considerações gerais

A classificação dos tumores de mama da Organização Mundial da Saúde (OMS) é a mais empregada atualmente e foi atualizada, em 2012, pela *International Agency for Research on Cancer* (IARC), em sua quarta edição[1]. Essa classificação baseia-se nas características citológicas das células tumorais invasivas e no seu padrão de crescimento. Os dois tipos mais comuns de carcinomas invasores são os ductais (CDI) e os lobulares (CLI), representando cerca de 70% e 15%, respectivamente, dos carcinomas diagnosticados[2]. Apesar da nomenclatura, esse esquema de classificação não indica o local de origem do tumor dentro do tecido mamário. A maioria dos cânceres invasivos, independentemente do tipo histológico, origina-se da unidade ducto-lobular terminal[3].

Em apenas 5% dos cânceres de mama invasivos, a diferenciação objetiva entre ductal e lobular não é possível, devendo ser classificado como carcinoma ductal invasivo e lobular invasivo misto e, segundo o *National Comprehensive Cancer Network* (NCCN), seu tratamento final deve ser baseado no componente ductal[4]. Na maioria dos casos, a determinação do tipo histológico do tumor é prontamente realizada, sendo uma etapa fundamental no manejo da doença mamária, já que é um importante fator prognóstico, apesar de várias outras características morfológicas serem relevantes.

Este capítulo discorrerá sobre esses dois tipos principais de carcinomas invasores que possuem características anatomopatológicas particulares, apresentações clínicas e imaginológicas distintas, além de comportamento biológico e evolução clínica particular.

## Carcinoma ductal invasor

O CDI é o tipo histológico mais comum dos tumores invasivos da mama, representando 40% a 80%, dependendo da série avaliada. É também denominado "carcinoma ductal invasivo sem outra especificação (SOE)" ou "carcinoma de tipo não específico"[3].

Trata-se de um grupo heterogêneo e seu diagnóstico é definido a partir de critérios de exclusão, quando não apresentam características morfológicas específicas para serem classificados como carcinomas de algum tipo especial, como tubular, lobular ou medular. O CDI apresenta algumas variantes como carcinoma ductal do tipo misto, pleomórfico, com células gigantes osteoclásticas e com características melanóticas[2,3].

Sua apresentação clínica e radiológica é variada, não apresentando achados macroscópicos específicos, e frequentemente se apresentam como nódulos sólidos. Em sua maioria, é unifocal e mais raro antes dos 40 anos[2]. Seu rastreamento segue as recomendações atuais de mamografia anual a partir dos 40 anos na população geral, de acordo com a Sociedade Brasileira de Mastologia.

Na análise microscópica, é caracterizado por células epiteliais que formam grupamentos coesos em forma de cordões, com formações de espaços ductais e citoplasma predominantemente eosinofílico[2].

O carcinoma ductal é marcado por heterogeneidade observada tanto nas suas propriedades genéticas quanto na avaliação dos seus diferentes subtipos moleculares (luminais, *basal-like*, HER-2 positivo). Essa característica pode explicar os diferentes comportamentos dos CDIs quanto à resposta à terapia sistêmica[2].

A avaliação prognóstica e as tomadas de decisões utilizando isoladamente o tipo histológico são limitadas, devendo ser determinadas fundamentalmente por um conjunto de fatores: grau histológico, tamanho do tumor, *status* linfonodal, presença de invasão linfovascular e expressões de marcadores preditivos, incluindo receptores hormonais e HER-2[2].

## Carcinoma lobular invasivo

O CLI representa 5% a 15% de todos os tumores invasivos. Pode ser assintomático ou apresentar-se clinicamente como uma alteração sutil (área endurecida, mal delimitada no exame clínico) até massas palpáveis, podendo ser multifocal e, mais frequentemente em relação ao CDI, bilateral. A mamografia apresenta baixa sensibilidade (40%) para CLI, o que não raro leva uma massa palpável a não apresentar expressão mamográfica, fazendo do CLI um grande representante dos chamados "tumores de intervalo", quando, em menos de dois anos após uma mamografia negativa, o tumor torna-se clinicamente aparente[2,3].

A perda de expressão do complexo de adesão celular caderina-catenina pelos tumores lobulares é o que classicamente os diferencia dos ductais. Apesar disso, outras características tumorais devem endossar essa diferenciação, já que alguns tipos de CLI podem apresentar E-caderina positiva[2]. A análise microscópica do CLI pode revelar diversas variantes tumorais: clássica, sólida, alveolar, trabecular, pleomórfica e células em anel de sinete. A forma clássica, mais comum, caracteriza a maneira organizada em "fila indiana", em que as pequenas células tumorais invadem o estroma mamário, geralmente, levando a pouca ou nenhuma reação desmoplásica, o que explica a eventual dificuldade de detecção desses tumores nos exames físico e de imagem. As evidências disponíveis sugerem que as variantes pleomórfica (1% a 5%) e de células em anel de sinete (1%) apresentam comportamento biológico mais agressivo[2,3].

O CLI geralmente apresenta expressão positiva de RE e RP, baixa taxa de proliferação celular, ausência de amplificação do HER-2 e menor índice de metástases linfonodais do que o CDI. Entretanto, a variante pleomórfica é a que apresenta pior prognóstico, com hiperexpressão do HER-2, maior frequência de multifocalidade (60%), e em cerca de 30% a 40% pode existir associação com mutação no gene BRCA[2,3].

Sua ocorrência associada a síndromes genéticas é restrita, aparecendo como segundo tumor na síndrome de câncer gástrico difuso hereditário que ocorre por mutação do gene CDH1[2].

A avaliação pré-operatória dos tumores lobulares com ressonância nuclear magnética (RNM) tem sido cada vez mais aplicada, devido às maiores taxas de falsos-negativos e à subestimação dos outros métodos de imagem utilizados como padrão no rastreamento e programação cirúrgica das pacientes como a mamografia, que apresenta sensibilidade de apenas 40% para CLI. Com sensibilidade de 90% da RNM para o CLI, pode-se reduzir até 40% as taxas de reoperações, mesmo que esse benefício não se reflita em aumento de sobrevida[5].

O tipo histológico lobular não deve ser interpretado como sinônimo de mastectomia. Apesar do declínio no número de mastectomias identificado nos últimos anos para esse tipo de tumor, esse tipo de cirurgia ainda é o tratamento de escolha para cerca de 22% a 52% das pacientes com CLI devido à maior incidência de margens comprometidas nas cirurgias conservadoras[2].

Entretanto, a cirurgia conservadora com segurança oncológica associada a um resultado estético favorável pode ser uma boa opção por meio da adoção de algumas medidas como: adequada avaliação da extensão da doença no pré-operatório; respeito ao princípio da boa proporção mama/tumor; ressecção do tumor com margens livres, avaliação de margens no intraoperatório e, além disso, aplicação dos conhecimentos da oncoplastia, que devem sempre estar presentes na prática da cirurgia mamária moderna. Apesar do menor índice de comprometimento da cadeia linfonodal pelo CLI, a avaliação axilar com biópsia do linfonodo sentinela deve ser realizada de rotina para tumores invasores[4].

Com relação ao tratamento sistêmico, o CLI apresenta menores índices de resposta à quimioterapia neoadjuvante e adjuvante, com resposta patológica completa menor do que 6%, devendo ser reservada aos casos de tumores avançados, receptores hormonais negativos. A terapia-alvo para HER-2 amplificado deve sempre ser oferecida, e o uso de assinaturas genéticas ainda é empírico para esse tipo de tumor. A endocrinoterapia tem sido a terapia adjuvante de escolha e alguns estudos indicam melhor resposta aos inibidores de aromatase quando comparada ao tamoxifeno nas pacientes em pós-menopausa. A sensibilidade desses tumores a radioterapia é igual a dos carcinomas ductais[4,6].

O padrão de disseminação mostra maior frequência de metástases a distância sem acometimento axilar e maior propensão a metástases para ossos, órgãos reprodutivos, trato gastrointestinal, peritônio e leptomeninges. O prognóstico do CLI em relação ao CDI ainda é um tema controverso. Alguns estudiosos descrevem o CLI como um "tumor inicialmente indolente, mas lentamente progressivo", fazendo referência à sua sobrevida inicial melhor ou igual à do CDI do tipo não especial, associada à sua capacidade de altos índices de recorrências metastáticas tardias (cerca de 30%), que podem ser controladas com terapia endócrina[4,6].

Todas as diferenças citadas demonstram que o CLI representa um tumor de características distintas das do CDI, com maior frequência de alterações genéticas além da E-caderina, como ESR1, FOXA1, PI3K, levado a padrões de crescimento celular, ativações imunes e respostas ao tratamento distintas e mostrando que esse tipo de tumor não segue os parâmetros clínicos criados, em sua maior parte, para tumores ductais[6].

Estudos em andamento poderão oferecer mais detalhes sobre a otimização da endocrinoterapia no CLI, com comparações entre diferentes agentes endócrinos na adjuvância, mais dados sobre os desfechos do CLI pleomórfico e algumas novidades sobre a aplicabilidade do conceito de "letalidade sintética" para esse tipo específico de tumor invasivo mamário, sempre visando à individualização do tratamento oncológico.

## Caso clínico

Paciente M. S. S., 52 anos, G2P2C2, hipertensa, menopausada há dois anos, sem uso de terapia hormonal; mãe com câncer de mama aos 60 anos. Cirurgias prévias: cesáreas e laqueadura. Amamentação por um ano cada filho. Queixa-se de área endurecida na mama direita há três meses. As duas últimas mamografias foram BI-RADS 2. Ao exame físico: mamas de médio volume, ptose grau 2, inspeção estática e dinâmica sem achados, à palpação de quadrante inferomedial (QIM) de mama direita, área de cerca de 2 cm endurecida, sem delimitação precisa de nódulo, sem descarga papilar e axilas clinicamente negativas. Mamografia: tênue área de assimetria em QSID, próximo à área central, de difícil identificação, mas mais saliente na comparação com mamografias anteriores (primeiro passo para a avaliação adequada de um achado novo, principalmente para lesões tênues, pois aumenta a acurácia e reduz reconvocações). Ultrassonografia (USG): nódulo hipoecoico, irregular, indistinto, medindo 1,1 x 0,7 cm, localizado no quadrante superior interno, peripapilar, BI-RADS 5, biopsiado (Figura 21.1). RNM para avaliação da extensão da doença: nódulo com realce heterogêneo na mama direita, área central que corresponde à lesão biopsiada, de difícil identificação devido ao acentuado realce de fundo, medindo 1,1 x 0,7 cm, curva tipo I (Figura 21.2). Encontrado realce adicional de cerca de 2,5 x 1,5 cm em QIM, associado a distorção arquitetural e curva tipo II. Foi então realizada USG dirigida (*second-look*), sendo identificado nódulo de 2,1 x 1 cm no QIM, espiculado, a cerca de 3,7 cm da lesão índice (Figura 21.3). Ambos foram biopsiados.

A dificuldade de identificação do carcinoma lobular nas imagens mostra a importância de ter disponível para comparação os exames prévios, de a equipe ser experiente e utilizar técnicas para melhorar a acurácia do exame, como imagem trapezoidal ou modo estendido na USG, da disponibilidade da RNM e de sua correta interpretação, que nesse caso foi fundamental para a identificação do segundo nódulo, que levou à mudança de conduta cirúrgica, já que seria adequada uma cirurgia conservadora caso o N2 não fosse identificado. Resultado da biópsia de fragmento por agulha grossa: N1 – carcinoma lobular invasivo do tipo clássico, GH2. Imunoistoquímica (IHQ): RE 100% (Allred 7), RP 100% (Allred 7), HER-2 1+, Ki-67 10%. N2 – carcinoma lobular invasivo do tipo clássico, GH2. IHQ: RE 90% (Allred 7), RP 90% (Allred 7), HER-2 1+, Ki-67 15%. Conduta: mastectomia preservadora de pele (congelação retropapilar positiva no intraoperatório) com reconstrução imediata com prótese (anatomopatológico confirmou N1 de 1,8 x 1 cm e N2 de 1 x 0,8 cm; IHQ mantida) e biópsia de linfonodo sentinela, que resultou negativa. A paciente seguiu adjuvância com hormonioterapia (inibidor de aromatase).

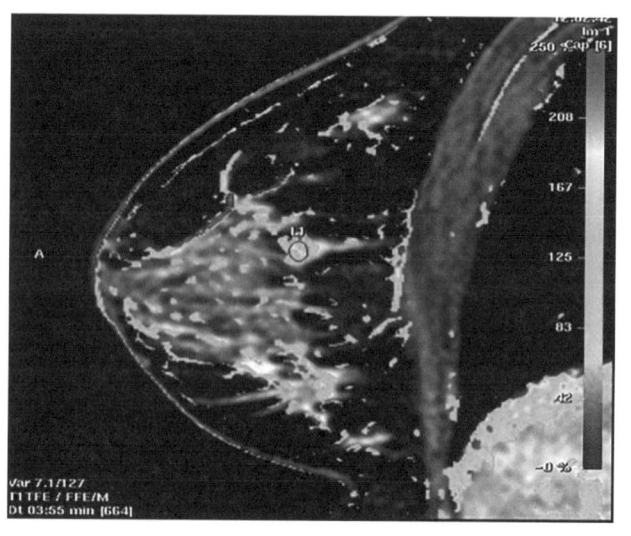

**Figura 21.1.** Ultrassonografia: nódulo irregular na mama direita, quadrante superomedial, com biópsia positiva.

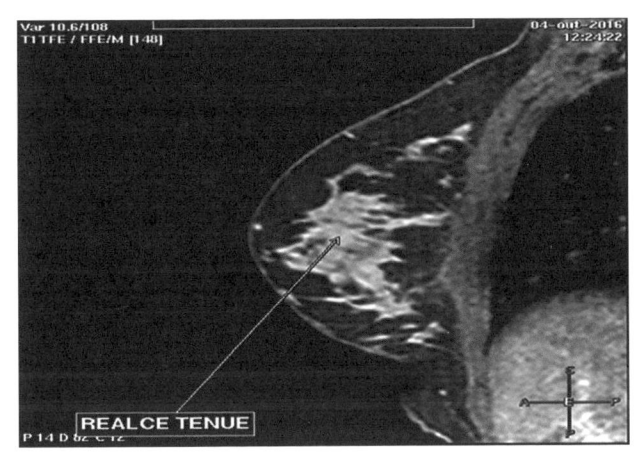

**Figura 21.2.** RNM mostrando lesão biopsiada – realce tênue, de difícil identificação em meio ao acentuado realce de fundo do parênquima (2A – realce relativo; 2B corte sagital em alta resolução (T1 pós-contraste).

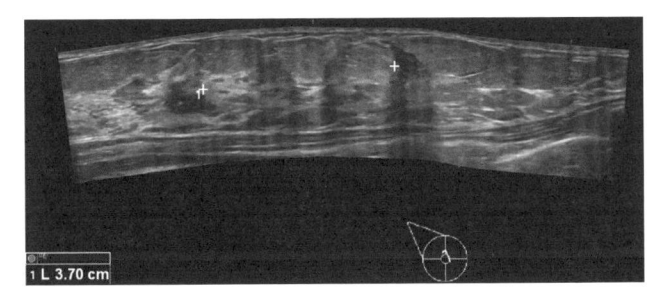

**Figura 21.3.** Ultrassonografia dirigida (*second-look*), 4A – lesão adicional, de difícil identificação; USG com modo estendido mostrando os dois nódulos e a distância entre eles, de 3,7 cm.

## Referências bibliográficas

1. Lakhani SR, Ellis IO, Schnitt SJ, Tan PH, Van de Vijver MJ. WHO classification of tumours of the breast. Lyon: IARC; 2012.
2. Christgen M, Steinemann D, Kühnle E, Länger F, Gluz O, Harbeck N, et al., Lobular breast cancer: clinical, molecular and morphological characteristics. Pathol Res Pract. 2016;212(7):583-97.
3. Dillon D, Guidi AJ, Schnitt SJ. Patologia do câncer de mama invasivo. In: Harris JR, Lippman ME, Morrow M, Osborne CK. Doenças da mama. 5ª ed. Rio de Janeiro: Di Livros; 2014. p. 474-509.
4. National Comprehensive Cancer Network (NCCN). Clinical Practice Guidelines in Oncology. Breast cancer. Version 2.2017; 2017.
5. Monticciolo DL. Practical considerations for the use of breast MRI for breast cancer evaluation in the pre-operative setting. Acad Radiol. 2017;24(11):1447-50.
6. Kizy S, Huang JL, Marmor S, Tuttle TM, Hui JYC. Impact of the 21-gene recurrence score on outcome in patients with invasive lobular carcinoma of the breast. Breast Cancer Res Treat. 2017;165(3):757-63.

# CARCINOMA DE MAMA DO TIPO ESPECIAL 22

Heloisa Maria De Luca Vespoli

Benedito de Sousa Almeida Filho

De modo geral, os tipos especiais de câncer de mama constituem 20% a 30% dos carcinomas[1]. Pelo menos 90% de um tumor deve demonstrar as características histológicas definidoras de um tipo especial de câncer de mama para que ele seja denominado como aquele tipo histológico[1]. Na nova atualização da Organização Mundial de Saúde (OMS), são descritos mais de 10 subtipos especiais de carcinoma de mama[2]. Faz parte desses subtipos os carcinomas tubular, mucinoso, papilar e medular, entre outros[2].

## Carcinoma tubular

O carcinoma tubular é um tipo especial de câncer que se associa a potencial metastático limitado e a excelente prognóstico[1]. Normalmente ocorre na sexta década de vida. Anormalidades mamográficas na ausência de massa palpável foram relatadas na maioria (80%) das pacientes com esse tipo de carcinoma[1]. Apresenta-se geralmente como lesão nodular irregular com margens espiculadas ou área de distorção arquitetural, geralmente pequena (menor que 1 cm). Na ultrassonografia (USG), apresenta-se como lesão nodular irregular hipoecoica, com margens espiculadas, orientação não paralela à pele e sombra acústica posterior. Caracteriza-se por proliferação de glândulas ou de túbulos formados por uma camada única de células epiteliais sem células mioepiteliais circundantes. A maioria tem um componente intraductal associado, geralmente de baixo grau nuclear[1]. Como são lesões muito diferenciadas, podem fazer diagnóstico diferencial com lesões benignas como adenose esclerosante e cicatrizes radiais, sendo necessária imunoistoquímica para diferenciá-las. São fortemente positivos para receptor de estrogênio (RE) e comumente positivos para receptor de progesterona (RP), não apresentam amplificação de HER-2 e geralmente têm baixo índice de proliferação celular. São, portanto, normalmente, subtipo luminal A[1]. Metástases axilares são raras, mas podem ocorrer em até 15% dos carcinomas tubulares puros. Porém, em geral, quando ocorrem, só um linfonodo é afetado[1]. Normalmente, o tratamento cirúrgico da mama ainda é feito da mesma forma que no carcinoma não especial, com cirurgia conservadora sempre que possível com biópsia do linfonodo sentinela (BLS), seguida de radioterapia. O tratamento adjuvante com quimioterapia não é necessário devido ao excelente prognóstico, mesmo em pacientes com comprometimento linfonodal. A hormonioterapia adjuvante pode ser indicada, embora existam poucos estudos a respeito de seu real benefício, devendo-se avaliar individualmente os riscos e benefícios dessa abordagem.

## Carcinoma mucinoso

O carcinoma mucinoso ocorre em 1% a 4% dos carcinomas de mama. A sua forma pura tem também prognóstico bastante favorável. Sua incidência é maior em mulheres em idade mais avançada, em geral na sétima década ou início da oitava década de vida[1]. Faz parte do grupo de 10% a 20% das lesões malignas que se apresentam como lesões circunscritas, podendo, inicialmente, ser interpretada como lesão benigna, retardando o diagnóstico e o tratamento[3]. Na mamografia, apresenta-se como um nódulo de forma oval ou redonda, com margens circunscritas ou microlobuladas, na sua forma pura, que apresenta relação direta com a quantidade de mucina extracelular[4]. Na USG, em geral, apresenta-se como nódulo oval com margens circunscritas ou microlobuladas, podendo ser hipo ou isoecoico, homogêneo ou com áreas císticas (que correspondem à área de acúmulo de mucina), apresentando reforço acústico posterior em 37% a 71% dos casos[4]. Tipicamente, as células tumorais se apresentam sob a forma de pequenos aglomerados dispersos em poça de mucina extracelular. Essa característica deve constituir pelo menos 90% do tumor para que o carcinoma mucinoso seja diagnosticado[1]. São geralmente positivos para REs e RPs. Em geral, não apresentam amplificação para HER-2. Agrupam-se geralmente no subtipo luminal A[1]. A incidência de metástases na ocasião do diagnóstico gira em torno dos 12%, significativamente menor que a incidência de linfonodos positivos em tumores mucinosos mistos ou carcinomas invasivos do tipo não especial[1]. O tratamento cirúrgico também segue o padrão do carcinoma não especial. Devido ao prognóstico extremamente favorável, não há indicação de quimioterapia adjuvante para essas pacientes. A indicação de tratamento hormonioterápico adjuvante é recomendada[1].

## Carcinoma papilar

A incidência de carcinoma papilar é bastante baixa, menos de 1% a 2% dos carcinomas de mama, e entra na lista dos carcinomas especiais raros da mama na classificação da OMS[2]. São diagnosticados predominantemente em mulheres na pós-menopausa e podem se manifestar como derrame papilar em 30% das vezes. Na mamografia, classicamente se apresentam como lesões nodulares hiperdensas, redondas, ovais ou lobuladas, podendo ser múltiplas. Na USG, caracterizam-se por lesões nodulares hipoecoicas, podendo também se apresentar como lesões sólidas intraductais, fato que pode tornar difícil sua diferenciação de outras lesões papilíferas.

Microscopicamente, são circunscritos, apresentam papilas delicadas ou grosseiras e áreas focais sólidas de crescimento tumoral. Carcinoma ductal *in situ* está presente em mais de 75% dos casos e apresenta, normalmente, padrão papilar e pode se associar a microcalcificações[1]. O diagnóstico do carcinoma papilar na biópsia percutânea nem sempre é fácil, sendo necessária, algumas vezes, a exérese de toda lesão para confirmação diagnóstica. A maioria dos carcinomas papilares apresenta RE e RP positivos, e amplificação de HER-2 raramente é observada[5]. Normalmente, o tamanho do tumor é pequeno e, na maioria das vezes, não apresenta comprometimento axilar, sendo considerado de melhor prognóstico do que o carcinoma de mama não especial. O tratamento cirúrgico segue os padrões do carcinoma não especial. Pode-se indicar hormonioterapia adjuvante após a cirurgia[6].

## Carcinoma medular

Os carcinomas medulares clássicos são raros, constituindo menos de 1% de todos os carcinomas de mama[1]. Ocorre, em geral, em mulheres mais jovens. Há correlação dessas pacientes com mutação do gene BRCA1. A maioria das pacientes apresenta inicialmente uma massa palpável. O nódulo com alta densidade e margens circunscritas foi o achado radiológico dominante[6].

Ao ultrassom, mostram-se, geralmente, bem circunscritos, frequentemente lobulados, hipoecoicos e com reforço acústico posterior. Podem também apresentar componente cístico (que geralmente corresponde a áreas de necrose) e intensa vascularização interna na avaliação com Dopplervelocimetria.

Pela nova classificação da OMS, os carcinomas medulares são englobados em um grupo único, designado de "carcinomas com elementos medulares", que podem ser: carcinoma medular, carcinoma medular atípico ou carcinoma ductal invasivo sem outras especificações com características medulares[2]. O diagnóstico do carcinoma medular clássico inclui padrão de crescimento sincicial das células tumorais em mais de 75% do tumor, ausência de diferenciação tubular, proeminente e difuso infiltrado linfoplasmocitário peritumoral, grau nuclear 2 ou 3[1,2]. Em geral, há pouco ou nenhum carcinoma *in situ* associado[1]. São tipicamente negativos para RE e RP e não apresentam amplificação do HER-2, sendo, portanto, "triplo-negativos". Apresentam, com frequência, fenótipo basal[1,2].

Embora os carcinomas medulares exibam alto grau histológico, eles são tradicionalmente considerados de melhor prognóstico, quando comparados aos carcinomas ductais sem outras especificações de alto grau[2]. Porém, esse achado não foi encontrado em todos os estudos[1]. O tratamento cirúrgico segue os padrões do carcinoma não especial. Embora o tratamento sistêmico desses tumores seja controverso, preconiza-se a adoção dos mesmos esquemas de tratamento quimioterápico neoadjuvante ou adjuvante dos carcinomas de subtipo não especial quando a histologia for compatível com carcinoma medular atípico, visto que seu comportamento clínico pode se assemelhar ao dos carcinomas ductais. No caso dos carcinomas medulares clássicos, a conduta deve ser discutida individualmente, considerando-se idade da paciente, condições clínicas e estadiamento da neoplasia[8].

Na Figura 22.1 são apresentadas as características e abordagem dos carcinomas especiais da mama.

## Caso clínico

Mulher de 72 anos, encaminhada ao serviço de referência em mastologia após alteração em exame de mamografia de rastreamento. Antecedentes pessoais: hipertensão e *diabetes mellitus* tipo 2 controlados, sem outras comorbidades. Sem antecedentes familiares para neoplasias. Menarca aos 12 anos, nuligesta, menopausa aos 49 anos, sem uso de terapia hormonal. Exame clínico: mamas de grande volume, simétricas e pendulares, sem nódulos palpáveis, axila clinicamente negativa. Mamografia: nódulo hiperdenso, ovalado, lobulado, com margens bem definidas, de aproximadamente 1,7 cm às 11 horas da mama direita – BI-RADS 0 (Figura 22.2a). USG: nódulo hipoecoico com maior eixo não paralelo à pele, áreas de sombra acústica e sem fluxo interno à Dopplervelocimetria, axila com linfonodos de aspecto habitual – BI-RADS 4 (Figura 22.2b). Realizada biópsia percutânea guiada por USG, cujo anatomopatológico foi compatível com carcinoma mucinoso de baixo grau nuclear e histológico com extensas áreas de mucina (Figura 22.2c), fenótipo luminal A (RE+ 90%, RP+ 90%, HER-2- e Ki-67 10%). Estadiamento: T1cN0M0. Foi optado por setorectomia mais biópsia de linfonodo sentinela (BLNS) (negativo). Tratamento adjuvante com radioterapia local. Posteriormente, considerando o comportamento biológico favorável do carcinoma mucinoso associado a estadiamento inicial da doença, foi prescrita apenas terapia hormonal com anastrozol, sem necessidade de quimioterapia.

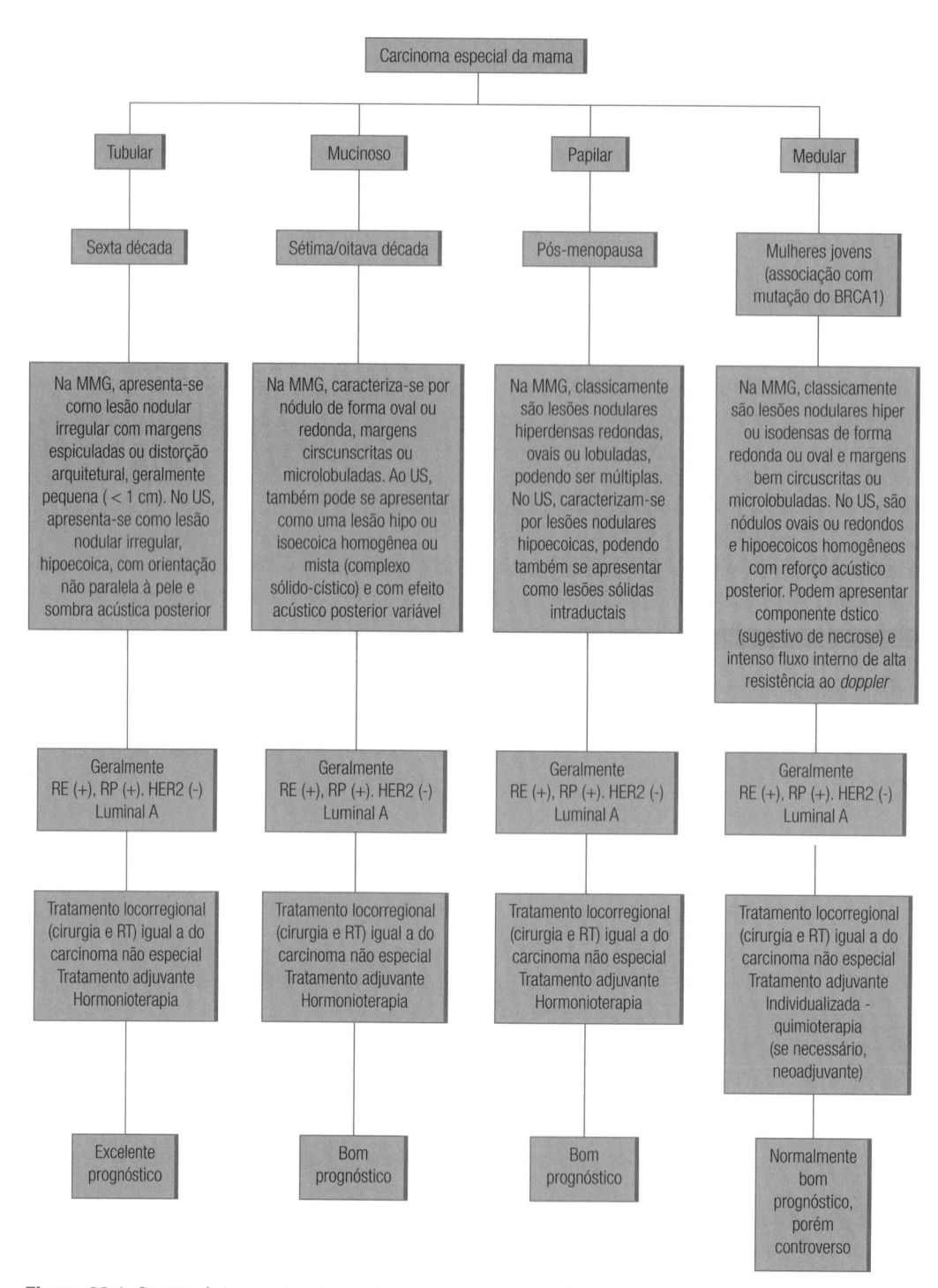

**Figura 22.1.** Características e abordagem dos carcinomas especiais da mama.

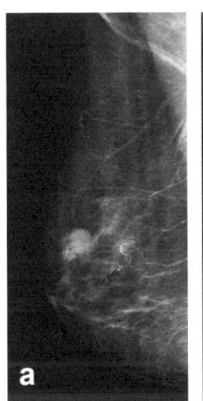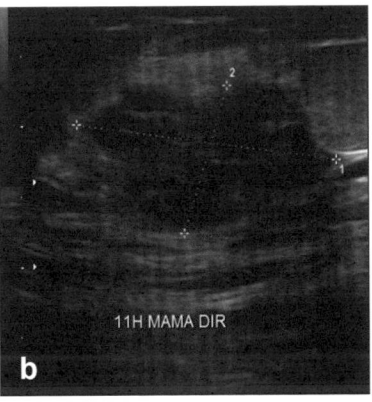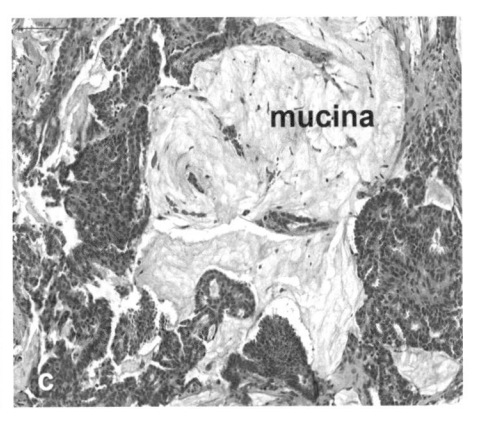

**Figura 22.2.** a. Mamografia com nódulo hiperdenso, ovalado, lobulado, com margens bem definidas, de aproximadamente 1,7 cm na mama direita – BI-RADS 0 Ultrassom com nódulo hipoecoico com maior eixo não paralelo a pele e áreas de sombra acústica posterior – BI-RADS 4. b. Ultrassom com nódulo hipoecoico com maior eixo não paralelo a pele e áreas de sombra acústica posterior – BI-RADS 4. c. O anatomopatológico foi compatível com carcinoma mucinoso de baixo grau nuclear e histológico com extensas áreas de mucina.

## Referências bibliográficas

1. Dillon D, Guidi AJ, Schnitt SJ. Patologia do câncer de mama invasivo. In: Harris JR, Lippman ME, Morrow M, Osborne CK, editores. Doenças da mama. 5ª ed. Rio de Janeiro: Di Livros; 2016. p. 474-509.

2. Gobbi H. Classificação dos tumores da mama: atualização baseada na nova classificação da Organização Mundial de Saúde de 2012. J Bras Patol Med Lab. 2012;48(6):463-74.

3. Cao AY, He M, Liu ZB, Di GH, Wu J, Lu JS, et al. Outcome of pure mucinous breast carcinoma compared to infiltrating ductal carcinoma: a population-based study from China. Ann Surg Oncol. 2012;19(9):3019-27.

4. Coelli G, Reis H, Bertinetti, Faria F, Tiezzi D, Oliveira T. Carcinoma mucinoso da mama: ensaio iconográfico com relação histopatológica. Radiol Bras. 2013;46(4):242-6.

5. Vural O, Alnak A, Altundag K. Invasive papillary carcinoma of the breast: an overview of twenty-four cases. Am Surg. 2012;78(3):144-5.

6. Tan BY, Thike AA, Ellis IO, Tan PH. Clinicopathologic characteristics of solid papillary of the breast. Am J Surg Pathol. 2016;40(10):1334-42.

7. Matheus V, Kestelman F, Canella E, Djahja MC, Koch H. Carcinoma medular da mama: correlação anátomo-radiológica. Radiol Bras. 2008;41(6):379-83.

8. Yerushalmi R, Hayes MM, Gelmon KA. Breast carcinoma-rare types: review of the literature. Ann Oncol. 2009;20(11):1763-70.

# CÂNCER DE MAMA EM HOMEM   23

Maria Marta Martins
Adrienne Pratti Lucarelli

## Introdução

A neoplasia maligna mamária masculina é doença infrequente. A raridade dos casos prejudica a composição de ensaios clínicos randomizados prospectivos, e o tratamento é extrapolado dos estudos confeccionados por meio do acometimento feminino[1].

## Epidemiologia

Cerca de 1% dos cânceres de mama ocorre no homem, correspondendo a 0,2% de todos os carcinomas masculinos. O Japão apresenta uma das menores cifras mundiais, contrastando com altos índices em Uganda e outros países da África. As taxas verificadas correlacionam-se ao hiperestrogenismo consequente a hepatopatia crônica infecciosa e cirrose hepática das regiões africanas. A idade média ao diagnóstico no homem é de 68 anos[1,2].

## Fatores de risco (Tabela 23.1)[1-3]

**Tabela 23.1.** Fatores de risco

| |
|---|
| **Estrogênio exógeno/hiperestrogenismo** |
| Hepatopatia, anormalidade testicular, obesidade, alcoolismo, tratamentos para câncer de próstata e outros (queda da testosterona, aumento das gonadotrofinas ou prolactina, conversão periférica dos andrógenos) |
| **Síndrome de Klinefelter (RR: 20 a 50X)**: disgenesia testicular, ginecomastia, redução dos níveis de testosterona e aumento das gonadotrofinas |
| **Câncer de mama ou ovário familiar** com mutações: BRCA (1 e 2), SNPs, PTEN, TP53 (Li-Fraumeni), PALB2 e síndrome de Lynch |
| **Fratura óssea após 45 anos de idade, exposição ambiental em locais quentes, negros, compostos orgânicos voláteis, radiação, campo eletromagnético** |

## Manifestação clínica (Tabela 23.2)[4]

**Tabela 23.2.** Sintomas do câncer de mama no homem

| Sintoma | Proporção |
| --- | --- |
| Nódulo indolor | 75% |
| Retração | 9% |
| Ulceração | 6% |
| Descarga papilar hemorrágica | 6% |
| Dor | 5% |

## Diagnóstico

### Anamnese e exame físico

Nódulo observado pelo paciente e confirmado pelo exame clínico como massa dura, indolor, excêntrica, com linfonodomegalia axilar[2,4].

### Mamografia

Nódulo irregular ou sinais radiológicos secundários como distorções arquiteturais, retrações do mamilo e da pele e aumento dos linfonodos axilares de aspecto denso e microcalcificações podem ser encontrados[4].

### Ultrassonografia

Nódulo hipoecogênico, irregular, com sombra acústica posterior e maior eixo perpendicular à pele. Podem ser visualizados linfonodos em axila, fossas supra e infraclaviculares[4].

### Biópsia

A biópsia por agulha grossa fornece tecido suficiente para estudo anatomopatológico e diagnóstico de invasão, bem como para a realização de imunoistoquímica[4].

### Diagnósticos diferenciais

A ginecomastia é o mais importante diagnóstico diferencial, porém é simétrica, bilateral, e tem forma discoidal sob o mamilo e a aréola[2,4].

Abscesso, hematoma, lipoma, necrose gordurosa, ectasia ductal, papiloma intraductal, cisto e tumores metastáticos (melanoma, linfoma, próstata, pulmão e cólon) devem ser descartados[4].

## Histologia[4]

Apresenta 85% a 90% de casos de carcinoma ductal invasivo, 5% a 10% de carcinoma ductal *in situ* e 1% de carcinoma lobular invasivo, doença de Paget ou carcinoma inflamatório ou outros especiais em menos de 1% dos casos de câncer de mama[4].

A expressão dos receptores de estrogênio e progesterona ocorre em mais de 90% dos casos, a de receptores androgênicos, em 39% a 95% deles e a superexpressão de HER-2, em 15% dos cânceres de mama do homem em comparação com 25% na mulher[4].

## Estadiamento (Tabela 23.3)

**Tabela 23.3.** Estadiamento TNM do câncer de mama masculino ao diagnóstico

| Estádio | Proporção |
|---------|-----------|
| I | 37% |
| II | 21% |
| III | 33% |
| IV | 9% |

Estadiamento clínico de acordo com o *guideline* do *National Comprehensive Cancer Network* (NCCN) e agrupado no sistema TNM da *International Union Against Cancer* (UICC). Os principais exames utilizados são: radiografia de tórax, ultrassom de abdome, cintilografia óssea e, eventualmente tomografia, computadorizada e tomografia por emissão de pósitrons e tomografia computadorizada (PET/CT)[4].

## Tratamento

Não existem registros de ensaios terapêuticos para o tratamento do câncer de mama masculino, sendo indicada primordialmente cirurgia, similar ao câncer de mama feminino, podendo ser complementada com quimioterapia, radioterapia e hormonioterapia[4,5].

A seleção de pacientes para cirurgia conservadora deve incluir tumores em que se consiga obter margens cirúrgicas livres, com resultado estético favorável e radioterapia adjuvante[4,5].

Lesões grandes (estágio III), geralmente com fechamento primário da ferida cirúrgica dificultoso, têm recebido retalho miocutâneo com músculo grande dorsal ou músculo retoabdominal, com resultados satisfatórios. Além disso, técnicas de reparação com lipoenxertia, mamoplastia de redução contralateral com finalidade de simetria, reconstrução do complexo areolopapilar, inclusive com dermatopigmentação, entre outras técnicas com finalidade estética, são cada vez mais empregadas e descritas na literatura[4,5].

A cirurgia axilar segue idênticas recomendações preconizadas para o tratamento e estadiamento da doença na mulher, inclusive omissão da linfonodectomia complementar com até dois linfonodos sentinelas positivos, desde que seguidos os critérios de elegibilidade[4,5].

## Quimioterapia

Os medicamentos quimioterápicos devem ser utilizados no mesmo esquema e doses que no tratamento do câncer de mama feminino. Drogas de primeira linha incluem antracíclicos e taxanos. HER-2 superexpressos são candidatos ao uso do trastuzumabe[4,5].

## Hormonioterapia

O tratamento adjuvante do câncer de mama no homem visa principalmente à inibição de receptor de estrogênio[4-6]. Estudos têm mostrado que a terapia-alvo para inibição do receptor do hormônio androgênico é uma terapêutica promissora. A droga mais empregada e estudada nessa categoria é o tamoxifeno. A recomendação atual é que se utilize tamoxifeno 20 mg por cinco a dez anos[5,6].

Inibidores da aromatase têm papel limitado no homem, uma vez que 20% do estrógeno circulante são produzidos no testículo, independentemente da ação da enzima aromatase. Postula-se que pacientes com progressão da doença em uso de tamoxifeno tenham benefício com a associação de gosserrelina e inibidor de aromatase ou orquiectomia. Essa teoria não validada possibilitaria o bloqueio hormonal completo. Os resultados do estudo BOLERO-2 permitiram similar raciocínio, na tentativa de tratar casos menos responsivos à hormonioterapia clássica. A combinação de exemestano e *everolimo* (inibidor da proteína intracelular mTOR, com ação na proliferação das células cancerígenas) é promissora, visto que uma publicação recente mostrou que homens com metástases apresentam aumento do tempo livre de progressão da doença[5].

## Radioterapia

A radioterapia exerce importante papel no controle locorregional do câncer de mama. As indicações assemelham-se ao referendado para o sexo feminino. A clipagem do leito tumoral, principalmente nos casos de reconstrução, deve ser realizada, pois orienta o local do *boost* da radioterapia[4].

Na Figura 23.1 é apresentada a conduta em nódulos de mama em homem.

## Acompanhamento

A primeira mamografia é realizada após seis meses após o término da radioterapia e a seguir anualmente (ou na presença de suspeita clínica)[2,4,6].

## Prognóstico

Os homens tendem a ser diagnosticados com câncer de mama em idade mais avançada do que as mulheres e têm mortalidade proporcionalmente maior, embora os resultados para pacientes do sexo masculino e feminino com câncer de mama sejam semelhantes quando a sobrevida é ajustada para a idade no diagnóstico e estádio clínico-patológico da doença (Tabela 23.4)[2,4,6].

**Tabela 23.4.** Sobrevida específica por estágio em 5 anos

| Estádio | Proporção |
| --- | --- |
| 0 | 100% |
| I | 75%-96% |
| II | 50%-84% |
| III | 30%-60% |
| IV | 24% |

Os fatores mais importantes para o prognóstico são o estadiamento da doença e o perfil genético, como nas mulheres. Os homens de raça negra têm pior prognóstico, e a mutação do gene BRCA2 associada ao câncer de mama no homem também é indicativo de mau prognóstico[4,6].

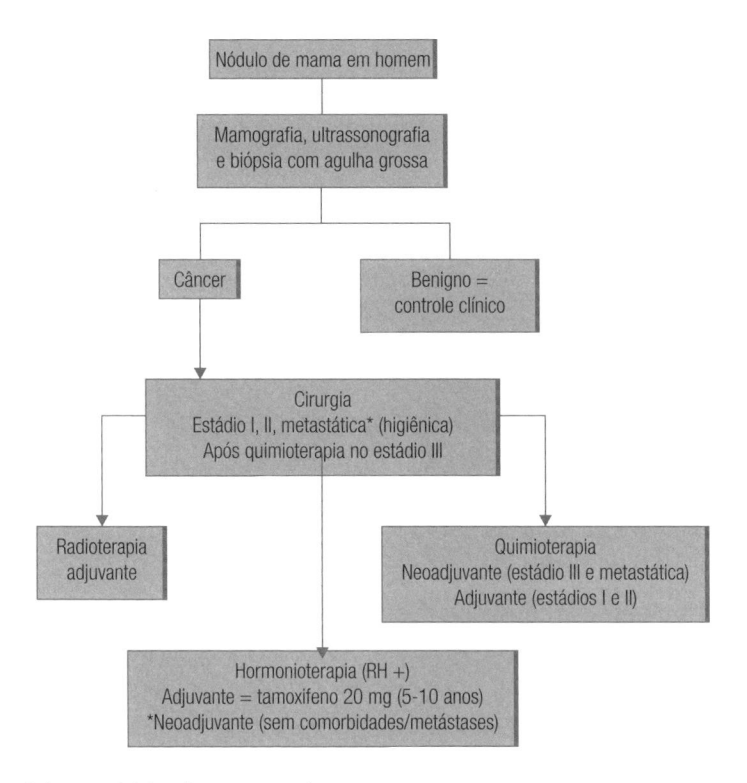

**Figura 23.1.** Conduta em nódulos de mama em homem.

## Caso clínico

Identificação: J. L. S., 84 anos, homem, casado, aposentado, católico, natural de Fortaleza e residente em São Paulo-SP há 30 anos.

Queixa e duração: "Caroço na mama esquerda há um ano".

História pregressa da moléstia atual: O paciente refere que há um ano percebeu nódulo de 1 cm na mama esquerda, com crescimento progressivo. Negou trauma local, vermelhidão, dor, saída de secreção ou descarga papilar. Referiu emagrecimento de 6 kg em um ano. ≠ ndn.

AP: Artrose (prednisona 5 mg por dia) e hiperplasia prostática. Cirurgias prévias: correção de catarata em 2004 e herniorrafias umbilical e inguinal em 2007. Ex-tabagista com cinco cigarros por dia por 40 anos; parou há nove anos. Negou outros vícios.

Exame físico geral: bom estado geral, orientado, corado, hidratado, acianótico, anictérico, afebril, branco, índice de massa corporal (IMC) de 27,68 kg/m².

## Exame físico mamário (Figura 23.2)

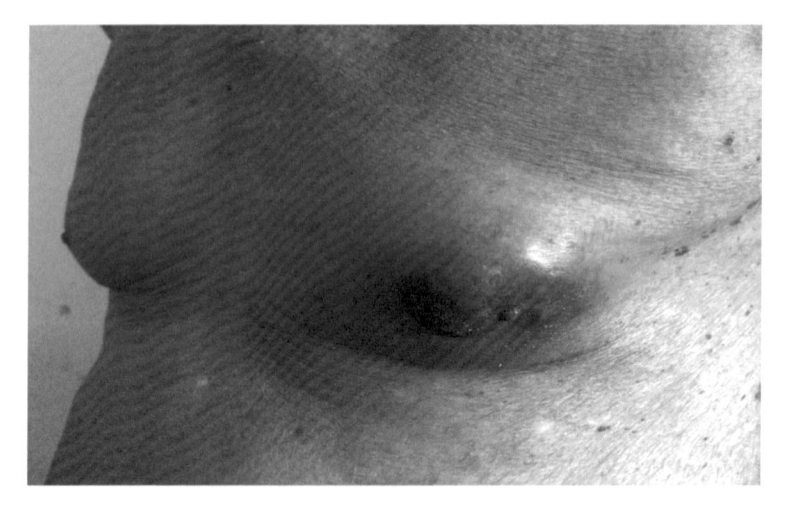

**Figura 23.2.** Mamas: mama esquerda – nódulo de 6 × 5 cm, retroareolar, endurecido, aderido a planos profundos com hiperemia cutânea e linfonodo endurecido, móvel, de aproximadamente 1 cm.

## Questões

1. Quais são as hipóteses diagnósticas?

a. Ginecomastia: porém trata-se de alteração simétrica, bilateral, com forma discoidal sob o mamilo e aréola.

b. Mastite/abscesso de mama: quadro abrupto, doloroso e febril.

c. Neoplasia de mama: unilateral, indolor, nódulo endurecido em paciente idoso.

2. Quais exames complementares se deve solicitar?

Mamografia, ultrassonografia e biópsia de agulha grossa. Exames para avaliar a presença de metástases (osso, pulmão e fígado).

a. Mamografia: nódulo irregular, retroareolar, em região retroareolar de 3,8 cm e linfonodo axilar de 1,7 cm.

b. Ultrassonografia de mamas: esquerda – nódulo lobulado.

c. Biópsia de agulha grossa: carcinoma invasor não especial, grau II histológico e nuclear; luminal B.

3. Qual a conduta?

Devido ao estadiamento clínico avançado e ao fato de o paciente ser idoso, optou-se por mastectomia e linfonodectomia axilar (tumor grande em relação ao volume mamário e linfonodo axilar suspeito para malignidade), sem reconstrução imediata (Figura 23.1). Foi realizada radioterapia complementar (indicação clássica para adjuvância nesse estadiamento clínico) e hormonioterapia com tamoxifeno 20 mg por cinco anos (por tratar-se de luminal B).

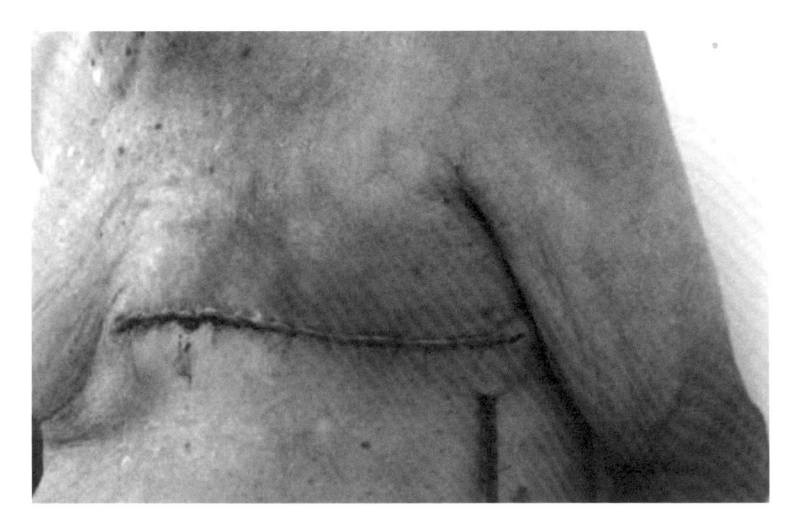

**Figura 23.3.** Pós-operatório.

## Referências bibliográficas

1. Zheng G, Yu H, Hemminki A, Försti A, Sundquist K, Hemminki K. Familial associations of male breast cancer with other cancers. Breast Cancer Res Treat. 2017;141(11):2253-9.
2. National Comprehensive Cancer Network (NCCN). Clinical Practice Guidelines in Oncology v. 1. 2017. Disponível em: http://www.nccn.org/professionlas/physician_gls/pdf/breast.
3. Severson TM, Zwart W. A review of estrogen receptor/androgen receptor genomics in male breast cancer. Endocr Relat Cancer. 2017;24(3):R27-R34.
4. Fentiman IS. Male breast cancer not congruent with the female disease. Crit Rev Oncol Hematol. 2016;101:119-24.
5. Ballatore Z, Pistelli M, Battelli N, Pagliacci A, De Lisa M, Berardi R, et al. Everolimus and exemestane in positive male breast cancer with positive cancer of survival hormone: case report. BMC Res Notes. 2016;9(1):497.
6. Yalaza M, İnan A, Bozer M. Male breast cancer. Review J Breast Health. 2016;12(1):1-8.

Adrienne Pratti Lucarelli

Maria Marta Martins

Larissa Bragatto Picolli

O estadiamento do câncer é um método auxiliar no tratamento e prognóstico do carcinoma mamário. Essa ferramenta é determinada pela *American Joint Committee on Cancer* (AJCC) e pela *International Union Against Cancer* (UICC). Utilizam a classificação TNM: T (maior diâmetro do tumor), N (acometimento de linfonodos regionais) e M (presença de metástase)[1,2].

A primeira classificação proposta pela AJCC para neoplasias malignas da mama foi publicada em 1959; atualmente está em vigor a oitava edição (2018)[1-4].

Foi reconhecida na oitava edição a necessidade de congregar ao sistema TNM os fatores biológicos como grau histológico, taxa de proliferação, presença de receptores de estrogênio, progesterona e HER-2, além de painéis genéticos de expressão prognóstica (*Oncotype Dx*). Essas atualizações conferem maior precisão e flexibilidade ao sistema de estadiamento para o câncer de mama[3,4].

Na oitava edição, o carcinoma lobular *in situ* (CLIS) foi removido do sistema de classificação e deixou de ser incluso na categoria de tumor *in situ* (pTis). O CLIS passa a ser tratado como entidade benigna associada a aumento de risco de desenvolvimento de carcinoma no futuro, porém não como malignidade apta a originar metástases[3,4].

## Regras para classificação

### Estadiamento clínico

Incluem exame físico, com inspeção e palpação da pele, mama e linfonodos (axilares, supra e infraclaviculares e cervicais), exames de imagem e histopatológicos. Os achados de exames de imagem são elementos de estadiamento se realizados em um período de quatro meses a partir do diagnóstico, na ausência de progressão de doença ou ao final da cirurgia, o que for mais longo[1-4].

### Estadiamento patológico

Incluem os achados da exploração e remoção cirúrgica, com melhor acurácia em relação ao clínico. Se houver tumor nas margens de ressecção no exame macroscópico, o câncer é classificado como pTX. Os nódulos cancerosos na gordura axilar adjacente à mama, sem evidência de tecido linfático, são classificados como metástases de linfonodos regionais (N)[3,4].

Se a cirurgia ocorreu após um tratamento neoadjuvante (quimioterapia, hormonioterapia, imunoterapia ou radioterapia), o prefixo "y" deve ser incorporado[3,4].

O tamanho patológico do tumor para classificação pT é uma medida apenas do componente invasivo. Não incluir focos satélites ao medir o tamanho do tumor; se há vários focos de microinvasão, usar (m) modificador e informar o número de focos e o tamanho do maior; nunca realizar a adição do tamanho dos focos[3,4].

Em ocasiões em que há evidência clara de carcinoma invasivo, por exemplo, em invasão de tecido vascular linfático ou em metástase linfonodal, contudo sem carcinoma primário invasivo identificado na mama, a classificação T é pT0 ou pTis (DCIS)[3,4].

## Tumor primário (T)

- Tx: tumor primário não pode ser avaliado
- T0: não há evidência de tumor primário
- Tis: carcinoma *in situ*
- Tis (CDIS): CA ductal *in situ*
- Tis (de Paget): doença de Paget do mamilo

A doença de Paget, associada a carcinoma invasivo, é classificada de acordo com o tamanho do tumor.

- T1: tumor de até 2 cm na maior dimensão
- T1mic: tumor < 1 mm na maior dimensão
- T1a: tamanho > 0,1 cm e ≤ 0,5 cm (arredondar qualquer medida > 1,0 a 1,9 mm para 2 mm)
- T1b: tamanho > 0,5 cm ≤ 1,0 cm
- T1c: tamanho > 1 cm e ≤ 2 cm
- T2: tumor maior que 2 cm e menor que 5 cm na maior dimensão
- T3: tumor acima de 5 cm na maior dimensão
- T4: qualquer tamanho com extensão direta à pele e/ou parede torácica
- T4a: extensão à parede torácica (costelas, músculos intercostais e serrátil anterior), excluindo-se o músculo peitoral
- T4b: extensão para pele, com edema (incluído aspecto em casca de laranja) ou ulceração; ou nódulos cutâneos satélites na mesma mama
- T4c: ambos T4a e T4b
- T4d: carcinoma inflamatório (eritema e edema difusos, > 1/3 da mama)

No caso de pequenos nódulos diagnosticados por meio de biópsia tumoral, medir apenas o tumor residual. Exemplos: tumor de 6 mm medido em exame de imagem, maior foco de excisão por biópsia de 4 mm e foco de 2 mm de carcinoma residual na excisão: categorizar como pT1b (não pT1a). Se não houver nenhum câncer residual na excisão: categorizar como pT1b (não pTX)[3,4].

## Linfonodos regionais (N)

*Clínicos*

- cNx: linfonodos regionais não podem ser avaliados (previamente removidos)

- cN0: ausência de metástase para linfonodos regionais
- cN1: metástase em linfonodo(s) axilar homolateral, móvel, no nível axilar I ou II de Berg
- cN2: metástase em linfonodos ipsilaterais clinicamente fixos ou confluentes, no nível axilar I ou II de Berg ou linfonodos mamários internos na ausência de metástases para linfonodos axilares
- cN2a: metástase em linfonodos axilares homolaterais fixos ou confluentes
- cN2b: metástase em linfonodos da cadeia mamária interna homolateral, na ausência de acometimento axilar
- cN3: metástase em linfonodos infraclaviculares ipsilaterais, com ou sem envolvimento de linfonodos axilares ou mamários internos ipsilaterais; ou em linfonodos da cadeia mamária interna com comprometimento axilar concomitante; ou em linfonodos supraclaviculares ipsilaterais
- cN3a: metástase em linfonodos infraclaviculares ipsilaterais
- cN3b: metástase em linfonodos da cadeia mamária interna e axilares concomitantes
- cN3c: metástase em linfonodos supraclaviculares ipsilaterais

## Patológicos (pN)

- pNX: ausência de metástase detectável pela histologia em linfonodos regionais (por exemplo: linfonodos não removidos ou removidos previamente)
- pN0: ausência de metástase detectável pela histologia ou apenas celulas tumorais isoladas (ITC)
- pN0(i1): ITCs apenas em linfonodos regionais

Observação: ITCs são pequenos grupamentos de células menor ou igual 0,2 mm, ou células tumorais únicas, ou um agrupamento menor que 200 células em um único corte histológico transversal. ITCs podem ser detectadas por métodos histológicos de rotina ou por exame imunoistoquímico. Os nódulos que contêm apenas ITCs são excluídos da contagem total de nódulos positivos para a classificação N, no entanto devem ser adicionados ao número total de nódulos avaliados[3,4].

- pN0(mol1): achados moleculares positivos por RT-PCR; sem ITCs detectadas
- pN1: metástase em um a três linfonodos axilares e/ou em linfonodos da cadeia mamária interna detectada por biópsia do linfonodo sentinela (BLS) na ausência de doença clínica ou micrometástases
- pN1mi: micrometástase linfonodal (> 0,2 mm e/ou > 200 células, mas nenhuma > 2 mm)
- pN1a: metástase em um a três linfonodos axilares, pelo menos uma metástase > 2 mm
- pN1b: metástase em linfonodo da cadeia mamária interna detectada por BLS, na ausência de doença clínica, excluindo ITCs
- pN1c: a + b
- pN2: metástase em quatro a nove linfonodos axilares ou acometimento da cadeia mamária interna clinicamente aparente na ausência de metástase axilar
- pN2a: metástase em quatro a nove linfonodos axilares (pelo menos um depósito tumoral > 2 mm)
- pN2b: metástase clinicamente aparente em linfonodos da cadeia mamária interna sem metástase axilar

- pN3: metástase em 10 ou mais linfonodos axilares; ou em linfonodo da cadeia infraclavicular (nível III); ou acometimento axilar (um ou mais linfonodos níveis 1 e 2) e da cadeia mamária interna; ou mais de três linfonodos axilares e micrometástases ou macrometástases pela BLS com cadeia mamária interna clinicamente negativa; ou em linfonodos supraclaviculares
- pN3a: metástase em [3] 10 linfonodos axilares (pelo menos um depósito tumoral > 2 mm) OU em linfonodo infraclavicular
- pN3b pN1a ou pN2a na presença de cN2b (linfonodos da cadeia mamária interna positivos em exame de imagem); o pN2a na presença de pN1b
- pN3c: metástase em linfonodos supraclaviculares ipsilaterais

Acrescentar sufixos (sn) e (f) na categoria N se a confirmação de metástase ocorreu por BLS ou punção aspirativa com agulha fina (PAAF) ou por biópsia com agulha grossa[4].

## Metástases a distância (M)

- Mx: metástases a distância não podem ser avaliadas.
- M0: ausência clínica ou evidência radiológica de metástase a distância
- cM0(i+): ausência clínica ou evidência radiológica de metástase a distância. * Detectados depósitos moleculares ou células tumorais circulantes incidentalmente no sangue, medula óssea ou LFN não regional até 0,2 mm em pacientes sem sinais ou sintomas de metástase
- M1: metástase a distância detectada pela clínica, exame de imagem ou histologia

## Avaliação após terapia neoadjuvante (y)

- A fibrose relacionada ao tratamento em torno do tumor residual não está incluída na dimensão ypT; não estadiar o leito tumoral.
- Usar o modificador (m) quando múltiplos focos de tumor residual estão presentes.
- Os casos sem tumor residual invasivo são categorizados como ypT0 ou ypTis (não ypTX).
- A resposta patológica completa (pCR) é definida quando não há câncer residual invasivo – ypT0 N0 ou ypTis N0.
- Os casos categorizados como M1 antes da terapia neoadjuvante permanecem dessa forma (permanecem como estádio IV mesmo se houver pCR.

De acordo com o TNM 8, podem ser empregados três formas de estadiamento. O estadiamento anatômico **é** definido pela extensão do câncer pelas categorias T, N e M, representadas na Tabela 24.1 e deve ser empregado quando não se dispõe da avaliação de biomarcadores.

O estadiamento prognóstico clínico **é** utilizado para estadiar todos os pacientes com base na história, exame físico, estudos de imagem e resultados de biópsias. **É** determinado pelo T, N, M, grau histológico, receptor HER-2, receptor de estrogênio e receptor de progesterona.

Por fim, o estadiamento prognóstico patológico (EPP) **é** utilizado para estadiar pacientes submetidas a tratamento cirúrgico antes do emprego de tratamento sistêmico e radioterapia, baseado nas informações clínicas, biomarcadores e estudo da peça ressecada em cirurgia.

Na atualização da oitava edição, resultados das pesquisas realizadas pela *University of Texas MD Anderson Cancer Center* foram utilizados para determinar um perfil de risco. Foram estu-

**Tabela 24.1.** Estadiamento anatômico do câncer de mama

| Estádio | T | N | M |
| --- | --- | --- | --- |
| 0 | Tis | N0 | M0 |
| IA | T1 | N0 | M0 |
| IB | T0 | N1 mi | M0 |
| | T1 | N1 mi | M0 |
| IIA | T0 | N1 | M0 |
| | T1 | N1 | M0 |
| | T2 | N0 | M0 |
| IIB | T2 | N1 | M0 |
| | T3 | N0 | M0 |
| IIIA | T0 | N2 | M0 |
| | T1 | N2 | M0 |
| | T2 | N2 | M0 |
| | T3 | N1 | M0 |
| | T3 | N2 | M0 |
| IIIB | T4 | N0 | M0 |
| | T4 | N1 | M0 |
| | T4 | N2 | M0 |
| IIIC | Qualquer T | N3 | M0 |
| IV | Qualquer T | Qualquer N | M1 |

dados pacientes tratados entre 2007 e 2013 (n 5 3.327) e estabelecido um escore (Bioescore) para alterar o estadiamento anatômico da paciente a fim de considerar o prognóstico[3,4].

Nos estadiamentos prognósticos clínico ou patológico, muitas variáveis são aplicadas, gerando mais de 720 combinações possíveis, que podem ser consultadas nas tabelas da publicação do TNM8 (disponível em https://cancerstaging.org). Para facilitar esse processo de estadiamento, foi desenvolvido um aplicativo denominado TNM8 *Breast Cancer Calculator*, disponível no Google Play e Apple Store.

O novo TNM também adota o uso de assinaturas genéticas como fator prognóstico e possível modificador no estadiamento. Os testes genômicos devem ser empregados apenas quando disponíveis e não são obrigatórios. O TNM8 utiliza o Oncotype Dx, com ponto de corte de 11 para estratificar baixo e alto risco, e outras ferramentas genômicas como o Mammaprint, Breast Cancer Index, EndoPredict e ProSigna, com resultado baixo risco. O critério para uso dessas ferramentas são tumores pT1-T2pN0 com receptor de estrogênio positivo e HER-2 negativo. Alguns grupos de pacientes podem apresentar *downstage* com o resultado de baixo risco desses testes. Por exemplo pacientes T2 N0 M0 grau 1, HER-2-, RE+, RP- (EPP = IB), T2 N0 M0 grau 2, HER-2-, RE+, RP- (EPP = IIB), T2 N0 M0 grau 3, HER-2-, RE+, RP+ (EPP = IB) e T2 N0 M0 grau 3, HER-2-, RE+, RP- (EPP = IIA) seriam reestadiados como EPP IA.

Com o emprego desse sistema de estágio prognóstico, 41% das pacientes são reatribuídas a um grupo de estádio mais elevado ou abaixo do que seria atribuído apenas pela extensão anatômica da doença, porém com maior acurácia para determinar o prognóstico[3,4].

## Caso clínico

Paciente de 53 anos, sem comorbidades, notou nódulo em mama esquerda em autoexame. Não apresenta outras queixas. Submeteu-se a mamografia de rotina, que mostrou nódulo suspeito no quadrante superomedial mama esquerdo, espiculado (BI-RADS 5). Realizou biópsia por agulha grossa guiada por ultrassonografia, que confirmou carcinoma ductal sem outras especificações, grau III, luminal B. Exame clínico mamário: mamas volumosas, nódulo endurecido de 1,5 cm em quadrante superomedial esquerdo com retração de pele, axilas, regiões supra e infraclaviculares sem alterações.

**Assinale a alternativa correta.**

a) Trata-se de carcinoma de mama inicial e a cirurgia deverá ser realizada após tratamento neoadjuvante.

b) O estádio clínico é IA (T1, N0, M0).

c) Trata-se de carcinoma de mama inicial e a paciente deve obrigatoriamente ser rastreada quanto à possibilidade de doença metastática com tomografia por emissão de pósitrons/tomografia computadorizada (PET-CT).

d) A paciente deve realizar mastectomia por haver comprometimento de pele (estádio T4b).

e) A endocrinoterapia neoadjuvante realizada com tamoxifeno ou inibidor de aromatase é mandatória nesse caso.

## Comentários

**A alternativa "b" é a correta.**

Trata-se de um caso de câncer de mama inicial com estadiamento clínico IA (T1 – tumor menor que 2 cm, N0 – ausência de linfonodos axilares e M0 – ausência de metástases) que não necessita de exames de rastreio sistêmicos caso seja assintomática. Abordagem inicial: cirurgia conservadora mamária e axilar é a proposta para esse caso.

## Referências bibliográficas

1. Edge SB, Byrd DR, Compton CC, Fritz AG, Greene F, Trotti A, editors. AJCC Cancer Staging Manual. 7th ed. New York: Springer; 2010.

2. Harris JR. Estadiamento do câncer de mama. In: Harris JR, Lippman ME, Morrow M, Ossborne CK. Diseases of breast. 5a ed. Rio de Janeiro: Di Livros; 2014.

3. Giuliano AE, Connolly JL, Edge SB, Mittendorf EA, Rugo HS, Solin LJ, et al. Breast Cancer-Major changes in the American Joint Committee on Cancer eighth edition cancer staging manual. CA Cancer J Clin. 2017;67(4):290-303.

4. American Joint Committee on Cancer (AJCC). AJCC Cancer Staging Manual. 8th ed. New York: Springer; 2017.

5. TNM8 Breast Cancer Calculator: disponível em https://cancerstaging.org. 2016 Acesso em janeiro de 2019.

Adrienne Pratti Lucarelli

Maria Marta Martins

## Definição

Também conhecido como *cystosarcoma phyllodes* ou *tumor phyllodes*. É uma neoplasia mamária constituída histologicamente por elementos epiteliais e mais predominantemente mesenquimais[1].

## Epidemiologia

Corresponde a menos de 1% de todos os tumores da mama, com pico de incidência aos 35 a 55 anos e frequente associação com a etnia negra[1-3].

## Clínica dos tumores filoides[1,2]

| | |
|---|---|
| Aspecto | Nódulos palpáveis, de grandes dimensões, indolor, móveis e com margens boceladas |
| Localização | Preferencialmente superolaterais e unilaterais |
| Crescimento | Rápido e progressivo |
| Pele | Não invade, mas pelo volume pode gerar estase venosa, sofrimento e aumento da temperatura da derme. |

Os parâmetros clínicos são insuficientes para diferenciar as variantes benignas das malignas.

## Etiologia[2,3]

| | |
|---|---|
| Iniciação | No início, há interação entre estroma e epitélio. Com a progressão para malignidade, essas interações são perdidas, com o estroma tornando-se independente do epitélio, aumentando a proliferação estromal, angiogênese e alterações da matriz. |
| Origem | Componente epitelial: policlonal.<br>Componente conjuntivo: monoclonal. |
| Marcadores de proliferação | São considerados indicadores de progressão do tumor e do prognóstico: p53, Ki-67, receptor de estrogênio, sulfato de heparano, endotelina-1 e c-kit.<br>Estudos de hibridização genômica mostraram que o tumor filoide está associado com ganho de cromossomo 1q e deleção do cromossomo 13 e 9p. O ganho de cromossomo 7 e 8 foi associado com variante maligna quando comparada com a *bordeline*. |

| Vias envolvidas no crescimento mesenquimal estimulado pelo componente epitelial (explicação atual de progressão maligna e recorrência) | As vias de sinalização epitelial são fatores de crescimento epidérmico e Wnt, e as vias estromais são fatores de crescimento da insulina e betacatenina, que sugerem interdependência epitélio-estromal inicial na fase benigna. Após a progressão para malignidade, o estroma assumiria crescimento autônomo, substituindo qualquer influência epitelial. Estudos constataram que mudanças genéticas podem desenvolver-se dentro do mesmo tumor, sugerindo a possibilidade de subclones. |
|---|---|

As três formas conhecidas – benignos (70%), *borderline* (7%) e malignos (23%) – são classificadas de acordo com o grau de atipias celulares, crescimento, número de mitoses, características das margens e crescimento estromal[3,4].

## Classificação dos tumores filoides[3-5]

| | Benigno | *Bordeline* | Maligno |
|---|---|---|---|
| Atipias celulares | Baixa | Moderada | Alta |
| Número de mitoses | ≤ 4/10 campos de aumento | 5-9/10 campos de aumento | ≥ 10/10 campos de aumento |
| Margem | Não infiltrativa | Indefinida | Infiltrativa |
| Pleomorfismo | Baixo | Moderado | Alto |
| Crescimento estromal | Homogêneo | Heterogêneo | Não contém epitélio ductal em mais de 40 campos de aumento. |

## Diagnóstico

O diagnóstico geralmente é clínico, manifestando-se como tumores volumosos, tipicamente maiores do que 5 cm, consistência firme, superfície lobulada, móveis e sem comprometimento da pele ou de tecidos profundos[2-4].

Mamografia: massas grandes ovaladas, circunscritas ou lobuladas com ou sem calcificações. Ultrassonografia: nódulo hipoecoico, bem delimitado, com reforço acústico posterior e podendo apresentar áreas císticas em seu interior, devido à necrose resultante do rápido crescimento.

A biópsia por agulha grossa pode diferenciar o tumor filoide do carcinoma, mas não discrimina a variante benigna e maligna[2-4].

A citologia é semelhante à do fibroadenoma, mostrando lesão fibroepitelial, não sendo útil no diagnóstico[2-4].

## Evolução

Os tumores filoides têm comportamento incerto, a recidiva local é comum, com média de 21% dos tipos benignos, 46% em *borderline* e 65% de recorrência em malignos, e sua recorrência está associada com margens cirúrgicas comprometidas e grande crescimento estromal[3,4].

O potencial metastático do tumor filoide maligno é de 23% dos casos, e os tumores benignos e *borderline* têm 2% e 9%, respectivamente[4].

## Tratamento

O tratamento é sempre cirúrgico. Esse tipo de tumor não responde bem a radioterapia, quimioterapia ou hormonioterapia. Se o tumor é relativamente pequeno, pode ser removido com tumorectomia, retirando-se de 1 a 2 cm de tecido mamário peritumoral macroscopicamente normal para garantir margens cirúrgicas livres e diminuir a taxa de recorrência. Em tumores volumosos, recomenda-se mastectomia ou adenomastectomia com reconstrução. Como a proporção de metástases linfáticas nas variantes malignas é de cerca de 10%, a linfonodectomia axilar não é recomendada[5].

## Diagnóstico diferencial

Fibroadenoma, fibroadenoma juvenil, carcinoma metaplásico, sarcoma primário[3-5].

## Seguimento

A cada seis meses, realizar exame clínico e exame de imagem por cinco anos[3-5].

## Caso clínico

Paciente do sexo feminino, 40 anos, branca, natural e procedente de São Paulo, solteira, escriturária, refere nódulo de grande volume em mama esquerda há seis meses, acompanhado de rápido crescimento. Nega dor ou saída de secreção. Nega fatores de melhora ou piora. Nega comorbidades e vícios. Nega história de câncer na família. Ao exame: bom estado geral, corada, hidratada, acianótica, anictérica. Peso: 62 kg; altura: 1,65m; índice de massa corporal: 22,79.

Ao exame das mamas: inspeção estática – mama em número de duas com presença de assimetria entre elas (mama esquerda maior que mama direita) a custa de presença de abaulamento em mama esquerda em quadrante inferomedial (QIM). Inspeção dinâmica: deslizamento do parênquima mamário sobre o gradeado costal de maneira uniforme na mama direita e não uniforme na mama esquerda. Palpação: presença de massa móvel, bem delimitada e com superfície lisa, consistência elástica, indolor à palpação, medindo aproximadamente 4,5 × 5 cm. Linfonodos axilares e supraclaviculares: não palpáveis.

A) Quais exames complementares devem ser realizados?

Ultrassonografia e mamografia.

O uso da ressonância nuclear magnética é controverso, pois pode auxiliar porque mostra sinal hipointenso em T1 relativo aos tecidos moles e hiperintensos em T2, além de aumento rápido na sequência dinâmica. Não é útil para distinguir tumor filoide de fibroadenoma. Em cerca de um terço dos casos pode ser observada curva dinâmica sugestiva de malignidade, apesar de ter histologia benigna.

O ultrassom das mamas mostrou volumosa formação nodular circunscrita e hipoecoica de aproximadamente 4 × 5 cm, apresentando áreas císticas. A mamografia revelou massa volumosa com margens lobuladas e alta densidade. Pelo fato de a mama ser bastante densa, optou-se pela ressonância nuclear magnética, na qual se encontrou imagem ovalada, lobulada, com captação em T-2. Por causa da baixa sensibilidade da punção aspirativa de agulha fina, optou-se pela biópsia de agulha grossa (*core biopsy*), cujo resultado anatomopatológico foi proliferação estromal acentuada em relação ao componente epitelial.

B) Qual o diagnóstico e o melhor tratamento para essa paciente?

Embora o anatomopatológico sugira tumor filoide obtido pela *core biopsy*, não é possível determinar se é benigno, *bordeline* ou maligno. Essa paciente tem mamas de médio volume e um tumor grande, sendo difícil conseguir margens maiores que 1 cm; assim sendo, foi realizada adenectomia esquerda com reconstrução imediata com prótese sem linfadenectomia, pois o comprometimento axilar é muito raro (Figura 25.1). O resultado final anatomopatológico da peça cirúrgica foi tecido composto por proliferação epitelial e estromal com atividade mitótica intensa, células estromais atípicas e áreas com necrose tumoral e margens infiltrativas compatível com tumor filoide maligno.

A dosagem de receptores hormonais é importante?

A presença de receptores é realizada no componente epitelial, mas no tumor filoide apenas o componente estromal metastiza, não tendo valor no tratamento. O resultado da dosagem de receptores é muito variável devido às quantidades relativas do epitélio em relação ao estroma.

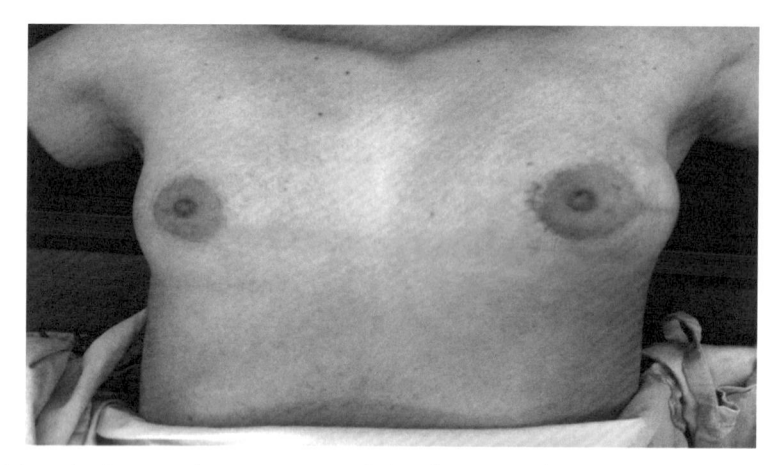

**Figura 25.1.** Adenectomia esquerda com reconstrução imediata com prótese.

# Referências bibliográficas

1. Zhou ZR, Wang CC, Yang ZZ, Yu XL, Guo XM. Phyllodes tumors of the breast: diagnosis, treatment and prognostic factors related to recurrence. J Thorac Dis. 2016;8(11):3361-8.
2. Yang X, Kandil D, Cosar EF, Khan A. Fibroepithelial tumors of the breast: pathologic and immunohisto-chemical features and molecular mechanisms. Arch Pathol Lab Med. 2014;138(1):25-36.
3. Tan PH, Ellis IO. Myoepithelial and epithelial-myoepithelial, mesenchymal and fibroepithelial breast lesions: updates from the WHO Classification of Tumours of the Breast 2012. J Clin Pathol. 2013;66(6):465-70.
4. Ang MK, Ooi AS, Thike AA, Tan P, Zhang Z, Dykema K, et al. Molecular classification of breast phyllodes tumors: validation of the histologic grading scheme and insights into malignant progression. Breast Cancer Res Treat. 2011;129(2):319-29.
5. Pitsinis V, Moussa O, Hogg F, McCaskill J. Reconstructive and oncoplastic surgery for giant phyllodes tumors: a single center's experience. World J Plast Surg. 2017;6(2):233-7.

Adrienne Pratti Lucarelli

Maria Marta Martins

Milena Martello Gonçalves

## Introdução

Doença de Paget na mama (DPM) é um tumor maligno raro (1% a 3% das neoplasias mamárias) que acomete a região areolopapilar[1-3].

A doença atinge pacientes entre 26 e 82 anos, com maior incidência entre a quinta e a sétima década e média de 56 anos de idade. É mais frequente em mulheres pós-menopausadas e nulíparas, sendo rara nas primeiras décadas de vida, podendo também acometer homens. Na grande maioria dos casos (97%), está associada a carcinoma ductal *in situ* ou câncer de mama invasivo[1-3].

## Etiopatogenia (Tabela 26.1)[1,2]

**Tabela 26.1.** Teorias da etiologia da doença

| Teoria epidermotrópica | Teoria da transformação intraepidermal | Teoria dual |
|---|---|---|
| Células de Paget nascem em ductos mamários, migram pelos ductos lactíferos e atingem a membrana basal e a epiderme do mamilo por um fator de mobilidade que exerce seu efeito por meio do receptor *human epidermal growth factor 2* (HER 2), expresso por essas células. | Células do tumor de Paget têm origem na junção dos ductos lactíferos com a epiderme (são células epidermais alteradas em células de carcinoma *in situ*). Dessa forma, seria um processo a princípio exclusivo da epiderme, que posteriormente atinge também o parênquima mamário. | Origina-se de migração de células ductais ou de queratinócitos modificados. |
| Teoria mais aceita, pois na maioria dos casos encontra-se carcinoma em região inferior ao Paget e do mesmo padrão imunoistoquímico. | | |

## Quadro clínico

Inicialmente, afeta a papila com eritema, eczema, descamação e prurido podendo estar associada com formigamento, dor, inchaço e queimação[1,2].

Sem tratamento, evolui com lesão crostosa, erosão da pele e ulceração, com exsudação ou secreção serosa ou serossanguinolenta (o exsudato é visto clinicamente e ocorre quando, dentro da epiderme, se rompem as junções intercelulares das células escamosas e há extravasamento de líquido intercelular, juntamente com a formação de crostas na papila, sendo, por isso, a localização do exsudato altamente relacionada à localização do tumor)[1,2]. O apagamento mamilar é uma característica muito sugestiva da doença.

As mudanças de pele quase sempre começam no mamilo e secundariamente se estendem para a aréola, embora o sistema ductal possa se conectar diretamente com a aréola e confinar a doença de Paget a ela, mas isso não é comum[1,2].

Massa palpável pode estar presente, associando-se em mais de 90% com carcinoma invasivo. Em pacientes sem massas palpáveis, 60% estão associadas a carcinoma ductal *in situ*[1-3].

## Diagnóstico (Figura 26.1)

Como é comum a associação com outros tumores mamários, uma avaliação completa das mamas é fundamental, incluindo exame físico e exames complementares como mamografia ou, se necessário ultrassonografia ou ressonância nuclear magnética[2,3].

A mamografia pode ajudar a encontrar a doença subjacente, sendo sua acurácia maior em pacientes com massas palpáveis. As apresentações mamográficas são espessamento da pele e do mamilo, retração mamilar, nódulos e microcalcificações pleomórficas[2,3].

A ultrassonografia pode ser adicionada para aumentar a sensibilidade da mamografia em pacientes com a mamografia negativa.

A ressonância nuclear magnética tem sido eficaz para mostrar lesões ocultas à mamografia em tumores multicêntricos[1-3].

O diagnóstico de certeza é a biópsia em cunha do mamilo ou mesmo a excisão completa dele. O espécime ideal contém epiderme e ductos lactíferos (que mostra células grandes, claras, com citoplasma abundante, sem pontes intercelulares, núcleos grandes e nucléolos proeminentes localizando-se próximo à membrana basal, infiltrando a pele, compatível com célula de Paget). A imunoistoquímica pode ser importante para a confirmação diagnóstica expressando os marcadores CK-7, AE1, AE2 e ocasionalmente S-100 e mucina ácida[1-3].

**Diagnóstico diferencial:**

- Dermatite de contato ou atópica;
- Eczema;
- Papilomatose do mamilo;
- Melanoma;
- Psoríase;
- Doença de Bowen;
- Carcinoma das células de Merckel;
- Adenomas de mama;
- Carcinoma de células basais, escamoso, de células de Merkel, lobular invasivo e linfoma de pele[3,4].

Sintomas bilaterais são comuns em eczemas ou dermatites. Mudanças de pele da aréola com preservação do mamilo também sugerem eczema.

Testes imunoistoquímicos podem ser úteis na diferenciação com outros carcinomas (Tabela 26.2)[3,4].

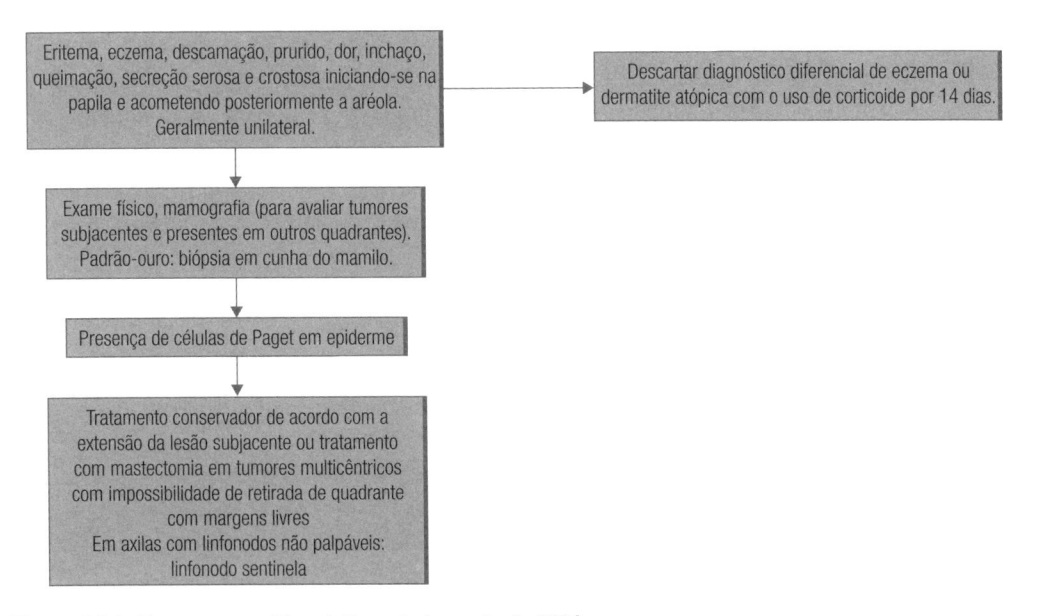

**Figura 26.1.** Fluxograma – Diagnóstico e tratamento da DPM.

**Tabela 26.2.** Diferenciação imunoistoquímica da DPM[3,4]

|  | Doença de Paget | Melanoma | Carcinoma de células escamosas |
|---|---|---|---|
| Queratinas (CK-7, CAM-5.2, AE1/AE2) | Sempre reativa | Raramente reativo | Sempre reativo |
| S-100 | Ocasionalmente reativa | Sempre reativo | Ocasionalmente reativo |
| HMB-45 | Nunca reativa | Frequentemente reativo | Nunca reativo |
| Mucina | Ocasionalmente reativa | Raramente reativo | Nunca reativo |

## Tratamento

O tratamento tradicional era mastectomia, devido à suspeita de multicentricidade e multifocalidade localizada longe do mamilo ou não visualizadas na mamografia[1,5].

No entanto, com o desenvolvimento da tecnologia de imagem, a cirurgia conservadora foi considerada uma opção viável com baixo risco de recorrência local em pacientes selecionados[1,2,4].

A mastectomia total ou a *skin sparing* mastectomia com colocação de próteses é indicada nos casos de carcinoma ductal *in situ* extenso, na doença multicêntrica ou na impossibilidade de assegurar a obtenção de margens livres. A reconstrução imediata deve ser oferecida como em qualquer outra forma de carcinoma[4,5].

Quando a doença está associada ao carcinoma ductal *in situ* ou invasivo adjacente ou ocupando o mesmo quadrante, prefere-se a setorectomia central, assegurando-se margens livres. Em cirurgias conservadoras, torna-se necessária a radioterapia adjuvante[4,5].

A biópsia do linfonodo sentinela é indicada em pacientes com axila negativa[4].

A quimioterapia pode ser indicada, de acordo com o estadiamento da paciente. A hormonio-terapia será indicada em pacientes com receptores hormonais positivos[4,5].

## Prognóstico

De modo geral, de acordo com o SEER (*Surveillance, Epidemiology, and End Results program*), a sobrevida total em cinco anos para pacientes com DPM é de 82,6%, enquanto a de mulheres com câncer de mama em geral é de 87,1%[3].

## Caso clínico

Paciente de 69 anos procura procura o ambulatório de mastologia com queixa de lesão em região areolomamilar há seis meses e refere que a lesão é eritematosa, descamativa e pruriginosa e afetou a papila e posteriormente a aréola mamária, evoluindo com apagamento mamilar. Atualmente, a paciente refere piora da lesão, com queimação intensa e exsudação serossanguinolenta. Refere ter feito uso de corticoides tópicos, sem qualquer melhora nesse período de seis meses. Encaminhada ao nosso serviço, observou-se lesão eritematoescamosa estendendo-se para a aréola, com ausência de nódulos palpáveis associados e sem linfonodos axilares palpáveis. Negava comorbidades. Negava doenças familiares. A mamografia mostrou microcalcificações agrupadas na mama esquerda, classificada como BI-RADS 4. Qual o principal exame para o diagnóstico?

Com a hipótese clínica de doença de Paget, procedeu-se ao exame histopatológico da lesão papilar que revelou proliferação intraepidérmica de células arredondadas, de citoplasma claro e amplo com núcleos grandes e sem pontes intercelulares, ou seja, confirmando a doença de Paget do mamilo.

Foi optado por uma quadrantectomia central com reconstrução do tipo *plug flap*, e o anatomopatológico final resultou em carcinoma de Paget associado a múltiplos focos de carcinoma ductal *in situ* tipos comedo e sólido, grau 3 nuclear. Essas células, à imunoistoquímica, revelaram-se negativas para S-100, descartando-se melanoma. Apresentavam-se positivas para CK-7, CAM-5.2 e AE1/AE2 (Figuras 26.2).

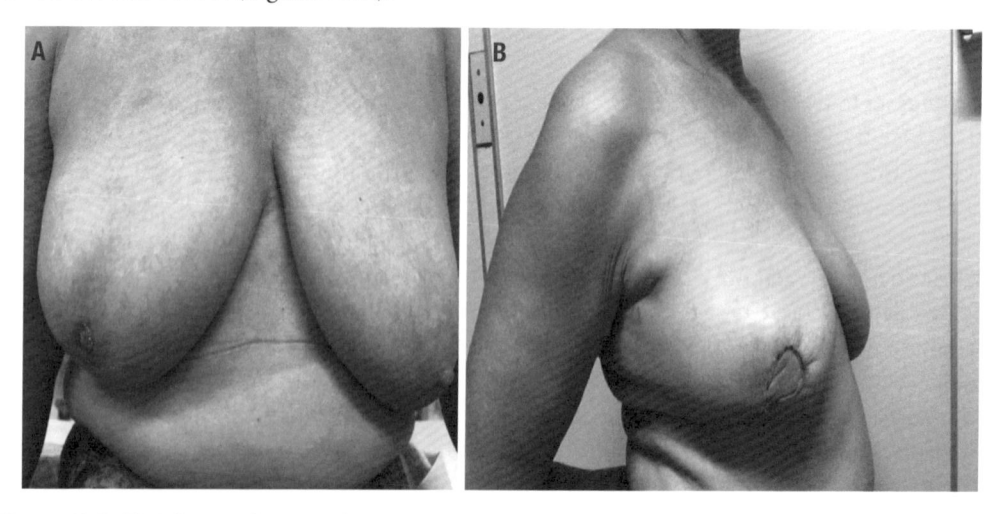

**Figura 26.2.** (A) Pré-operatório. (B) Pós-operatório.

## Referências bibliográficas

1. Alikanoglu AS, Yildirim M, Suren D, Tutus B, Kaya V, Topal CS, et al. Expression of Cox-2 and Bcl-2 in Paget's disease of the breast. Asian Pac J Cancer Prev. 2015;16(3):1041-5.

2. Marques-Costa JC, Cuzzi T, Carneiro S, Parish LC, Ramos-e-Silva M. Paget's disease of the breast. Skinmed. 2012;10(3):160-5.

3. National Cancer Institute. Paget Disease of the breast. National Cancer Institute. 2017. Disponível em: https://www.cancer.gov/types/breast/paget-breast-fact-sheet. Acesso em: 20 ago. 2018.

4. Sandoval-Leon AC, Drews-Elger K, Gomez-Fernandez CR, Yepes MM, Lippman ME. Paget's disease of the nipple. Breast Cancer Res Treat. 2013;141(1):1-12.

5. Araujo Neto JT, Martin DR, Calvo FP. Doença de Paget. In: Elias S, Facina G, Araujo Neto JT. Mastologia – Condutas atuais. São Paulo: Manole; 2017.

Maria Marta Martins
Adrienne Pratti Lucarelli

## Introdução

O câncer oculto de mama foi descrito pela primeira vez em 1907, por Halsted. Trata-se de neoplasia caracterizada por linfonodomegalia axilar metastática de carcinoma da mama, sem expressão clínica ou imaginológica glandular. Representa 0,3% a 1% de todos os casos de câncer de mama[1].

Recentemente, observa-se queda de incidência, provavelmente relacionada ao incremento da tecnologia com o uso da ressonância nuclear magnética (RNM), além da tomografia por emissão de pósitrons/tomografia computadorizada (PET/CT) e cintilografia mamária. Devido à sua raridade, a história natural não é claramente elucidada. O pico da incidência é ao redor dos 55 anos[1-3].

Historicamente, uma proporção relativamente grande de pacientes (20% a 30%) com câncer de mama primário oculto relatou história familiar de câncer de mama[1].

## Diagnóstico

### Anamnese

A paciente procura atendimento médico por detectar aumento dos linfonodos axilares[1].

### Exame clínico

O exame físico comprova a presença de linfonodopatia axilar[1].

### Exames complementares

Mamografia e ultrassonografia: linfonodos aumentados, sem se identificar alteração imaginológica no parênquima glandular[4].

A RNM, exame de alta sensibilidade e especificidade, é o exame de eleição quando não se observa alteração mamária e existe doença axilar[3].

O diagnóstico de carcinoma oculto é confirmado após a biópsia do linfonodo com resultado histológico com avaliação imunoistoquímica compatível de metástase de carcinoma de mama[3].

Pode-se utilizar o PET-CT, pois trata-se de equipamento que reúne recursos da tomografia por emissão de pósitrons (PET) e da tomografia computadorizada (CT), que detecta tumores microscópicos e nódulos ocultos. Pode ser muito útil nas mamas densas, porém tem alto custo[3].

## Diagnóstico diferencial

Deve ser feito com carcinoma de tireoide, pulmão, estômago, pâncreas, cólon, melanoma e linfomas[1].

## Tratamento

Metanálise recente utilizou dados do Medline e Embase para identificar todos os estudos que investigaram as opções cirúrgicas[5].

A linfonodectomia axilar isolada ou associada a radioterapia ou mastectomia e quadrantectomia lateral superior foram comparadas. Observou-se que a radioterapia melhora a recorrência locorregional e, possivelmente, as taxas de mortalidade de pacientes submetidos a linfonodectomia axilar, sugerindo esse como o tratamento recomendado. Recentemente, a adenectomia e a reconstrução imediata com implantes têm sido empregadas e parecem alternativas terapêuticas promissoras[5].

A radioterapia das cadeias de drenagem segue a mesma indicação utilizada no câncer de mama: três ou mais linfonodos comprometidos ou massa de linfonodos fusionados ou extravasamento extracapsular[5].

O tratamento sistêmico segue o protocolo de quimioterapia do câncer de mama[5].

A conduta no câncer oculto é mostrada na Figura 27.1.

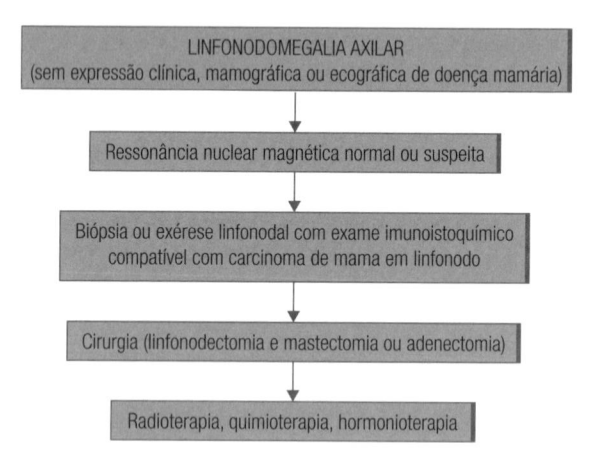

**Figura 27.1.** Fluxograma do câncer oculto.

## Prognóstico

O carcinoma da mama apresentando-se sob a forma de metástase axilar sem tumor primário identificável e sem doença a distância considera-se um dos casos potencialmente curáveis, se for tratado de acordo com as *guidelines* para o estádio II do câncer de mama[1-5].

## Caso clínico

Paciente de 50 anos chega ao consultório do mastologista com queixa de "caroço" na axila direita há um mês, indolor, sem outras sintomatologias.

Refere ser nulípara, sedentária, menopausada há um ano. Nega doenças pessoais. Refere história familiar de câncer de mama (prima de primeiro grau com diagnóstico na pós-menopausa).

Ao exame clínico, apresentava mamas de pequeno volume, com discreta ptose, simétricas, sem abaulamentos ou retrações e sem alterações palpatórias do parênquima glandular. Observou-se linfonodo endurecido de 2 cm de diâmetro, pouco móvel e localizado em axila esquerda.

Exame de mamografia e ultrassonografia de mamas com diagnóstico de linfonodo axilar de 2 cm, suspeito de malignidade, sem evidência de doença na glândula mamária.

A RNM mostrou aumento de realce em quadrante superior lateral esquerdo e linfonodomegalia axilar.

## Discussão

A hipótese diagnóstica de carcinoma oculto de mama deve ser investigada. A paciente apresenta linfonodo axilar suspeito para malignidade, sem expressão clínica, mamográfica ou ultrassonográfica. A RNM tem indicação formal nesse contexto e mostrou alteração que pode corresponder a doença proveniente da mama.

O exame indicado é biópsia do linfonodo palpado ou exérese cirúrgica dele. Assim, comprovar-se-á, por imunoistoquímica, a origem da metástase linfonodal. Caso positiva, a opção em nosso serviço é a adenectomia com linfonodectomia ipsilateral. Mamas com pouca ptose apresentam bom resultado estético e, por tratar-se de retirada de toda a glândula, poder-se-á abster-se da radioterapia, com menos complicações de quadros de encapsulamento da prótese ou extrusões. Também, podem-se realizar mastectomia e linfonodectomia ou quadrantectomia lateral esquerda e linfonodectomia, complementadas por radioterapia.

A quimioterapia e a hormonioterapia deverão seguir os protocolos do estadiamento clínico final.

## Referências bibliográficas

1.  Ahmed I, Dharmarajan K, Tiersten A, Bleiweiss I, Schmidt H, Green S, et al. A unique presentation of occult primary breast cancer with a review of the literature. Case Rep Oncol Med. 2015;2015:102963.
2.  Kim JY, Kang HJ, Shin JK, Lee NK, Song YS, Nam KJ, et al. Biologic profiles of invasive breast cancers detected only with digital breast tomosynthesis. AJR Am J Roentgenol. 2017;209(6):1411-8.
3.  Kumar SK, Trujillo PB, Ucros GR. Positron emission mammography is a useful adjunct in assessment of dense breasts. Med J Malaysia. 2017;72(2):138-40.
4.  Macedo FI, Eid JJ, Flynn J, Jacobs MJ, Mittal VK. Optimal surgical management for occult breast carcinoma: a meta-analysis. Ann Surg Oncol. 2016;23(6):1838-44.

5.  Hessler LK, Molitoris JK, Rosenblatt PY, Bellavance EC, Nichols EM, Tkaczuk KHR, et al. Factors influencing management and outcome in patients with occult breast cancer with axillary lymph node involvement: analysis of the National Cancer Database. Ann Surg Oncol. 2017;24(10):2907-14.

# CARCINOMA INFLAMATÓRIO 28

Renato Zocchio Torresan
Fabricio Palermo Brenelli
Natalie Rios Almeida
Nicoli Serquiz de Azevedo

## Introdução

O câncer de mama é uma doença heterogênea e pode se manifestar por meio de apresentações clínicas variadas. O carcinoma de mama inflamatório (CMI), apesar de ser um subtipo raro – 1% a 5% dos cânceres de mama nos EUA[1] –, é a apresentação mais agressiva da doença e determina um prognóstico ruim, com sobrevida global em cinco anos menor do que 55%[2].

Antes denominado "mastite carcinomatosa" e "carcinoma agudo da mama", é um subtipo que apresenta naturezas clínica e patológica peculiares. É caracterizado clinicamente pela presença de sinais inflamatórios cutâneos: eritema, edema e pele tipo casca de laranja (*peau d'orange*), com ou sem massa palpável. Deve ser denominado CMI primário quando acomete uma mama previamente sadia e CMI secundário quando surge com as apresentações descritas em forma de recorrência na mama ou na parede torácica da paciente previamente tratada[1,3,4].

O CMI pode estar associado a qualquer subtipo histológico do adenocarcinoma mamário, sendo mais comum o ductal invasor, e em cerca de 50% das pacientes não há massa tumoral clinicamente identificada[1]. Em comparação aos tumores de mama não inflamatórios, o CMI geralmente acomete mais as mulheres afro-americanas, em faixa etária mais jovem (em torno de 58 anos) com incidência crescente até os 50 anos. A obesidade e o baixo nível socioeconômico também são considerados fatores de risco, enquanto outros como idade precoce da menarca e da primeira gestação a termo ainda precisam ser melhor investigados[1].

## Diagnóstico

Durante muitos anos, os estudos sobre o tema esbarraram nos critérios diagnósticos inconsistentes utilizados para definir a doença. Em 2010, no *First International Conference on Inflammatory Breast Cancer*[4], foi elaborado um consenso sobre critérios diagnósticos e manejo do CMI. Os autores consideram que o diagnóstico deve ser essencialmente clínico, com alterações cutâneas ocupando pelo menos 1/3 da mama, associadas a rápida evolução, em menos de seis meses, e necessariamente confirmação patológica de carcinoma invasivo na mama. A presença de êmbolos tumorais linfovasculares na derme é um sinal patognomônico e considerado responsável por alto potencial metastático dessa doença, mas não é considerado um critério necessário para o diagnóstico. Entretanto, vários autores consideram que a presença isolada de êmbolos neoplásicos nos vasos linfáticos da derme não seria suficiente para o diagnóstico sem a apresentação clínica clássica[1,3,4].

De acordo com os critérios de estadiamento do *American Joint Committee on Cancer* (AJCC), o CMI é classificado como T4d e seu estádio clínico pode ser IIIB, IIIC ou IV, baseado na extensão do acometimento linfonodal e na presença de metástases a distância.

A utilização dos exames de imagem para diagnóstico e estadiamento é importante, pois permite avaliar a existência de massa tumoral no parênquima mamário que pode ser biopsiado, permite investigar a mama contralateral e os linfonodos regionais, além de definir a presença ou não de metástases a distância[1,4].

A mamografia mostra anormalidades em cerca de 80% das pacientes, sendo os principais achados: espessamento cutâneo, aumento difuso da densidade mamária, distorção trabecular e, mais raramente, calcificações e nódulos. Devido à dificuldade técnica de realizar a compressão adequada da mama, a ultrassonografia frequentemente é adicionada à investigação do CMI e, em cerca de 95% das mamas com a patologia, o método é capaz de identificar a lesão no parênquima, além de ser útil na avaliação dos linfonodos axilares[1,3,4].

A indicação rotineira da ressonância magnética permanece controversa. Com sensibilidade de 100%, comparada a 95% da ultrassonografia e 80% da mamografia para casos de CMI, alguns autores consideram que sua utilização é útil não apenas para a detecção do câncer primário, mas também para a avaliação de acometimento do músculo peitoral e dos linfonodos axilares[1,4]. Entretanto, o custo e o tempo despendido para a realização do exame na maioria dos serviços de saúde são fatores que limitam, para alguns autores, sua indicação para casos em que os outros métodos não tenham identificado lesões no parênquima mamário.

Em aproximadamente 85% das mulheres com CMI é identificado extenso acometimento de linfonodos regionais e em 30% a metástase a distância já está presente no momento do diagnóstico. O uso de exames de estadiamento como tomografia, tomografia por emissão de pósitrons/tomografia computadorizada (PET/CT) e cintilografia óssea são úteis no diagnóstico de novas áreas de metástases, na determinação precisa da extensão do acometimento linfonodal, fatores que resultam em modificações nos tratamentos, por exemplo, no planejamento dos campos de radioterapia adjuvante, apesar do impacto desconhecido na sobrevida dessas modificações terapêuticas[1,3,4].

Caso não seja identificada massa tumoral, recomenda-se a biópsia da pele da mama acometida para identificação histológica da neoplasia. Entretanto, sabe-se que em menos de 75% das biópsias a invasão dérmica é confirmada, motivo pelo qual esse não é considerado um fator indispensável ao diagnóstico. Recomenda-se que a biópsia seja realizada na área mais avermelhada da mama, com *punch* de 2 a 8 mm de diâmetro, tamanho suficiente para identificar a presença de invasão linfovascular na derme[4].

Caso a massa tumoral esteja presente, uma biópsia por agulha grossa está indicada para caracterização completa do carcinoma. Cerca de 83% dos CMI apresentam receptores hormonais de estrógeno (RE) e progesterona (RP) negativos, em 30% é identificada hiperexpressão do receptor de membrana HER-2 e está mais frequentemente associado a altos índices de proliferação celular (Ki-67). Alguns estudos tentaram estabelecer uma assinatura genética específica para o CMI, mas, por enquanto, o achado mais robusto é de que essa entidade apresenta significativa heterogeneidade intrínseca[1,3].

É importante destacar a necessidade do diagnóstico precoce dessa doença, já que não raramente sua apresentação é confundida com mastites (bacteriana não puerperal e puerperal). A suspeita deve ser levantada principalmente quando o quadro supostamente infeccioso não melhora após uma semana de antibioticoterapia.

# Tratamento

O tratamento do câncer de mama tem evoluído muito nas últimas décadas, principalmente no que diz respeito ao tratamento sistêmico, com o surgimento de novas drogas e terapias-alvo que oferecem impacto positivo na sobrevida das pacientes. Historicamente, quando o CMI era tratado isoladamente com mastectomia radical, radioterapia ou a combinação dessas, a sobrevida global em cinco anos era de apenas 1,5%, 2,1% e 3,9%, respectivamente[3].

Com a confirmação de que a falha na terapia sistêmica, mesmo com tratamento locorregional adequado, era determinante para o péssimo resultado dessa doença, o uso da quimioterapia neoadjuvante tornou-se a base do tratamento do CMI. Seus objetivos principais são: reduzir a taxa de disseminação metastática e permitir o *downstaging* da doença mamária[1,3,4].

Estudos de CMI geralmente de pequeno tamanho amostral e retrospectivos, associados aos estudos mais robustos sobre terapia sistêmica no carcinoma mamário não inflamatório geraram evidências que hoje determinam a quimioterapia neoadjuvante baseada em antraciclinas e taxanos como tratamento de primeira linha. Esse esquema tem sido associado a melhores índices de pCR (resposta patológica completa) e de sobrevida global, apesar de ainda não ter sido estabelecida a combinação ideal ou a sequência desses agentes[1]. Quando há hiperexpressão do receptor HER-2, a associação de trastuzumabe também leva a melhores desfechos e deve ser administrado por um ano. O uso de altas doses de quimioterapia e de outros agentes como lapatinibe e capecitabina ainda não está estabelecido e merece mais investigações[3,4].

Após a quimioterapia, o tratamento cirúrgico de escolha é a mastectomia com esvaziamento axilar[1]. Estudos anteriores falharam em demonstrar a factibilidade de manejos mais conservadores como quadrantectomia e biópsia de linfonodo sentinela[1,4]. Sabe-se que o controle local adequado da doença está relacionado a melhores desfechos globais e, levando-se em conta a subestimação da extensão da doença em 60% das vezes com exame físico e de imagem, a mastectomia radical com alcance de margens livres é o principal objetivo da cirurgia.

A reconstrução mamária traz benefícios comprovados no tratamento dessa doença tão estigmatizada, na medida em que melhora a imagem corporal, a autoestima e a sexualidade da paciente, fatores que sabidamente auxiliam no tratamento. Controvérsias existem em relação ao melhor período para a reconstrução, já que a reconstrução imediata pode levar ao atraso na radioterapia adjuvante e a presença da prótese ou do retalho local pode, segundo alguns estudos, interferir na abrangência do campo da radioterapia, limitando, por exemplo, a sua ação na cadeia linfonodal mamária interna[1].

A radioterapia adjuvante após mastectomia deve ser indicada para todas as pacientes, a fim de auxiliar na obtenção do controle local. A dose de 50 Gy deve ser oferecida, abrangendo parede torácica, fossas supra e infraclaviculares e cadeia linfonodonal axilar e mamária interna ipsilateral. Para as pacientes de menos de 45 anos, mais de quatro linfonodos axilares com metástases, com pouca resposta ao tratamento sistêmico ou com margem cirúrgica comprometida, a dose acumulada de 66 Gy pode ser necessária[1,4].

A hormonioterapia também deve ser uma ferramenta utilizada na adjuvância das pacientes com receptores hormonais positivos, sendo o tamoxifeno e o anastrozol as principais opções, entretanto a duração ótima para CMI ainda não está bem definida[4].

Apesar das variadas modalidades de tratamento disponíveis atualmente, o CMI ainda representa uma entidade de péssimo prognóstico, sendo responsável por 7% das mortes secundárias ao câncer de mama e por sobrevida em cinco anos que varia entre 40% e 50%[1].

Direções futuras no carcinoma inflamatório apontam para estudos que avaliam desde a proposta de mudança no seu estadiamento, passando por investigação de novas drogas e doses de quimioterapia, métodos para aumentar a sensibilidade à radioterapia, até pesquisas que visam determinar os mecanismos moleculares envolvidos na biologia desse subtipo peculiar de carcinoma mamário[1,2].

## Caso clínico

Paciente de 43 anos, , secundigesta com dois partos cesáreas, pré-menopausada, tabagista, laqueada, sem história familiar de neoplasia. Amamentou durante seis meses cada filho. Queixa-se de surgimento há 20 dias de edema e hiperemia na mama esquerda. Ao exame físico: mamas assimétricas, sendo a esquerda de maior volume, presença de eritema e espessamento cutâneo ocupando 2/3 da mama, calor local associado a dor, principalmente em quadrante superolateral (QSL) de mama esquerda. Sem delimitação de nódulo, abscesso ou ponto de flutuação. Ausência de descarga papilar e axila esquerda com linfonodomegalia palpável, medindo 1,5 cm, móvel. Traz mamografia de um ano atrás com classificação BI-RADS 1. Foi prescrita antibioticoterapia oral, com reavaliação em sete dias. A paciente evoluiu sem melhora do quadro após uma semana, sendo solicitada ecografia, que identificou nódulo hipoecoico, não paralelo, de margens indistintas, medindo 1,2 × 1 cm em QSL de mama esquerda, e linfonodos atípicos em axila esquerda, com hilo desviado medindo o maior 1,5 × 1,8 cm, BI-RADS 5, sendo biopsiado o nódulo da mama. Resultado da biópsia: carcinoma invasivo do tipo não especial, GH3. Imunoistoquímica: RE negativo, RP negativo, HER-2 1+, Ki-67 60%.

Baseado no diagnóstico clínico, foram realizados mamografia e exames de estadiamento. A mamografia mostrou assimetria focal em QSL de mama esquerda e espessamento cutâneo difuso à esquerda, BI-RADS 6. Sem evidência de doença a distância por exames de estadiamento. A paciente apresentava estádio clínico IIIB-cT4dcN1M0, com indicação de quimioterapia neoadjuvante. Foi submetida a quatro ciclos de antraciclina e ciclofosfamida e quatro ciclos de taxano, seguidos de mastectomia radical modificada Madden à esquerda. O anatomopatológico mostrou leito tumoral de 2,5 × 2 cm, com 60% de carcinoma invasivo tipo não especial, medindo o maior foco 1,2 × 1 cm, GH 3, margens livres, com presença de invasão linfovascular extensa. Presença de múltiplos focos de CDIS, GN2/3. Linfonodos axilares livres de neoplasia (0/16), com fibrose presente em três linfonodos. Estádio patológico ypT1ypN0M0. A paciente foi submetida à radioterapia adjuvante e manteve seguimento clínico e programação para reconstrução tardia.

## Referências bibliográficas

1. Overmoyer B, Pierce LJ. Câncer de mama inflamatório. In: Harris JR, Lippman ME, Morrow M, Osborne CK. Doenças da mama. 5ª ed. Rio de Janeiro: Di Livros; 2014. p. 989-1004.

2. Fouad TM, Barrera AMG, Reuben JM, Lucci A, Woodward WA, Stauder MC, et al. Inflammatory breast cancer: a proposed conceptual shift in the UICC-AJCC TNM staging system. Lancet Oncol. 2017;18(4):e228-e32.

3. van Uden DJ, van Laarhoven HW, Westenberg AH, de Wilt JH, Blanken-Peeters CF. Inflammatory breast cancer: an overview. Crit Rev Oncol Hematol. 2015;93(2):116-26.

4. Dawood S, Merajver SD, Viens P, Vermeulen PB, Swain SM, Buchholz TA, et al. International expert panel on inflammatory breast cancer: consensus statement for standardized diagnosis and treatment. Ann Oncol. 2011;22(3):515-23.

Maria Marta Martins
Adrienne Pratti Lucarelli

## Introdução

### Conceito

O câncer de mama gestacional é definido como a neoplasia maligna mamária diagnosticada durante a gravidez e até um ano após o parto[1].

## Epidemiologia

O carcinoma mamário é raro na jovem. Porém, a mulher moderna tem optado por adiar a idade da primeira gestação devido a fatores sociais, profissionais e econômicos. Essa mudança de comportamento tem sido responsável pela ascensão no número de ocorrências no mundo todo, observando-se um caso para cada 3.000 a 10.000 gestações. Assim, estima-se que 10% de todas as pacientes com câncer de mama antes dos 40 anos estão grávidas e a média de ocorrência desse câncer na grávida se dá por volta dos 33 anos. Atualmente, é o segundo câncer mais frequente na gravidez[1].

## Etiologia

A gestação precoce promove o amadurecimento glandular, tornando a resistente aos carcinógenos, menos suscetível ao risco de mutações. O mecanismo subjacente que resulta nesse efeito protetor envolve a diferenciação lobular, o ciclo celular e a composição estromal[1,2].

A gestação única em idade jovem protege as mulheres durante anos. Essa proteção em longo prazo é provavelmente regulada por um método estável, mas ainda modificável, como a reprogramação epigenética. Modificações químicas de longa duração têm demonstrado ser induzidas pela gravidez e visam à via do fator de crescimento semelhante à insulina IGF-1. O papel da reprogramação epigenética do sistema IGF-1 tem sido estudado e acredita-se que o seu entendimento poderá auxiliar no desenvolvimento de novas estratégias preventivas do câncer mamário[1,2].

Na gestação única após 35 anos e mais tardia, o alargamento da primeira janela de risco da menarca até a primeira gravidez impede o fator protetor. Há maior chance de engravidar portando neoplasia maligna subclínica. Verifica-se também risco transitório de carcinoma da mama após o parto, na dependência da idade da primeira gestação a termo. Primíparas com mais de 30 anos de idade têm chance de apresentar câncer de mama comparativamente às mulheres com menor faixa etária[1,2].

## Quadro clínico

### Anamnese

Os sintomas mais comuns são um nódulo palpável pela própria mulher, descarga sanguinolenta ou cristalina unilateral e alterações superficiais da pele. *Milk rejection sign*, ou seja, "rejeição do leite" pelo lactente, também deve ser queixa a ser valorizada[1].

A avaliação clínica é dificultada pelas alterações fisiológicas inerentes a mama gravídica caracterizadas por aumento da angiogênese, remodelação tecidual e acréscimo da proliferação celular. A mama sofre ingurgitamento e elevação da densidade, e na lactação o volume e mudanças no fluxo obstam o discernimento entre o normal e o patológico. Consequentemente, há atraso diagnóstico durante a gravidez em torno de 2,5 meses e seis meses no período da lactação. Cada mês de atraso aumenta em 0,9% o risco de acometimento axilar e piora do prognóstico[1].

Assim sendo, deve-se aconselhar a mulher a planejar a gestação e cumprir o rastreamento do câncer antes de engravidar[2].

## Diagnóstico

### Exame físico

Mormente, evidencia nódulo pouco fixo e impreciso, endurecido, com retração ou abaulamento da pele e eventual linfonodomegalia axilar. Felizmente, cerca de 80% das alterações palpatórias são benignas. Deve-se sempre valorizar lesão persistente por duas a quatro semanas[1].

### Diagnóstico diferencial

Mastites, galactocele, fibroadenoma, tumor filoides, sarcoma, lipoma e outros[1].

### Exames de imagem

A mamografia é um método seguro, com exposição fetal de 0,1 mrad que diagnostica nódulos, assimetrias e microcalcificações. Indica-se a realização em caso de suspeita clínica com proteção abdominal. Habitualmente, complementa-se com a feitura do exame de ultrassonografia devido ao aumento da densidade do parênquima mamário nesse período. A ressonância nuclear magnética, que se utiliza de contraste com gadolínio, está classificada como categoria C e deve ter seu uso evitado[3].

### Biópsia

Método de escolha para obtenção do espécime é a biópsia percutânea com agulha grossa. Ela comprova o diagnóstico histológico de invasão e permite o estudo imunoistoquímico[3].

O padrão molecular mais encontrado é de alto grau, receptores hormonais negativos, Ki-67 elevado e extensa invasão angiolinfática. Também há maior proporção de subtipos HER-2 e basal[3].

## Estadiamento TNM

Classifica-se segundo o sistema TNM do *American Joint Committee on Cancer* (AJCC). A categorização dos estádios baseia-se no exame clínico. A avaliação de metástases fica limitada na gestação, pois a cintilografia óssea e a tomografia são proscritas nesse período. A avaliação pulmonar, por meio de radiografia torácica, e a pesquisa hepática, pela ultrassonografia abdominal, são recomendadas[1].

## Tratamento

### Cirurgia

A indicação da modalidade cirúrgica empregada dependerá do estádio clínico da doença. Classicamente, tem-se indicado mastectomia radical modificada[3,4].

A cirurgia conservadora pode ser oferecida no segundo e no terceiro trimestre, e o uso de quimioterapia neoadjuvante tem permitido ampliar essa modalidade de tratamento[3,4].

Reconstrução mamária com técnicas de oncoplastia, uso de expansores, implantes definitivos e outras modalidades cirúrgicas de cunho reparador têm sido descritas e cada vez mais utilizadas pelos cirurgiões oncológicos[3,4].

A abordagem axilar, por meio da pesquisa do linfonodo sentinela com tecnécio-99m, tem se mostrado segura, efetiva, com mínima radiação fetal. Porém, o emprego do azul patente V ou azul isossulfan é proscrito no período gestacional, devido à possibilidade de acarretar alergia materna e hipóxia materno-fetal consequentes a meta-hemoglobinemia[3,4].

### Radioterapia

A necessidade de radioterapia adjuvante tem que ser observada, uma vez que é proscrita na gravidez e precisa ser aplicada até seis meses do dia da realização da cirurgia. A radioterapia pode causar malformações fetais, retardo no desenvolvimento neuropsicomotor, abortamento, restrição de crescimento e indução de neoplasias malignas. Não há dose segura, e o risco aumenta com o avançar da idade gestacional[3,4].

### Quimioterapia

A quimioterapia deve ser evitada no primeiro trimestre, fase de organogênese, devido ao grande potencial teratogênico das drogas. De acordo com a classificação de medicamentos do *Food and Drug Administration* (FDA), todos os quimioterápicos pertencem à classe D. Essa modalidade terapêutica, reduz o risco de recorrência em 40%. Apesar do risco fetal, diversos estudos publicados na literatura recomendam antracíclicos, ciclofosfamida e taxanos, com prejuízos semelhantes aos da população geral. Quanto ao metotrexato, antimetabólito, ele é proibido por causar embriotoxicidade, aborto e defeitos fetais em seres humanos[4].

O período de maior segurança para o uso de quimioterapia é entre 14 e 35 semanas ou três semanas antes do parto. Essa recomendação visa diminuir a teratogênese e a mielossupressão materno-fetal. Suspende-se essa terapia duas a quatro semanas antes do parto[3,4].

## Terapia-alvo

O trastuzumabe, anticorpo monoclonal recombinante humanizado e específico para o domínio extracelular da proteína HER-2, deve ser usado após o parto. Isso porque foi associado a efeitos deletérios na gravidez, principalmente oligoâmnio, anidrâmnio, insuficiência renal, óbito e cardiopatia materna. O aleitamento deve ser evitado, uma vez que similarmente ao que ocorre com outras drogas quimioterápicas, o trastuzumabe é excretado no leite[4].

## Endocrinoterapia

A endocrinoterapia é indicada para tumores com receptores hormonais positivos e deve ser instituída apenas após o parto, devido ao risco de teratogênese[4].

A droga de escolha é o tamoxifeno 20 mg por cinco a dez anos, associado a método contraceptivo não hormonal. O tamoxifeno também é indutor da ovulação e pode causar genitália ambígua, abortamento, síndrome de Goldenhar e tríade de Pierre Robin, entre outros. Portanto, seu uso é proscrito nesse período[4].

Estudos recentes são promissores na indicação da castração hormonal isolada, cirúrgica ou química, como alternativa ao uso do tamoxifeno ou nos casos de progressão da doença. Além disso, a castração permite o uso dos inibidores de aromatase[4].

A Figura 29.1 mostra a conduta no câncer de mama e gestação.

## Considerações finais

A via de parto segue a indicação obstétrica.

Há maior risco de síndrome hereditária, pois trata-se de mulheres jovens nas quais predominam mutações de BRCA1 e BRCA2.

A gravidez após o câncer de mama parece não alterar a probabilidade de recorrência. Recomenda-se que a gravidez aconteça pelo menos após dois anos do término do tratamento, devido ao maior risco de recidiva ser precoce[3,4].

Deve-se discutir a preservação da fertilidade no momento do tratamento da doença.

O prognóstico da paciente que teve câncer de mama gestacional, se comparado a faixa etária, estádio clínico e tipo molecular, é similar ao da paciente que teve câncer de mama fora desse período[3,4].

## Caso clínico

Primigesta de 33 anos relata aparecimento de nódulo endurecido de 3 cm, indolor, em mama esquerda, palpado por ela há dois meses. Encontrava-se gestante de 23 semanas. Após mamografia, ultrassonografia e biópsia percutânea guiada por ecografia, foi encaminhada ao setor de mastologia do nosso serviço. Tratava-se de carcinoma ductal invasor tipo não especial de 3 cm, triplo-negativo, com linfonodo de 1 cm em axila ipsilateral.

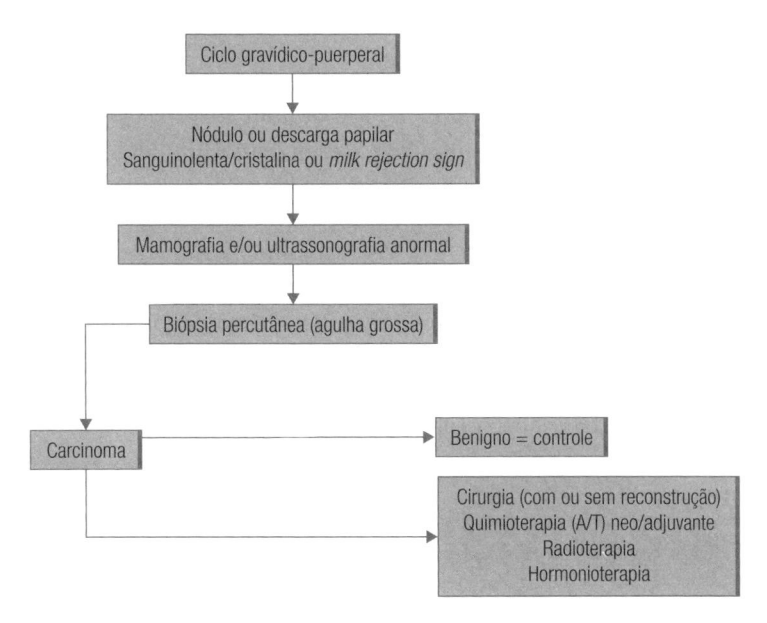

**Figura 29.1.** Conduta no câncer de mama na gestação.

Negava comorbidades ou tabagismo. Relatava colocação de prótese mamária bilateral há 10 anos e lipoaspiração no abdome há cinco anos. Referia atividade física regular. Não apresentava antecedente familiar de neoplasia maligna.

Devido ao estadiamento clínico avançado e ao tipo histológico, indicou-se quimioterapia neoadjuvante imediata. A paciente realizou quatro sessões de adriamicina e ciclofosfamida. Ao completar 35 semanas de gestação, compareceu ao pronto-socorro em trabalho de parto franco e evoluiu com parto normal vaginal. A última sessão de quimioterapia tinha ocorrido há 20 dias.

## Questão

Diante do quadro exposto, é correta a seguinte afirmação:

a) O parto deveria ter sido cesáreo, pois o feto apresentava mielossupressão devido ao uso da quimioterapia pela mãe.

b) A cirurgia a ser indicada é a mastectomia radical, pois o câncer de mama na gravidez aumenta a taxa de recidiva locorregional.

c) A quimioterapia com taxano não poderá ser complementada, pois a paciente vai amamentar.

d) Hormonioterapia deverá ser iniciada imediatamente.

e) A reconstrução mamária pode ser realizada no câncer de mama associado à gestação.

**Resposta "e".**

## Comentários

A via de parto da gestante com câncer de mama deve seguir a indicação obstétrica. O risco de mielossupressão é baixo após três semanas do uso de quimioterápicos.

A cirurgia clássica, ao longo dos tempos, tem sido a mastectomia radical. Contudo, atualmente a literatura permite realizar cirurgias conservadoras e até mesmo a reconstrução mamária imediata ou tardia, não alterando o prognóstico. Atenção deve ser dada no sentido de respeitar as indicações de radioterapia, uma vez que ela é proscrita durante a gravidez. Assim, cirurgia conservadora que necessite de radioterapia deve ser evitada no primeiro trimestre.

Taxanos podem ser usados durante a gravidez e a amamentação.

A hormonioterapia com tamoxifeno é proscrita na gestação e puerpério devido à teratogenicidade.

O exame físico era normal do ponto de vista clínico e da gravidez, exceto pelo exame mamário, que evidenciava nódulo em quadrante superior lateral esquerdo de 2 cm, endurecido e móvel, com linfonodo axilar palpado, endurecido, móvel, de 0,5 cm de diâmetro.

No puerpério, a paciente não amamentou e terminou o esquema quimioterápico com taxano.

Ultrassonografia e mamografia foram realizadas e confirmaram nódulo de mama esquerda de 1 cm BI-RADS 6 e próteses mamárias bilaterais. A paciente foi submetida a adenectomia esquerda com linfonodectomia axilar, além de adenectomia direita, por desejo de simetria da própria paciente. A reconstrução foi imediata, utilizando-se implantes definitivos de silicone (Figura 29.2)..

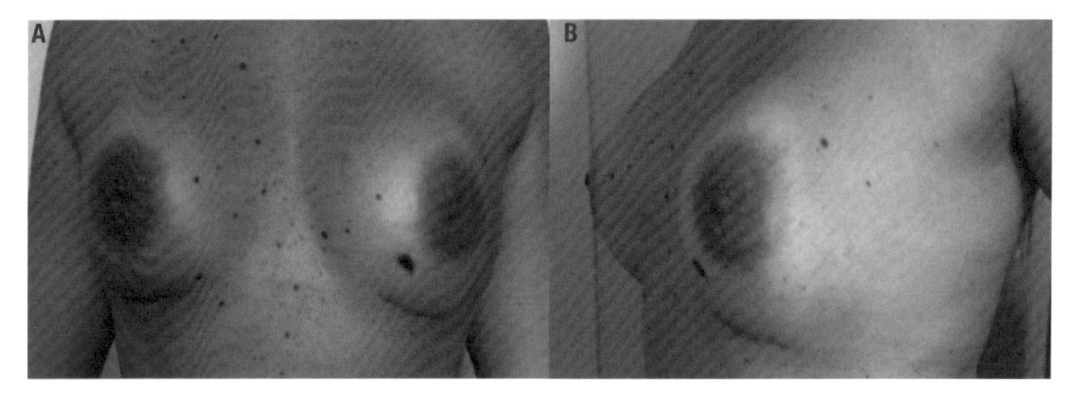

**Figura 29.2.** A e B: Gestante com nódulo de 2 cm em quadrante superior lateral esquerdo.

## Referências bibliográficas

1. Hartman EK, Eslick GD. The prognosis of women diagnosed with breast cancer before, during and after pregnancy: a meta-analysis. Breast Cancer Res Treat. 2016;160(2):347-60.
2. Zagouri F, Dimitrakakis C, Marinopoulos S, Tsigginou A, Dimopoulos MA. Cancer in pregnancy: disentangling treatment modalities. ESMO Open. 2016;1(3):e000016.
3. Shafique MR, Lee MC, Han HS. Treatment of the pregnant patient with breast cancer. South Med J. 2017;110(10):627-31.
4. Gerstl B, Sullivan E, Ives A, Saunders C, Wand H, Anazodo A. Pregnancy outcomes after a breast cancer diagnosis: a systematic review and meta-analysis. Clin Breast Cancer. 2017 Jul 10. pii: S1526-8209(16)30537-7.

Felipe Andreotta Cavagna
Luiz Henrique Gebrim

## Considerações gerais

A introdução da mamografia na rotina de rastreamento resultou em importante redução de morte por câncer de mama, próximo de 25%, podendo chegar a 40% se considerarmos mulheres entre 50 e 69 anos de idade. Entretanto, cerca de 15% dos tumores malignos de mama não são rastreáveis, seja pelo rápido crescimento ou pela dificuldade de detecção dos métodos de imagem. O câncer de mama de intervalo (CMI), seja *in situ* ou invasivo, é conceitualmente diagnosticado (clinicamente) no período preconizado pelo rastreamento, de 12 a 24 meses após exame não alterado. A incidência de CMI é de 15% quando o programa de rastreamento é anual, 17% a 30% quando bienal e 32% a 38% quando trienal. Cerca de 60% dos CMIs são diagnosticados depois do primeiro ano da mamografia de rastreamento[1].

Nas pacientes submetidas ao rastreamento mamográfico, cerca de 80% dos casos são diagnosticados nos estádios iniciais. Ao contrário, nas mulheres não rastreadas, 80% dos tumores são detectados pela própria paciente. No Centro de Referência da Saúde da Mulher – Hospital Pérola Byington, de janeiro de 2011 a dezembro de 2015, foram diagnosticadas e tratadas 5.346 mulheres com câncer de mama. Entre os tumores, 74% eram palpáveis e foram descobertos pela paciente no autoexame. Certamente, nem todos são CMIs, já que muitos desses tumores sintomáticos foram diagnosticados em mulheres que não realizavam o rastreamento. Avaliando retrospectivamente as mamografias de mulheres rastreadas, o estudo encontrou que 33,5% dos exames mostraram pequenas alterações, sendo 35% delas significativas, mas que não foram reportadas[2]. Por esse motivo, a incidência de carcinoma de intervalo é um dos parâmetros que pode ser utilizado para avaliar a eficácia da qualidade do rastreamento de determinada população, além de auxiliar na escolha do intervalo e dos métodos de imagem utilizados.

## Fatores de risco para CMI

Identificar mulheres com alto risco para CMI é importante para ajudar a individualizar o rastreamento nesse grupo.

Mamas densas aumentam o risco de câncer de mama e diminuem a sensibilidade da mamografia, dificultando o rastreamento. Mamas heterogeneamente densas ou extremamente densas também estão associadas ao diagnóstico de câncer de mama mais avançado e ao aumento na incidência de CMI, independentemente da idade.

Estar em uso de terapia hormonal (TH) também é fator de risco para CMI, podendo ocorrer pelo possível aumento da densidade mamária, mas também pelo próprio aumento do risco do câncer lobular de mama com o uso do regime combinado estrogênio-progesterona.

O histórico de familiares com câncer de mama, em especial de primeiro grau, ou portadoras de mutações dos genes BRCA1 ou BRCA2, aumenta o risco relativo de CMI em até 2,23. Uma possível explicação seria a maior agressividade e o rápido crescimento, dificultando o seu rastreamento.

Outro fator que aumenta o risco de CMI é o diagnóstico falso-positivo em mamografia anterior, especialmente se seguido de biópsia ou punção negativa[3].

O carcinoma lobular invasivo corresponde a cerca de 20% dos tipos histológicos do CMI, sendo quase duas vezes mais frequente do que quando comparado ao detectado no rastreamento. Uma explicação é a deficiência de E-caderina nesse tipo histológico, com consequente perda de coesão entre as células. Isso faz com que os carcinomas lobulares tenham a tendência de crescer de forma difusa ou espalhar-se entre as fibras de colágeno, apresentando menos massas focais típicas, o que clinicamente os torna mais difíceis de ser identificados em exames de imagem e mesmo em exame físico[4]. Por esse motivo, ele frequentemente cursa com maior grau de comprometimento linfonodal axilar no momento do diagnóstico.

Com relação à idade, apesar de a incidência de CMI absoluta ser maior em mulheres mais idosas (pela maior prevalência da doença nessa faixa etária), as mulheres mais jovens têm maior risco de apresentar um CMI, fato provavelmente relacionado também com maior densidade mamária e perfil mais agressivo nas mulheres mais jovens[1].

## Características do CMI

Quando comparado o CMI com câncer detectado no rastreamento, encontramos diferenças nas características tumorais e no estádio em que são diagnosticados (Tabela 30.1).

**Tabela 30.1.** Características do carcinoma de mama de intervalo

| Característica | Prevalência no CMI* |
| --- | --- |
| Grau 3 | 36,4-46,7% |
| Triplo negativo | 8,3-22,0% |
| HER-2-positivo | 11,0-33,0% |
| Carcinoma *ductal in situ* | 3,0-5,0% |
| Linfonodos comprometidos no momento do diagnóstico | 24,0-48,0% |
| Estádio III no momento do diagnóstico | 9,0-16,7% |

*Carcinoma de mama de intervalo

Primeiramente, a maioria dos CMIs se apresenta na forma de carcinoma invasor, sendo apenas 3% a 5% na forma de carcinoma ductal *in situ* (CDIS). Os tumores *in situ* sintomáticos apresentam-se geralmente como fluxo papilar ou nodulações difusas em pacientes entre 40 e 50 anos, em geral do tipo comedo, com alto grau nuclear e maior positividade de HER-2 positivos[5].

Os tumores invasivos mais frequentemente diagnosticados no intervalo de exames mamográficos normais são geralmente de crescimento mais rápido, grau histológico 3, triplo-negativos ou lobulares, que são formas clínica e radiologicamente difusas, não nodulares e raramente são associados a microcalcificações agrupadas, o que justifica a dificuldade no rastreamento. Em trabalho publicado em 2015, apenas 23% dos tumores grau 3 foram descobertos pelo rastreamento mamográfico, contra 42% de graus 1 e 2[4].

Os biomarcadores dos tumores de intervalo mostram maior positividade de HER-2 ou são triplo-negativos, evidenciando maior agressividade e, consequentemente, maior grau de comprometimento linfonodal.

## Prognóstico do CMI

Estudos mostram um prognóstico mais desfavorável dos CMIs pelas características mais agressivas desses tumores, os quais cursam com maior incidência de HER-2 positivos, triplo-negativos e graus nucleares maiores. Isso faz com que esses tumores sejam mais frequentemente diagnosticados em estádios mais tardios e cursem com 24% a 48% de comprometimento de linfonodos axilares no momento do diagnóstico[6].

Ressalte-se a importância do exame clínico periódico das mamas pelo ginecologista no exame rotineiro, mesmo com a normalidade dos exames de imagem, em especial nas pacientes com queixa de alterações clínicas ou alterações palpatórias persistentes observadas no exame físico, como ocorre no carcinoma lobular.

## Caso clínico

Paciente de 52 anos, sexo feminino, nota volumoso nódulo em quadrante superior lateral da mama esquerda durante autoexame. Tinha como antecedentes familiares a mãe e duas tias maternas com câncer de mama, diagnosticadas antes dos 50 anos de idade. Realizava anualmente rastreamento mamográfico, sendo o último sem alterações significativas (Figura 30.1), realizado cinco meses antes do surgimento do nódulo. Confirmou o diagnóstico com exames de imagem e realizou a biópsia por agulha grossa, cujo anatomopatológico revelou tratar-se de carcinoma ductal invasivo grau 3, triplo-negativo. Foi posteriormente submetida à mastectomia com linfadenectomia axilar, que confirmou o diagnóstico de metástases em dois linfonodos axilares. O estadiamento cirúrgico foi T2N1M0, e a paciente realizou, logo após a cirurgia, quimioterapia adjuvante.

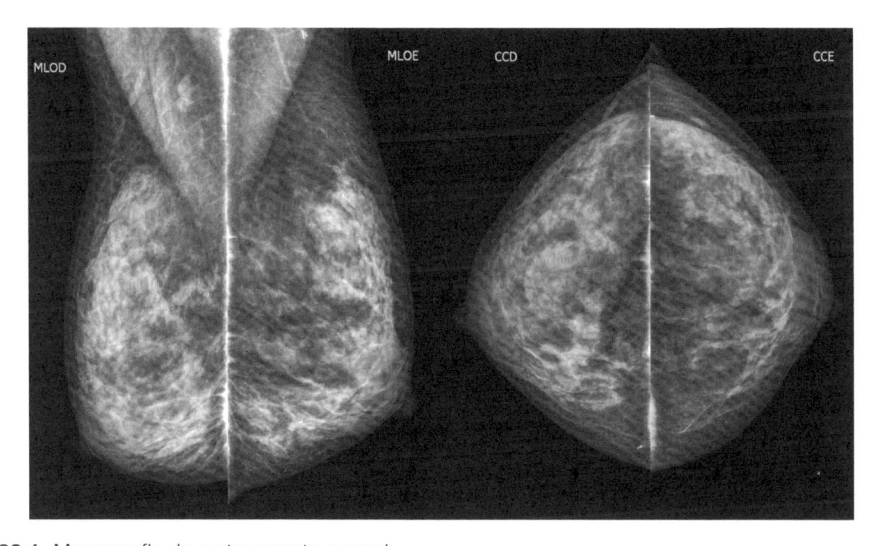

**Figura 30.1.** Mamografia de rastreamento normal.

Três anos após o tratamento, evoluiu com quadro de metástases pulmonares e, apesar do tratamento quimioterápico, evoluiu a óbito um ano depois.

## Referências bibliográficas

1.  Houssami N, Hunter K. The epidemiology, radiology and biological characteristics of interval breast cancers in population mammography screening. NPJ Breast Cancer. 2017;3:12.
2.  Choi WJ, Cha JH, Kim HH, Shin HJ, Chae EY. Analysis of prior mammography with negative result in women with interval breast cancer. Breast Cancer. 2016;23(4):583-9.
3.  Blanch J, Sala M, Ibáñez J, Domingo L, Fernandez B, Otegi A, et al.; INCA Study Group. Impact of risk factors on different interval cancer subtypes in a population-based breast cancer screening programme. PLoS One. 2014;9(10):e110207.
4.  Koh VC, Lim JC, Thike AA, Cheok PY, Thu MM, Tan VK, et al. Characteristics and behavior of screen-detected ductal carcinoma in situ of the breast comparison with symptomatic patients. Breast Cancer Res Treat. 2015;152(2):293-304.
5.  Meshkat B, Prichard RS, Al-Hilli Z, Bass GA, Quinn C, O'Doherty A, et al. A comparison of clinical-pathological characteristics between symptomatic and interval breast cancer. Breast. 2015;24(3):278-82.
6.  Chuang SL, Chen SL, Yu CP, Chang KJ, Yen AM, Chiu SY, et al. Using tumor phenotype, histological tumor distribution, and mammographic appearance to explain the survival differences between screen-detected and clinically detected breast cancers. APMIS. 2014;122(8):699-707.

Débora Garcia y Narvaiza
Rita de Cassia de Maio Dardes

## Conceito

Os sarcomas mamários são um grupo heterogêneo de tumores não epiteliais originários das células mesenquimais primitivas. Trata-se de tumor raro, representando menos de 1% dos casos das neoplasias malignas da mama. Por essa razão, os artigos publicados, na maioria, são estudos retrospectivos ou relatos de casos, o que dificulta conclusões definitivas[1,2].

## Etiologia

Os sarcomas primários da mama são tumores que se originam a partir dos tecidos mesenquimais. Podem ser divididos em subgrupos histológicos: angiossarcoma, fibrossarcoma, sarcoma pleomórfico (subtipos mais comuns), linfangiossarcoma, lipossarcoma, osteossarcoma, rabdomiossarcoma e leiomiossarcoma. Os fatores predisponentes são desconhecidos. Como os sarcomas de outros órgãos, há condições genéticas associadas a um alto risco, incluindo a síndrome de Li-Fraumeni, associada a mutação do TP53, polipose adenomatosa familiar e neurofibromatose tipo 1. A exposição prévia a componentes arsênicos, cloreto de vinila e agentes alquilantes foi possivelmente associada ao aumento de risco dos sarcomas de mama. Há relatos de casos de sarcoma de Kaposi na mama secundário a infecção por HIV e herpes-vírus[1-3].

Os sarcomas secundários da mama ocorrem após radioterapia mamária ou torácica, mais comumente associados a carcinoma de mama e linfoma não Hodgkin prévios. A incidência do sarcoma induzido por radioterapia é baixa, ocorrendo por volta de 0,2% das pacientes com câncer de mama tratadas com radioterapia e começando a aumentar após cinco anos de radiação com o pico entre cinco e dez anos. O risco dos sarcomas induzidos por radioterapia aumenta quanto maior a dose de radiação utilizada, exposição na infância, administração concomitante de quimioterapia e algumas condições genéticas como ataxia telangiectasia e mutação do BRCA1. Os subtipos histológicos mais comuns nos sarcomas radioinduzidos são o angiossarcoma, sarcoma pleomórfico indiferenciado, leiomiossarcoma e o lipossarcoma[1-3].

A associação entre linfangiossarcoma e linfedema crônico pós-linfonodectomia foi descrito por Stewart-Treves. É uma entidade rara associada a extenso linfedema de longa data[1,2].

## Diagnóstico

A abordagem diagnóstica dos sarcomas mamários segue a mesma propedêutica investigativa para nódulos de mama palpáveis, incluindo-se exame clínico, mamografia, ultrassonografia mamária e biópsia[4].

Os sarcomas apresentam-se como nódulos firmes, móveis, unilaterais e geralmente com rápido crescimento, medindo em média 5 a 6 cm no momento do diagnóstico. Raramente se associam a dor ou apresentam alterações cutâneas, com exceção do angiossarcoma, que pode apresentar alteração da coloração da pele, por vezes azulada ou arroxeada. Alguns casos podem cursar com edema e espessamento cutâneo. Os sarcomas primários ocorrem geralmente durante a quinta ou sexta década de vida, sendo a média da idade de 49,5 anos, porém variando de 12 a 89 anos. Os sarcomas secundários geralmente se apresentam numa faixa etária maior, pois a maioria deles cursa após o tratamento do carcinoma de mama. Raramente ocorre comprometimento axilar, e caso os linfonodos sejam palpáveis, há grande probabilidade de serem reacionais[1,3,4].

A apresentação mamográfica e ultrassonográfica dos sarcomas de mama varia de acordo com o tipo da linhagem celular e do grau de infiltração nos tecidos adjacentes. Geralmente se identificam nódulos radiodensos, raramente associados a espiculações ou microcalcificações. No caso dos lipossarcomas, traduzem-se como nódulos com densidade de gordura. Os sarcomas podem mimetizar nódulos benignos. À ultrassonografia, não se encontram achados diagnósticos específicos, geralmente se mostrando como nódulos irregulares com margens indistintas e ausência de sombra acústica posterior. A ressonância magnética, quando solicitada, tem o objetivo de avaliar a extensão tumoral[4,5].

A biópsia por agulha grossa (*core biopsy*) é considerada o procedimento de escolha para o diagnóstico histológico. Existe a preocupação do implante de células tumorais no trajeto; por essa razão, convém planejar e incorporar o trajeto da biópsia na ressecção cirúrgica tumoral. O estudo imunoistoquímico é fundamental para diferenciar os sarcomas de outras neoplasias, além de permitir classificar os sarcomas nas suas variedades histológicas. A reatividade para citoqueratina e marcadores mioepiteliais ajuda a excluir um componente epitelial e pode excluir carcinoma metaplásico[3-5].

## Estadiamento

O estadiamento dos sarcomas mamários baseia-se no sistema de estadiamento para sarcomas de partes moles do *American Joint Comittee on Cancer* (AJCC). Os parâmetros utilizados são: tamanho do tumor, grau histológico, estado linfonodal e metástases[6,7].

**Tabela 31.1.** Estadiamento dos sarcomas

| G | Grau histológico |
|---|---|
| Gx | Grau não pode ser avaliado |
| G1 | Baixo grau, bem diferenciado |
| G2 | Intermediário, moderadamente diferenciado |
| G3 | Alto, indiferenciado |
| N | Linfonodos regionais |
| Nx | Linfonodos não podem ser avaliados |
| N0 | Ausência de metástases axilares |
| N1 | Presença de metástases axilares |
| T | Tumor primário |
| Tx | Tumor não pode ser avaliado |
| T1 | Tumor < 5 cm |
| T1a | Superficial |
| T1b | Profundo |
| T2 | Tumor > 5 cm |
| T2a | Superficial |
| T2b | Profundo |
| M | Metástases a distância |
| Mx | Metástases não podem ser avaliadas |
| M0 | Ausência de metástases a distância |
| M1 | Presença de metástases a distância |

| Estádio | TNMG |
|---|---|
| Estádio IA | T1a N0 M0 G1 Gx |
| | T1b N0 M0 G1 Gx |
| Estádio IB | T2a N0 M0 G1, Gx |
| | T2b N0 M0 G1, Gx |
| Estádio IIA | T1a N0 M0 G2, G3 |
| | T1b N0 M0 G2, G3 |
| Estádio IIB | T2a N0 M0 G2 |
| | T2b N0 M0 G2 |
| Estádio III | T2a/ 2b N0 M0 G3 |
| | T qualquer N1 M0 G qualquer |
| Estádio IV | T qualquer N qualquer M1 G qualquer |

Fonte: AJCC, 2010.

## Tratamento

A raridade dos sarcomas de mama dificulta os estudos prospectivos. O tratamento baseia-se na limitada análise estatística dos trabalhos retrospectivos. O princípio do tratamento é baseado, também, nos estudos dos sarcomas de outros órgãos[8,9].

A completa ressecção cirúrgica com margens livres é o pilar do tratamento dos sarcomas. É a modalidade terapêutica que, de fato, pode levar à cura. Durante anos, a mastectomia foi considerada a cirurgia de maior eficácia para essa neoplasia. Atualmente, a cirurgia conservadora pode ser indicada, mantendo-se uma margem de segurança de 1 cm, quando o resultado cosmético adequado permitir. Em tumores de grande volume que invadem planos profundos, por vezes é necessária a retirada do músculo peitoral maior e arcos costais[7-9].

A abordagem axilar não é recomendada, pois a taxa de comprometimento é baixa (2,6%) pelo fato de a via de disseminação ser hematogênica. Além disso, a linfonodectomia nos raros casos de comprometimento axilar não levou ao aumento da sobrevida. Clinicamente, pode haver linfonodos palpáveis, mas eles costumam ser reacionais[10].

Em contraste com a cirurgia, a radioterapia e a quimioterapia não têm papel claro no tratamento adjuvante dos sarcomas. A radioterapia fica reservada aos tumores de alto grau, maiores que 5 cm ou quando não foram possíveis margens livres. A quimioterapia está indicada nos tumores com mais de 5 cm, grau histológico 3 ou com metástases a distância. A doxorrubicina associada a ifosfamida são as drogas de escolha. A quimioterapia baseada nos taxanos pode ser utilizada nos angiossarcomas. A terapia-alvo com bevacizumabe mostra-se efetiva no tratamento do angiossarcoma e do hemangioendotelioma epitelioide[11].

Os sarcomas de mama apresentam pior prognóstico, quando comparados aos carcinomas. A sobrevida livre de doença em cinco anos foi de 63,5%, e a recorrência foi maior nos primeiros cinco anos pós-cirurgia[10].

## Caso clínico

M. T. C. P., 71 anos, apresenta nódulo palpável, amolecido, móvel medindo 7 cm na junção dos quadrantes superiores da mama esquerda. Tem antecedente pessoal de exérese de nódulo na mesma topografia em 2001, com resultado de lipoma atípico. Em 2007, foi realizada nova exérese (com margem) de lipossarcoma de baixo grau medindo 10 cm. Submeteu-se a radioterapia. Em 2017, palpou o nódulo descrito acima. A mamografia mostrou nódulo circunscrito de 7 cm com densidade de gordura. A tomografia de tórax não identificou infiltração de planos profundos, porém descreveu um nódulo na base pleural no segmento basal (origem lipomatosa) com 4,6 cm. Foi realizada videopleuroscopia, que evidenciou lesão supradiafragmática em goteira posterior. Fez-se dissecção da lesão, sendo identificada hérnia diafragmática composta por epíplon. Realizou-se invaginação do conteúdo para a cavidade abdominal e foi corrigida a hérnia diafragmática. Realizou-se, em um segundo tempo, exérese do tumor com margem de 1 cm, havendo necessidade de retirada de feixe do músculo peitoral maior e pele acima do tumor para respeitar as margens cirúrgicas. Optou-se em realizar a videopleuroscopia antes da abordagem mamária para avaliar se se tratava de tumor metastático, o que poderia alterar a conduta cirúrgica local e a indicação de quimioterapia.

# Referências bibliográficas

1. Carl F. Outros cânceres de mama. In: Harris JR, Lippman ME, Morrow M, Osborne CK. Doenças da mama. Rio de Janeiro: Medsi – Editora Médica e Científica Ltda; 2002. p. 821-3.

2. Al-Benna S, Poggemann K, Steinau HU, Steinstraesser L. Diagnosis and management of primary breast sarcoma. Breast Cancer Res Treat. 2010;122(3):619-26.

3. Bousquet G, Confavreux C, Magné N, de Lara CT, Poortmans P, Senkus E, et al. Outcome and prognostic factors in breast sarcoma: a multicenter study from the rare cancer network. Radiother Oncol. 2007;85(3):355-61.

4. Freitas MB, Facina G. Sarcomas. In: Nazário ACP, Elias S, Facina G, Araújo Neto JT. Mastologia: condutas atuais. Barueri, SP: Manole; 2016. p. 505-10.

5. Yin M, Mackley HB, Drabick JJ, Harvey HA. Primary female breast sarcoma: clinicopathological features, treatment and prognosis. Sci Rep. 2016 ;6:31497.

6. Gobbi H. Classificação dos tumores da mama: atualização baseada na nova classificação da Organização Mundial da Saúde de 2012. J Bras Patol Med Lab. 2012;48(6):463-74.

7. Pencavel TD, Allan CP, Thomas JM, et al. Treatment for breast sarcoma: a large, single-centre series. Eur J Surg Oncol. 2011;37(8):703-8.

8. Pradniwat K, Ong KW, Sittampalam K, Bay BH, Tan PH. Sarcoma of the breast and chest wall after radiation treatment for bilateral breast carcinoma. J Clin Pathol. 2015;68(6):491-5.

9. Lim SZ, Ong KW, Tan BK, Selvarajan S, Tan PH. Sarcoma of the breast: an update on a rare entity. J Clin Pathol. 2016;69(5):373-81.

10. Zelek L, Llombart-Cussac A, Terrier P, Pivot X, Guinebretiere JM, Le Pechoux C, et al. Prognostic factors in primary breast sarcomas: a series of patients with long-term follow-up. J Clin Oncol. 2003;21(13):2583-8.

11. Agulnik M, Yarber JL, Okuno SH, von Mehren M, Jovanovic BD, Brockstein BE, et al. An open-label, multicenter, phase II study of bevacizumab for the treatment of angiosarcoma and epithelioid hemangioendotheliomas. Ann Oncol. 2013;24(1):257-63.

# CARCINOMA INVASOR INICIAL DA MAMA  32

Simone Elias

## Introdução

No Brasil, as taxas de mortalidade por câncer de mama continuam elevadas, muito provavelmente porque metade dos casos ainda são diagnosticados em fase avançada.

O diagnóstico precoce é um dos principais fatores prognósticos, e a escolha terapêutica vai depender do estádio clínico da doença, das características anatomopatológicas, das condições clínicas, da idade e do desejo da paciente[1].

O quadro clínico mais comum é o achado de nódulo palpável ou lesão suspeita em exame de rastreamento (impalpável).

A mamografia é o método utilizado para a detecção precoce da doença, em sua fase pré-clínica. Estudos demonstraram que a sensibilidade da mamografia é de aproximadamente 75% para a população geral e de 50% para mulheres com tecido mamário denso e heterogêneo[1].

A confirmação da malignidade dessas lesões suspeitas, palpáveis ou não, se faz geralmente por meio de biópsias por agulha (*vide* Capítulo 10), em ambiente ambulatorial. Mesmo lesões de alta suspeição deverão ser diagnosticadas previamente, possibilitando uma logística mais adequada do tratamento.

Desse modo, a confirmação do diagnóstico anterior ao tempo cirúrgico é fundamental para o planejamento e discussão terapêutica com a paciente.

No carcinoma invasor inicial da mama (Tabela 32.1), geralmente a primeira linha de tratamento é a cirurgia, sendo o tratamento conservador a abordagem de escolha na maioria dos casos. A limitação mais frequente é a relação tumor/mama desfavorável, o que acarreta resultado estético pobre e consequentemente inaceitável[1,2].

Exceções podem ocorrer no estádio clínico IIB, como no T3N0, no qual o tratamento sistêmico neoadjuvante pode modificar a cirurgia de radical para conservadora[1,2].

**Tabela 32.1.** Estádio clínico – Carcinoma invasor inicial da mama

| EC I A | T1N0 | | | |
|---|---|---|---|---|
| EC I B | T0N1mic | T1N1mic | | |
| EC II A | T2N0 | T2N1mic | T0N1 | T1N1 |
| EC II B | T2N1 | T3N0 | T3N1mic | |

## Tratamento

A maioria dos pacientes com câncer de mama inicial deve iniciar o tratamento por cirurgia. Normalmente, a radioterapia é feita após o término da quimioterapia. Pacientes idosos ou em condições clínicas desfavoráveis e que apresentem tumores hormônio-dependentes podem se beneficiar com o tratamento endócrino exclusivo[2,3].

## Tratamento cirúrgico conservador

A seleção de pacientes para tratamento cirúrgico conservador deve incluir tumores unicên-tricos, geralmente menores que 4 cm, em que se consiga obter margens cirúrgicas livres com resultado estético favorável. Fatores como a multicentricidade (dois ou mais focos de carcino-ma em quadrantes diferentes da mesma mama), a presença de microcalcificações extensas à mamografia, mamas pequenas, doenças do colágeno (esclerodermia e lúpus) e impossibilidade de realizar radioterapia complementar são as principais contraindicações para a realização da cirurgia conservadora[3].

Na disciplina de Mastologia do Departamento de Ginecologia da Escola Paulista de Medi-cina da Universidade Federal de São Paulo (EPM-Unifesp), alguns cuidados no intraoperatório são rotina:

- Marcação pré-operatória de TODA lesão impalpável (no caso de cirurgia conservadora);
- Radiografia do espécime (no caso de calcificações agrupadas ou se houver dúvida na re-tirada de nódulo identificado na mamografia);
- Congelação de margens (visando reduzir as chances de eventuais comprometimentos pela neoplasia, diminuindo, assim, as reinternações para ampliação de margens);
- Identificação das margens do espécime com fios, possibilitando sua orientação anatômica (importante no caso de reintervenção por margens comprometidas);
- Clipagem do leito tumoral, principalmente nos casos de cirurgia reparadora combinada (o que também permite realizar reintervenção direcionada, se necessária, e ainda orientar o local do *boost* da radioterapia)[1,2].

## Cirurgia axilar

Assim como o tratamento cirúrgico da mama, o manejo cirúrgico da axila vem diminuindo em sua extensão.

O estudo ACOSOG Z0011 mostrou em pacientes selecionadas, que, mesmo quando o lin-fonodo sentinela era positivo para metástases, a linfonodectomia complementar poderia ser seguramente omitida. Esse trabalho avaliou pacientes com câncer de mama estádios I e II, sub-metidas à cirurgia conservadora e com até dois linfonodos sentinelas positivos[2]. Os critérios de inclusão e exclusão desse estudo estão resumidos na Tabela 32.2.

**Tabela 32.2.** Critérios de inclusão e exclusão para evitar linfonodectomia axilar (estudo ACOSOG Z0011)[2]

| | |
|---|---|
| Inclusão | Carcinoma de mama invasivo T1/T2 N0M0 |
| | 1 ou 2 sentinelas positivos por método de hematoxilina-eosina |
| | Cirurgia conservadora com margens livres |
| | Radioterapia 45-50 Gy |
| | Tratamento sistêmico predeterminado |
| Exclusão | Mastectomia |
| | Câncer prévio, bilateral ou multicêntrico |
| | 3 ou mais sentinelas positivos, invasão extracapsular, conglomerado |
| | Metástase em linfonodo diagnosticada por imunoistoquímica |
| | Tratamento neoadjuvante (quimioterapia ou endocrinoterapia) |

## Quimioterapia

Na era da assinatura genética, a decisão de indicar quimioterapia está ficando cada vez mais individualizada. Indicações relativas de quimioterapia incluem tumores maiores que 1 cm, linfonodos positivos, tumores que não expressam receptores de estrógeno e progesterona, positividade para HER-2 e câncer de mama inflamatório.

Esquemas contendo antraciclinas têm se mostrado superiores aos esquemas com metotrexato, porém com maiores efeitos colaterais. Antraciclinas são cardiotóxicas e devem ser usadas com cautela ou evitadas em pacientes cardiopatas ou com idade avançada. A adição de taxanos à quimioterapia melhorou significativamente os resultados[4].

## Endocrinoterapia

Todos os pacientes com tumores que expressem positividade para receptores de estrógeno e/ou progesterona devem receber terapia que bloqueie essa via de estímulo. A droga mais usada e estudada nessa categoria é o tamoxifeno. A recomendação atual é que se utilize o tamoxifeno por cinco a dez anos.

O estudo ATAC (*Arimidex, Tamoxifen, Alone or in Combination*) evidenciou que o anastrozol, inibidor de aromatase não hormonal, foi superior ao tamoxifeno, com maior sobrevida livre de doença, maior tempo livre de recidivas, menos metástases a distância e menos cânceres contralaterais. O perfil de segurança dessa droga também foi superior ao do tamoxifeno.

Os inibidores de aromatase são as drogas de escolha para tratamento de mulheres menopausadas com tumores positivos para estrógeno e/ou progesterona. Essa classe de medicamento não deve ser usada em pacientes na pré-menopausa[4].

## Terapias-alvo

O receptor do fator de crescimento epidérmico (EGFR) é um fator transmembrana frequentemente expresso em tumores epiteliais. O HER-2 apresenta-se hiperexpresso em 18% a 20% dos casos de neoplasias da mama, sendo fator prognóstico que confere maior risco para recidiva e mortalidade, além de maior resistência ao tamoxifeno e a alguns quimioterápicos. Expressões duvidosas do HER-2 (2+) à imunoistoquímica devem ser confirmadas por hibridização fluorescente *in situ* (FISH). A droga reduz aproximadamente 50% as chances de recidivas. O trastuzumabe está recomendado para uso durante 12 meses para todos os pacientes com tumores que expressem HER-2 (3+ à imunoistoquímica ou FISH amplificados) e com tamanho maior que 0,5 cm. O trastuzumabe é uma droga cardiotóxica, portanto, antes de se iniciar o seu uso, todos os pacientes candidatos devem ter sua função cardíaca avaliada, e ele não deve ser administrado concomitantemente com antraciclinas, devido à potencialização da cardiotoxicidade[5].

## Radioterapia

Veronesi *et al.* (2002) mostraram, após 20 anos, que, nas pacientes submetidas a cirurgia conservadora da mama seguida de radioterapia, a taxa de recidiva foi de 8,8% contra 2,3% no grupo de cirurgia radical, sem impacto da sobrevida global e sobrevida livre de doença[3].

O estudo NSABP-06 comparou mastectomia com cirurgia conservadora isolada e com cirurgia conservadora com radioterapia. No grupo de tratamento conservador sem radioterapia, houve recidiva em 40% dos casos, contra 15% do grupo de cirurgia conservadora com radioterapia[6].

Nos estádios I e II, o tratamento cirúrgico seguido de radioterapia melhora o controle locorregional e a sobrevida livre de doença, além de reduzir a mortalidade em 15%.

A terapia consiste na irradiação de toda a mama, em sessões diárias, cinco vezes por semana, durante um período de quatro a sete semanas, incluindo-se reforço de dose (*boost*) no leito tumoral em algumas situações, por exemplo, em pacientes jovens (menos de 40 anos) e no tumor indiferenciado (G3)[6].

## Acompanhamento

Na disciplina de Mastologia do Departamento de Ginecologia da EPM-Unifesp, essas pacientes são acompanhadas, após o término do tratamento, semestralmente, por cinco anos e, após esse período, anualmente.

A primeira mamografia é realizada após seis meses do término da radioterapia e a seguir anualmente (ou na presença de suspeita clínica).

## Prognóstico

A taxa de sobrevida em cinco anos das pacientes em estádio I é de 100% e a das pacientes em estádio II é de 93%.

## Caso clínico

Paciente de 45 anos realizou mamografia de rotina que mostrou nódulo suspeito medindo 3 cm no quadrante superior lateral esquerdo. O exame clínico das mamas não apresentou alterações. A biópsia de fragmento guiada por ultrassonografia confirmou carcinoma invasivo não especial grau III, luminal B (Ki-67 40%). Foi indicada cirurgia conservadora de mama com biópsia de linfonodo sentinela. O tratamento complementar deverá incluir quimioterapia seguida de radioterapia e endocrinoterapia.

Assinale a alternativa incorreta:

a. Trata-se de carcinoma de mama inicial, e a cirurgia deverá ser a primeira linha de tratamento, desde que a relação tumor/mama permita resultado estético favorável.

b. O estádio clínico é II A – T2 (3 cm) e N0.

c. Essa paciente apresenta critérios de inclusão no protocolo ACOSOG Z0011 e se beneficiará se não realizar a linfonodectomia.

d. O esquema quimioterápico deverá incluir antracíclicos e taxanos (principalmente se houver linfonodos positivos).

e. A endocrinoterapia poderá ser realizada com tamoxifeno ou inibidor de aromatase.

**A alternativa errada é a "e".**

## Comentários

Pacientes no menacme devem realizar apenas endocrinoterapia com tamoxifeno. Caso a paciente entre em menopausa decorrente da quimioterapia, um esquema de tipo sequencial (dois a três anos de tamoxifeno/dois a três anos de inibidor de aromatase) poderá ser utilizado. Ainda nesse caso, a endocrinoterapia estendida (10 anos) poderá ser avaliada.

## Referências bibliográficas

1. National Comprehensive Cancer Network – NCCN. Clinical Practice Guidelines in Oncology. v. 1. 2017. Disponível em: http://www.nccn.org/professionlas/physician_gls/pdf/breast.pdf. Acesso em: 9 jul. 2017.

2. Giuliano AE, Hunt KK, Ballman KV, Beitsch PD, Whitworth PW, Bluemencranz PW, et al. Axillary dissection vs no axillary dissection in women with invasive breast cancer and sentinela node metastasis: a randomized clinical trial. JAMA. 2011;305(6):569-75.

3. Veronesi U, Cascinelli N, Mariani I, Greco M, Saccozi R, Luini A, et al. Twenty-year follow-up of a randomized study comparing breast-conserving surgery with radical mastectomy for early breast cancer. N Engl J Med. 2002;347(16):1227-32.

4. Arimidex, Tamoxifen, Alone or in Combination (ATAC) Trialists' Group, Forbes JF, Cuzick J, Buzdar A, Howell A, Tobias JS, Baum M. Effect of anastrozole and tamoxifen as adjuvant treatment for early-stage breast cancer: 100-month analysis of the ATAC trial. Lancet Oncol. 2008;9(1):45-53.

5. Slamon D, Elermann W, Robert N, Pienkowski T, Martin M, Press M, et al. Adjuvant trastuzumab in HER2-positive breast cancer. N Engl J Med. 2011;365(14):1273-83.

6. Moran MS, Schnitt SJ, Giuliano AE, Harris JR, Khan SA, Horton J, et al. Society of Surgical Oncology-American Society for Radiation Oncology consensus guideline on margins for breast-conserving surgery with whole-breast irradiation in stages I and II invasive breast cancer. Int J Radiat Oncol Biol Phys. 2014;88(3):553-64.

# CÂNCER DE MAMA LOCALMENTE AVANÇADO 33

Carlos Elias Fristachi
Fábio Francisco Oliveira Rodrigues

## Considerações gerais

O câncer de mama localmente avançado (CMLA) é conhecido como grande tumor (maior que 5 cm) geralmente associado com comprometimento da pele ou da parede torácica ou com linfonodos axilares fixos[1].

O CMLA pode ser dividido em tumores operáveis e não operáveis. Os operáveis compreendem tumores nos estádios clínicos (EC) IIB e IIIA (T3-N0, N2, N3) e os inoperáveis, EC IIIB (T4 com lesões extensas) e T4d – carcinoma inflamatório[1].

**Tabela 33.1.** Tipos de CMLA

| Definição de CMLA | |
|---|---|
| Operáveis | EC IIB e IIIA (T3-N0-N3) |
| Não operáveis | EC IIIB (T4 com lesões extensas) |
| | T4d – carcinoma inflamatório |

No Brasil, segundo dados de estimativas do Instituto Nacional de Câncer (Inca) para 2017, cerca de 50% das mulheres vão ser diagnosticadas com CMLA. Além de comprometer a sobrevida global, gera custo elevado tanto para o setor privado quanto público.

## Causas

O médico mastologista, na sua prática diária, deve se perguntar, diante da paciente com CMLA, de quem é a culpa pelo diagnóstico tardio: a) do serviço público de saúde; b) da paciente; c) do médico; d) da virulência do tumor?

**Tabela 33.2.** Causas do CMLA

| De quem é a culpa pelo diagnóstico tardio? |
| --- |
| Do serviço público |
| Da paciente |
| Do médico |
| Da virulência do tumor |

A consciência em saúde pública e o conhecimento da biologia tumoral e da história natural do tumor devem ser sempre ressaltados. O reconhecimento de qual desses motivos é responsável pelo diagnóstico avançado pode ser útil para traçar estratégias para melhorar o diagnóstico precoce, nas localidades onde o mastologista atua[1,2].

## Diagnóstico

O diagnóstico geralmente é clínico, com palpação da massa tumoral na mama e linfonodos axilares, infra e supraclaviculares. A biópsia por agulha grossa, guiada ou não pela ultrassonografia, deve ser feita de imediato. O estudo por imagem (mamografia, ultrassonografia, ressonância magnética, tomossíntese) deve ficar em segundo plano no diagnóstico; nessa situação, servindo apenas para avaliar extensão da doença, lesões multifocais, multicêntricas, bilateralidade ou resposta à quimioterapia neoadjuvante[1-3].

## Tratamento

O tratamento atual do CMLA inclui cirurgia (com ou sem reconstrução imediata ou técnicas cirúrgicas de oncoplastia), quimioterapia (neoadjuvante ou adjuvante), radioterapia, hormonioterapia, terapia com drogas-alvo e, mais recentemente ainda, estudo imunoterápicos[3,4].

Apesar de não haver padrão bem definido e de consenso para o tratamento do CMLA, para os tumores considerados operáveis, iniciar o tratamento com cirurgia ou quimioterapia neoadjuvante tem os mesmos resultados em relação à sobrevida livre de doença e à sobrevida global, baseados em nove estudos randomizados e prospectivos (NSABP 18,27, GEPAR-TRIO).

Quando a escolha pelo tratamento inicial for a cirurgia, setor de mama, quadrantectomia com ou sem linfonodo sentinela – LS (nos casos N0), dependendo da relação tamanho do tumor e da mama, e a mastectomia com ou sem reconstrução imediata são escolhas possíveis[4,5].

O início do tratamento com quimioterapia neoadjuvante tem como vantagens realizar a avaliação da resposta do tumor ao quimioterápico escolhido e possibilitar cirurgia conservadora nos casos em que a mastectomia está indicada. Também se pode escolher a melhor droga neoadjuvante, com base na classificação imunoistoquímica e em subtipos histológicos. Tumores que expressam HER-2, por exemplo, podem ser tratados com esquemas quimioterápicos contendo trastuzumabe, com resposta patológica completa em torno de 60%. Nas pacientes em que não se palpam linfonodos axilares (N0), *downstaging*, a pesquisa do LS pode ser feita, desde que sejam avaliados pelo menos quatro linfonodos[3].

Os tumores inoperáveis, as lesões extensas e o carcinoma inflamatório devem sempre ter seu tratamento iniciado com quimioterapia. A escolha do melhor esquema deve-se basear na classificação imunoistoquímica do tumor[3,4].

Pacientes com comorbidades associativas que contraindicam cirurgia e/ou quimioterapia podem iniciar o tratamento com hormonioterapia, dependendo de os receptores hormonais serem positivos.

## Caso clínico

Paciente do sexo feminino, de 57 anos, apresenta queixa de nódulo endurecido em mama direita há cerca de oito meses. Em avaliação clínica, nota-se a presença de nódulo endurecido, móvel, indolor, irregular, de cerca de 5 cm, localizado em transição de quadrante superolateral e interquadrantes superiores de mama direita, associado a linfonodomegalia de cerca de 3 cm. Mama esquerda sem alterações.

Submetida a *core biopsy* de tumoração de mama com diagnóstico de carcinoma de mama sem outras especificações, com imunoistoquímica mostrando receptores de estrogênio e receptores de progesterona negativos e HER-2 negativo. Foi realizada punção aspirativa por agulha fina de linfonodo axilar: positiva para neoplasia. Exames de imagem (tomografias de tórax e abdome e cintilografia: negativos, estadiamento clínico cT2cN1 M0.

Qual seria a conduta inicial mais adequada? E quais outras condutas poderiam ser tomadas?

Foi indicada inicialmente quimioterapia neoadjuvante baseada na associação de antracíclicos e taxanos, e após o término da quimioterapia a paciente obteve resposta clínica completa. Assim, o estadiamento clínico pós-neoadjuvância era: ycT0 ycN0.

Procedeu-se ao tratamento cirúrgico com quadrantectomia e reconstrução com técnica de oncoplastia baseada em pedículo inferomedial com simetrizacão contralateral com ausência de tumor residual (resposta patológica completa).

A pesquisa de LS identificou quatro linfonodos com ausência de neoplasia residual e sinais de biópsia prévia. Estadiamento patológico ypT0 ypN0 (LS).

Após três semanas, a paciente iniciou a radioterapia e nenhuma terapia hormonal foi indicada, pois ele tinha receptores hormonais negativos.

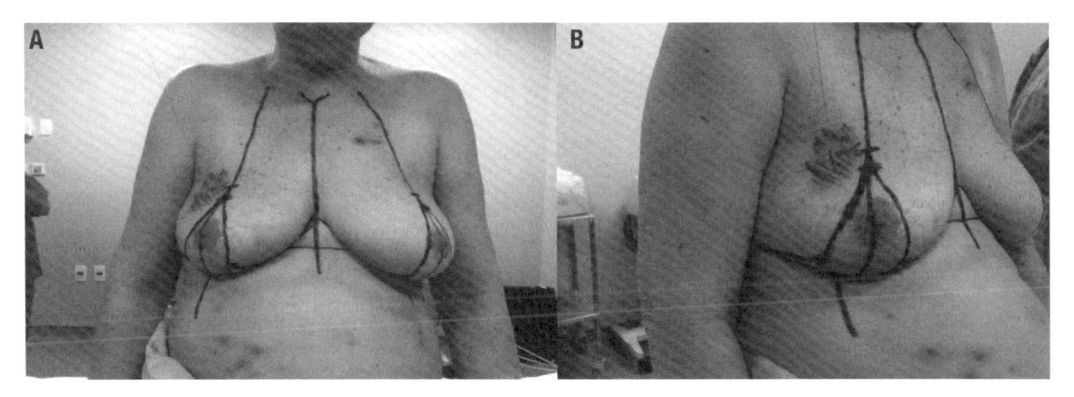

**Figura 33.1.** A e B: Pré-operatório.

## Referências bibliográficas

1. Tryfonidis K, Senkus E, Cardoso MJ, Cardoso F. Management of locally advanced breast cancer – perspectives and future directions. Nat Rev Clin Oncol. 2015;12(3):147-62.

2. Sanchez AM, Franceschini G, Orlandi A, Di Leone A, Masetti R. New challenges in multimodal workout of locally advanced breast cancer. Surgeon. 2017;15(6):372-378.

3. Kuehn T, Bauerfeind I, Fehm T, Fleige B, Hausschild M, Helms G, et al. Sentinel-lymph-node biopsy in patients with breast cancer before and after neoadjuvant chemotherapy (SENTINA): a prospective, multicentre cohort study. Lancet Oncol. 2013;14(7):609-18.

4. Van de Wiel M, Dockx Y, Van den Wyngaert T, Stroobants S, Tjalma WAA, Huizing MT. Neoadjuvant systemic therapy in breast cancer: challenges and uncertainties. Eur J Obstet Gynecol Reprod Biol. 2017;210:144-56.

5. Gillon P, Touati N, Breton-Callu C, Slaets L, Cameron D, Bonnefoi H. Factors predictive of locoregional recurrence following neoadjuvant chemotherapy in patients with large operable or locally advanced breast cancer: An analysis of the EORTC 10994/BIG 1-00 study. Eur J Cancer. 2017;79:226-34.

Felipe Eduardo Martins de Andrade
Francisco Pimentel Cavalcante
Rosemar Macedo Sousa Rahal
Délio Marques Conde

## Considerações gerais

Usualmente, o conceito de linfonodo sentinela (LS) para a predição do estado linfonodal regional é atribuído a Ramon Cabanas, devido ao seu trabalho sobre drenagem linfática no carcinoma de pênis publicado em 1977[1]. O LS refere-se ao primeiro linfonodo a receber a drenagem linfática do tumor. No entanto, quase 20 anos antes do estudo de Cabanas, Gould *et al.*[2] descreveram o uso do LS em tumores da parótida. No início dos anos 1990, Morton *et al.*[3] utilizaram o corante azul patente (AP) para a identificação do LS. Inicialmente, os estudos foram conduzidos em gatos e, posteriormente, em pacientes com melanoma. Esses autores foram pioneiros no mapeamento e localização intraoperatória do LS utilizando um corante azul.

Em seguida, Alex e Krag[4] descreveram a identificação do LS, em um modelo animal, utilizando radioisótopo e uma sonda de detecção de radiações gama ou *probe*. Esses autores observaram eficácia semelhante na identificação do LS quando comparado ao AP. A partir de então, foram publicados estudos sobre as técnicas para a identificação do LS em pacientes com câncer de mama. Nesses estudos, foram utilizados corantes, radioisótopos ou uma combinação de corante com radioisótopo, técnica também denominada dupla marcação. O radioisótopo mais utilizado é o tecnécio-99m (Tc-99m), que apresenta meia-vida de 6 horas.

Krag *et al.*, em 1993[5], publicaram os achados de um ensaio clínico não randomizado sobre o uso do LS em 22 mulheres com câncer de mama. Utilizando radioisótopo, injetado no tecido mamário adjacente ao tumor ou no sítio da biópsia, e uma sonda gama, os autores identificaram um LS em 18 mulheres. Giuliano *et al.*, em 1994[6], publicaram os dados sobre o uso do LS em 174 mulheres com câncer de mama: injetando o corante azul isosulfan no tumor primário e no tecido mamário adjacente, a taxa de detecção do LS foi de 65,5%. Os autores também observaram uma curva de aprendizagem, isto é, a taxa de detecção do LS aumentou com a experiência do cirurgião. A biópsia do linfonodo sentinela (BLS) permitiu a adequada avaliação do estado linfonodal axilar em 95,6% dos casos.

## Conduta na axila clinicamente negativa

Outros estudos foram publicados, como o de Krag *et al.*, em 1998[7], incluindo 443 mulheres com câncer de mama e axila clinicamente negativa (cN0) que foram submetidas à BLS. Utilizando radioisótopo, verificaram-se taxa de identificação do LS e acurácia de 93% e 97%, respectivamente. Veronesi *et al.*, em 1997[8], publicaram os achados do LS em uma série de 163 mulheres com câncer de mama e cN0. Utilizando o radioisótopo Tc-99m, verificou-se que a BLS permitiu a avaliação adequada do estado linfonodal axilar em 97,5% das mulheres. Os autores concluíram que pacientes cN0 devem ser submetidas rotineiramente à BLS, podendo ser poupadas do esvaziamento (EA) axilar completo quando o LS está livre de doença.

Em 2003, Veronesi *et al.*[9] publicaram um estudo randomizado de 516 pacientes com câncer de mama e até 2 cm de diâmetro. As participantes foram randomizadas para BLS e EA (grupo de EA) ou BLS seguida de EA somente se o LS fosse positivo para células neoplásicas (grupo de LS). A acurácia do estado do LS no grupo de EA foi de 96,9%, a sensibilidade, de 91,2% e a especificidade, de 100%.

A busca por uma avaliação axilar, no câncer de mama, com a ressecção de somente uma amostra da axila, entretanto, não é recente, sendo descrita previamente no estudo *National Surgical Adjuvant Breast and Bowel Project* (NSABP) B-04[10]. Os dados desse trabalho indicaram ser possível avaliar o estado linfonodal axilar com uma análise de poucos linfonodos e que, em axila cN0, a ressecção dos níveis I e II seria adequada, uma vez que permitiria a identificação de 10 linfonodos, e isso seria suficiente para a adequada avalição axilar.

Finalmente, em 2010, Krag *et al.*[11] publicaram os dados do NSABP B-32, um estudo randomizado controlado, multicêntrico, conduzido em 80 centros no Canadá e nos EUA. Foram incluídas 5.611 mulheres com câncer de mama aleatoriamente designadas para BLS e EA ou BLS e EA apenas se o LS fosse positivo para células neoplásicas. Para a identificação do LS, utilizou-se a técnica combinada com azul isosulfan e radioisótopo Tc-99m. A sobrevida global e a sobrevida livre de doença foram semelhantes entre os grupos. Verificou-se que, quando o LS é negativo, apenas a BLS, sem necessidade de EA, é adequada, segura e efetiva para o tratamento de mulheres com câncer de mama e axila cN0.

Considerando os achados de vários estudos, a BLS tornou-se a técnica-padrão de abordagem cirúrgica da axila de mulheres com câncer de mama com o objetivo de predizer o estado linfonodal axilar.

## Conduta na axila clinicamente negativa e posteriormente positiva

## Critérios clínico-cirúrgicos – Elegíveis para os estudos ACOSOG Z0011/ AMAROS/OTOASOR

A observação de que pelo menos metade dos casos de EA não apresentava doença adicional após LS metastático foi uma das consequências do advento da técnica: o benefício do EA nesses casos era questionável. Apesar de sua publicação na sequência, em 2010, o ACOSOG Z0011 (Z11) iniciou ainda em 1999 e finalizou sua randomização em 2004[12]. Resumidamente, mulheres com câncer de mama inicial foram selecionadas a realizar a BLS associada ao EA de rotina (n = 420) ou BLS isolada (436). A cirurgia conservadora (CC) foi uma exigência, pois havia o entendimento de que os campos de radioterapia (RT) tangentes tratariam parcialmente a axila, embora o planejamento do estudo não exigisse campos específicos para as cadeias de drenagem. Pacientes com extravasamento nodal foram excluídas, assim como os casos com três ou mais linfonodos positivos identificados, porém não havia exigência mínima de LSs a serem identificados. O desenho inicial era incluir 1.900 pacientes, porém o estudo foi finalizado em 2004 devido ao recrutamento menor que o esperado, bem como à baixa taxa de eventos. Após 6,3 anos de seguimento médio, não houve diferença significativa em termos de recidiva axilar entre os braços, com 0,9% no grupo BLS isolada, ou quatro pacientes, *versus* 0,5% no grupo do EA (dois casos), apesar de doença axilar adicional no grupo controle em torno de 27%. Recentemente, uma atualização após 10 anos de *follow-up* não alterou o quadro previamente descrito[13]. Obviamente, o grupo LS isolado teve menor morbidade axilar.

Algumas críticas surgiram após a publicação do Z11: seguimento curto, possibilidade de seleção de subtipos menos agressivos, violação de protocolo da RT e poder estatístico reduzido foram alguns exemplos. Entretanto, o Z11 não está só: quatro estudos randomizados recentes tiveram resultados semelhantes. Os estudos IBCSG 23-01 e AATRM tiveram o mesmo desfecho local e sistêmico, mas continham apenas micrometástases no LS (ambos com doença axilar residual de 13%)[14,15]. O AMAROS e o OTOASOR compararam EA a RT nodal, sem diferença significativa em termos de controle local e sobrevida, apesar de doença axilar adicional de 33% e 38,5%, respectivamente[16,17]. Devido à similaridade da população desses estudos, não há como afirmar se a RT específica para axila é necessária. Por outro lado, o MA.20 e o EORTC 22922 demonstraram pequeno benefício na irradiação de cadeias, porém o perfil de risco dos pacientes era maior[18,19]. A avaliação da carga tumoral residual por meio dos parâmetros clinicopatológicos será fundamental na decisão. Na Figura 34.1 é mostrado a conduta para linfonodo sentinela positivo.

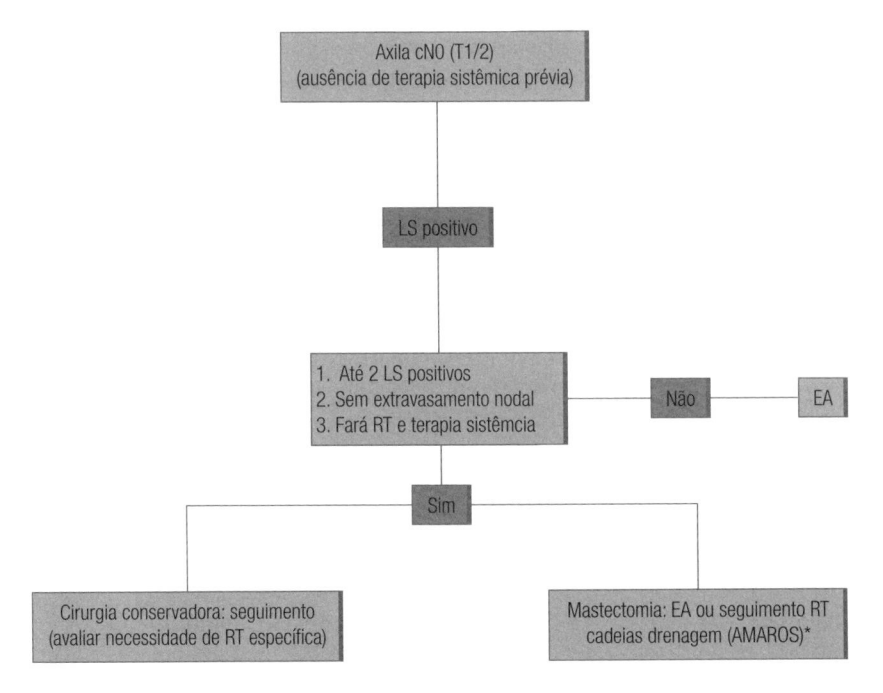

**Figura 34.1.** Conduta na axila clinicamente negativa e posterior linfonodo sentinela positivo. LS: linfonodo sentinela; RT: radioterapia; EA: esvaziamento axilar.
* Em caso de micrometástase, na ausência de EA, o papel da RT axilar após mastectomia não está claro. O estudo IBCSG 23-01 demonstrou controle local adequado, porém outros estudos foram contraditórios.

## Conduta na axila clinicamente negativa ou clinicamente positiva e elegível ao tratamento neoadjuvante

A possibilidade de estender a aplicação da BLS no cenário de pacientes submetidas ao tratamento neoadjuvante se tornou o passo seguinte após a consolidação dos estudos em pacientes cN0 e eventualmente positivas (cN1-N2), de formas menos intensas (Z11 e "afins"), descritos anteriormente.

Diversos estudos retrospectivos revelaram que as taxas de identificação do LS pós-quimioterapia neoadjuvante (Qt.Neo) poderiam apresentar-se aceitáveis[20,21] ou proibitivas[22,24]. Alguns estudos concentraram-se em entender qual seria o melhor *timing* para essa pesquisa do LS (antes ou depois da Qt.Neo), a exemplo de Hunt *et al.*[25], que tratou de observar a taxa de recorrência regional nessas situações, concluindo realmente ser baixa: 0,9% com BLS pré-Qt.Neo e 1,2% pós-Qt.Neo. A publicação de King e Morrow[26] consolidou esses dados, confirmando aquilo que havia sido descrito previamente em relação ao *timing*, assim como no que concerne aos agentes para a pesquisa do LS, sendo também observado que a associação do AP ao Tc-99m promovia taxas mais consistentes de localização do LS, bem como menor taxa de falso-negativo (TFN). A punção pré-operatória da axila pode trazer resultado positivo, porém ainda se pode ter uma TFN significativa devido ao tamanho das metástases linfonodais, que podem não ser representadas na punção[27]. Em San Antonio, por ocasião do *San Antonio Breast Cancer Symposium*, dois grandes estudos foram apresentados na mesma sessão plenária: o ACOSOG Z1071[28] e o SENTINA *trial*[29]. Ambos avaliaram o cenário da paciente submetida a Qt.Neo com axila cN1 e cN2 prévia e que obtiveram resposta clínica. Apesar de desenhos diversos e particularmente mais complexo no SENTINA *trial*, esses grandes estudos tiveram conclusões comuns em relação ao número de LSs removidos em cada paciente e a queda de TFN: a taxa global foi de 13/14% e, à medida que o número de LSs aumentava, a TFN reduzia, podendo chegar até a 7% no SENTINA *trial* e 9% no ACOSOG Z1071 (Tabela 34.1). Os dois estudos também revelaram, de forma clara, que a utilização dos dois agentes de marcação (AP e Tc-99m) promoviam melhor identificação do LS.

Após essas grandes e expressivas apresentações, diversos trabalhos se propuseram a localizar melhor esses linfonodos e torná-los mais identificáveis no momento da cirurgia. Técnicas que envolviam a clipagem do gânglio foram avaliadas em estudos de Caudle *et al.*[30] e Boughey *et al.*[31]. Revelou-se que a clipagem linfonodal poderia, em algumas situações, não representar o "verdadeiro sentinela" no intraoperatório em até 37% das vezes. Em 2015, duas publicações sugeriram a possibilidade do uso da semente de iodo $I^{125}$ para a localização do LS comprometido e posterior identificação com o *gamma probe* no momento da cirurgia[32,33]. No estudo de Caudle, denominado TAD (*Targeted Axillary Dissection*), o linfonodo previamente clipado (antes da Qt.Neo) era submetido à inserção da semente de $I^{125}$ entre um e cinco dias antes da cirurgia. As TFNs encontradas nesse estudo, usando o TAD, foi de 3,5%, ou seja, até menor do que o LS utilizado na axila negativa, enquanto o LS sem clipe teve TFN de 9,3%.

Concluímos que:

1. A BLS é precisa pós-Qt.Neo em cN0-cN1 e fornece uma justificativa importante para o uso de Qt.Neo com o intuito de downstaging axilar.
2. Taxas de identificação dos LSs e TFN em cN0 são semelhantes às observadas com cirurgia inicial e BLS, e a recorrência regional após uma BLS negativa é incomum.

**Tabela 34.1.** Taxa de falso-negativo em linfonodos sentinelas.

|  | ACOSOG Z1071 | SENTINA (Braço C) |
|---|---|---|
| TFN (sem IHC) | 12,6% | 14,2% |
| TFN e agentes | | |
| 1 agente | 20,3% | 16% |
| 2 agentes | 10,8% | 8,6% |
| TFN por número de LNs | | |
| 1 LNS | 31% | 24,3% |
| 2 LNS | 21,1% | 18,5% |
| ≥ 3 LNS | 9,1% | 4,9% |
| TFN com IHC | 8,7% | Não reportado |

IHC: imunoistoquímica.

3. Em pacientes cN1, o uso do AP e Tc-99 para a BLS é necessário para minimizar a TFN, assim como a remoção de mais de dois sentinelas.
4. A taxa de recorrência regional em pacientes com axila clinicamente positiva e comprovada que alcançaram resposta clínica completa e foram submetidas à BLS exclusiva não é conhecida.

Questões ainda não resolvidas:
1. Importância relativa do estágio linfonodal pré-Qt.Neo versus o estágio linfonodal pós--Qt.Neo na determinação do risco de recidiva regional e a necessidade de RT. Ensaios clínicos em curso abordarão essa questão.
2. Em pacientes cN0 com RE+, HER-2 negativo, submetidas à CC, é ideal iniciar com cirurgia inicial para evitar o EA.
3. A abordagem ótima para pacientes cN0 com tumores triplo-negativos ou HER-2 superexpressos é incerta.
4. Em pacientes submetidas à mastectomia e naquelas com metástases nodais comprovadas por biópsia, a Qt.Neo reduz a probabilidade do EA.

Estudos em andamento como o ALLIANCE A11202 e o NSABP B-51/RTOG 1304 (NRG 9353) responderão a algumas questões em relação à realização do EA e à necessidade da RT.

## Caso clínico

Paciente de 62 anos, com nódulo de 3 cm em quadrante superior de mama esquerda, não palpável e com diagnóstico de carcinoma ductal invasivo. RE+, RP+, HER-2 negativo, Ki-67 de 20%. Axila clinicamente negativa.

Foi proposta como cirurgia: setorectomia de mama esquerda e biópsia de LS. Como fazer a abordagem axilar?

Para a marcação axilar, o radiofármaco utilizado pode ser o coloide fitato, albumina ou sulfato marcado com Tc-99m. A dose radioativa deve ser ajustada de acordo com o tempo programado entre a linfocintilografia e a cirurgia. O material preparado é diluído em 0,8 mL de solução salina. Os exames são realizados preferencialmente no dia anterior à cirurgia ou no dia da cirurgia, utilizando doses entre 0,8 e 1 mCi. A administração do radiofármaco é feita por meio de injeção intradérmica (com agulha de insulina) de 0,2 mL da solução em quatro pontos cardeais sobre a projeção cutânea do tumor, com as pacientes em posição supina. Imediatamente após a injeção, foi iniciada uma massagem efetiva sobre a área, por aproximadamente 2 minutos, com a intenção de promover a migração e o transporte linfático das partículas de radiocoloide.

O médico da equipe de medicina nuclear identifica primeiro a captação focal, e a projeção cutânea de captações focais é marcada em ambas as incidências, como referência para a incisão axilar e a localização dos LNS. A localização dos LNS durante o ato cirúrgico é feita por meio do *gama probe*.

## Referências bibliográficas

1. Cabanas RM. An approach for the treatment of penile carcinoma. Cancer. 1977;39(2):456-66.
2. Gould EA, Winship T, Philbin PH, Kerr HH. Observations on a "sentinel node" in cancer of the parotid. Cancer. 1960;13:77-8.
3. Morton DL, Wen DR, Wong JH, Economou JS, Cagle LA, Storm FK, et al. Technical details of intraoperative lymphatic mapping for early stage melanoma. Arch Surg. 1992;127(4):392-9.
4. Alex JC, Krag DN. Gamma-probe guided localization of lymph nodes. Surg Oncol. 1993;2(3):137-43.
5. Krag DN, Weaver DL, Alex JC, Fairbank JT. Surgical resection and radiolocalization of the sentinel lymph node in breast cancer using a gamma probe. Surg Oncol. 1993;2(6):335-9.
6. Giuliano AE, Kirgan DM, Guenther JM, Morton DL. Lymphatic mapping and sentinel lymphadenectomy for breast cancer. Ann Surg. 1994;220(3):391-8
7. Krag DN, Ashikaga T, Harlow SP, Weaver DL. Development of sentinel node targeting technique in breast cancer patients. Breast J. 1998;4(2):67-74.
8. Veronesi U, Paganelli G, Galimberti V, Viale G, Zurrida S, Bedoni M, et al. Sentinel-node biopsy to avoid axillary dissection in breast cancer with clinically negative lymph-nodes. Lancet. 1997;349(9069):1864-7.
9. Veronesi U, Paganelli G, Viale G, Luini A, Zurrida S, Galimberti V, et al. A randomized comparison of sentinel-node biopsy with routine axillary dissection in breast cancer. N Engl J Med. 2003;349(6):546-53.
10. Fisher B, Montague E, Redmond C, Deutsch M, Brown GR, Zauber A, et al. Findings from NSABP protocol no. B-04-comparison of radical mastectomy with alternative treatments for primary breast cancer. I. Radiation compliance and its relation to treatment outcome. Cancer. 1980;46(1):1-13.
11. Krag DN, Anderson SJ, Julian TB, Brown AM, Harlow SP, Costantino JP, et al. Sentinel-lymph-node resection compared with conventional axillary-lymph-node dissection in clinically node-negative patients with breast cancer: overall survival findings from the NSABP B-32 randomised phase 3 trial. Lancet Oncol. 2010;11(10):927-33.
12. Giuliano AE, McCall L, Beitsch P, Whitworth PW, Blumencranz P, Leitch AM, et al. Locoregional recurrence after sentinel lymph node dissection with or without axillary dissection in patients with sentinel lymph node metastases: the American College of Surgeons Oncology Group Z0011 randomized trial. Ann Surg. 2010;252(3):426-32. Giuliano AE, Ballman K, McCall L, Beitsch P, Whitworth PW, Blumencranz P, et al. Locoregional Recurrence After Sentinel Lymph Node Dissection With or Without Axillary Dissection in Patients With Sentinel Lymph Node Metastases: Long-term Follow-up From the American College of Surgeons Oncology Group (Alliance) ACOSOG Z0011 Randomized Trial. Ann Surg. 2016;264(3):413-20.
13. Galimberti V, Cole BF, Zurrida S, Viale G, Luini A, Veronesi P, et al. Axillary dissection versus no axillary dissection in patients with sentinel-node micrometastases (IBCSG 23-01): a phase 3 randomised controlled trial. Lancet Oncol. 2013;14(4):297-305.
14. Solá M, Alberro JA, Fraile M, Santesteban P, Ramos M, Fabregas R, et al. Complete axillary lymph node dissection versus clinical follow-up in breast cancer patients with sentinel node micrometastasis: final results from the multicenter clinical trial AATRM 048/13/2000. Ann Surg Oncol. 2013;20(1):120-7.

15. Donker M, van Tienhoven G, Straver ME, Meijnen P, van de Velde CJH, Mansel RE, et al. Radiotherapy or surgery of the axilla after a positive sentinel node in breast cancer (EORTC 10981-22023 AMAROS): a randomised, multicentre, open-label, phase 3 non-inferiority trial. Lancet Oncol. 2014;15(12):1303-10.

16. Sávolt Á, Péley G, Polgár C, Udvarhelyi N, Rubovszky G, Kovács E, et al. Eight-year follow up result of the OTOASOR trial: The Optimal Treatment Of the Axilla – Surgery Or Radiotherapy after positive sentinel lymph node biopsy in early-stage breast cancer: A randomized, single centre, phase III, non-inferiority trial. Eur J Surg Oncol. 2017;43(4):672-9.

17. Whelan TJ, Olivotto IA, Parulekar WR, Ackerman I, Chua BH, Nabid A, et al. Regional nodal irradiation in early-stage breast cancer. N Engl J Med. 2015;373(4):307-16.

18. Poortmans PM, Collette S, Kirkove C, Van Limbergen E, Budach V, Struikmans H, et al. Internal mammary and medial supraclavicular irradiation in breast cancer. N Engl J Med. 2015;373(4):317-27.

19. Mamounas EP, Brown A, Anderson S, Smith R, Julian T, Miller B, et al. Sentinel node biopsy after neoadjuvant chemotherapy in breast cancer: results from National Surgical Adjuvant Breast and Bowel Project Protocol B-27. J Clin Oncol. 2005;23(12):2694-702.

20. Canavese G, Dozin B, Vecchio C, Tomei D, Villa G, Carli F, et al. Accuracy of sentinel lymph node biopsy after neo-adjuvant chemotherapy in patients with locally advanced breast cancer and clinically positive axillary nodes. Eur J Surg Oncol. 2011;37(8):688-94.

21. Gimbergues P, Abrial C, Le Bouedec G, Cachin F, Penault-Llorca F, Mouret-Reynier M, et al. Sentinel lymph node biopsy after neoadjuvant chemotherapy is accurate in breast cancer patients with a clinically negative axillary nodal status at presentation. Cancer Res. 2009;69(2 Suppl):1020.

22. Shen J, Gilcrease MZ, Babiera GV, Ross MI, Meric-Bernstam F, Feig BW, et al. Feasibility and accuracy of sentinel lymph node biopsy after preoperative chemotherapy in breast cancer patients with documented axillary metastases. Cancer. 2007;109(7):1255-63.

23. Alvarado R, Yi M, Le-Petross H, Gilcrease M, Mittendorf EA, Bedrosian I, et al. The role for sentinel lymph node dissection after neoadjuvant chemotherapy in patients who present with node-positive breast cancer. Ann Surg Oncol. 2012;19(10):3177-84.

24. Hunt KK, Yi M, Mittendorf EA, Guerrero C, Babiera GV, Bedrosian I, et al. Sentinel lymph node surgery after neoadjuvant chemotherapy is accurate and reduces the need for axillary dissection in breast cancer patients. Ann Surg. 2009;250(4):558-66.

25. King TA, Morrow M. Surgical issues in patients with breast cancer receiving neoadjuvant chemotherapy. Nat Rev Clin Oncol. 2015;12(6):335-43.

26. Krishnamurthy S, Sneige N, Bedi DG, Edieken BS, Fornage BD, Kuerer HM, et al. Role of ultrasound-guided fine-needle aspiration of indeterminate and suspicious axillary lymph nodes in the initial staging of breast carcinoma. Cancer. 2002;95(5):982-8.

27. Boughey JC. Sentinel lymph node surgery after neoadjuvant chemotherapy in patients with node-positive breast cancer. JAMA. 2013;310(14):1455-7.

28. Kühn T, Bauerfeind I, Fehm T, Helms G, Lebeau A, Liedtke C, et al. Impact of neoadjuvant systemic treatment and prior surgery on sentinel lymph node detection: results from the prospective German multiinstitutional SENTINa trial. Eur J Cancer. 2012;48(S1):S42.

29. Caudle AS, Yang WT, Krishnamurthy S, Mittendorf EA, Black DM, Gilcrease MZ, et al. Improved axillary evaluation following neoadjuvant therapy for patients with node-positive breast cancer using selective evaluation of clipped nodes: implementation of targeted axillary dissection. J Clin Oncol. 2016;34(10):1072-8.

30. Boughey JC, Ballman KV, Le-Petross HT, McCall LM, Mittendorf EA, Ahrendt GM, et al. Identification and Resection of Clipped Node Decreases the False-negative Rate of Sentinel Lymph Node Surgery in Patients Presenting With Node-positive Breast Cancer (T0-T4, N1-N2) Who Receive Neoadjuvant Chemotherapy: Results From ACOSOG Z1071 (Alliance). Ann Surg. 2016;263(4):802-7.

31. Donker M, Straver ME, Wesseling J, Loo CE, Schot M, Drukker CA, et al. Marking axillary lymph nodes with radioactive iodine seeds for axillary staging after neoadjuvant systemic treatment in breast cancer patients: the MARI procedure. Ann Surg. 2015;261(2):378-82.

32. Caudle AS, Yang WT, Mittendorf EA, Black DM, Hwang R, Hobbs B, et al. Selective surgical localization of axillary lymph nodes containing metastases in patients with breast cancer: a prospective feasibility trial. JAMA Surg. 2015;150(2):137-43.

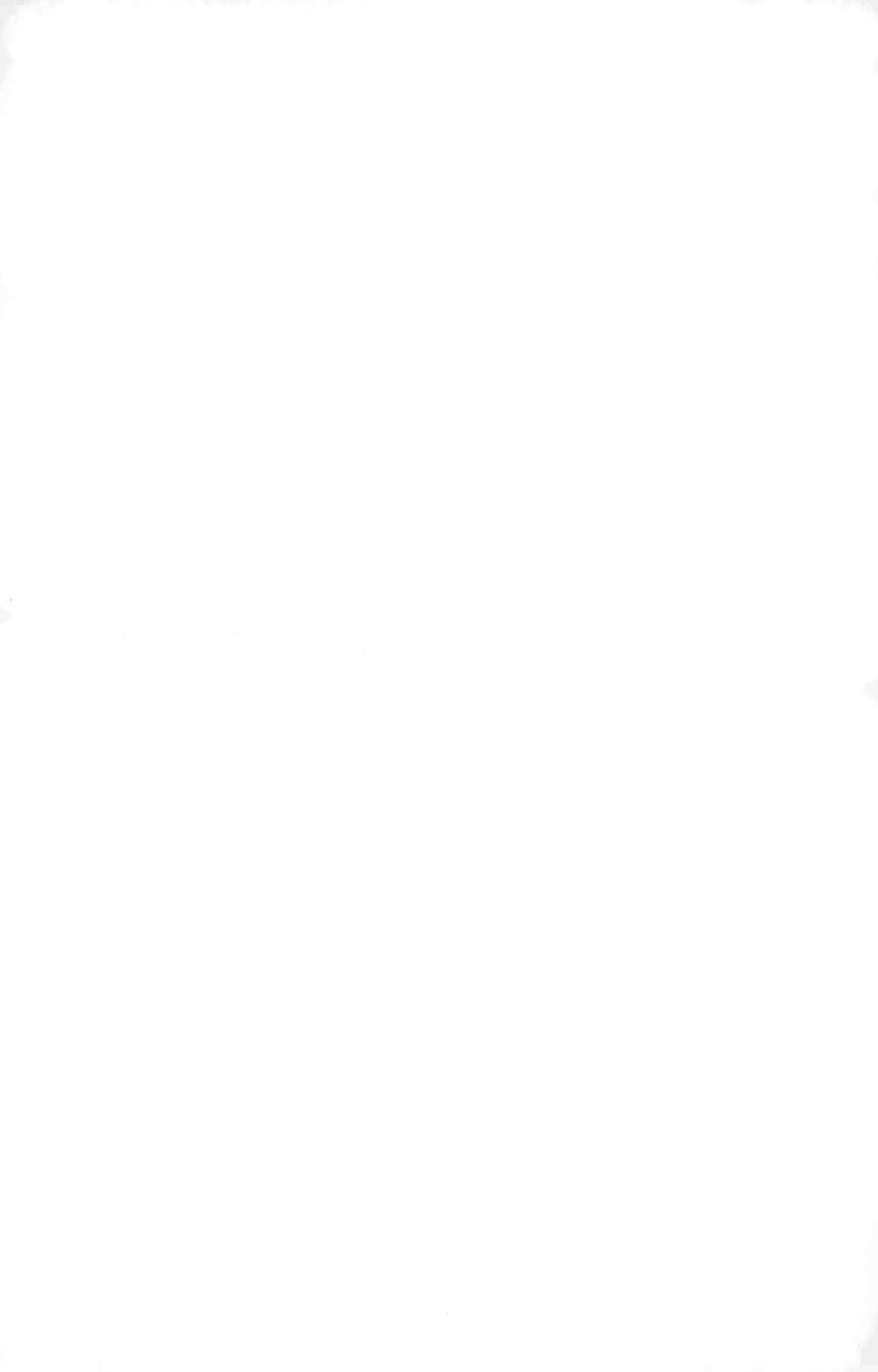

Maria Antonieta Longo Galvão

## Considerações gerais

Os carcinomas de mama podem ser estratificados em diferentes entidades com base no comportamento clínico, características histológicas e/ou propriedades biológicas. A classificação do câncer de mama deve ser baseada na biologia tumoral e deve ser determinada pelo perfil genômico. Além disso, as últimas gerações de agentes anticancerígenos são baseadas em mecanismos biológicos e na estratificação molecular detalhada, que é um requisito para o gerenciamento clínico apropriado.

Essa estratificação, baseada em *drivers* genômicos, é importante para a seleção de pacientes nos ensaios clínicos. Também facilita a descoberta de novos impulsionadores, como o estudo da evolução tumoral e mecanismos de resistência ao tratamento. A estratificação de risco tem focado principalmente na predição da resposta aos regimes de tratamento existentes. A estratificação molecular baseada no perfil de expressão gênica revelou que os cânceres de mama poderiam ser classificados nos subtipos intrínsicos (luminal A e B, HER-2-enriquecidos e basais/triplo-negativos – TN), o que corresponde principalmente aos receptores hormonais e ao estado do fator de crescimento epidérmico humano tipo 2 (HER-2). Os tumores luminais são estratificados também com base no índice de proliferação celular.

## Lesões precursoras

Os fatores de risco e as lesões precursoras do câncer de mama compreendem entidades heterogêneas, com padrões variáveis de apresentação, morfologia e comportamento clínico. As lesões que se encontram na zona cinzenta entre benignas e malignas, e apresentam comportamento biológico desafiador que não pode ser previsto de forma confiável. A classificação das lesões epiteliais proliferativas intraductais e o carcinoma ductal *in situ* (CDIS) da mama apresentam critérios para o diagnóstico que enfatizam a publicação da quarta edição da *WHO Classification of Tumours of the Breast*. O grupo de trabalho da Organização Mundial da Saúde (OMS) em patologia mamária tenta fornecer orientações pragmáticas para o diagnóstico das lesões precursoras com características histológicas semelhantes. Essas lesões se caracterizam por proliferação de células epiteliais luminais nas unidades tubulolobulares terminais (UTLT) e são evidenciadas em biópsias por agulha grossa (*core biopsy*) ou em biópsias assistidas a vácuo (mamotomias), devido à frequência da associação com microcalcificações. Essas lesões proliferativas intraductais compreendem a hiperplasia ductal usual (HDU), a hiperplasia ductal atípica (HDA) e o CDIS[1].

Etapas mais precoces do processo de carcinogênese cursam com padrões histológicos que não permitem distinguir quais lesões são realmente precursoras e quais são metaplásicas e/ou hiperplásicas, como as hiperplasias ductais usuais, a adenose microcística e as alterações colunares[1].

## Hiperplasia ductal atípica

A HDA é caracterizada por proliferação de células epiteliais intraductais monomórficas, dispostas de maneira uniforme na UTLT, não apresenta arranjo sincicial e/ou sobreposição de células que definam a HDU e se assemelha ao CDIS de baixo grau. A proliferação celular intraductal pode se apresentar como sólida, cribriforme com células epiteliais polarizadas ou em arranjos micropapilares. A monotonia celular com nucléolos evidentes e os diferentes padrões de arquitetura são semelhantes aos observados no CDIS de baixo grau. Os critérios quantitativos mais utilizados para diferenciar a HDA do CDIS de baixo grau são o envolvimento homogêneo de dois espaços ductais ligados à membrana ou um tamanho menor que 2 mm. As expressões positivas para citoqueratinas (CKs) 5/6 e 14 mostram o imunoperfil das HDUs com padrão em mosaico, enquanto na HDA e no CDIS de baixo grau a expressão desses marcadores é negativa. As CKs de alto peso, CK5/6 e CK14, são expressas apenas nas células mioepiteliais da HDA e no CDIS de baixo grau. As expressões positivas para receptor de estrógeno (RE) e receptor de progesterona (RP) são difusas, fortes e homogêneas na HDA e no CDIS de baixo grau e se apresentam na HDU com marcação variável e incompleta. Estudos epidemiológicos de coorte avaliaram o risco de câncer de mama associado à HDA, com abordagem conservadora, que deverá ser utilizada em amostras de biópsia de agulha em que o diagnóstico diferencial inclui HDA e/ou CDIS de baixo grau. A categorização de tais lesões, seja como HDA ou como "lesão proliferativa intraductal atípica", deve ser suficiente para levar à excisão cirúrgica, e a categorização dessas lesões devem ser baseadas na avaliação das amostras subsequentes à excisão cirúrgica. Esses achados representam um marcador de risco aumentado para câncer de mama e um precursor não obrigatório de malignidade. Eles são frequentemente encontrados acidentalmente associados a outras lesões, mas podem ser sinalizados pelas frequentes microcalcificações, por meio de mamografia, ultrassom ou ressonância magnética[2].

## Adenose microglandular (AMG)

A AMG é uma lesão rara, sem clínica ou características radiológicas específicas, caracterizada pela proliferação de pequenas glândulas com padrão infiltrativo, não apresentando a configuração lobular, em meio a estroma fibroso ou adiposo, e os lúmens contêm característica secreção eosinofílica. Essa lesão simula carcinomas invasivos que produzem túbulos bem formados sem desmoplasia do estroma e não apresentam células mioepiteliais contínuas, o que dificulta a interpretação dessas lesões como benignas, embora a membrana basal esteja presente. Muitas vezes ocorre em pacientes na pré ou pós-menopausa, apresenta fenótipo TN e positividade para a proteína S100.

# Adenose microglandular atípica (AMGA)

As células do revestimento glandular na AMGA são pluriestratificadas, com ligeira a moderada atipia, presença de atividade mitótica e figuras apoptóticas. Os carcinomas invasivos que surgem da AMGA mostram morfologia heterogênea, incluindo os carcinomas metaplásicos e os adenoides císticos. São negativos para RE, RP e para o oncogene HER-2, com fenótipo TN e positivo para CKs basais.

A AMGA é uma lesão clonal, com aberrações genéticas, localizada no *loco* 19q12 amplificado e pode ser a precursora potencial não obrigatória e direta de um subgrupo de cânceres de mama TNs. A hibridização genômica comparativa apresenta aberrações no número de cópias em AMG e AMGA que variaram de 0,5% a 61,9%, semelhantes às encontradas nos componentes invasivos, e pode constituir substrato para o desenvolvimento do carcinoma invasivo, imunofenotipo TN. Recomenda-se excisão completa da lesão e das margens cirúrgicas e minucioso exame das amostras com AMG e/ou AMGA para excluir carcinoma invasivo[3].

# Lesões colunares (LCs)

As LCs da mama representam um espectro morfológico de alterações que têm em comum a presença do epitélio colunar das UTLTs, que se apresenta dilatado, revestido por uma ou duas camadas de células epiteliais colunares, com núcleos uniformes, ovoides ou alongados, orientados de forma regular perpendicular à membrana basal, com a cromatina dispersa e uniforme, sem nucléolos conspícuos. Essas células secretam por decapitação nos apicais, na superfície luminal, e as secreções podem estar presentes no lúmen, além de frequentes microcalcificações. A característica citológica do revestimento dessas unidades UTLTs varia de nenhuma a poucas atipias. As características arquitetônicas podem, por vezes, justificar o diagnóstico de HDA ou de CDIS de baixo grau.

"Hiperplasia de células colunares" é o termo utilizado para descrever ácinos dilatados nas UTLTs, revestidos por células colunares que possuem características citológicas similares às observadas na alteração de células colunares, mas com estratificação e mais de duas camadas de células.colunares. Essas lesões apresentam frequentemente calcificações intraluminais[4].

Em algumas lesões que têm as características arquitetônicas das UTLTs, as células colunares ou a hiperplasia dessas células colunares podem apresentar atipias citológicas de baixo grau. Essa atipia é caracterizada pela presença de células colunares cuboides, com núcleos redondos ou ovais, e com o aumento da relação núcleo-citoplasmática, a cromatina nuclear pode estar heterogênea e os nucléolos, proeminentes. Essas lesões de células colunares foram designadas como atipias epiteliais planas pela OMS e como tumores da mama pela patologia genética. Esse termo, portanto, abrange as lesões que foram anteriormente chamadas de alterações de células colunares com atipia, hiperplasia de células colunares com atipia e carcinomas aderentes, do tipo monomórfico. O termo "atipia epitelial plana" é relativo e indica a ausência de padrões arquiteturais mais complexos. O termo "atipia epitelial plana" fica reservado apenas para as lesões em que as características citológicas e arquiteturais são insuficientes para justificar o diagnóstico de HDA ou CDIS.

É importante reconhecer que a atipia citológica de alto grau com pleomorfismo nuclear intenso, observado em CDIS de alto grau, não é uma característica da atipia epitelial plana. A presença de alterações nucleares de alto grau pode compreender apenas uma camada de células ductais, porém são caracterizadas como CDIS de alto grau. As lesões compostas por epitélios colunares complexos com padrões arquiteturais, tais como micropapilas, pontes celulares e fenestrações, com polarização celular dentro dessas estruturas, são categorizadas como HDA ou CDIS de baixo grau[4].

A imunofenotipagem da atipia epitelial plana mostra expressão para a CK de baixo peso molecular e não apresenta expressão para as CKs de alto peso molecular. A atipia epitelial plana exibe expressão forte, nuclear, para RE e RP. Em geral, as células da atipia epitelial plana parecem ter maior índice de proliferação celular (Ki-67), auxiliando na distinção dessas lesões, além de suas características nucleares. A perda da heterozigose e a das alterações genéticas na atipia epitelial plana foram as mesmas encontradas na HDA e no CDIS de baixo grau e também em alterações e em hiperplasia de células colunares atípicas[4].

## Neoplasias lobulares (NL)

A hiperplasia lobular atípica (HLA) e/ou NL grau 1 e o carcinoma lobular *in situ* (CLIS) são lesões mamárias que possuem características morfológicas distintas e são consideradas como de risco para o carcinoma lobular invasivo. Essas lesões são caracterizadas por células pequenas, monótonas e pouco coesas que preenchem as unidades lobulares, distendendo os espaços envolvidos e com tendência à disseminação pagetoide para a UTLT. O tipo mais comum de lesão lobular é a forma clássica. Formas ditas não clássicas caracterizam-se por padrões celulares distintos: apócrino, histiocitoide, com células em "anel de sinete" e padrão pleomórfico (túbulo lobular) mais agressivo, pois agrega alterações genéticas[5].

As classificações nas formas de hiperplasia lobular atípica/CLIS refletem o grau de envolvimento dos lóbulos e não definem entidades diferentes, como ocorre entre HDA e CDIS. Estudos de perda de heterozigose demonstram que a NL independe da classificação, tendo todas as lesões o mesmo perfil morfológico. O padrão de alterações genéticas das neoplasias intralobulares é o mesmo das lesões associadas à via patogenética de baixo grau (alterações colunares, HDA, CDIS de baixo grau e carcinoma invasivo de baixo grau). O perfil genético apresenta perdas cromossômicas em16q e ganhos em 1p. As neoplasias intralobulares apresentam imunomarcação com expressão intensa para RE e RP. A grande maioria dos casos é negativa para o produto do oncogene HER-2 e para o p53.

Um dos aspectos histológicos mais característicos dessas lesões proliferativas intralobulares é a perda da coesão celular. Foi estabelecido que a ruptura da coesão celular nas lesões lobulares da mama é o resultado da perda da expressão da molécula de adesão intercelular E-caderina. Em lesões lobulares, as alterações genômicas e/ou epigenéticas na codificação gênica que codifica a E-caderina produz o silenciamento de dois alelos no cromossomo 16, que resulta em perda de expressão da proteína E-caderina nas membranas das células neoplásicas com perda de coesão intercelular que caracteriza essas lesões. Essa perda de expressão da E-caderina na membrana das células neoplásicas pode ser demonstrada por imunoistoquímica e distingue o CLIS das lesões intraductais, assim como o CDIS, que é positivo para E-caderina.

As armadilhas da E-caderina por imunoistoquímica pode levar a diagnóstico incorreto, recomendando-se, portanto, a utilização de anticorpos caderina/catenina, em particular a catenina p120 e a betacatenina, para auxiliarem no diagnóstico diferencial entre as lesões ductais e lobulares[5].

O CLIS é uma proliferação epitelial atípica que é semelhante citologicamente à HDA, mas com expansão de mais que 50% da unidade tubulolobular terminal e dos lóbulos. O CLIS é identificado em aproximadamente 1% das *core biopsy* (CB) realizadas em mamografias de rastreio, porém alguns estudos têm relatado variação entre 0% e 33%. Semelhante à HLA, o CLIS clássico é muitas vezes um achado incidental, associado às microcalcificações. Para o CLIS clássico incidental encontrado nas CB, as orientações do *National Comprehensive Cancer Network* recomendam a excisão cirúrgica.

É preciso notar que há pouca informação sobre a taxa de malignidade associada à das variantes menos comuns, como o CLIS não clássico, incluindo CLIS pleomórfico e com comedonecrose, que são alvos nas imagens devido à sua associação com microcalcificações suspeitas. As identificações das formas não clássicas do CLIS requerem excisão cirúrgica devido à associação com os carcinomas lobulares invasivos e à incerteza sobre a evolução clínica, embora seja classificada como fator de risco para o câncer de mama[5].

O diagnóstico das lesões precursoras do câncer de mama passa por abordagens histológica, molecular e genética, inseridas no contexto de doenças distintas, originadas em diferentes vias carcinogenéticas.

## Carcinoma ductal *in situ*

O CDIS compreende um grupo heterogêneo de lesões mamárias que variam em seu modo de apresentação e características histológicas, com alterações genômicas e biológicas diferentes. A morfologia do componente invasivo associado ao CDIS é similar, compartilhando as mesmas alterações genéticas, e sua progressão para a forma invasiva varia de 14% a 75% (grau dependente). Mais complexa do que o modelo tradicional (linear), ocorre a progressão molecular nos CDIS, com ativação e inativação de oncogenes e/ou genes supressores de tumores. A progressão pode ser dependente de contingências como a expressão quantitativa e temporal de genes.

O CDIS apresenta características morfológicas distintas, a avaliação do grau nuclear é realizada de 1 a 3 em graus de diferenciação, sendo o grau 1 considerado baixo e o grau 3, alto. São subdivididos em carcinomas comedo e não comedo, que corresponde à presença de necrose no centro do CDIS e, geralmente, é associada a microcalcificações basofílicas. Os principais padrões morfológicos mais frequentes dos CDIS são: sólido, cribriforme, micropapilar e papilífero. A doença de Paget do mamilo é classificada como CDIS, envolvendo a pele do mamilo.

O CDIS é heterogêneo em sua biologia, morfologia e apresentação radiológica, e suas alterações moleculares são distintas: baixo grau – perdas em 16q e ganhos em 1p; alto grau – perdas em 8p, 11q, 13q, 1p, 18q; ganhos recorrentes de 8q, 17q, 20q e 16p e amplificações em 17q12 e 11q13.

A detecção do CDIS tipo TN de alto grau é baixa, sugerindo que o TN não permanece CDIS não invasivo por um período prolongado e que se transforma em câncer invasor em estágio inicial. Como as células basais da glândula mamária possuem caracteres de células progenitoras ou estaminais que se diferenciam tanto no epitélio luminal quanto nas células mioepiteliais, elas podem ser utilizadas para o diagnóstico diferencial de benignidade ou malignidade das lesões intradutrais na prática patológica de rotina[4].

As células neoplásicas, ao invadirem o estroma mamário, são designadas como carcinomas invasores, independentemente da extensão da invasão, de modo que esses tumores microscópicos invasivos não são classificados como carcinomas microinvasivos, e sim definidos como focos de tumor invasivo de 1 mm ou menos.

## Carcinoma invasor da mama

O carcinoma invasor da mama é uma entidade heterogênea, com subtipos genéticos e intrínsecos, e suas alterações moleculares são semelhantes às do CDIS. A quarta edição da *WHO Classification of Tumours of the Breast* divide os tumores mamários invasores em tipos não especiais e tipos especiais[1].

O carcinoma invasor da mama de tipo não especial sem outras especificações (SOE) *é o antigo carcinoma ductal invasor da mama*, e os tipos especiais são os carcinomas de padrões: lobular, tubular, mucinoso, papilífero, micropapilar, apócrino, metaplásico, com diferenciação neuroendócrina, com características medulares, entre outros tipos menos frequentes.

A graduação histológica dos tumores da mama é realizada pelo Sistema de Scarff-Bloom-Richardson modificado (Sistema Nottingham), com a avaliação do grau nuclear (1 a 3), contagem de mitoses (1 a 3) e formação de túbulos (1 a 3), o que resulta em somatório de pontos do Sistema Nottingham: grau I – contagem final 3 a 5; grau II – contagem final 6 e 7; grau III – contagem final 8 e 9.

O tamanho do tumor primário (T) (deve ser utilizado o maior diâmetro do componente invasor para fins de estadiamento tumoral no sistema pTNM (*American Joint Committee on Cancer* – AJCC, 8ª edição, 2017).

A avaliação da extensão do CDIS, quando associado a carcinoma invasor, deve ser relatada; quando o componente de CDIS for maior que 25%, é considerado como comprometimento extenso.

A multifocalidade corresponde a vários focos tumorais em um mesmo quadrante com distância entre os focos de menos de 5 cm. A multicentricidade é a distância entre os focos tumorais com mais de 5 cm presentes em mais de um quadrante.

A invasão vascular linfática e/ou sanguínea pode estar presente, assim como a invasão perineural. O infiltrado inflamatório e a reação desmoplásica peri e intratumoral deverão ser relatados nos laudos anatomopatológicos, assim como o comprometimento ou não da pele e do mamilo, para estadiamento.

Na avaliação das margens cirúrgicas, estas são consideradas livres quando não há tumor invasor na tinta em que a peça foi tingida. A margem cirúrgica livre para CDIS é de 2 mm (Figura 35.1).

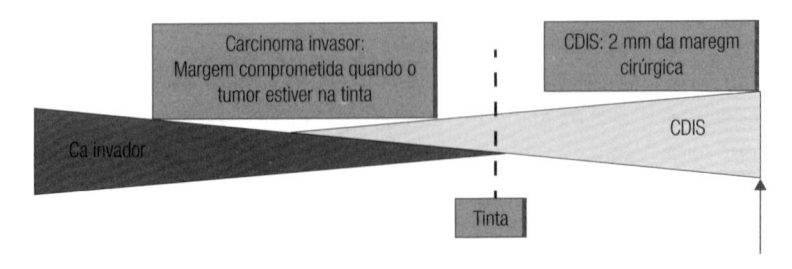

**Figura 35.1.** Guia das margens cirúrgicas.

O envolvimento linfonodal axilar ipsilateral ao tumor deve ser pesquisado em todas as neoplasias da mama, com pesquisa do linfonodo sentinela. São consideradas macrometástases metástases linfonodais maiores que 2 mm. Micrometástases correspondem a blocos de células tumorais com medidas entre 0,2 e 2 mm. Células tumorais isoladas são consideradas quando forem menores que 0,2 mm ou corresponderem a menos que 200 células em linfonodos[6].

Como o conceito de subtipos intrínsecos baseados em perfil de genes foi proposto, vários estudos sobre características patológicas foram associados a esses perfis. Os cânceres de mama RE e RP positivos correspondem a cerca de 70% a 75% dos casos de câncer de mama, enquanto os HER-2 positivos correspondem de 10% a 15% dos tumores mamários. Em particular, o câncer de mama TN, que não expressa RE e/ou RP e o fator de crescimento epidérmico humano 2 (HER-2), tem atraído a atenção, porque os efeitos das terapias de ataque selecionam método de difícil tratamento. Os tumores TN representam cerca de 10% a 15% de todos os casos de cânceres de mama invasivos. A CK 5/6 ou o receptor do fator de crescimento epidérmico (EGFR) são positivos nesse subtipo tumoral em 80%, sendo classificados como carcinomas de fenótipo basal. Patologicamente, o câncer de mama TN mostra certas características morfológicas como alto grau nuclear, e as anormalidades genéticas do BRCA1 e p53 são frequentemente observadas. Os marcadores de proliferação celular, como o Ki-67 e matrizes de múltiplos genes para assinatura genética, também são utilizados nos cânceres de mama, para selecionar a terapia adjuvante, e a análise pode progredir nos tratamentos futuros[6] (Tabela 35.1).

**Tabela 35.1.** Terapia sistêmica do câncer de mama precoce por subtipo intrínseco

| Subtipo | Características | Tratamento |
|---|---|---|
| Luminal A – *like* | • # RE (+); RP (+ > 20%); HER-2 (=); Ki-67 baixo*<br>• PAM50 – Luminal A<br>• Perfil de expressão gênica de baixo grau | Terapia endócrina isolada (maioria dos casos) |
| Luminal B – *like* (HER =) | • # RE (+); HER-2 (=); PR (+ < 20%) e/ou Ki-67 alto*<br>• PAM50 – Luminal B<br>• Perfil de expressão gênica de alto grau | Terapia endócrina<br>+<br>Quimioterapia (maioria dos casos) |
| Luminal B – *like* (HER-2 +) | • # RE (+); PR (+/=); HER-2 (+); Ki-67 qualquer (geralmente alto)*<br>• PAM50 – HER-2-enriquecido<br>• Expressão gênica não indicada<br>• Perfil de expressão gênica não indicada | Terapia endócrina<br>+<br>Quimioterapia<br>+<br>Terapia anti-HER-2 |
| HER-2+ (não luminal) | • # RE (=); PR (=); HER-2 (+); Ki-67 qualquer (geralmente alto)*<br>• PAM50 – HER-2-enriquecido<br>• Perfil de expressão gênica não indicada | Quimioterapia<br>+<br>Terapia anti-HER-2 |
| Triplo-negativo (ductal, SOE) | • # RE (=); PR (=); HER-2 (=); Ki-67 qualquer (geralmente alto)*<br>• PAM50 – basal-*like* (maioria dos casos)<br>• Perfil de expressão gênica não indicada | Quimioterapia |

RE: receptor de estrógeno; RP: receptor de progesterona; HER-2: receptor de fator de crescimento epidérmico humano; PAM50: Prosigna; SOE: sem outras especificações. # Perfil imunoistoquímico (+ reação positiva / = reação negativa). * O ponto de corte para definição de ALTO ou BAIXO varia entre laboratórios. Um ponto de corte comum é o de 14%, validado como indicador prognóstico em estudos de coorte. O Painel Consenso de St. Gallen (2013) sugere ponto de corte de 20%, embora não seja unânime.

## Caso clínico

Paciente de 57 anos, hipertensa, menopausada há sete anos, freira, sem antecedentes mórbidos pessoais ou familiares, veio à consulta ginecológica de rotina. Exame clínico mamário evidenciou mamas com pouca ptose e médio volume, com parênquima heterogêneo e denso. Palparam-se um nódulo de 2 cm em interquadrante superior esquerdo e um linfonodo menor que 1 cm, móvel, em axila esquerda. Foram solicitados exames complementares.

A mamografia demonstrou alta densidade do parênquima mamário e imagem nodular espiculada de 22 mm de diâmetro, que também foi confirmada pela ultrassonografia, categorizada como BI-RADS 5. Observou-se um linfonodo axilar homolateral com imagem inconclusiva quanto à malignidade.

A biópsia percutânea ofereceu espécime que, ao exame histológico, confirmou o diagnóstico de carcinoma invasivo SOE, GH1, HER-2 negativo, RE e RP positivos e Ki-67 de 45%. A punção aspirativa do linfonodo axilar foi negativa para células neoplásicas. Realizaram-se cirurgia de *round block* e pesquisa de linfonodo sentinela. Foi confirmado em peça cirúrgica carcinoma de 20 mm e linfonodo sentinela negativo.

Diante do exposto, qual a alternativa incorreta:

a) O carcinoma ductal invasor ou SOE é o tipo histológico mais comum, exibe achados morfológicos exclusivos e, à microscopia, apresenta aspecto típico. Recebe essa nomenclatura porque se origina de células contidas na unidade ductolobular.

b) O exame imunoistoquímico foi realizado no material da biópsia e não precisará ser repetido na peça cirúrgica.

c) A citologia do linfonodo axilar por punção foi negativa, porém é necessário realizar biópsia do linfonodo sentinela.

d) A positividade hormonal, nesse caso, está de acordo com grande parte das avaliações, uma vez que os cânceres de mama RE e RP positivos correspondem a cerca de 70% a 75% dos casos de câncer de mama

e) O estadiamento anatômico é cT2 cN0 cM0 estádio IIA. O estadiamento prognóstico patológico é pT2 pN0 (sn) cM0 G1 HER-2- RH+ estádio IA. Caso haja disponibilidade, deve se realizar teste genômico.

**A alternativa incorreta é a "a".**

O carcinoma ductal invasor ou SOE é o tipo histológico mais comum, não exibe achados morfológicos exclusivos e, à microscopia, apresenta aspectos variáveis. A maioria dos tumores invasivos de mama é representada por adenocarcinoma e provavelmente todos os carcinomas se originam de células contidas na unidade ductolobular.

## Comentários

De acordo com o novo TNM, oitava edição, a imunoistoquímica deve ser realizada apenas uma vez, exceto se houver indicação decorrente de mudança nas características do tumor na peça cirúrgica em relação às características do tumor na biópsia.

A punção do linfonodo axilar está indicada nas pacientes com câncer de mama invasivo com linfonodos visualizados à ultrassonografia, independentemente do tamanho tumoral e do tipo histológico, porém não substitui a pesquisa do linfonodo sentinela.

Os carcinomas de mama, em sua maioria, apresentam-se positivos quanto aos receptores hormonais.

Segundo o último TNM, essa paciente é candidata a realizar estudo genômico. De acordo com as características biológicas, o estadiamento prognóstico patológico poderá se agrupar em baixo risco, ainda que o estadiamento anatômico seja divergente, e vice-versa.

## Referências bibliográficas

1. Lakhani SR, Ellis IO, Schnitt SJ, Tan PH, van de Vijver MJ. WHO Classification of Tumours of the Breast. 4th ed. Lyon: IARC Press; 2012.

2. Pankratz VS, Winham SJ, Dupont WD, Vierkant RA, Frank RD, Frost MH, et al. A new model for predicting breast cancer risk in women with atypical hyperplasia. J Clin Oncol. 2015.

3. Choi JE, Bae YK, Invasive breast carcinoma arising in microglandular adenosis: two case reports. J Breast Cancer. 2013;16(4):432-7.

4. Dion L, Racin A, Brousse S, Beltjens F, Cauchois A, Levêque J, et al. Atypical epithelial hyperplasia of the breast: state of the art. Atypical epithelial hyperplasia of the breast: state of the art. Expert Rev Anticancer Ther. 2016;16(9):943-53.

5. Logan GJ, Dabbs DJ, Lucas PC, Jankowitz RC, Brown DD, Clark BZ, et al. Molecular drivers of lobular carcinoma in situ. Breast Cancer Res. 2015;17:76.

6. Amin MB, Edge S, Greene F, Byrd DR, Brookland RK, Washington MK, et al., editors. American Joint Commission of Cancer (AJCC). AJCC Cancer Staging Manual. 8th ed. New York: Publisher Springer Publishing Company; 2017.

# CIRURGIAS NO CÂNCER DE MAMA

Carlos José Lazzarini Mendes

Mirna Duarte Barros

## Mamas

As mamas são bilaterais, característica sexual secundária das mulheres, também presentes nos homens, permanecendo rudimentar, podendo estar discretamente aumentadas no recém-nascido por influência de hormônios maternos, na puberdade ou por ginecomastia. Apresentam formato e tamanho variáveis dependendo de fatores genéticos e raciais, idade, número de gestações e *status* pós-menopausal. Podem ter formato hemisférico, cônico, pendular, piriforme, delgado ou plano, com interferência do biotipo e da condição nutricional. Situam-se profundamente ao subcutâneo, na projeção da segunda a sexta costela, medialmente ao esterno, estendendo-se até a linha axilar média (Figura 36.1)[1,2].

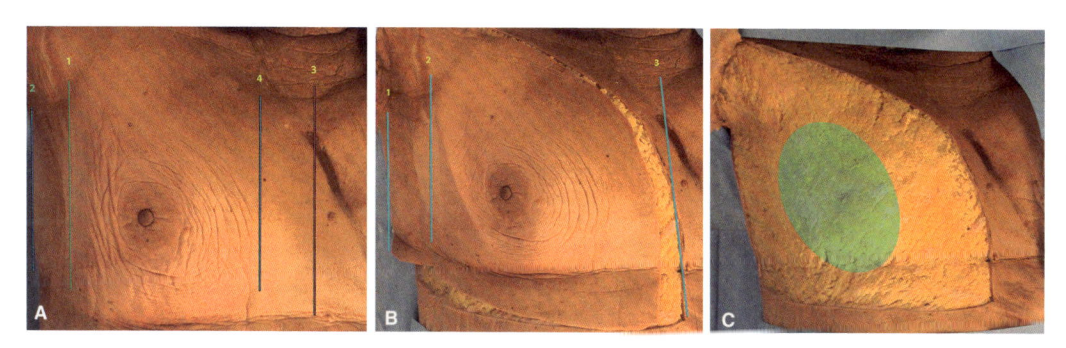

**Figura 36.1.** Visão anterior da mama direita. 1: linha axilar anterior; 2: linha axilar posterior; 3: linha mediana (esternal); 4: linha paraesternal. Elipse em verde: mama. Entre 1 e 2 situa-se a linha axilar média.

Repousam sobre a fáscia dos músculos (m.) peitoral maior e serrátil anterior, caracterizado como espaço submamário, que permite algum grau de mobilidade. O tecido mamário pode projetar-se permeando o m. peitoral maior quando há neoplasias (Figura 36.2)[1,2].

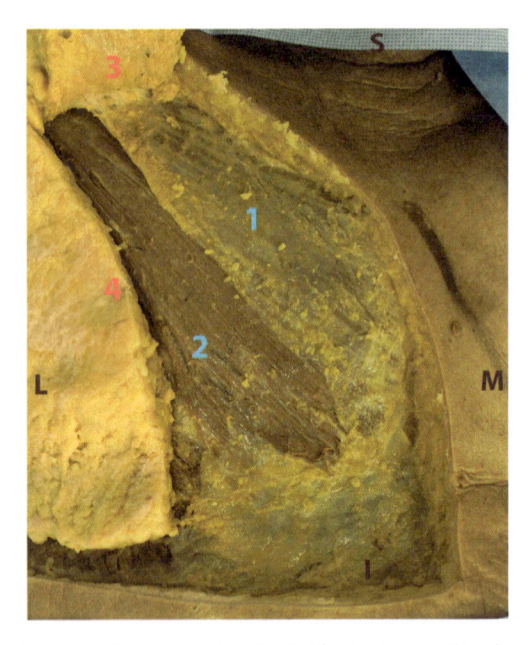

**Figura 36.2.** Visão anterior da mama direita seccionada. 1: fáscia do m. peitoral maior; 2: m. peitoral maior; 3: mama seccionada e rebatida; 4: mama seccionada; S: superior; I: inferior; M: medial; L: lateral.

O tecido mamário é formado por 15 a 20 lobos permeados e sustentados por septos de tecido conjuntivo fibroso, os ligamentos suspensores da mama. Os lóbulos da glândula mamária abrem-se em seios lactíferos, continuam-se por ductos lactíferos, exteriorizando-se na papila mamária, circundada concentricamente por pele pigmentada, denominada aréola, que contém glândulas sebáceas e sudoríferas modificadas lubrificando a papila (Figura 36.3).

São irrigadas pelos ramos anteriores das artérias (a.) torácicas internas, ramos mamários laterais da a. torácica lateral, e a. toracoacromial, ramos da a. axilar. A drenagem venosa segue por veias homônimas em sentido das veias torácica interna, axilar e intercostais (Figura 36.4)[1,2].

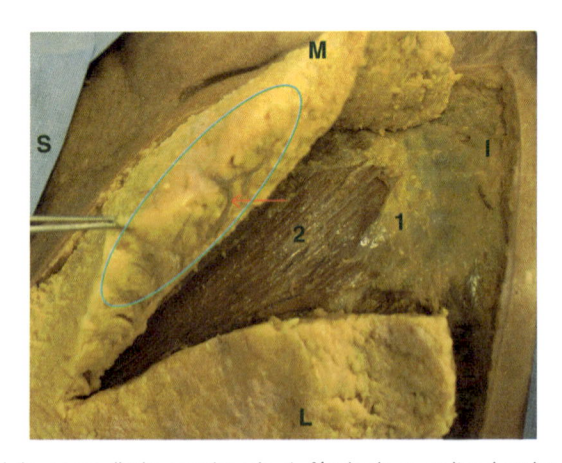

**Figura 36.3.** Visão lateral de mama direita seccionada. 1: fáscia do m. peitoral maior; 2: m. peitoral maior. Seta vermelha: ductos lactíferos; elipse verde: tecido mamário; S: superior; I: inferior; M: medial; L: lateral.

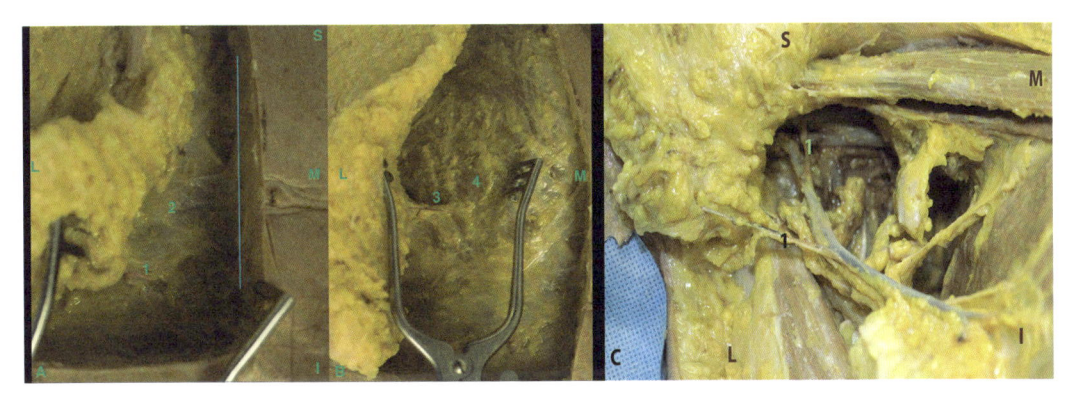

**Figura 36.4.** A e B: visão anterior mama direita com descolamento lateral; C: axila direita com mama rebatida. A – 1: ramo mamário da a. torácica interna; 2: fáscia do m. peitoral maior. B – 3: ramo mamário da a. intercostal anterior; 4: fáscia do m. peitoral maior. C – 1: ramo mamário da a. toracoacromial. S: superior; I: inferior; M: medial; L: lateral.

A drenagem linfática se dá para os linfonodos axilares em 75% da mama e o restante da mama é drenado pelos linfonodos infraclaviculares, peitorais, paraesternais e torácicos internos. Os linfáticos da mama esquerda terminam no ducto torácico e os da direita drenam para a veia subclávia. Dividem-se em 20 a 40 linfonodos aglomerados em peitorais anteriores, laterais e subescapulares. Podem ser classificados, de acordo com a topografia do m. peitoral menor, em nível 1 (abaixo do peitoral menor), nível 2 (atrás do músculo) e nível 3 (os situados no cavo axilar: entre a margem medial do m. peitoral menor e a clavícula). Eventualmente, podem seguir ramos cutâneos laterais das artérias intercostais posteriores em direção aos linfonodos intercostais (Figura 36.5)[1,2].

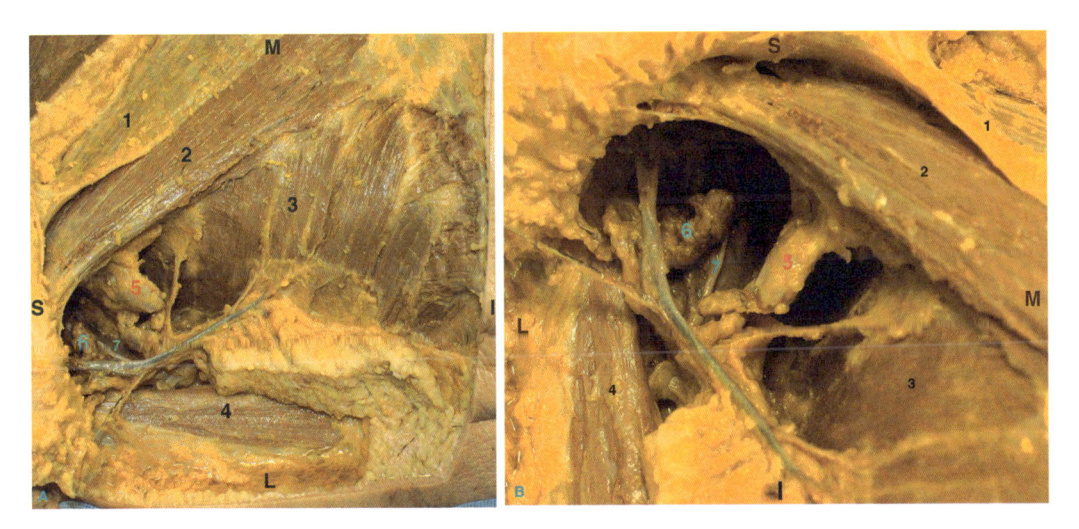

**Figura 36.5.** A: visão lateral da axila direita. B: visão da axila direita. 1: fáscia do m. peitoral maior; 2: m. peitoral maior; 3: m. serrátil anterior; 4: m. latíssimo do dorso; 5: linfonodos peitorais anteriores; 6: linfonodos peitorais laterais; 7: nervo toracodorsal; S: superior; I: inferior; M: medial; L: lateral.

A inervação da mama se dá por ramos anteriores e laterais do quarto ao sexto nervo intercostal, sensitivos simpáticos eferentes; a papila mamária, por ramo cutâneo lateral de T4. Por ocasião da linfonodectomia e eventual transposição muscular, vale ressaltar que os nervos toracodorsal para o m. latíssimo do dorso e o torácico longo encontram-se na topografia da axila (Figura 36.6)[1,2].

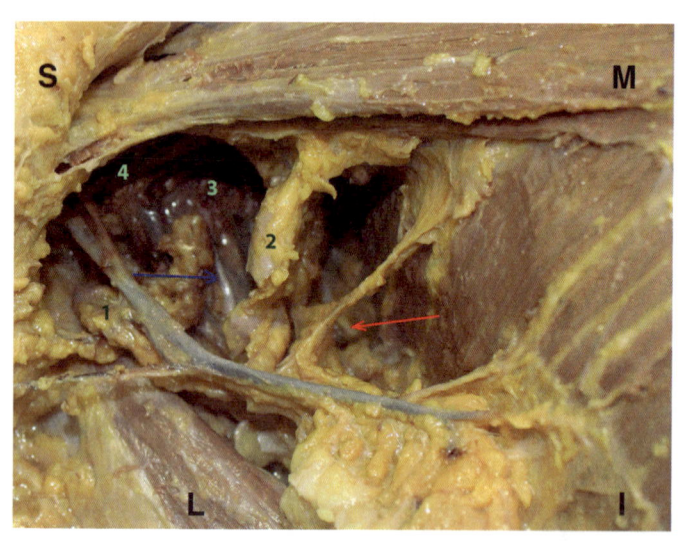

**Figura 36.6.** Axila direita: 1: linfonodos peitorais laterais; 2: linfonodos peitorais anteriores; 3: linfonodos subescapulares; 4: veia axilar; seta azul: n. toracodorsal; seta vermelha: n. torácico longo; S: superior; I: inferior; M: medial; L: lateral.

As glândulas mamárias são apêndices epidérmicos originários da diferenciação evolutiva de glândulas sudoríferas apócrinas, que crescem no tecido subcutâneo formado por adipócitos, fibroblastos e células imunes, constituindo um tecido frouxo infiltrado por vasos.

São glândulas do tipo tubuloalveolares ramificadas, formadas por duas populações de células mamárias epiteliais: as basais e as luminais. As células basais diferenciam-se em células mioepiteliais e numa pequena população de células-tronco mamárias que podem originar os diferentes tipos de células do epitélio glandular. As células luminais formam os ductos e os alvéolos (Figura 36.7B).

Apresentam-se como órgãos pares em ambos os sexos, mas, como suas células respondem diferentemente à presença de testosterona ou de estrógeno e progesterona, a partir da puberdade o crescimento mamário fica inibido nos homens e estimulado nas mulheres, principalmente por aumento do tecido adiposo interlobular e por interações entre o epitélio mamário e esse tecido conjuntivo frouxo que é sensível ao estímulo hormonal, desencadeando a extensão e a ramificação dos ductos, estabelecendo uma arquitetura de 15 a 20 lobos separados por faixas de tecido conjuntivo denso no estado inativo da glândula, ou seja, quando não há estímulo de gravidez ou lactação que desencadearão modificações drásticas na estrutura e na produção da glândula mamária[1,2].

Cada lobo mamário da glândula inativa pode ser considerado como uma glândula independente, composta por várias unidades lobulares, formada pelos ductúlos terminais, enovelados, que se abrem no ducto coletor intralobular, que, por sua vez, conflui para o ducto lactífero (Figura 36.7A). Este é formado por epitélio simples cúbico ou colunar, até que se dilata próximo ao mamilo, originando o seio lactífero, no qual o epitélio passa a ser estratificado cúbico e termina abrindo-se por um orifício contraído no mamilo, o ducto lactífero, revestido por epitélio estratificado pavimentoso não queratinizado[3.]

Durante a fase folicular do ciclo menstrual, o estrógeno estimula a proliferação dos ductos lactíferos, enquanto a progesterona, após a ovocitação, estimula o crescimento alveolar, mas é durante a gravidez que as modificações morfofuncionais se fazem de modo marcante, não só pela ação desses hormônios, mas também pela estimulação da prolactina na geração de uma glândula mamária com competência para a lactação. No primeiro trimestre da gestação, há crescimento dos ductos terminais, que se alongam e se ramificam. As células-tronco mamárias proliferam e dão origem a novas células ductais e mioepiteliais. No segundo trimestre, as extremidades dos ductúlos terminais aumentam e formam alvéolos, com infiltração de plasmócitos e linfócitos no tecido conjuntivo, que proporcionalmente diminui com a proliferação glandular (Figura 36.8)[3].

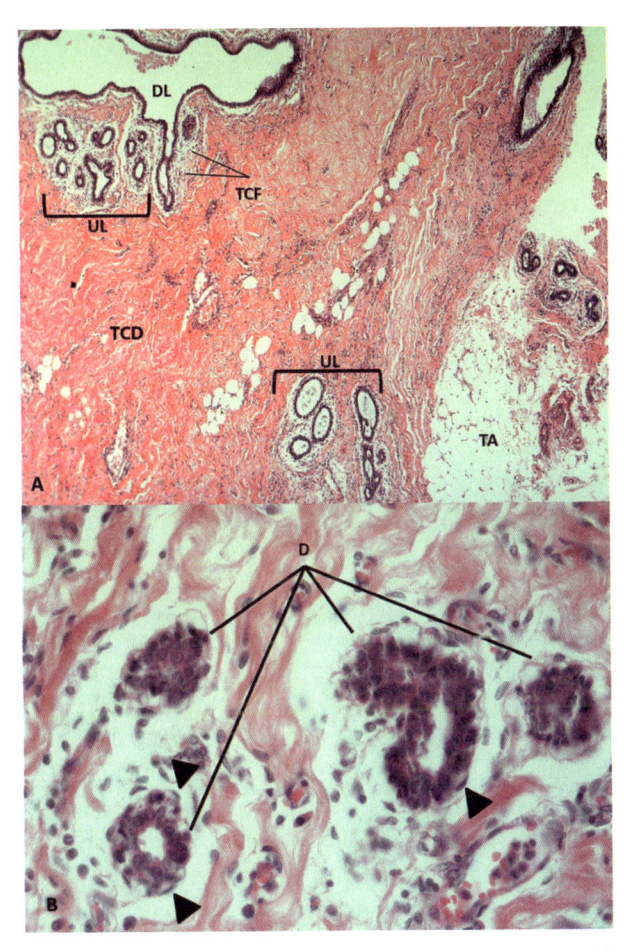

**Figura 36.7.** Fotomicrografia de glândula mamária inativa. (HE). A – aumento 50×. DL: ducto lactífero; UL: unidade lobular; TCF: tecido conjuntivo frouxo; TCD: tecido conjuntivo denso; TA: tecido adiposo. B – aumento, D: ductos, pontas de seta: células mioepiteliais.

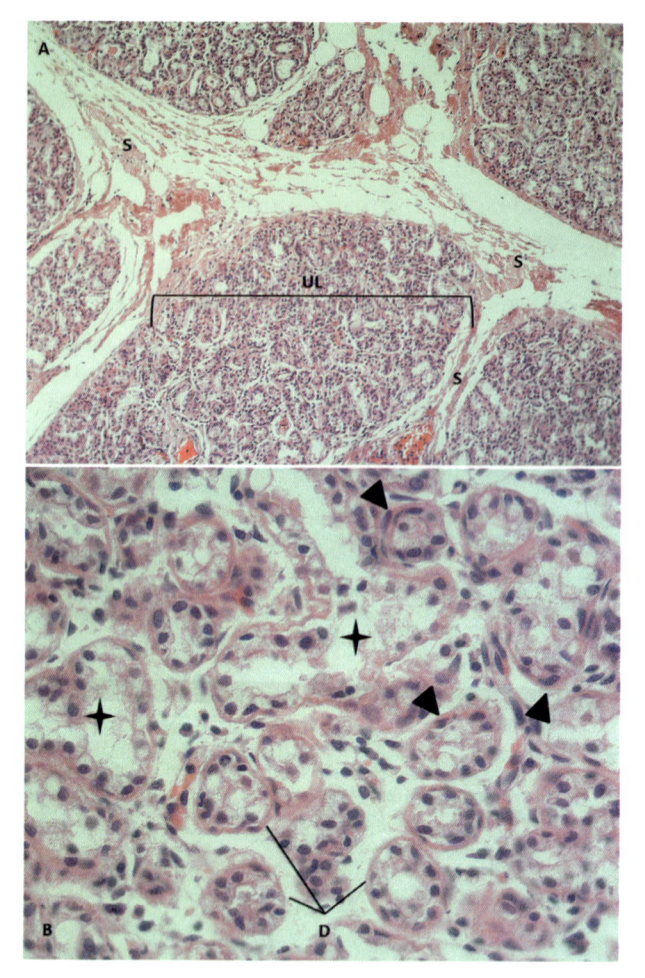

**Figura 36.8.** Fotomicrografia de glândula mamária ativa. Final de gestação (HE). A – aumento 100×; UL: unidade lobular; S: septos de tecido conjuntivo frouxo. B – aumento 400×. D: ductos; pontas de seta: células mioepiteliais; estrela: alvéolos fundidos.

No terceiro trimestre, a maturação das células alveolares ocorre pelo aumento do retículo endoplasmático rugoso, de vesículas de secreção, com considerável aumento do número de células secretoras e do acúmulo de secreção nos alvéolos. A mesma célula secretora mamária produz o componente proteico do leite e, através de vesículas de secreção, libera seu conteúdo por exocitose, caracterizando o mecanismo de secreção merócrina, enquanto o componente lipídico é gerado em gotículas que coalescem no citoplasma e são liberadas pela porção apical celular com parte da membrana plasmática e do citoplasma celular, característica da secreção apócrina[3].

A secreção da glândula mamária possibilita a nutrição do recém-nascido, estratégia única de um grupo de seres vivos denominados mamíferos, que incluem os humanos. Muito do que se conhece de sua embriogênese se deve a estudos em modelo animal, principalmente em ratos, que permitiram a investigação das interações epitélio-mesênquima, genes e fatores de crescimento envolvidos[4].

A partir da quarta semana, ventral e bilateralmente no corpo do embrião, o ectoderma prolifera-se formando uma crista que vai do broto do membro superior até o broto do membro inferior, a crista ou linha mamária (Figura 36.9B)[4].

Por influência de genes e fatores de transcrição que se manifestam em diferentes segmentos do corpo do embrião, há proliferação das células da crista mamária e sua diferenciação em brotos mamários em locais específicos, bilateral e simetricamente: nos embriões humanos na porção torácica[5].

Mutações e desequilíbrios dessas interações que são bastante complexas podem ser a base de anomalias como a politelia, formação de mamilos acessórios, ou até a polimastia, desenvolvimento de uma mama extranumerária, ressaltando que sempre estarão localizadas ao longo da projeção da linha mamária no corpo do adulto. Estudos recentes revelaram que a presença do sinal *hedgehog* impede a diferenciação de glândula mamária no epitélio ventral do embrião, sugerindo seu envolvimento na diferenciação folicular[5].

O broto mamário é formado por uma esfera celular conectada a uma haste ectodérmica. Ele cresce em direção ao mesênquima de origem mesodérmica, onde células mesenquimais o recobrem em camadas concêntricas. Esse arranjo mesenquimal ocorre por indução das células do broto mamário, que sinalizam para as células mesenquimais expressarem genes diferentemente das outras regiões. Esse grupo de células mesenquimais inicia a importante função de manter a identidade das células epiteliais do broto mamário, dar suporte à diferenciação e ao crescimento ductal, e participar futuramente na formação do mamilo.

Uma vez que o broto mamário alcança a hipoderme em formação, ele inicia sua ramificação, originando brotos mamários secundários, que darão origem aos ductos lactíferos (Figura 36.9A). Membros das famílias dos fatores de crescimento epidérmico (EGF) e fibroblástico (FGF) influenciam positivamente na morfogênese ductal[6].

Ao final do período fetal, a epiderme do local de origem do broto mamário torna-se deprimida, formando a fosseta mamária, que dará origem ao mamilo. Os mamilos do recém-nascido são deprimidos e elevam-se das fossetas por proliferação e acúmulo de tecido conjuntivo sob a aréola, a área pigmentada e circular ao redor do mamilo[6].

Os tecidos conjuntivos denso, frouxo e adiposo e as fibras de tecido muscular liso do mamilo e da aréola se diferenciam do tecido mesenquimal adjacente à glândula mamária.

Muitas das sinalizações envolvidas na diferenciação embrionária e no desenvolvimento do tecido mamário parecem estar envolvidas no câncer de mama e apresentam-se desreguladas ou extremamente ativas. Por exemplo, GATA3 apresenta-se superativado no câncer de mama e é expresso nas células ectodérmicas que originarão o broto mamário. Um melhor entendimento do papel normal desses genes e fatores de crescimento no desenvolvimento normal da glândula mamária trará importantes subsídios para a compreensão dos processos tumorais na glândula formada[7].

## Caso clínico

O desafio na dissecção axilar por ocasião da linfonodectomia é, entre outros, a preservação de nervos. A paciente, submetida a mastectomia, evoluiu com quadro de parestesia e dor axilobraquial, que pode chegar a 50% dos indivíduos operados. Identifique o possível nervo lesado, sua topografia e quais manobras realizar para evitar a lesão.

## Comentário

A axila, ao ser dissecada, considerando que ela apresenta aspecto piramidal, deve levar em conta que o subcutâneo que une a axila ao braço não deve ser abordado, a fim de evitar lesão do nervo intercostobraquial.

## Referências bibliográficas

1. Moore KL, Dalley AF, Agur AMR. Anatomia orientada para a clínica. Rio de Janeiro: Guanabara Koogan; 2014.
2. Hassiotou F, Geddes D. Anatomy of the human mammary gland: current status of knowledge. Clin Anat. 2013;26(1):29-48.
3. Ross MH, Pawlina W. Histologia – Texto e Atlas. Rio de Janeiro: Guanabara Koogan; 2016.
4. Macias H, Hinck L. Mammary gland development. Wiley Interdiscip Rev Dev Biol. 2012;1(4):533-57.
5. Robinson GW. Cooperation of signalling pathways in embryonic mammary gland development. Nat Rev Genet. 2007;8(12):963-72.
6. Dontu G, Abdallah WM, Foley JM, Jackson KW, Clarke MF, Kawamura MJ, et al. In vitro propagation and transcriptional profiling of human mammary stem/progenitor cells. Genes Dev. 2003;17(10):1253-70.
7. Couceiro TCM, Menezes TC, Valença MM. Síndrome dolorosa pós-mastectomia. A magnitude do problema. Rev Bras Anestesiol. 2009;59(3):358-65.

Flávia Kuroda

Cícero Urban

## Introdução

O tratamento cirúrgico do câncer de mama passou por grandes mudanças nas últimas décadas. A maior individualização e a busca pelo melhor controle local da doença, com a preocupação em manter a qualidade de vida das pacientes, são o paradigma atual na cirurgia oncológica mamária. Neste capítulo serão abordadas as principais modalidades cirúrgicas para o tratamento do câncer de mama – setorectomias e mastectomias – enfatizando suas indicações e limites.

## Setorectomias

A cirurgia conservadora (CC) é o tratamento proposto, com maior frequência, para os tumores iniciais, sendo realizada em mais de 70% das pacientes que fazem rastreamento. Diversos ensaios clínicos de fase 3 e metanálises já comprovaram que nos tumores iniciais a preservação da mama apresenta os mesmos resultados da mastectomia[1]. As taxas de recorrência local após uma CC podem variar de 3% a 17% (0,3% a 0,5% por ano). Ela consiste na ressecção do tumor com margem de segurança adequada, com ou sem esvaziamento axilar, associado à radioterapia adjuvante. Tem como objetivo o tratamento local da doença com menor trauma cirúrgico e melhores resultados estéticos[1].

A indicação da setorectomia vai depender da avaliação dos seguintes fatores: estadiamento pré-operatório, marcação pré-cirúrgica de tumor não palpável, relação volume mamário/tamanho tumoral favorável, possibilidade de radioterapia complementar, avaliação de margens no intraoperatório, seguimento clínico e mamográfico no pós-operatório e desejo da paciente. A incidência de CC em relação ao tamanho tumoral em pacientes privadas e com rastreamento oportunístico na Unidade de Mama do Hospital Nossa Senhora das Graças, em Curitiba, está relacionada na Figura 37.1.

Segundo as diretrizes do *Clinical Practice Guidelines in Oncology – National Comprehensive Cancer Network* (NCCN) 2016[2], as contraindicações para CC são:

- Contraindicações absolutas:
  - Microcalcificações extensas e difusas;

- Doença disseminada com impossibilidade de atingir margens negativas e resultado estético satisfatório por meio de incisão única;
- Câncer de mama no início da gestação;
- Margens patológicas difusamente positivas;
- Contraindicações relativas:
  - Doença do tecido conjuntivo envolvendo a pele (esclerodermia e lúpus);
  - Radioterapia prévia da mama ou parede torácica;
  - Tumores maiores que 5 cm;
  - Margem patológica positiva;
  - Mulher com suspeita ou predisposição genética para câncer de mama.

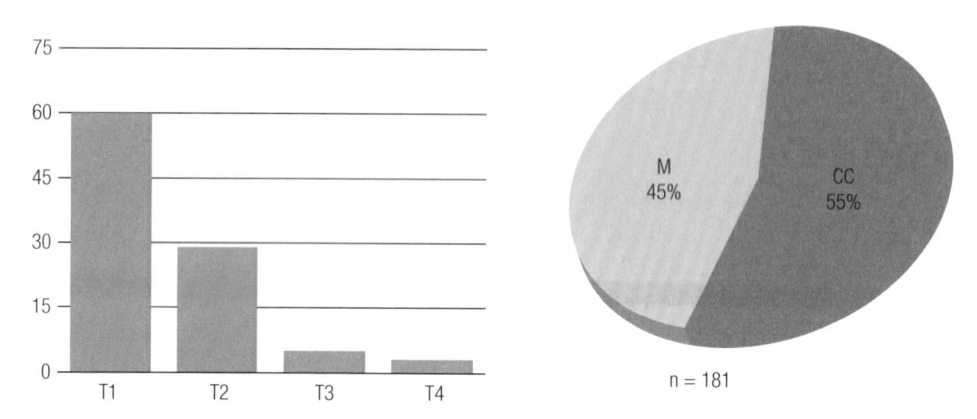

**Figura 37.1.** Tamanho tumoral e tipo de cirurgia para tumores invasivos em 2015 na unidade de mama do Hospital Nossa Senhora das Graças em Curitiba.

## Margens cirúrgicas e recorrência local

O objetivo primário da CC é obter margens cirúrgicas livres de doença para otimizar o controle local. Diversos estudos já comprovaram que a presença de margens comprometidas e a ausência de radioterapia adjuvante aumentam o risco de recorrência local da doença. Morrow *et al.* relataram que entre o período de 2013 e 2015 houve expressiva diminuição (16%) na taxa de reoperação, desde a disseminação das diretrizes clínicas denominando o que seria a mínima margem negativa[3]and changes in postlumpectomy surgery rates, and final surgical treatment following a 2014 consensus statement endorsing a margin of \"no ink on tumor.\" Design, Setting, and Participants This was a population-based cohort survey study of 7303 eligible women ages 20 to 79 years with stage I and II breast cancer diagnosed in 2013 to 2015 and identified from the Georgia and Los Angeles County, California, Surveillance, Epidemiology, and End Results registries. A total of 5080 (70%. Os consensos da Sociedade de Cirurgia Oncológica (SSO), da Sociedade Americana de Oncologia Clínica (ASCO) e da Sociedade Americana de Radioterapia Oncológica (ASTRO) definiram como critério de negatividade a ausência de célula tumoral encostando na margem demarcada com nanquim para os carcinomas invasivos e margem de 2 mm para o carcinoma ductal *in situ*[4].

## Técnica

O planejamento pré-operatório, que consiste na seleção das pacientes e no planejamento cirúrgico, é o pré-requisito fundamental para o sucesso da cirurgia. Entre as diferentes possibilidades de incisões para se realizar a setorectomia, opta-se por incisões periareolares ou no sulco inframamário, por fornecerem os melhores resultados estéticos e poderem ser ocultadas pelos vestuários usuais. Nos casos em que são necessárias incisões cutâneas em outros locais, a preferência é por incisões arciformes em quadrantes superiores, radiais em quadrantes inferiores ou sobre o sulco lateral, respeitando as linhas de força de Langer. Nos casos de tumores palpáveis, retira-se o setor que aloja o tumor com as margens macroscópicas livres. Quando se trata de lesões não palpáveis, retira-se o setor guiado pela agulha, carvão, clipe metálico ou pelo radiofármaco. Após a retirada do setor, é indicada a marcação da área ressecada com clipes metálicos para orientação do *boost* da radioterapia adjuvante. O remodelamento do tecido glandular remanescente consiste no descolamento glandular retromamário e na confecção de retalhos dermogordurosos de forma superficial para que não haja deformidades e retrações cutâneas. A peça cirúrgica excisada deve ter suas margens marcadas pelo cirurgião e ser encaminhada ao patologista para confirmar o diagnóstico e avaliar as margens por meio de exame de congelação. Nos casos de microcalcificações proeminentes, mamografia ou Faxitron da peça cirúrgica é necessária para confirmar a sua total exérese.

Cerca de 1/3 das cirurgias conservadoras pode resultar em deformidades e assimetrias, gerando insatisfação e impacto negativo na qualidade de vida dessas pacientes. A cirurgia oncoplástica consiste na ressecção tumoral com ampla margem de segurança associada a técnicas de cirurgia plástica e simetrização da mama contralateral com a finalidade de melhorar o resultado estético, e pode ser indicada sempre que a ressecção do tumor possa gerar resultados insatisfatórios e assimetria.

## Mastectomias

As mastectomias atualmente preservam a pele, o sulco inframamário e o complexo areolopapilar (CAP), sempre que isso for possível e seguro do ponto de vista oncológico. Estão associadas às técnicas de reconstrução mamária imediata e oncologicamente seguras, equivalendo às cirurgias antigas mais radicais, porém com resultados estéticos mais satisfatórios.

A mastectomia simples ou total consiste na retirada de toda a glândula mamária (incluindo a aréola e o mamilo), com ou sem a biópsia de linfonodo sentinela associada. Já as mastectomias radicais estão associadas à remoção dos linfonodos axilares. As mastectomias preservadoras procuram poupar o máximo de tecido saudável, com preservação da pele (mastectomia preservadora de pele) ou da pele e do complexo areolopapilar (mastectomia preservadora do CAP). A relação entre os diversos tipos de mastectomias na Unidade de Mama do Hospital Nossa Senhora das Graças em Curitiba, bem como o exemplo de resultado em mastectomia com preservação do CAP e reconstrução imediata, estão nas Figuras 37.2 e 37.3.

As indicações de mastectomias incluem: componente carcinoma ductal *in situ* (CDIS) extenso ou calcificações malignas difusas, mastectomia redutora de risco, câncer multifocal ou multicêntrico, falha na CC em obter margens negativas, recorrência na mama após CC, proporção do tumor/mama desfavorável e o desejo da paciente[4].

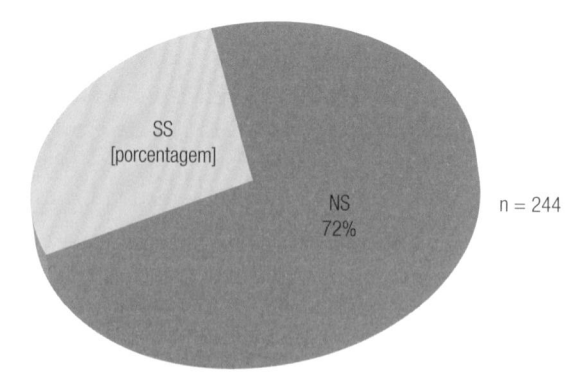

**Figura 37.2.** Tipo de mastectomia na unidade de mama do Hospital Nossa Senhora das Graças em Curitiba. SS: mastectomia com preservaçao de pele; NS: mastectomia com preservação de complexo areolopapilar.

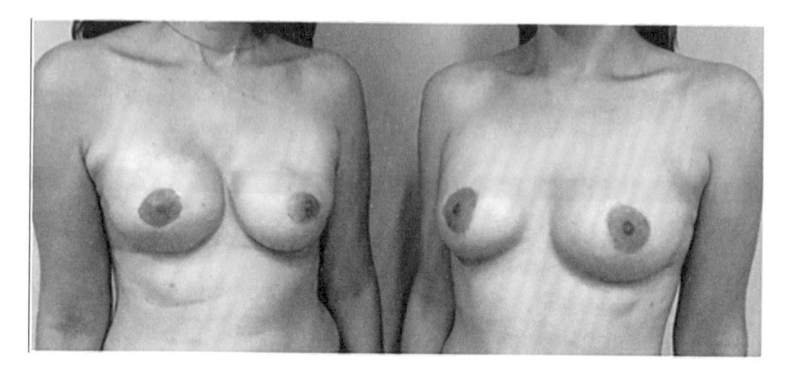

**Figura 37.3.** Mastectomia redutora de risco (MRR) em pacientes com mutação BRCA1.

Indicações de mastectomia preservadora de CAP:

- Mastectomia redutora de risco;
- Tratamento de câncer:
- Tamanho tumoral < 3 cm;
- Distância do CAP > 1 a 2 cm;
- Ausência de descarga papilar hemática;
- Ausência de envolvimento clínico do CAP ou doença de Paget;
- Congelação da área subareolar negativa;
- Ausência de tumores centrais.

## Segurança oncológica

Em termos de controle local, os resultados da mastectomia preservadora de pele são semelhantes ao da mastectomia convencional. Apesar de a mastectomia preservadora de pele ser amplamente utilizada na prática clínica, não existem ensaios clínicos comparando essa técnica com a mastectomia radical. A melhor evidência de segurança oncológica é a da metanálise de Lanitis *et al.*, em 2010, que demonstrou que taxa de recorrência local e sobrevida global da mastectomia preservadora de pele é equivalente à da mastectomia radical[5].

A mastectomia preservadora de CAP para tratamento de câncer de mama permanece controversa devido à possibilidade da presença de células tumorais ocultas no CAP. Apesar de dados a longo tempo serem escassos e não haver ensaios clínicos randomizados que comprovem sua eficácia oncológica, algumas metanálises recentes sugerem que a técnica é segura em pacientes selecionadas de alto risco[6]. O NCCN 2016 indica a mastectomia preservadora de CAP em mulheres selecionadas e com equipe multidisciplinar experiente[2].

## Técnica

As técnicas de incisão e dissecção do tecido mamário na tentativa de melhorar resultados estéticos, minimizar riscos de recorrência local e diminuir complicações devem ser avaliadas e individualizadas caso a caso. Tanto na mastectomia preservadora de pele e/ou no CAP, o envelope cutâneo é mantido, sendo fundamental preservar a vascularização subcutânea. Não existem estudos clínicos que tenham avaliado prospectivamente a espessura ideal do retalho e do CAP. A espessura do retalho depende da constituição da paciente e da quantidade de tecido celular subcutâneo presente. Deve ter espessura suficiente para manter a vascularização, evitando-se retalhos espessos que aumentem o risco de recidiva local.

Existem múltiplas incisões descritas para a mastectomia preservadora de pele e/ou CAP, porém nenhuma tem mostrado superioridade. A escolha do tipo de incisão depende de fatores como: tamanho da mama, grau de ptose, tipo de reconstrução, localização do tumor, tabagismo, preferência do cirurgião e da paciente. As principais incisões utilizadas na mastectomia preservadora de CAP são: periareolar, radial, lateral, *wise-pattern*, inframamária e vertical. Já na mastectomia preservadora de pele, podem ser realizadas incisões que englobam o CAP, arredondadas, periareolares, fusiformes, em raquete de tênis, em T invertido ou em forma de gota invertida. Se a reconstrução imediata não for realizada, as incisões transversais ou oblíqua-elíptica podem ser utilizadas[6].

A reconstrução imediata deve ser oferecida para a maioria das pacientes submetidas à mastectomia. Diversos estudos comprovam a melhora da imagem corporal, da qualidade de vida e do resultado estético, sem comprometer os resultados oncológicos. As complicações mais importantes são isquemia e necrose de retalho e/ou CAP. Necroses leves são comuns e podem chegar a 22%. Em raros casos (2% a 5,9%), necroses mais severas podem requerer excisão ou revisões cirúrgicas, necessitando de retirada de CAP e até de remoção da prótese ou expansor[6].

## Conclusões

A setorectomia ou a mastectomia permitem um ótimo controle local, com mínimos riscos de recorrência local, baixa taxa de complicações e resultados estéticos satisfatórios, desde que seja realizada adequada seleção das pacientes com planejamento pré-operatório e técnica operatória apropriada. No apresentado, a melhor indicação seria a quimioterapia neoadjuvante e, na presença de resposta clínica satisfatória e ausência de mutação documentada, a indicação da CC.

## Caso clínico

Paciente do sexo feminino, com 48 anos, diagnóstico de carcinoma ductal invasivo G3, triplo-negativo, em quadrante superior lateral (QSL) de mama esquerda, medindo 30 mm, palpável e distante 3 cm da pele, com axila clinicamente negativa. Mamas de volume médio e sem ptose. Sem outras comorbidades e sem história familiar positiva para câncer de mama. Possui mamografia com nódulo único espiculado em QSL esquerdo classificado como BI-RADS 6. Inicialmente, a paciente foi encaminhada para quimioterapia; após oito sessões, obteve resposta parcial do tumor, que no momento tem 1 cm no maior diâmetro não palpável.

Qual a sua conduta cirúrgica?

A paciente apresenta um tumor pequeno e mamas de volume médio. Embora ele apresente características de comportamento mais agressivo, e sendo a paciente não mutada, pode-se realizar setorectomia no QSL com incisão periareolar ou arciforme. Como a paciente tem axila negativa, deve-se realizar pesquisa do linfonodo sentinela pela técnica do azul patente ou usando um radiofármaco.

## Referências bibliográficas

1. Veronesi U, Cascinelli N, Mariani L, Greco M, Saccozzi R, Luini A, et al. Twenty-year follow-up of a randomized study comparing breast-conserving surgery with radical mastectomy for early breast cancer. N Engl J Med. 2002;347(16):1227-32.

2. Gradishar WJ, Anderson BO, Balassanian R, Blair SL, Burstein HJ, Cyr A, et al. Invasive Breast Cancer Version 1.2016, NCCN Clinical Practice Guidelines in Oncology. J Natl Compr Canc Netw. 2016;14(3):324-54.

3. Morrow M, Abrahamse P, Hofer TP, Ward KC, Hamilton AS, Kurian AW, et al. Trends in Reoperation After Initial Lumpectomy for Breast Cancer: Addressing Overtreatment in Surgical Management. JAMA Oncol. 2017;3(10):1352-7.

4. Morrow M, Van Zee KJ, Solin LJ, Houssami N, Chavez-MacGregor M, Harris JR, et al. Society of Surgical Oncology-American Society for Radiation Oncology-American Society of Clinical Oncology Consensus Guideline on Margins for Breast-Conserving Surgery With Whole-Breast Irradiation in Ductal Carcinoma in Situ. Pract Radiat Oncol. 2016;6(5):287-95.

5. Lanitis S, Tekkis PP, Sgourakis G, Dimopoulos N, Al Mufti R, Hadjiminas DJ. Comparison of skin-sparing mastectomy versus non-skin-sparing mastectomy for breast cancer: a meta-analysis of observational studies. Ann Surg. 2010;251(4):632-9.

6. De La Cruz L, Moody AM, Tappy EE, Blankenship SA, Hecht EM. Overall Survival, Disease-Free Survival, Local Recurrence, and Nipple-Areolar Recurrence in the Setting of Nipple-Sparing Mastectomy: A Meta-Analysis and Systematic Review. Ann Surg Oncol. 2015;22(10):3241-9.

Adrienne Pratti Lucarelli

Maria Marta Martins

Erika Kawano M. Ferreira

Jéssica Trafani Guerra

## Introdução

As técnicas de cirurgia plástica, quando incorporadas ao tratamento cirúrgico conservador do câncer de mama, permitem abordagem de variados tipos tumorais com bons resultados estéticos. Assim, denomina-se cirurgia oncoplástica mamária o tratamento da mama doente, associado a reconstrução imediata e remodelamento mamário contralateral.

A reconstrução da mama é um componente importante do tratamento do câncer de mama, com melhora da qualidade de vida e aceitação da paciente ao tratamento, sendo um direito de toda mulher previsto por lei desde 2013.

O tipo de reconstrução depende de diversos fatores:

- Segurança oncológica;
- Fatores de risco e comorbidades;
- Biotipo;
- Expectativas da paciente;
- Relação do volume da mama e tamanho do tumor.

Neste capítulo abordaremos as técnicas de setorectomia com mamoplastia de redução ou mastopexia associada (mastopexia e mamoplastia de redução são operações semelhantes, mas com ressecção parenquimatosa adicional em reduções) e os tipos de incisões.

## Setorectomias[1]

Setorectomias com mamoplastia redutora:

- Qualquer quadrante da mama;
- Mamas de médio a grande volume com ptose;
- Relação tumor x mama menor que 20%;
- Excelentes resultados e boa aceitação entre as pacientes;
- Retirada completa do tumor com margens livres, remodelamento mamário para correção de eventuais defeitos e simetrização contralateral, num mesmo tempo cirúrgico para melhor custo-benefício;
- Devem ser escolhidos de acordo com a localização tumoral;

- Facilita a radioterapia complementar;
- Permite a avaliação histopatológica do tecido mamário contralateral;
- A escolha do pedículo dermatoglandular é determinada de acordo com a localização anatômica do tumor, visando à manutenção da irrigação remanescente da mama e do complexo areolopapilar (CAP). Esses pedículos podem ser centrais, laterais, mediais, superiores, inferiores ou combinados, sendo os mais utilizados os pedículos inferior e superior (Figura 38.1).

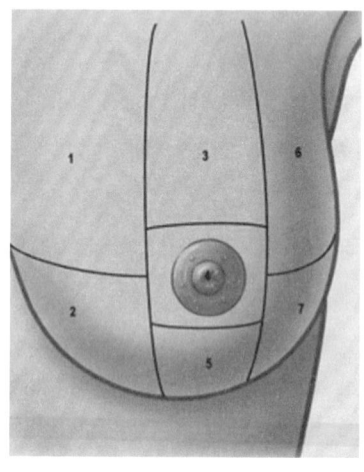

1 – Quadrante superomedial (QSM)
2 – Quadrante inferomedial (QIM)
3 – Junção dos quadrantes superiores (JQS)
4 – Quadrante central/região retroareolar (RRA)
5 – Junção dos quadrantes inferiores (JQI)
6 – Quadrante superolateral (QSL)
7 – Quadrante inferolateral (QIL)

**Figura 38.1.** Pedículos mamários.

## Setorectomia associada a mamoplastia redutora com pedículo superior[2]

- Indicada para mamas de médio e grande volume com ptose, comumente com tumores situados em quadrantes inferiores, central, além dos quadrantes medial ou lateral.
- Ressecção ampla da região tumoral e o remodelamento da mama.
- Reposicionamento do complexo areolomamilar por meio da manipulação do pedículo inferior da mama, favorecendo o preenchimento do local da exérese sem grandes prejuízos.
- Bons resultados em mamas severamente ptóticas, uma vez que deixa a plenitude do polo superior e mantém a projeção mamária.
- Opção segura em mulheres com distância da fúrcula esternal até mamilo superior a 40 cm.
- Vascularização: ramificações da artéria torácica interna, principalmente o ramo que sai do segundo espaço intercostal e torácica lateral.

## Setorectomia associada a mamoplastia redutora com pedículo inferior[3]

- Indicada para ressecções maiores, tendo sido descrita em ressecções de até 3.000g sem aumento de complicações em comparação com ressecções menores, comumente em tumores nos quadrantes superiores, superointerno ou superoexterno.
- A proporção 3:1 para a relação comprimento/largura do pedículo é recomendada.
- Foi defendida para uso em pacientes mais jovens, dada a sua confiabilidade na manutenção da percepção, mesmo em ressecções maiores.

- Vascularização pelas quarta, quinta e sexta artérias intercostais, ramos da artéria torácica interna, ramo profundo da torácica lateral e irrigação superficial pelo plexo subdérmico.

## Setorectomia associada a mamoplastia redutora com pedículo medial[4]

- Indicada em hipertrofias mamárias graves e tumores situados em quadrantes laterais, superolaterais ou inferolaterais.
- Orienta sua base ao longo da borda esternal, de modo que se baseia em perfurantes da mamária interna e nervos intercostais anteromediais.
- É uma modificação do pedículo superomedial, reduzindo a base e eliminando a ligação superior, permitindo, assim, um arco de rotação mais amplo.
- É uma boa opção em casos de hipertrofia mamária grave com sensibilidade preservada e viabilidade em 94% dos pacientes.
- Não foi associada ao mesmo grau de pseudoptose que a técnica do pedículo inferior.

## Setorectomia associada a mamoplastia redutora com pedículo lateral[5]

- Indicada em tumores situados nos quadrantes inferior e medial.
- O pedículo lateral é confiável, permite a amamentação e possui excelente preservação da sensação no complexo areolomamilar.
- Técnica menos popular, porque não permite uma moldagem ótima, pois o tecido denso do quadrante superior externo não pode ser ressecado totalmente.

## Setorectomia associada a mamoplastia redutora com pedículo central[6]

- Pele grossa e abas subcutâneas são dissecadas em torno do mamilo, deixando um montículo central.
- O tecido é reduzido conforme necessário em torno desse montículo central (garantindo que ele não se torne muito estreito).
- A viabilidade do mamilo-aréola não depende de um pedículo dérmico, mas da circulação parenquimatosa.

## Padrões de excisão da pele[7]

### Incisão Wise (T invertido)

Essa técnica, extremamente popular, pode ser usada na maioria dos pedículos, mas está normalmente associada com o pedículo inferior. Usada para reduções muito grandes (permite a retirada de muita pele), pele de má qualidade e correção de ptoses.

A principal desvantagem são as muitas cicatrizes.

*Técnica de marcação cirúrgica*

- Marcação cutânea com a paciente sentada ou em pé.

- Linhas de orientação são desenhadas da fúrcula esternal ao apêndice xifoide e da linha medioclavicular ao ponto médio do sulco submamário, passando pela aréola (linha dividindo a mama ao meio).
- Demarca-se inicialmente o ponto **A**, que corresponde à projeção acima da aréola do ponto médio do sulco submamário e coincide com a linha média do braço (que está a 18 a 21 cm da fúrcula esternal).
- Os braços dos retalhos **AB** e **AC** fazem um ângulo de 90º entre si, estendendo-se de 7 a 9 cm, de acordo com avaliação realizada com pinçamento bidigital.
- A distância dos pontos **B** e **C** é igual a 8 a 16 cm.
- Fazer a marcação do sulco inframamário (paciente deitada) e ligar os pontos B e C às extremidades do sulco.
- Nova aréola: pós-marcada – areolótomo após sutura da linha vertical; colocar areolótomo a 5 cm do sulco.
- Pré-marcada: 2 cm acima do ponto A e a 4 cm entre o seguimento AB e AC.
- O excesso de tecido celular subcutâneo, a ser ressecado, é desenhado sem se estender além dos limites anatômicos da mama.

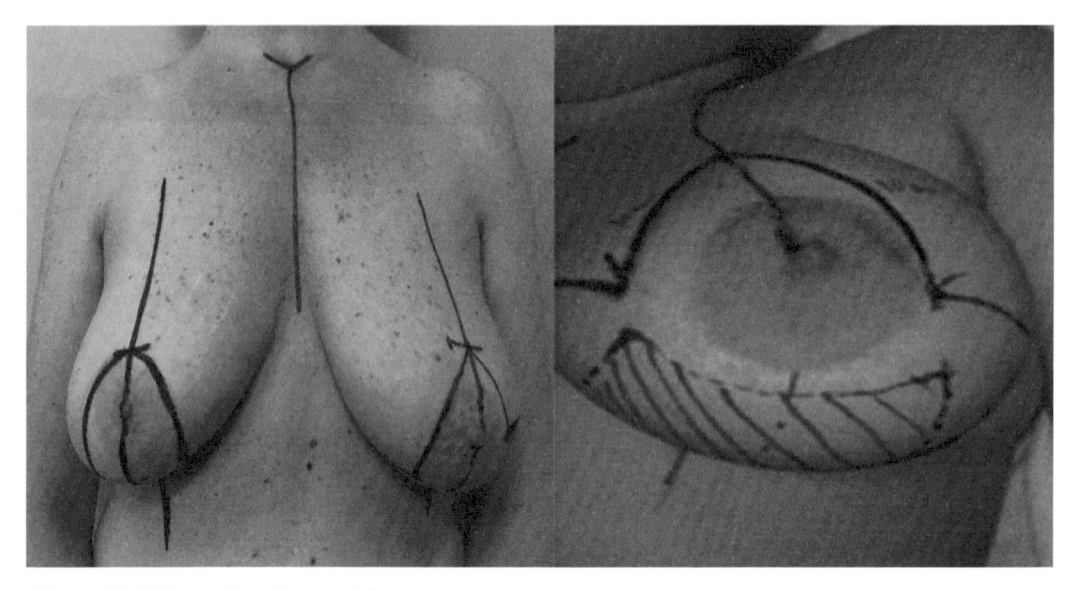

**Figura 38.2.** Marcação pré-operatória.

A cirurgia inicia-se com a paciente em decúbito dorsal, sob anestesia. Faz-se infiltração com solução salina e epinefrina na camada subdérmica, dentro da marcação para hidrodissecção e redução do sangramento.

## Técnica no pedículo inferior[8]

Procede-se à desepitelização do pedículo inferior com extensão de 6 a 10 cm na base e espessura de, no mínimo, 5 a 6 cm, estendendo-se até ultrapassar o complexo areolopapilar em 4 a 5 cm.

Os retalhos dermoglandulares descolados da glândula mamária devem possuir, no mínimo, a espessura de 2 cm, e o polo superior desses retalhos é mantido o mais espesso possível para evitar o achatamento do polo superior da mama. Após ressecção dos excessos, lateral (principalmente) e medial, da glândula mamária, procede-se à fixação do pedículo à fáscia do músculo peitoral maior, com fio inabsorvível, para prevenir a lateralização dele. São realizadas as suturas unindo os retalhos dermoglandulares, com a união dos pontos B, C e D para visualização da forma da mama.

Por último, procede-se à reposição do novo complexo areolomamilar, com síntese da pele por plano.

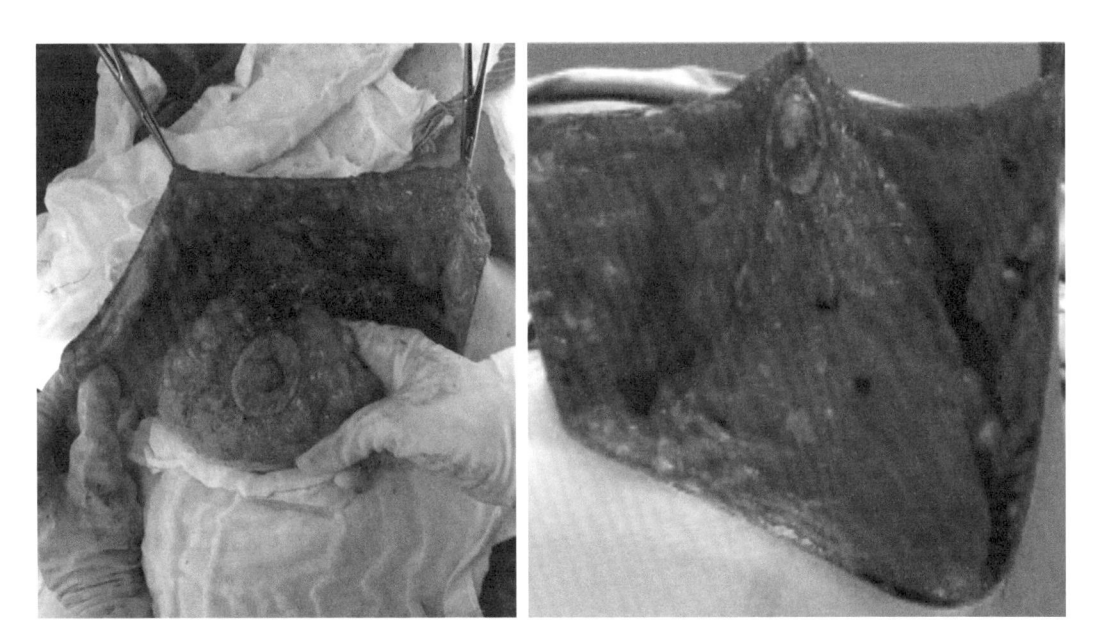

**Figura 38.3.** Pedículo inferior confeccionado.

## *Técnica no pedículo superior*[8]

Faz-se a desepitelização do pedículo superior.

Cria-se uma janela para exérese do tumor ou setorectomia.

Realiza-se ressecção do polo inferior para uma projeção central. Posteriormente, continua-se com montagem da mama, com a união dos pontos B, C e D para visualização da forma da mama.

Por último, procede-se à reposição do novo complexo areolomamilar, com síntese da pele por planos.

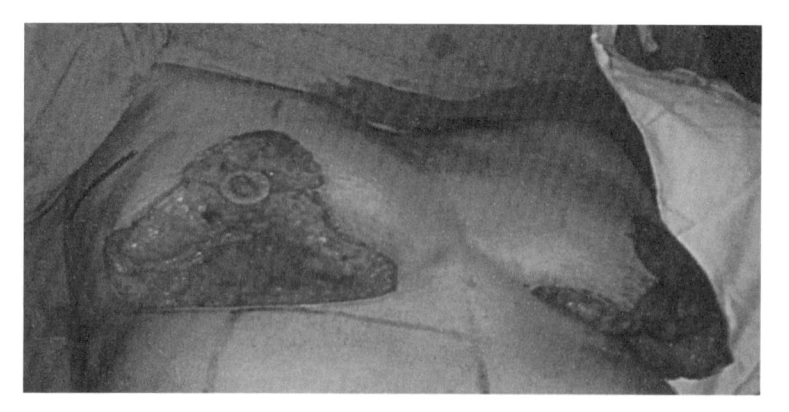

**Figura 38.4.** Confecção de pedículo superior.

Os pontos de sutura são feitos com fios absorvíveis Vycril 3-0, em duas camadas, e a sutura na pele é feita com fio de Monocryl 4-0. Procede-se, a seguir, à colocação de dreno, fora da incisão cirúrgica. Os pontos de sutura externos são retirados no 14º dia de pós-operatório.

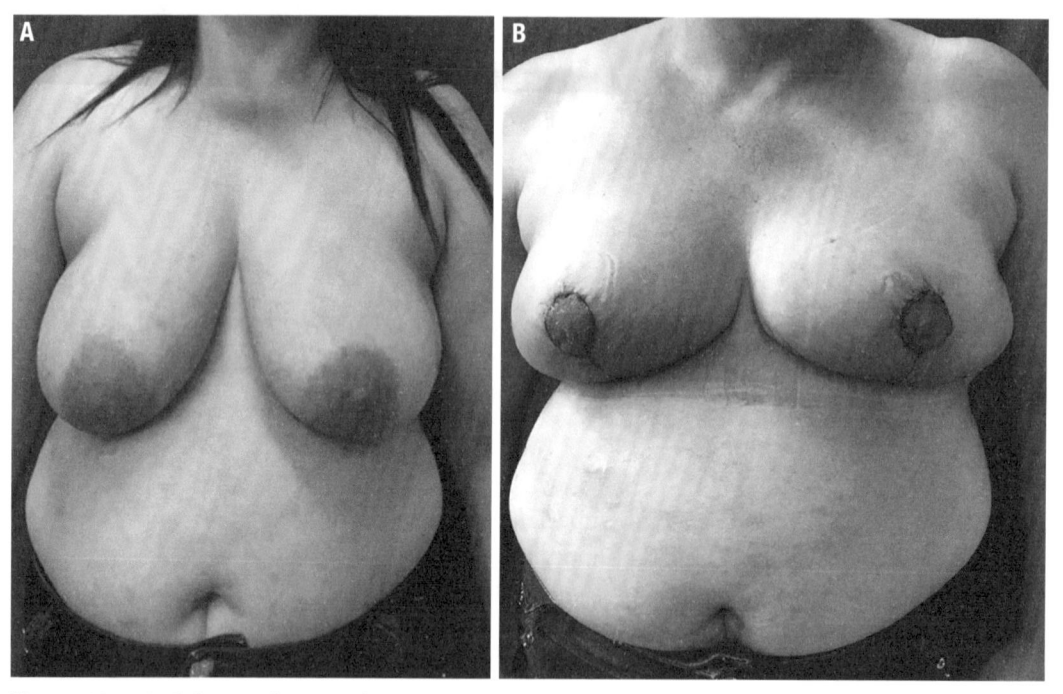

**Figura 38.5.** A. Pré-operatório. B. Pós-operatório. Técnica de pedículo superior (tumor em quadrante ínfero medial).

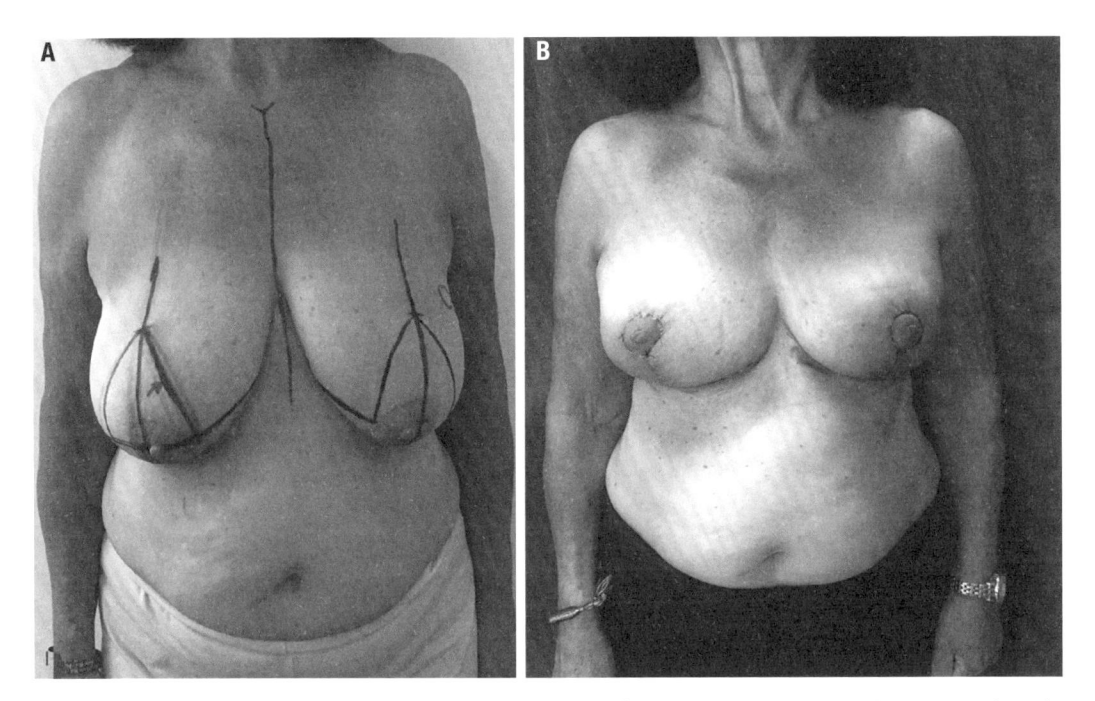

**Figura 38.6.** A. Pré-operatório. B. Pós-operatório. Técnica de pedículo inferior (tumor em quadrante superolateral).

## Incisão periareolar[9]

Indicada para tumores em praticamente todas as regiões da mama, especialmente em mamas de pequeno e médio volume, com ptose ausente ou pequena.

Bastante usada em tumores situados nas regiões periareolares e no quadrante central. Em pontos mais distantes da aréola, pode ser associada a incisões radiais para facilitar o reposicionamento do complexo areolomamilar eventualmente comprometido com a retração natural do sítio tumoral submetido à quadrantectomia.

Apresenta menor cicatriz, porém a movimentação areolar é menor, mas em pacientes com aréola grande permite a redução do tamanho

Esse padrão é mais para a mastopexia (ressecção mínima da glândula).

Benelli usa um cruzamento de colunas para sua técnica de mastopexia, com sutura não absorvível em torno da incisão areolar (fechamento em bolsa de tabaco).

Desvantagem da técnica: distorção de aréola, alargamento de cicatrizes e achatamento da mama.

A vascularização da aréola é mantida por um pedículo vascular central.

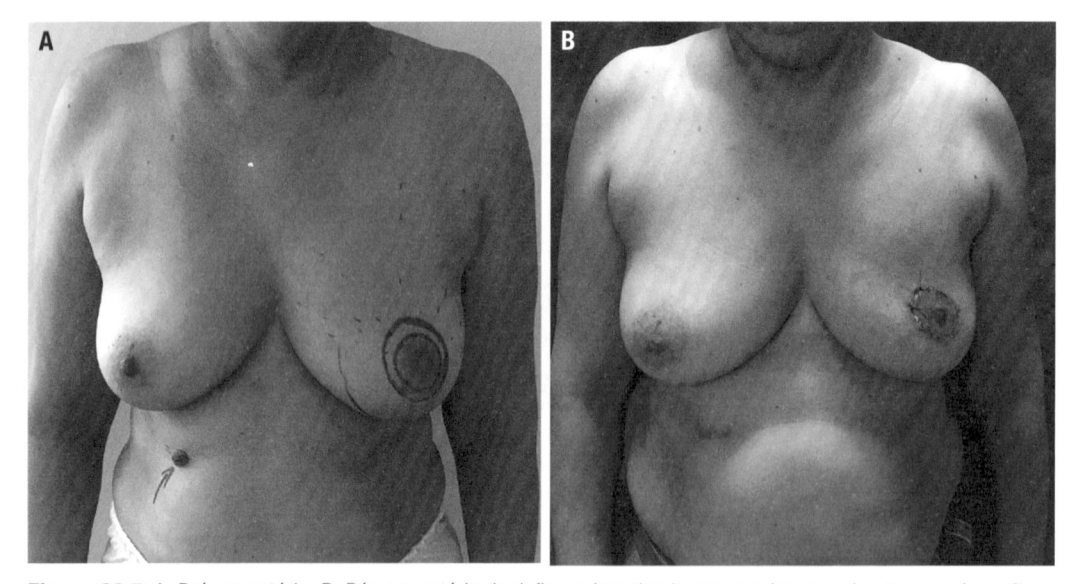

**Figura 38.7.** A. Pré-operatório. B. Pós-operatório. Incisão periareolar (tumor em interquadrante superior a 2 cm da aréola)

## Incisão em L

Esse padrão de pele elimina a linha horizontal medial do T invertido e encurta a linha lateral. Usada em ptoses não muito grandes. A incisão baseia-se no planejamento geométrico, usando medidas com desepitelização da pele e montagem dela.

Os resultados oncológicos são comparáveis com cirurgias radicais com relação à recorrência e ao prognóstico da doença. Complicações como necroses da pele e da aréola, deiscência de sutura e infecção da ferida cirúrgica são maiores em pacientes tabagistas, obesas e diabéticas.

O fundamental é assegurar a retirada do tumor com margens livres e tratamento complementar adequado.

Na Figura 38.8, fluxograma da escolha da técnica adequada.

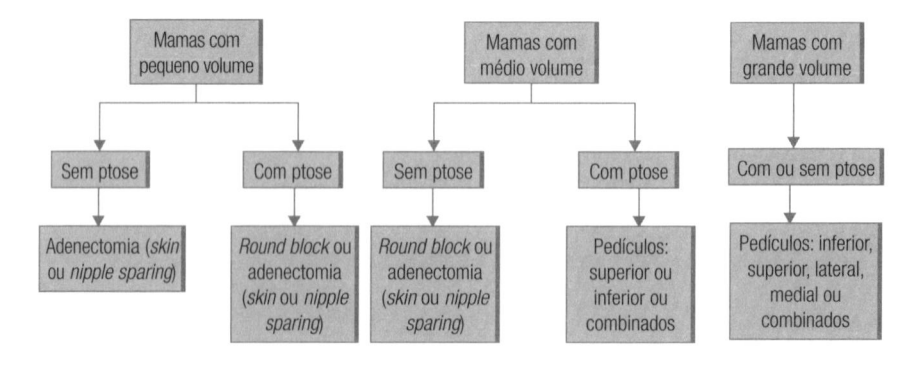

**Figura 38.8.** Fluxograma da escolha da técnica adequada.

## Considerações finais

A cirurgia oncoplástica permite excisões mais extensas, maior índice de margem negativa e condições radioterápicas mais favoráveis, pois garante menor volume a ser irradiado e permite melhor controle local da doença, além de resultado estético superior. Atualmente, o *lipofilling*, preenchimento por gordura autóloga, é um processo complementar que pode ser utilizado com o propósito de remodelamento e preenchimento de pequenos defeitos da mama doente e da mama simetrizada, permitindo cada vez mais excelência no resultado estético.

## Caso clínico

M. S. A., 55 anos, com diagnóstico de carcinona ductal infiltrante sem outra especificação grau II, triplo-negativo, Ki-67 de 50%. Nódulo palpável de 3 cm em quadrante superolateral de mama esquerda, estadiamento inicial T2N0M0. Apresenta mamas de grande volume, ptóticas e assimétricas. Qual a melhor indicação cirúrgica para essa paciente considerando seu desejo por preservação da estética mamária?

## Comentário

Mamas de grande volume com ptose têm como escolha a técnica de mamoplastia redutora. A seleção do pedículo depende da localização do tumor. Nesse caso, a setorectomia será realizada no quadrante superolateral, sendo, então, o pedículo inferior de preferência para manter a vascularização mamária e do complexo areolopapilar.

## Referências bibliográficas

1. Wong C, Vucovich M, Rohrich R. Mastopexy and reduction mammoplasty pedicles and skin resection patterns. Plast Reconstr Surg Glob Open. 2014;2(8):e202.
2. Weiner DL et al. A single dermal pedicle for nipple transposition in subcutaneous mastectomy, reduction mammoplasty or mastopexy. Plast Reconstr Surg, 1973;51(2):115-120.
3. Skoog T. A technique for breast reduction: transposition of the nipple on a cutaneous vascular pedicle. Acta Chir Scand. 1963;126:453-65.
4. Ribeiro L et al., A new technique dor reduction mammaplasty. Plast Reconstr Surg 55:330-4.
5. Georgiade NG et al. Reduction mammaplasty utilizing an inferior pedicle nipple-areolar flap. Ann Plast Surg 1979; 3:211-8.
6. Nahabedian MY, et al. 2000. Medial pedicle reduction mammaplasty for severe mamary hypertrofy. Plast Reconstr Surg 105:896-904.
7. Hester TR el at. Doeble pedicle transversa rectus abdominis myocutaneous flap for unilateral breast and chest wall reconstruction. Plast. Reconstr. Surg. 1985; 76:901.
8. Bertozzi N, Pesce M, Santi PL, Raposio E. Oncoplastic breast surgery: comprehensive review. Eur Rev Med Pharmacol Sci. 2017;21(11):2572-85.
9. Lucena CE, Paulinelli RR, Pedrini JL. Oncoplástica e reconstrução mamária. Rio de janeiro: Medbook; 2017. p. 93-187.

# RECONSTRUÇÃO COM MÚSCULO GRANDE DORSAL E COM RETALHO MIOCUTÂNEO TRANSVERSO DO RETO ABDOMINAL (TRAM)

**39**

Murillo Francisco Pires Fraga
Bernardo Nogueira Batista
Américo Helene Jr.

O tratamento locorregional do câncer de mama pode provocar sequelas importantes na região anterior do tórax. A radicalidade cirúrgica e a radioterapia modernas tem permitido reconstruções satisfatórias com implantes, no entanto transferências de tecido a distância podem ser necessárias em algumas situações clínicas. Os retalhos do grande dorsal e da região inferior do abdome são ferramentas versáteis nas reconstruções imediatas e tardias das mamas. Baseados em ilhas de pele posicionadas em subunidades anatômicas, esses retalhos permitem o aporte de boa quantidade de pele e tecido subcutâneo não irradiados para o tórax e são os cavalos de batalha do cirurgião reconstrutor de mama.

## Retalho com grande dorsal

O músculo grande dorsal se origina nos processos espinhosos de vértebras torácicas e lombares e na crista ilíaca e se insere no terço proximal do úmero. Age na adução, rotação medial e extensão do braço. Seu uso como retalho tem sequelas funcionais mínimas, fazendo desse um dos retalhos mais usados em cirurgia reconstrutiva.

O músculo é irrigado pelos vasos toracodorsais, que se originam nos vasos subescapulares, ramos dos vasos axilares. Topograficamente, os vasos entram no músculo grande dorsal na região da axila e estão localizados na face profunda do músculo.

Assim, o ponto de pivô do retalho, que define o eixo da sua transferência pediculada, se localiza na borda lateral do músculo na altura da prega axilar inferior.

Com o braço junto ao corpo, a borda cranial do músculo tangencia a ponta da escápula[1,2]. A borda lateral do músculo normalmente se localiza entre as linhas axilares anterior e média. Ao exame físico, pode ser identificada pela extensão e rotação interna do braço contra resistência do examinador. Em reconstruções tardias, o teste de força é importante quando a integridade dos vasos toracodorsais durante a cirurgia oncológica não pode ser garantida. Dependendo do grau de atividade física e do biótipo da paciente, esse exame pode ser difícil. Em casos excepcionais, um estudo ultrassonográfico para avaliar a integridade do pedículo toracodorsal pode ser realizado. No retalho miocutâneo, uma ilha de pele pode ser incluída sobre qualquer parte do músculo. Em reconstrução mamária, um fuso de pele no prolongamento posterior do sulco inframamário tem o benefício de produzir uma cicatriz mais fácil de esconder nas vestimentas.

A posição e o tamanho do fuso de pele deverão ser planejados em função do defeito de pele a ser reconstruído. Mais pele da região medial do dorso deverá ser incluída para alcançar defeitos mais mediais e inferiores no tórax. A necessidade de músculo para a cobertura de um implante e posterior lipoenxertia em tempos cirúrgicos adicionais deve ser considerada durante o planejamento[1,2].

A cirurgia é realizada em decúbito lateral, com o braço ipsilateral elevado. A dissecção do retalho é rápida (30 a 60 minutos) e os planos, claros. O retalho é composto apenas pelo músculo e pela ilha de pele planejada. A inclusão de uma extensão adicional de tecido subcutâneo ao retalho permite a transferência de mais tecido para a mama, mas, especialmente nas pacientes mais magras, aumenta o risco de complicações da ferida operatória no dorso. Na sua face profunda, o plano deve ser dissecado junto ao músculo, a fim de se evitar a inclusão inadvertida da musculatura periescapular. Por vezes, os limites do músculo grande dorsal se confundem com o trapézio na sua porção mais cranial. Nessa região, a dissecção deve ser cuidadosa para serem evitadas lesões musculares desnecessárias. A transposição do retalho dissecado para a frente se faz normalmente por um túnel comunicando as lojas da mama e do retalho. Quanto mais alto na axila for o túnel, mais o retalho terá liberdade para rodar e alcançar defeitos mais distantes. Se necessário, o músculo poderá ser desinserido do úmero pela secção do seu tendão distal, permitindo um avanço maior. Nesses casos, a identificação do pedículo para evitar sua lesão inadvertida durante a manobra é importante.

Com um planejamento adequado do retalho[3], o músculo grande dorsal cobrirá a porção inferomedial do implante, permitindo, junto com o peitoral maior, a confecção de uma loja submuscular total. A fixação do grande dorsal ao gradeado costal permite ainda a redefinição do sulco inframamário quando este estiver desinserido. Por fim, a ilha de pele deve ser posicionada buscando o melhor resultado estético para a mama reconstruída. De preferência, as cicatrizes devem ser posicionadas em zonas de transição entre as unidades anatômicas da mama. Quando possível, a ressecção de toda a pele do polo inferior da mama e o posicionamento da borda inferior do retalho no sulco inframamário permite uma reconstrução mais harmônica (Figura 39.1)[3].

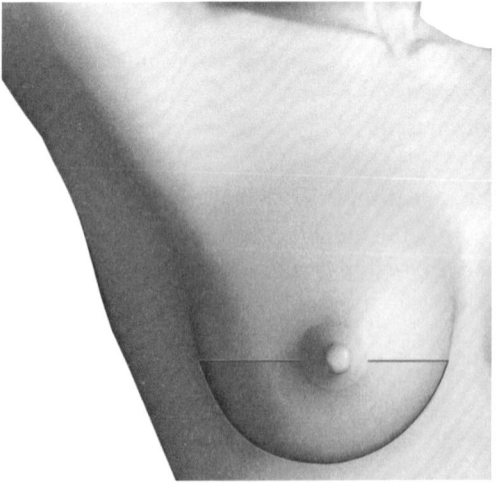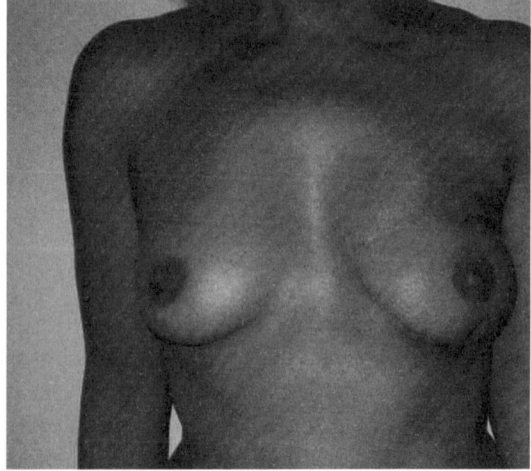

**Figura 39.1.** Posicionamento do retalho no polo inferior.

## Retalho da região inferior abdominal

Apesar de ser um retalho amplo e com boa quantidade de pele, o grande dorsal é fino e confere pouco volume à mama reconstruída. Assim, na maioria das vezes, será necessária a inclusão de um implante de silicone para se atingir o volume e a projeção desejados. Não é infrequente que mulheres na faixa etária de maior risco para o câncer de mama tenham flacidez na parte inferior do abdome suficiente para reconstruir uma mama de volume adequado. Essa sobra de tecido pode ser utilizada para a reconstrução total com tecido autólogo da mama, especialmente nas mulheres que tenham resistência ao uso de implantes (incomum em nosso meio) ou que tenham uma mama contralateral bonita com uma ptose leve. Nessas pacientes, essa reconstrução permite evitar a necessidade de cicatrizes adicionais na mama contralateral. Por outro lado, são cirurgias maiores, com um período de recuperação mais longo e maior morbidade[4].

A pele e o subcutâneo da região inferior do abdome são perfundidos pelo pedículo epigástrico inferior profundo, ramo dos vasos ilíacos externos, localizados dentro da bainha do músculo reto abdominal. Do pedículo se originam vasos perfurantes que atravessam o músculo e a sua fáscia anterior, irrigando o segmento cutâneo que se pretende transferir para o tórax. Essas perfurantes se organizam em duas fileiras (medial e lateral), e as de maior calibre se concentram em torno da cicatriz umbilical. Os músculos retos abdominais também são perfundidos pelos vasos epigástricos superiores, ramos diretos das mamárias internas. Dentro dos músculos, esses dois pedículos terminais (epigástricos superior e inferior) se anastomosam, permitindo o reenchimento de um pelo outro[4,5].

A transferência do excesso de tecido da porção inferior do abdome para o tórax pode ser pediculada – TRAM (*transverse rectus abdominis muscle*) mono ou bipediculado – ou livre – TRAM livre, MS (*muscle sparing*) TRAM, DIEP (*deep inferior epigastic perforators*) ou SIEA (*superficial inferior epigastric artery*). As diferenças entre as possíveis técnicas dizem respeito à capacidade de perfusão do retalho e à morbidade da área doadora. Quanto mais músculo reto abdominal e fáscia precisarem ser incluídos no retalho, maior será o risco de abaulamento ou hérnias. O uso de tela é recomendado sempre que o músculo for utilizado no retalho ou o fechamento primário da aponeurose não for possível. Além disso, retalhos baseados nos vasos epigástricos inferiores, pedículo vascular primário da pele abdominal infraumbilical, têm melhor padrão de perfusão, permitindo o uso de retalho maior e reduzindo o risco de sofrimento (perdas parciais e/ou necroses gordurosas). Por outro lado, dependem de técnica microcirúrgica, que normalmente só está disponível em centros de referência para cirurgia reparadora da mama. Em centros especializados, essas transferências livres são realizadas com taxas de sucesso superiores a 98%[5].

No planejamento pré-operatório, é importante incluir a região periumbilical no retalho. Em nosso meio, cicatrizes altas no abdome não são tão bem aceitas como em outras populações. Assim, a seleção de pacientes para esse tipo de reconstrução depende de um bom exame físico, avaliando especialmente a flacidez e a mobilidade do retalho cutâneo da região epigástrica. A cirurgia se inicia pela incisão abdominal superior, que deve tangenciar cranialmente a cicatriz umbilical (Figura 39.2). A seguir, é realizada a secção do tecido subcutâneo até se alcançar a aponeurose anterior do abdome. A inclinação dessa dissecção pode ajudar na inclusão de um maior número de perfurantes periumbilicais na base do retalho. O descolamento pré-aponeurótico do retalho epigástrico é realizado para confirmar seu alcance antes de se proceder à incisão mais caudal do retalho. Ajustes na posição dessa incisão poderão ser necessários para se evitar tensão excessiva na linha de sutura. Uma elevação leve do dorso da paciente permitirá um posicionamento mais baixo da cicatriz final e a inclusão de mais tecido no retalho, mas aumenta o desconforto no pós-operatório e os riscos de complicações locais[6].

A partir desse ponto, a dissecção do retalho dependerá da técnica escolhida para a sua transferência. No TRAM, o retalho deve ser descolado de lateral para medial, até que se encontrem as perfurantes da fileira lateral. Nessa altura, a aponeurose deve ser aberta até a sua inserção no gradeado costal, permitindo a dissecção e a inclusão no retalho de todo o músculo reto abdominal. O músculo pode ser seccionado na sua porção caudal e os vasos epigástricos inferiores ligados. Nos retalhos pediculados, o descolamento pré-aponeurótico deverá se estender até o apêndice xifoide e comunicado com a loja da mama por um túnel subcutâneo, aumentando a morbidade da cirurgia e desinserindo parcialmente o sulco inframamário. Essa desinserção e o abaulamento epigástrico provocado pelo pedículo do retalho podem ser queixas estéticas significantes. No retalho monopediculado, a perfusão além da linha média (zonas III e IV) é inconstante. A preservação de alguns milímetros de aponeurose medial é importante para o fechamento primário do defeito aponeurótico. Se um hemiabdome for insuficiente para reconstruir uma mama de volume satisfatório, pode-se incluir os dois retos abdominais no retalho (TRAM bipediculado), mas dificilmente será possível o fechamento primário da aponeurose abdominal. No caso de transferência livre do retalho, as melhores perfurantes encontradas poderão ser dissecadas até a sua origem nos vasos epigástricos profundos (DIEP) ou um segmento de músculo ao redor delas poderá ser incluído (MS-TRAM ou TRAM livre), facilitando a dissecção (Figura 39.3)[6].

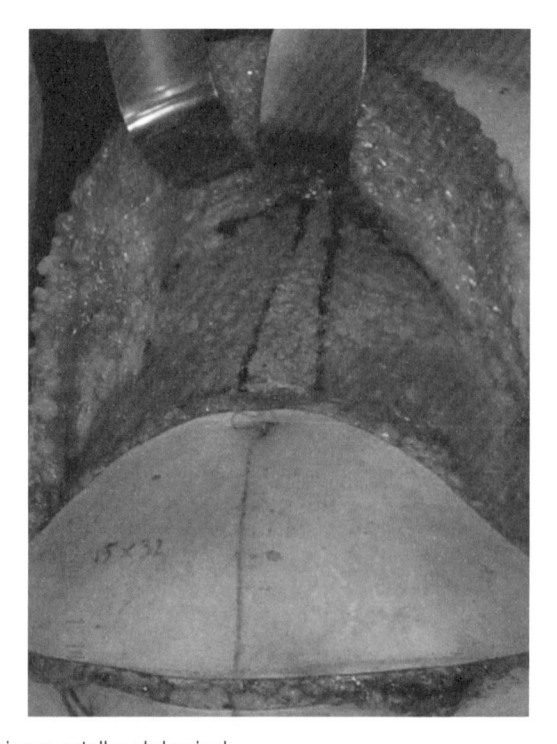

**Figura 39.2.** Incisão superior no retalho abdominal.

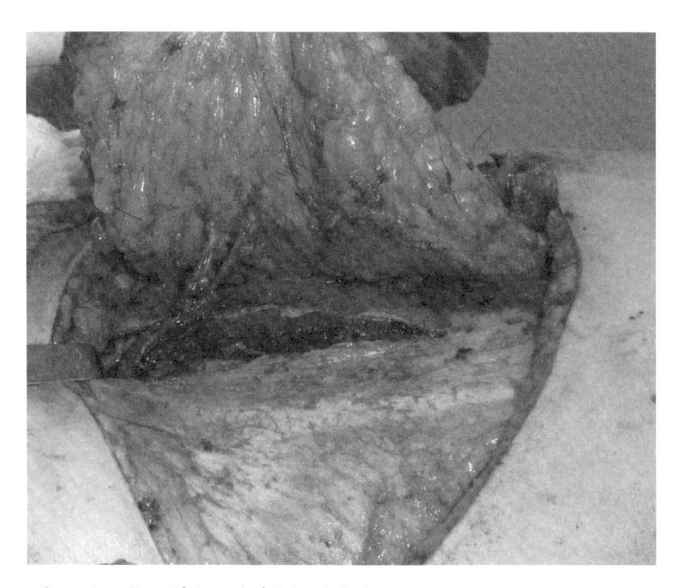

**Figura 39.3.** Vasos perfurantes da artéria epigástrica inferior.

O fechamento da área doadora segue os princípios de uma abdominoplastia estética. Especial atenção deve ser dada à posição do umbigo, uma vez que a ressecção de aponeurose tende a desviá-lo da linha média[6].

Comparado às reconstruções com implantes, a reconstruções com tecidos autólogos são procedimentos mais longos e mais complexos. No entanto, permitem reconstruções esteticamente mais favoráveis. Em pacientes com sequelas importantes de radioterapia, são muitas vezes indispensáveis. Um bom resultado depende de um bom planejamento pré-operatório e da boa execução do procedimento (Figuras 39.4 e 39.5).

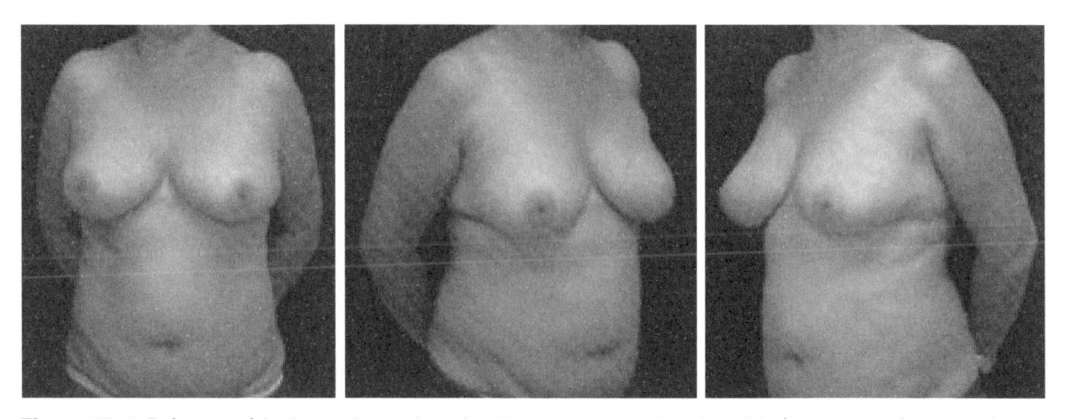

**Figura 39.4.** Pré-operatório de carcinoma invasivo de mama esquerda submetida à mastectomia esquerda.

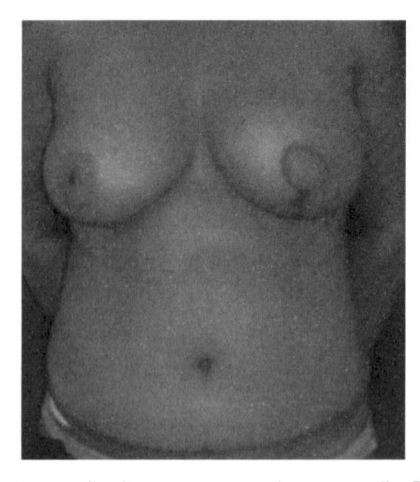

**Figura 39.5.** Pós-operatório de reconstrução de mama esquerda com retalho TRAM.

## Caso clínico

Paciente com câncer de mama esquerda, diagnosticado há 15 anos, submetida à quimioterapia neoadjuvante, seguida de mastectomia Pattey e esvaziamento axilar esquerdo e radioterapia, com desejo de reconstrução mamária. Apresentava abdome globoso e negava cirurgias nessa região.

Devido ao abdome globoso da paciente e da necessidade de preenchimento da região com pele, optou-se pelo retalho do tipo TRAM.

No pré-operatório, é importante incluir a região periumbilical no retalho. Os vasos epigástricos inferiores e o pedículo vascular primário da pele abdominal infraumbilical foram desenhados. A flacidez abdominal contribuiu para a reconstrução e a mobilidade do retalho cutâneo da região epigástrica (Figuras 39.6 e 39.8).

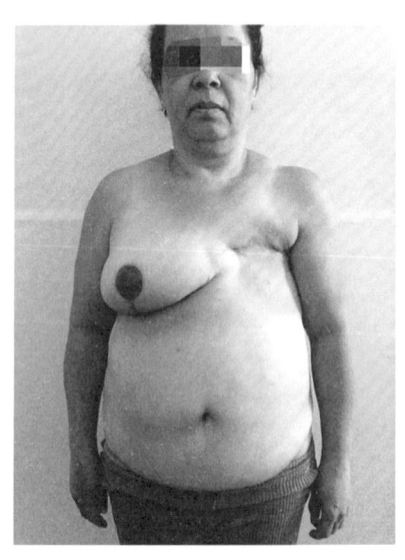

**Figura 39.6.** Pré-operatório.

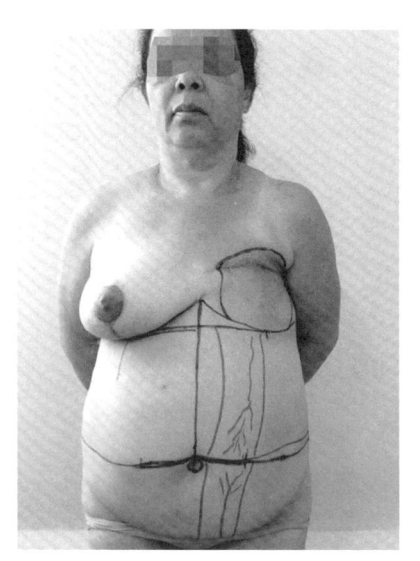

**Figura 39.7.** Marcação pré-operatória.

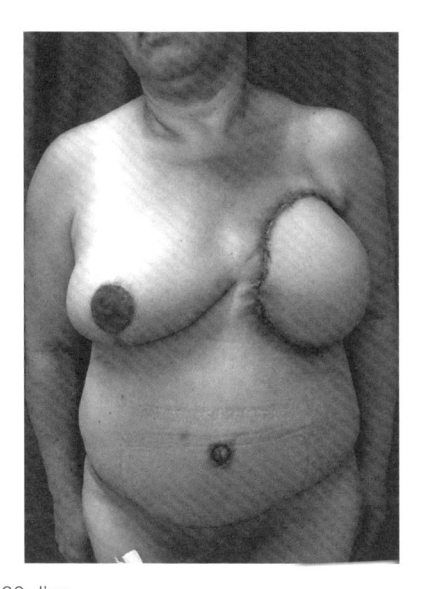

**Figura 39.8.** Pós-operatório – 60 dias.

## Referências bibliográficas

1. Bostwick J 3rd, Vasconez LO, Jurkiewicz MJ. Breast reconstruction after a radical mastectomy. Plast Reconstr Surg. 1978;61(5):682-93.
2. Paolini G, Amoroso M, Pugliese P, Longo B, Santanelli F. Functional sequelae following bilateral mastectomy and immediate reconstruction with latissimus dorsi flap: medium-term follow-up. J Plast Surg Hand Surg. 2014;48(2):99-103.
3. Freeman ME, Perdikis G, Sternberg EG, TerKonda SP, Waldorf JC. Latissimus dorsi reconstruction: A good option for patients with failed breast conservation therapy. Ann Plast Surg. 2006;57(2):134-7.

4. Garvey PB, Buchel EW, Pockaj BA, Casey WJ 3rd, Gray RJ, Hernández JL, et al. DIEP and pedicled TRAM flaps: a comparison of outcomes. Plast Reconstr Surg. 2006;117(6):1711-9.

5. Yueh JH, Slavin SA, Adesiyun T, Nyame TT, Gautam S, Morris DJ, et al. Patient satisfaction in postmastectomy breast reconstruction: A comparative evaluation of DIEP, TRAM, latissimus flap, and implant techniques. Plast Reconstr Surg. 2010;125(6):1585-95.

6. Kim EK, Lee TJ, Eom JS. Comparison of fat necrosis between zone II and zone III in pedicled transverse rectus abdominis musculocutaneous flaps: a prospective study of 400 consecutive cases. Ann Plast Surg. 2007;59(3):256-9.

# ADENECTOMIAS, RECONSTRUÇÃO COM PRÓTESES E EXPANSORES 40

Gustavo Zucca-Matthes

## Considerações gerais

Atualmente é inconcebível a abordagem terapêutica de uma paciente com câncer de mama sem que a ela se ofereça à reconstrução mamária. A reconstrução deve ser considerada parte integral do tratamento e está consolidada como padrão-ouro na terapia dessa doença.

Objetivando manter o princípio de menor agressão possível, várias técnicas de reconstrução mamária foram desenvolvidas nos últimos anos. Contudo, por uma série de motivos que causam barreiras ao tratamento e atrasos diagnósticos, muitas pacientes ainda chegam em estádios avançados, exigindo tratamentos mais radicais e reconstruções mamárias tardias[1].

Infelizmente essas condutas necessitam de maior remoção cutânea, dificultando o uso de materiais aloplásticos. No entanto, em alguns casos, pode-se fazer uso de implantes expansores de tecido. Esses implantes, feitos de material aloplástico, apresentam um revestimento de polímero de silicone e um ou mais lúmens ou câmaras interiores que podem ser preenchidos com soluções fisiológicas, assim, aumentado seu volume e paulatinamente causando ganho de tecido adjacente, que se estica com a expansão do implante.

Ao se esticar o tecido adjacente para além do limite fisiológico da pele, várias vias de mecanotransdução surgem e aumentam a atividade mitótica e a síntese de colágeno, resultando em ganho líquido na área da superfície da pele[2].

Usando esse raciocínio, muitos cirurgiões reconstrutores optam por esta conduta e orientam suas pacientes sobre a necessidade de um os mais procedimentos cirúrgicos até atingirem um resultado satisfatório, após a substituição dos expansores por próteses definitivas[3].

As reconstruções mamárias com implantes ganharam muita força com o avanço tecnológico dos implantes de silicone que são oferecidos hoje, com grande variedade de formas, volumes e texturas.

## Indicação

As indicações são feitas para toda paciente que deseja reconstrução mamária e não se incomoda com a possibilidade das complicações que potencialmente possam a ocorrer ao longo do tempo. Por mais evoluído que estejam os implantes mamários, os resultados tardios com retalhos autólogos, apresentam efeitos comparativos mais consistentes e duradouros[4].

Por outro lado, o uso de implantes e, sobretudo, de expansores pode proporcionar cirurgias mais rápidas, menos mórbidas e eficientes, sem cicatrizes em outras regiões do corpo, sendo excelentes alternativas para resgatar a autoestima das pacientes tratadas cirurgicamente com câncer de mama e alternativas viáveis para driblar os desafios da terapia oncológica.

O uso de expansores visando à reconstrução tardia pode ser indicado quando:

- Tumores maiores de 5 cm ou que apresentem fatores preditivos que indiquem grande chance de radioterapia ou tiveram sua cirurgia reconstrutora prévia alterada por achados intraoperatórios desagradáveis que levem a uma mastectomia mais extensa, com exérese de maior quantidade de pele;
- Relação volume da mama e tamanho tumoral desfavorável, sugerindo grande área de ressecção cutânea;
- Má qualidade do retalho cutâneo; apesar disso, é necessária cobertura adequada do implante;
- Possibilidade de simetria;
- Sugere-se selecionar pacientes com ausência ou pouca ptose;
- Inexperiência "cirúrgica reconstrutora"; com o expansor existirá a opção de um segundo tempo cirúrgico, favorecendo adequações, assim como o ajuste de volume também propicia correções de eventuais escolhas equivocadas.

Estimulam-se cirurgiões inexperientes a iniciar suas experiência reconstrutoras com o uso de expansores[5] (Figura 40.1).

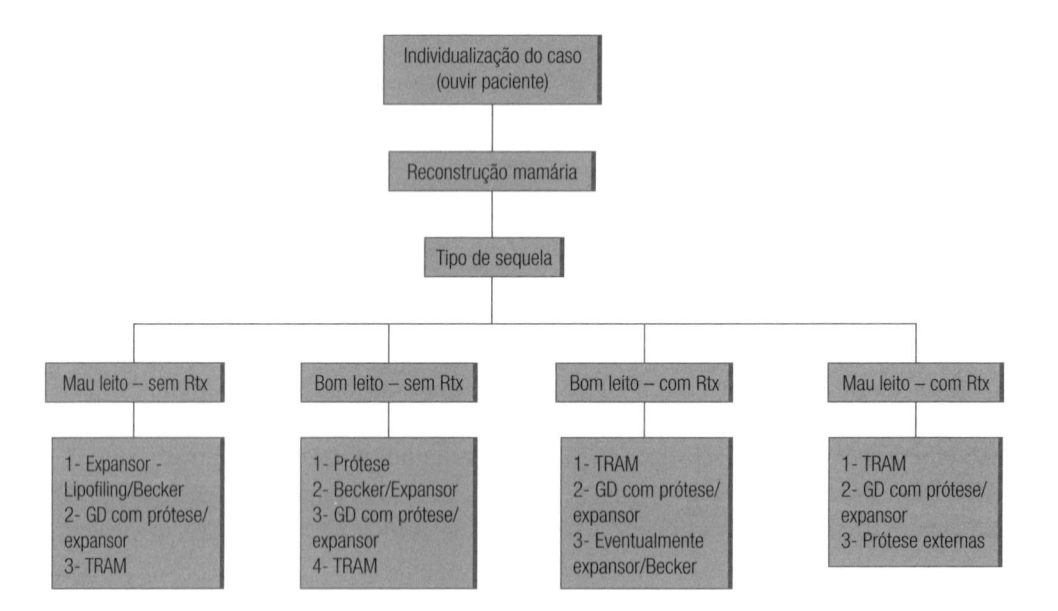

**Figura 40.1.** Tipos de reconstrução.

## Tipos de próteses

O mercado de próteses é repleto de marcas e cada uma delas tem suas especificações e peculiaridades. De forma geral, todas elas permitem grande variedade de formas e volumes.

Os tipos de expansores, na sua maioria, são temporários, ou seja, serão substituídos por implantes definitivos. No caso de expansores definitivos, há duas marcas no mercado, de diferentes fabricantes, com características individuais (Becker/Style 150).

De maneira geral, os expansores podem, ainda, ter único ou duplo lúmen e ter sua válvula incorporada ou, por meio de compartimentos anexos, válvulas remotas.

Quando se trata de reconstruções, aconselha-se optar por próteses que tenham um contorno anatômico que se aproxime o máximo do aspecto da mama a ser operada. Podem-se escolher implantes que favoreçam a expansão de determinada região específica da mama, para a obtenção de melhor resultado; geralmente o polo inferior da mama é o maior objetivo[5].

Também são muito variados os preços entre as marcas e modelos. É importante mencionar que no Brasil existe lei que favorece a reconstrução mamária e que, portanto, faz com que o Sistema Único de Saúde (SUS) custeie os implantes utilizados, porém com valores menores em relação ao mercado.

## Escolhendo o implante

No início não é nada fácil escolher as primeiras próteses, sendo muitas vezes o uso de próteses de prova ou *sizers* fundamental para ajudar na escolha do implante perfeito. Com a experiência, essas escolhas tornam-se mais fáceis e mais bem-sucedidas. Essa insegurança faz dos expansores aliados no início, já que permitem eventuais ajustes em um segundo momento.

Aconselha-se o uso de algumas medidas para favorecer a reconstrução mamária. A medida da base da mama, ou seja, a extensão da mama na caixa torácica, é fundamental, pois nenhuma prótese deve ter uma base maior que a da própria mama. Da base, deve-se subtrair o dobro da medida da prega cutânea da mama, e assim se define a base da prótese a ser usada.

$$\text{VOLUME} = \text{BASE} - 2\times \text{PINCH}$$

Depois, sobre essa base, escolhe-se o modelo ou forma que mais se assemelha ao da mama a ser reconstruída, levando em consideração a projeção mamária desejada. O volume será consequência. Apesar disso, sugere-se pesar a mama extirpada para uma definição final do volume a ser escolhido. Lembre-se de que cada marca protésica terá um elenco de medidas para cada tipo de implante.

## Confeccionando a loja protésica

É fundamental para uma boa loja protésica uma mastectomia bem feita, cujo sulco mamário tenha sido preservado e o retalho dermocutâneo seja viável[6].

Na sequência, deve-se descolar o músculo peitoral maior e, então, está iniciada a dissecção da loja entre os músculos peitorais. Na porção superior, a dissecção pode ser feita de forma romba, digitalmente. Na porção mais medial, próxima ao esterno, na altura do complexo areolopapilar contralateral, inicia-se a secção do músculo peitoral, que continua por toda extremidade inferior. Deve-se tomar cuidado, pois essa dissecção deve ser realizada milímetros sobre a fáscia do músculo reto abdominal. Lateralmente, a dissecção inferior pode ser estendida para liberação do músculo serrátil anterior, permitindo a formação da chamada loja completa. Caso a retalho dermogorduroso lateral seja viável e a prótese permita boa locação do implante, a loja pode ser parcial, com excelentes resultados, mesmo para expansores. É crucial que o expansor esteja coberto por músculo, ou seja, ao menos a incisão precisa estar sobre um músculo.

## Caso clínico

Paciente, 45 anos, apresenta nódulo de $4 \times 3$ cm, associado a retração e edema focal da pele sobre o quadrante inferolateral da mama esquerda e axila clinicamente negativa. Apresenta mamas de moderado volume, porém com relação desfavorável com o tamanho tumoral, desconsiderando um tratamento conservador. Após a análise dos exames complementares, foi indicada mastectomia com incisão radiada em quadrante inferolateral da mama esquerda para ressecção de pele supratumoral e biópsia de linfonodo sentinela. Foi feita mastectomia respeitando os limites mamários, sobretudo o sulco inferior. Confeccionou-se loja retromuscular e foi liberado o músculo serrátil lateralmente para permitir uma cobertura completa do implante. Tendo em vista a retirada de pele, optou-se por reconstrução mamária em dois tempos. Incialmente, foi utilizado expansor CPX 400 cc. O peso da mama era equivalente a 430g e o linfonodo sentinela foi negativo pela congelação e parafina; o anatomopatológico comprovou um carcinoma ductal infiltrante, luminal B, com 4 cm no maior diâmetro, com invasão perineural e angiolinfática e margens livres, apesar de pele comprometida pela neoplasia. Foi indicada quimioterapia e posterior radioterapia adjuvante. Optou-se por manter o expansor parcialmente insuflado durante as sessões de radioterapia. Ao término, a paciente foi encaminhada para expansão o mais rápido possível. Após seis meses, planejou-se substituição de expansor por prótese anatômica definitiva e eventual simetria contralateral.

## Referências bibliográficas

1. Lourenço T, Vieira R, Mauad E, Silva T, Costa A, Perez S. Barreiras relacionadas a adesão ao exame de mamografia e rastreamento mamográfico da DRS-V do estado de São Paulo. Rev Bras Mastol. 2009;19(1):02-9.
2. Zollner AM, Buganza Tepole A, Kuhl E. On the biomechanics and mechanobiology of growing skin. J Theor Biol. 2012;297:166-75.
3. Alderman AK, Kuhn LE, Lowery JC, Wilkins EG. Does patient satisfaction with breast reconstruction change over time? Two-year results of the Michigan Breast Reconstruction Outcomes Study. J Am Coll Surg. 2007;204(1):7-12.
4. Clough KB, O'Donoghue JM, Fitoussi AD, Nos C, Falcou MC. Prospective evaluation of late cosmetic results following breast reconstruction: I. Implant reconstruction. Plast Reconst Surg. 2001;107(7):1702-9.
5. Matthes A, Vieira R, Michelli R, Ribeiro G, Bailao JA, Mendonça M, et al. Treinamento do cirurgião como fator de risco da realização de cirurgia oncoplástica. Rev Bras Mastol. 2009;19(1):86-7.
6. Zucca-Matthes G, Manconi A, Viera RAC, Michelli RAD, Matthes ACS. The evolution of mastectomies in the oncoplastic breast surgery era. Gland Surg. 2013;2(2):102-6.

Natalia Rodrigues Uhlmann

Luiz Antonio Demario

## Conceito

O tratamento da neoplasia maligna mamária, em alguns casos, dependendo de sua localização ou estágio, pode gerar perda do complexo areolopapilar (CAP), sendo necessária a sua reconstrução. Ele representa um dos maiores desafios entre os motivos que levam à reconstrução, compreendido como passo final do processo de reconstrução mamária pós-mastectomia com papel importante na satisfação das pacientes quanto ao resultado estético final[1-4].

## Epidemiologia

Nos anos 1970, a porcentagem das pacientes que se submetiam à reconstrução do CAP era de no máximo 25%. A partir dos anos 1980, a procura foi crescendo, com relatos variando de 50% a 95% das pacientes[5]. Os recentes avanços relacionados com a cirurgia mamária e as diferentes técnicas de reconstrução do CAP têm proporcionado resultados estéticos altamente satisfatórios[6,7].

## Etiologia

O CAP pode necessitar de tratamento para criação, reparação ou reconstrução de suas partes ou por completo. A necessidade do tratamento advém de diversas situações, tais como doença congênita, alterações do desenvolvimento (agenesia, síndrome de Poland), trauma, infecção, queimadura, deformidades pós ressecção de nódulos e na reconstrução pós-mastectomias que envolvam a aréola[8].

Notadamente, as mutilações decorrentes do tratamento cirúrgico do câncer de mama apresentam impacto psicológico negativo para as pacientes, que é particularmente acentuado quando elas acarretam a perda parcial ou completa do CAP. Segundo pesquisas, esse complexo "caracteriza a mama como mama"[9]. Assim, sua ausência pode ocasionar desequilíbrio na dinâmica feminina, com alterações psicológicas na autoimagem, afetando inclusive a experiência da sexualidade[10].

O resultado estético satisfatório corresponde à obtenção de boa simetria, cor, textura e projeção, comparáveis àquelas presentes no CAP da mama normal[11].

## Tratamento

Atualmente dispomos de técnicas cirúrgicas de reconstrução da papila por meio de retalhos e enxertos que proporcionam a projeção e a textura esperadas para a papila e em momento posterior são refinadas com a dermopigmentação, proporcionando a cor e a simetria da nova aréola[4,5,12]. Nos casos em que não há interesse ou indicação para a reconstrução cirúrgica da papila, a técnica de dermopigmentação tridimensional de forma exclusiva pode ser realizada[13].

## Reconstrução cirúrgica da aréola e/ou papila ou dermopigmentação do CAP

A época mais adequada de correção varia de acordo com a etiologia, porém o tempo ótimo nos casos de câncer de mama ocorre aproximadamente entre três e quatro meses após a reconstrução mamária[4]. As reconstruções são feitas com retalhos, enxertos e dermopigmentação, e são mais eficientes quando associadas.

## Retalhos

Os retalhos basicamente consistem na preparação de um retalho central circular ou hemicircular prolongado bilateralmente por retalhos retangulares de espessura, comprimento e extremidades fusiformes, encaixe macho/fêmea, retangulares, distando entre si com ângulos de 180° a 90°. Os mais conhecidos são o *skate*, retalho C-V e suas variações, retalho em estrela, retalho em flecha, entre outros[4].

### Retalho C-V

Um retalho em "C" central ladeado superiormente por dois retalhos em "V" em ângulo de 180°, com projeção superior do "C" mantida como pedículo. As laterais são suturadas entrecruzando-se na porção inferior do "C" e as áreas doadoras dos "Vs" são suturadas primariamente[4].

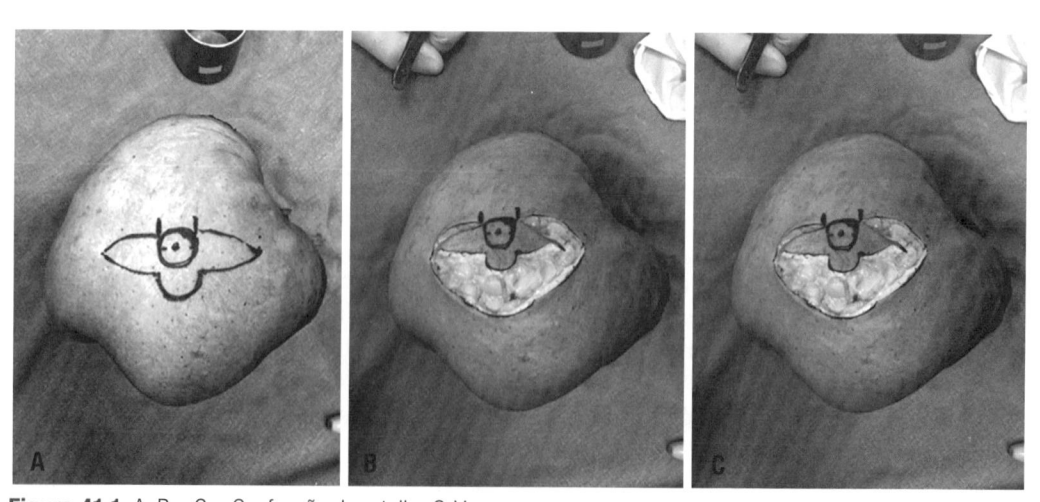

**Figura 41.1.** A, B e C – Confecção do retalho C-V.

## Retalho C-V modificado

Os retalhos em "V" tomam forma retangular e com angulação menor que 180° entre si e são dirigidos inferiormente, sendo um pouco mais longos com o intuito de desepitelizar suas extremidades de modo que sejam embutidas abaixo do "C", aumentando o volume de preenchimento da papila, que resulta em menos perda de projeção por retração cicatricial (Figura 41.2)[4].

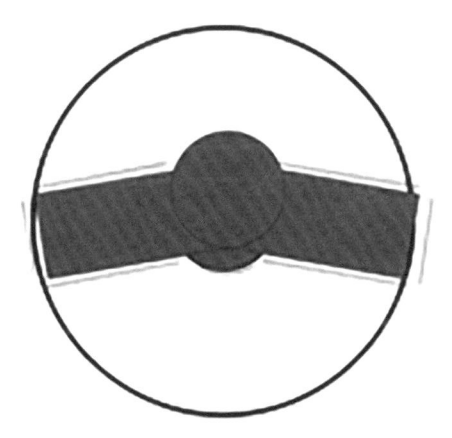

**Figura 41.2.** Retalho C-V modificado.

## Retalho em skate

Consiste numa porção central circular que mantém pedículo superior e dois ramos laterais verticais que se cruzam inferiormente, porém o retalho central leva consigo uma cunha de subcutâneo para aumentar o volume central da papila. Retalho central circular com dois retalhos transversais (180°) retangulares e sutura simples de áreas doadoras e *round block* para equalizar perímetro com a aréola oposta (Figura 41.3)[4].

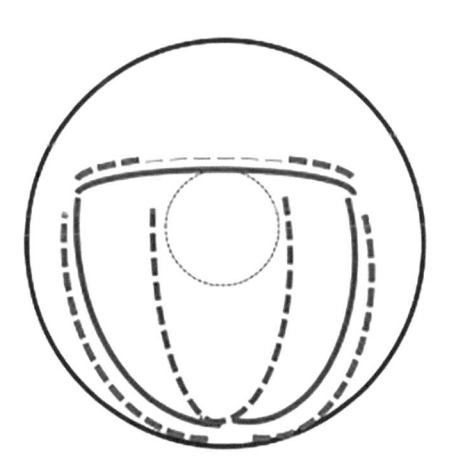

**Figura 41.3.** Retalho em *skate*.

### Retalho estrela

Retalho central vertical com subcutâneo e dois retalhos cutâneos laterais horizontais medial a lateral (180°) (Figura 41.4)[4].

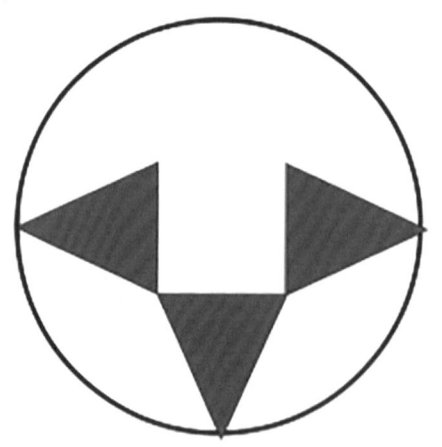

**Figura 41.4.** Retalho estrela.

### Retalho em flecha

Um retângulo em forma de seta com um semicírculo externo a sua porção média. A altura do retângulo deve exceder em 50% a altura de projeção da nova papila (Figura 41.5)[4].

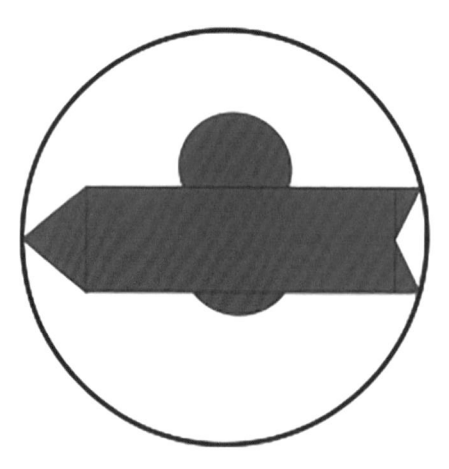

**Figura 41.5.** Retalho em flecha.

## Enxertos

Enxertos são bastante úteis como técnica isolada ou completando os retalhos. É uma técnica simples realizada com anestesia local e pode ajudar na melhora de qualidade de pele areolar e de cicatrizes prévias pelo incremento vascular determinado pelo processo natural de integração dos enxertos. As técnicas que utilizam enxertos de tecido para reconstrução do mamilo são: enxerto parcial da papila oposta, enxertos cutâneos na aréola e enxertos cartilaginosos.

### Enxerto parcial da papila oposta

Desde que a papila sadia (mama oposta) seja proeminente e que possa ser dividida em duas papilas de bom tamanho, pode-se enxertar a metade distal da papila sadia sobre a neoaréola do lado afetado. A área doadora pode ser saturada ou até permitir cicatrização por segunda intenção[4].

### Enxertos cutâneos na aréola

Áreas enxertadas tendem a apresentar hipercromias, portanto trazer de outros sítios pode mimetizar a coloração mais escura da aréola e reenxertar pele da própria aréola ou de região retroauricular de pessoas de pele clara pode evoluir com hipercromia suficiente. Pacientes de pele mais escura podem necessitar de enxertos de pele mais escura no local doador, como aréola oposta, pele inguinocrural ou de pequenos lábios[4].

### Enxertos cartilaginosos

Uma papila com projeção insuficiente por falta de tecido na sua reconstrução (pele irradiada, cicatricial ou espessura delgada com subcutâneo escasso nos casos de uso de prótese mamária) pode ser melhorada com enxerto de cartilagem auricular ou costal em sua base no primeiro tempo ou mais tardiamente se ocorre retração cicatricial ou atrofia por insuficiência circulatória do retalho papilar[4].

## Dermopigmentação

A dermopigmentação, também conhecida como dermatografia ou tatuagem, consiste na introdução de pigmentos em tecidos humanos por meio de punções, em especial nas dermes papilar e reticular, retidos no interior dos fibroblastos, principalmente ao redor dos vasos sanguíneos[14]. A literatura evidencia que o refinamento com a dermopigmentação apresenta altos índices de satisfação, proporcionando melhora significativa do aspecto final de cor, simetria, textura e projeção do CAP[15-18].

A dermopigmentação convencional pós-reconstrução cirúrgica da papila consiste em distribuir todo o pigmento até os limites da aréola em movimentos circulares ou em forma de cunha. A papila recebe cor mais escura que a aréola, onde os pigmentos utilizados vão ao encontro do CAP normal, podendo ter seus tons misturados entre si para melhor compatibilidade. Os tubérculos de Montgomery são realizados com pontos mais claros para proporcionar efeito de relevo[2,19].

Sua maior vantagem está no baixo custo, com mínimo risco quanto ao aparecimento de infecções, quando realizada em adequado ambiente, respeitando-se as normas de assepsia e antissepsia, e também na utilização de marcas de pigmentos confiáveis[16,17,20].

Uma desvantagem prevista relatada no uso dessa técnica é o clareamento gradual dos pigmentos, aspecto presente com frequência significativa nos estudos. Esse mecanismo ocorre em dois momentos; o primeiro se dá com a descamação da epiderme e o segundo, de forma progressiva, devendo-se essa perda à fagocitose exercida pelos macrófagos[16].

### Dermopigmentação tridimensional

O uso da radioterapia é considerado por alguns autores como contraindicação para a reconstrução da papila, uma vez que radiação pode ocasionar mudanças na pele, principalmente quando associada ao implante mamário[4,21]. São vistos também como desvantagens a necrose de aréola e de papila, a possibilidade de perda da projeção ou depressão da papila, a ansiedade pré-operatória, a necessidade de afastamento temporário e o eventual aumento do custo, fatores que motivam a sua não realização[5,13,22,23].

Como opção nesses casos, Furie e Bruce-Chwatt[12], em 2004, e Halvorson[13], em 2014, propõem a realização da técnica de dermopigmentação tridimensional de forma exclusiva[13]. Nesses casos, o efeito de projeção, simetria e cor são todos criados com o uso de iluminação e sombreamento dos pigmentos.

A técnica tridimensional de dermopigmentação busca criar efeito de ilusão óptica de relevo, onde formas em duas dimensões aparentem ter três dimensões[24]. O CAP é pigmentado por completo e nas bordas da papila utilizam-se cores mais escuras para promover profundidade, e com tons pastéis se obtém iluminação com capacidade de simular a forma e a textura areolar, assim como os altos-relevos correspondentes aos tubérculos de Montgomery (Figura 41.6).

## Considerações finais

A reconstrução cirúrgica do CAP é parte importante para a satisfação do paciente e finaliza a reconstrução mamária no tratamento das mais diversas patologias. Outras técnicas podem ser acrescentadas para aumentar o realismo, como a dermopigmentação. Atualmente já é possível a realização dessa técnica de forma tridimensional, em que não se realiza a reconstrução cirúrgica da papila, proporcionando melhora da estética também para esse grupo.

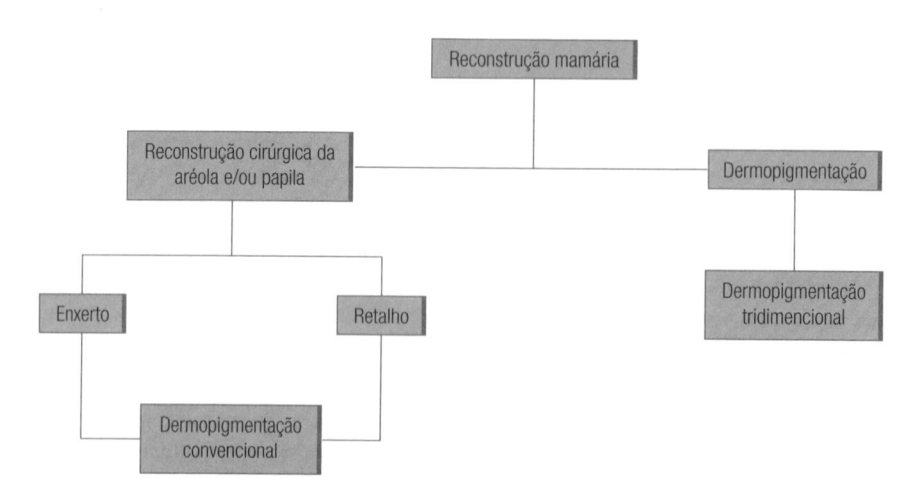

**Figura 41.6.** Tipos de reconstrução do complexo areolo papilar.

## Caso clínico

Paciente M. D. N., 43 anos, sexo feminino, com diagnóstico de carcinoma ductal infiltrante sem outras especificações grau II, triplo-negativo, Ki-67 de 50%. Estadiamento inicial: T4N0M0. Foi submetida a quimioterapia, porém sem resposta. A paciente apresenta mamas de grande volume e o tumor ocupa quase toda a extensão da mama. Tem mamas ptóticas e papilas pequenas. A paciente foi submetida a mastectomia e reconstrução com músculo transverso abdominal. Retornou seis meses depois desejosa de simetria das mamas em relação ao CAP. Qual a melhor indicação para a correção da estética mamária?

a) Dermopigmentação tridimensional de forma exclusiva;

b) Dermopigmentação convencional de forma exclusiva;

c) Reconstrução cirúrgica da papila com técnica de retalho C-V associada a dermopigmentação convencional;

d) Reconstrução cirúrgica da papila com técnica de retalho em estrela;

e) Reconstrução cirúrgica da papila com técnica de enxerto parcial da papila oposta associada a dermopigmentação convencional.

**A resposta correta é a "c".**

## Comentários

Uma vez que a paciente apresenta possibilidade de reconstrução cirúrgica da papila, esta deve ser escolhida, pois é a única técnica que possibilita manter a textura da papila, o que não ocorre com a técnica exclusiva de dermopigmentação tridimensional. A papila contralateral pequena impossibilita o enxerto parcial de papila oposta; em contraposição, mamas de grande volume possibilitam a escolha da reconstrução da papila com técnicas cirúrgicas de retalho com maior facilidade, sendo ideal a finalização com a dermopigmentação convencional para a refinamento da aréola, que apresentará melhor resultado quanto à cor e à simetria, tendo como base o CAP contralateral e proporcionando, assim, maior naturalidade.

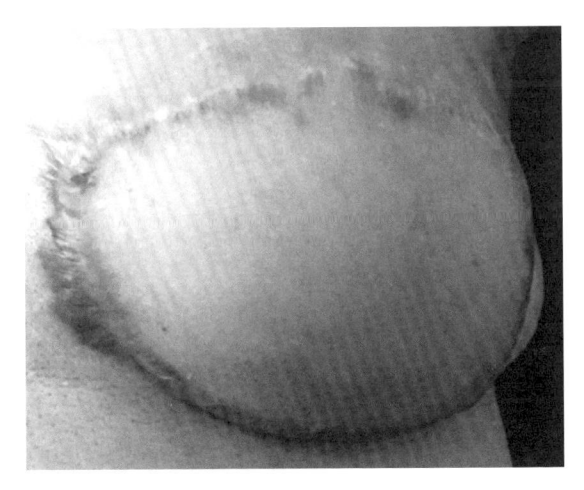

**Figura 41.7.** Pós-operatório de retalho miocutâneo transverso abdominal (TRAM) sem CAP.

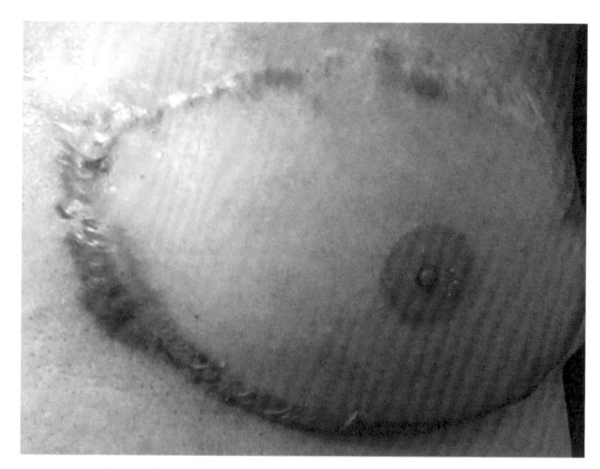

**Figura 41.8.** CAP com reconstrução cirúrgica da papila e aréola com dermopigmentação convencional.

## Referências bibliográficas

1. Rubino C, Dessy L, Posadinu A. A modified technique for nipple reconstruction: the 'arrow flap'. Br J Plast Surg. 2003;56(3):247-51.
2. El-Ali K, Dalal M, Kat C. Modified C-V flap for nipple reconstruction: our results in 50 patients. J Plast Reconstr Aesthet Surg. 2009;62(8):991-6.
3. Hammond DC, Khuthaila D, Kim J. The skate flap purse-string technique for nipple-areola complex reconstruction. Plast Reconstr Surg. 2007;120(2):399-406.
4. Ramos RFM, Strassburger CP, Falcão M, Uebel CO. Reconstrução do complexo areolo-papilar: do que dispomos atualmente? Rev Bras Mastol. 2016;26(1):18-23.
5. Saad JF. Reconstrução do complexo aréolo-papilar com retalho em fechadura associado à pigmentação por tatuagem [tese]. São Paulo: Faculdade de Medicina da Universidade de São Paulo; 2001.
6. Angheben E, Garnica G. Oncoplastia mamária. Rev Argent Cancerol 2014;42(1):41-8.
7. Kijima Y, Yoshinaka H, Shinden Y, Hirata M, Nakajo A, Arima H, et al. Oncoplastic breast surgery for centrally located breast cancer: a case series. Gland Surg. 2014;3(1):62-73.
8. Nimboriboonporn A, Chuthapisith S. Nipple-areola complex reconstruction. Gland Surg. 2014;3(1):35-42.
9. Laronga C, Lewis JD, Smith PD. The changing face of mastectomy: an oncologic and cosmetic perspective. Cancer Control. 2012;19(4):286-94.
10. Maluf MFM. O luto no câncer de mama. In: Piato S, Piato JRM (Eds.). Doenças da mama. Rio de Janeiro: Revinter; 2006.
11. Bhatty MA, Berry RB. Nipple-areola reconstruction by tattooing and nipple sharing. Br J Plast Surg. 1997;50(5):331-4.
12. Fourie le R, Bruce-Chwatt A. Professional tattooing; alternative method to nipple reconstruction. Br J Plast Surg. 2004;57(7):693-4.
13. Halvorson EG, Cormican M, West ME, Myers V. Three-dimensional nipple-areola tattooing: a new technique with superior results. Plast Reconstr Surg. 2014;133(5):1073-5.
14. van der Velden EM, Baruchin AM, Jairath D, Oostrom CA, Ijsselmuiden OE. Dermatography: a method for permanent repigmentation of achromic burn scars. Burns. 1995;21(4):304-7.
15. Rees TD. Reconstruction of the breast areola by intradermal tattooing and transfer. Plast Reconstr Surg. 1965;55:620-2.
16. Spear SL, Arias J. Long-term experience with nipple-areola tattooing. Ann Plast Surg. 1995;35(3):232-6.
17. Patita M. Tattoo devices [letter]. Plast Reconstr Surg. 1986;78:696.

18. Masser MR, Di Meo L, Hobby JA. Tattooing in reconstruction of the nipple and areola: a new method. Plast Reconstr Surg. 1989;84(4):677-81.

19. Hallock GG. Salvage by tattooing of areolar complications following breast reduction. Plast Reconstr Surg. 1993;91(5):942-5.

20. Flageul S. [Forum: dermopigmentation or medical tattooing. Dermopigmentation and reconstruction of the nipple-areola]. Ann Chir Plast Esthet. 1992;37(4):387-93.

21. Draper LB, Bui DT, Chiu ES, Mehrara BJ, Pusic AL, Cordeiro PG, et al. Nipple-areola reconstruction following chest-wall irradiation for breast cancer: is it safe? Ann Plast Surg. 2005;55(1):12-5

22. Ho-Asjoe M, Mallucci P. Professional tattooing – alternative method to nipple reconstruction. Br J Plast Surg. 2004;57(2):185-6.

23. Zhang H, Li Y, Moran MS, Haffty BG, Yang Q. Predictive factors of nipple involvement in breast cancer: a systematic review and meta-analysis. Breast Cancer Res Treat. 2015;151(2):239-49.

24. Tymieniecka AT. Human Creation Between Reality and Illusion. Berlin: Springer Science & Business Media; 2006. p. 259.

Régis Resende Paulinelli

O tratamento conservador é, na maioria das vezes, a melhor alternativa de tratamento cirúrgico para o câncer de mama, com resultado oncológico comparável ao da mastectomia de Halsted, com menor risco de complicações e melhor resultado estético do que a reconstrução total da mama[1]. A quimioterapia (QT) neoadjuvante e a utilização de técnicas de cirurgia oncoplástica podem ampliar as indicações de tratamento conservador mesmo em casos desfavoráveis, garantindo um bom resultado estético[2].

A reconstrução mamária heteróloga, com expansor e prótese, com expansores definitivos ou com próteses diretas, tem se tornado o método principal de reconstrução total da mama em todo o mundo, devido à sua simplicidade técnica, ao menor tempo cirúrgico e à melhor recuperação pós-cirúrgica, em comparação aos retalhos miocutâneos[3]. Entretanto, as reconstruções com próteses estão relacionadas a maior risco de falha e de complicações, especialmente em pacientes que necessitam de radioterapia (RT) adjuvante[4]. A mastectomia preservadora de pele e de mamilo tem se tornado a técnica preferencial de mastectomia, mas é contraindicada em casos com extensão da doença a pele.

A paciente pode apresentar algumas complicações cirúrgicas, como seroma, infecção e falha da reconstrução com prótese após a RT, com a necessidade de nova reconstrução com retalho miocutâneo.

O seroma, em nossa casuística, ocorreu em 12% dos casos. Procuramos evitar múltiplas punções do seroma, pelo risco de infecção e de perfuração da prótese. Pequenos seromas são geralmente reabsorvidos com o tempo. Preferimos realizar a punção, quando necessária, na região da válvula do expansor, se possível. Em caso de seromas volumosos persistentes, sintomáticos, preferimos recolocar o dreno de sucção.

Nosso índice de infecção nas reconstruções heterólogas foi de 14%. A suspeita de infecção deve ser tratada prontamente, pois uma infecção mais profunda comprometendo a prótese pode levar à sua perda. O agente infeccioso mais comum é o *Staphylococcus aureus*. A perda do implante foi de 9,9% em nossa casuística.

O antibiótico terapêutico deve ser, de preferência, diferente do utilizado na profilaxia. Nossa escolha mais comum tem sido o ciprofloxacino, às vezes associado à clindamicina, até o resultado da cultura. No caso de infecção persistente, a irrigação abundante, a substituição da prótese e a antibioticoterapia por três semanas, como método de salvamento da reconstrução, podem levar ao sucesso em 76% das vezes, segundo um estudo retrospectivo[5]. Mas a conduta mais comumente adotada pelos cirurgiões é a de retirar o implante e refazer a reconstrução após seis meses. A decisão da tentativa de resgate deve ser partilhada com a paciente, mas uma atitude mais agressiva deve ser tomada, especialmente nos casos em que a prolongação da infecção possa atrasar demasiadamente o tratamento adjuvante.

Não é comum que o implante ou o expansor atrapalhem o planejamento radioterápico, mas isso pode ocorrer com maior frequência em casos de implantes muito grandes ou que estejam ultrapassando a linha média, ou em caso de reconstruções mamárias bilaterais. Também não há evidências de que a válvula incorporada atrapalhe significativamente o planejamento radioterápico. Nos raros casos em que o expansor atrapalha a RT, é necessário desinflá-lo parcialmente ou trocar o implante por outro menor (no caso de um implante definitivo). A nova expansão, após a RT, pode ser dificultosa, principalmente quando há demora para o seu início. Geralmente, quanto maior o tempo após a RT, maior a fibrose e a dificuldade.

Quando não conseguimos completar a reconstrução com o implante definitivo, a melhor opção reconstrutiva, após a RT, é a utilização de um retalho miocutâneo (TRAM ou grande dorsal). Quando não há contraindicações absolutas ou relativas ao TRAM (como no caso de alguns tipos de cirurgias abdominais, obesidade, diabetes, tabagismo, entre outras situações), nossa preferência pessoal costuma ser pelo retalho abdominal, pois ele costuma trazer, em nossas mãos, melhor resultado estético para a mama e para o abdome. Quando possível, utilizamos o retalho monopediculado, devido à menor morbidade para o abdome. O retalho do músculo grande dorsal apresenta risco muito menor de necrose gordurosa, mas está relacionado a um defeito, geralmente discreto, no dorso, além de mais complicações relacionadas ao uso da prótese.

Alternativamente, algumas evidências têm mostrado que a lipoenxertia pode aumentar as chances de sucesso na reconstrução heteróloga após a RT[6]. O benefício do uso de matrizes acelulares ainda não é comprovado nesse cenário.

## Caso clínico

S. M. A. S., 42 anos, referiu descarga mamilar espontânea e aparecimento de nódulo na mama direita (MD) há alguns meses.

No exame, foi encontrado espessamento palpável mal delimitado de 6 × 4,5 cm no quadrante superior lateral (QSL) da MD, descarga uniductal sanguinolenta à expressão à direita e axilas livres; T3N0M0. A mama esquerda era maior que a MD, com ptose grau 1. As medidas da mama esquerda eram de 12,5 × 7 × 11 cm. A paciente referia estar satisfeita com o tamanho da mama esquerda. O índice de massa corporal (IMC) era de 27.

A mamografia mostrou mamas heterogeneamente densas, com esboços nodulares isodensos no QSL da MD. A ultrassonografia mamária mostrou um cisto simples às 8 horas na MD e dois cistos espessos de 0,5 cm no QSL da MD, além de cistos simples na mama esquerda. A ressonância nuclear magnética mostrou dois nódulos ovoides na MD, com curva tipo 2: retroareolar de 0,7 cm; às 9 horas de 0,7 cm, além de hipercaptação extensa intraductal retroareolar na MD. BI-RADS categoria 4.

Como antecedentes, a paciente apresenta hipertensão arterial sistêmica e estava em uso de betabloqueador. Havia feito biópsia por causa de um papiloma benigno na MD aos 34 anos. Seu pai teve linfoma.

Fez biópsia, com incisão periareolar, da área de palpável no QSL e dos ductos na MD. O exame anatomopatológico (AP) mostrou, no QSL da MD, um carcinoma papilar invasor de 0,9 cm, grau 1, além de carcinoma papilar e micropapilar *in situ* extensos com margens comprometidas. Na excisão dos ductos da MD, o AP mostrou um carcinoma ductal *in situ* (CDIS) de 0,3 cm, grau 2, com margem comprometida.

Nossa proposta cirúrgica foi a realização de mastectomia, biópsia do linfonodo sentinela à direita e reconstrução com expansor. O aspecto pré-operatório das mamas pode ser visto na Figura 42.1.

A cirurgia foi realizada em 02/09/2011, e a MD pesou 420g. A reconstrução mamária foi realizada com um expansor texturizado anatômico, de válvula incorporada, CPX 6200 de 450cc, com 60 mL de expansão inicial. Foi utilizada uma bolsa submuscular completa com o músculo peitoral maior e o músculo serrátil.

O AP da mastectomia mostrou um carcinoma misto, mucinoso e papilar invasor, grau 1, medindo 11,8 cm, associado a um CDIS extenso, com margens livres. Imunoistoquímica: receptores de estrogênio (RE) +2/4+ e receptores de progesterona (RP) +3/4+. CerbB2 negativo. Ki-67 de 10%. Foram encontrados, com o tecnécio radioativo, cinco linfonodos sentinelas livres.

Foi retirado o dreno de sucção no oitavo dia pós-operatório (PO). A paciente retornou no 15º PO com um pouco de seroma. Houve o aparecimento de uma pequena área de hiperemia na região inframamária, próxima ao local de saída do dreno. Foi aspirado o seroma junto à válvula do expansor. Foi realizada a expansão de 100 mL de solução fisiológica (SF). Enviamos o seroma para uma cultura para Gram-positivos, Gram-negativos, fungos, bacilo de Koch e microbactérias atípicas, com resultados negativos. Foi iniciado no 15º PO, devido à hiperemia, o uso de ciprofloxacina via oral (VO) 500 mg de 12 em 12 horas, com melhora clínica. A paciente usou o antibiótico por 21 dias. Foi realizada semanalmente a expansão de 100 mL de SF até o volume final de 460 mL. A Figura 42.2 mostra o resultado final após o término da expansão.

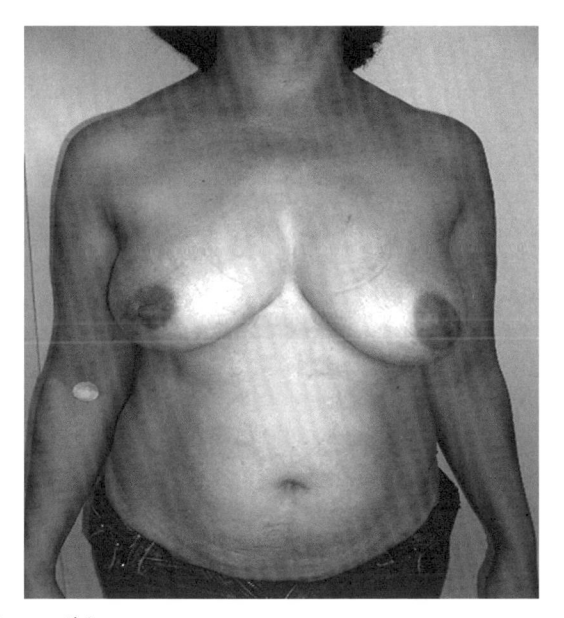

**Figura 42.1.** Aspecto pré-operatório.

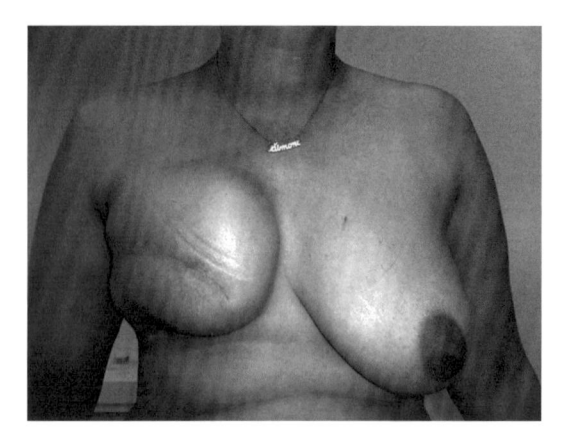

**Figura 42.2.** Paciente após a expansão, no final da quimioterapia.

Foi iniciada a QT adjuvante após duas semanas do término do antibiótico, quando se constatou que a hiperemia não havia voltado. Fez quatro ciclos de doxirrubicina e ciclofosfamida e 12 ciclos semanais de paclitaxel (AC+T).

A paciente foi encaminhada para a RT após o término da QT. Iniciou nesse momento o uso de tamoxifeno.

A paciente foi encaminhada de volta pelo radioterapeuta, porque o volume da prótese estava atrapalhando a programação da RT. Desinsuflei 300 mL do expansor, com a resolução do problema.

Pedi que a paciente retornasse logo após a RT para reiniciar a expansão, porém ela só retornou após seis meses. Na época, a paciente apresentou à mamografia microcalcificações agrupadas, amorfas no QSL da mama esquerda. Foi, então, realizada uma biópsia estereotáxica em 14-12-12. O AP mostrou apenas hiperplasia ductal sem atipias.

Foi realizada expansão de 100 mL no momento da biópsia estereotáxica, enquanto a paciente estava sedada. Realizou-se nova expansão de 70 mL após uma semana, seguida de muita dor. Devido ao grande desconforto da expansão, não quis tentar continuar. Foi proposta a reconstrução com retalho miocutâneo, mas a paciente recusou a cirurgia inicialmente.

Houve perda de seguimento por aproximadamente dois anos. A paciente retornou, então, queixando-se de dor. Ao exame, observamos contratura capsular grau 4 de Baker na MD (Figura 42.3).

Propusemos, nesse momento, a reconstrução mamária com um retalho miocutâneo transverso abdominal (TRAM). Em vermelho, no abdome, observam-se as zonas de maior para a menor vascularização: I, II, III e IV. Pelo risco de necrose, costumo evitar usar além da metade da zona III. Como o volume do retalho foi menor do que o desejado, no intraoperatório mudou-se o planejamento para um TRAM bipediculado. A Figura 42.4 mostra as marcações cutâneas do planejamento pré-operatório.

A cirurgia reconstrutiva foi realizada em 25/04/2015, porém a paciente apresentava mais gordura intra-abdominal e o volume obtido com o retalho monopediculado foi menor do que o esperado. Foi, então, mudada a técnica, no intraoperatório, para a reconstrução com TRAM bipediculado, com utilização de tela de Marlex abdominal. Retirou-se o dreno após uma semana. A paciente apresentou disúria e polaciúria após 15 dias. Apesar da urocultura negativa, optamos por tratá-la como tendo infecção urinária, com ciprofloxina 500 mg VO de 12 em 12 horas por sete dias, com melhora total dos sintomas.

A Figura 42.5 mostra o resultado final após três meses da cirurgia reconstrutiva.

A paciente continua em uso do tamoxifeno, em seguimento clínico semestral. Foram propostas, para um segundo tempo, a redefinição do sulco mamário à direita, a reconstrução do complexo areolopapilar e a mastopexia contralateral. Porém, a paciente ainda não quer ser submetida a outra cirurgia.

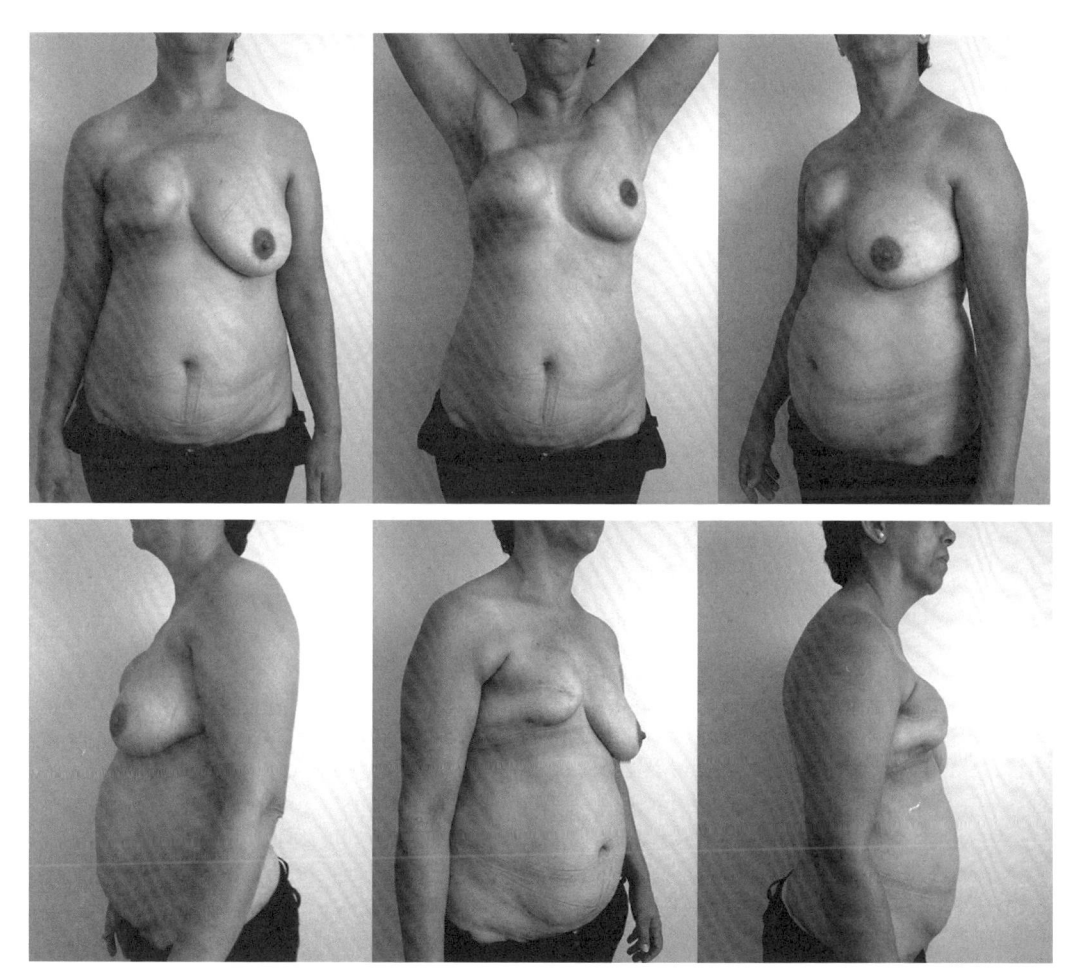

**Figura 42.3.** Resultado final da tentativa de reexpansão, interrompida devido ao desconforto e à dor. Volume final obtido de 330 mL. Baker 4 à direita com grande deformidade estética e desconforto.

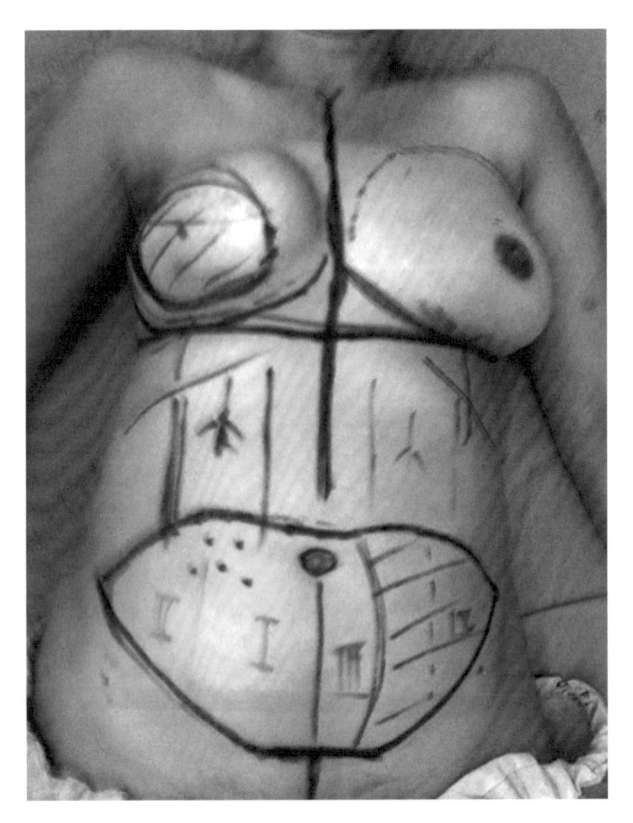

**Figura 42.4.** Planejamento pré-operatório da reconstrução com retalho miocutâneo transverso abdominal (TRAM) monopediculado ipsilateral.

## Comentário

Neste caso em especial, entretanto, devido à grande extensão da doença, foi necessária a mastectomia. Não propusemos a QT neoadjuvante, porque se tratava de tumor luminal A, grau 1, com grande extensão *in situ* e não era ainda certa a necessidade da QT. A mastectomia preservadora de pele estava contraindicada neste caso, devido à descarga mamilar, à grande extensão da doença e à proximidade da pele. Não havia pele suficiente após a mastectomia para tentar a colocação direta do implante definitivo, por isso optamos pela utilização do expansor.

A paciente apresentou algumas complicações cirúrgicas, como seroma, infecção e falha da reconstrução com prótese após a RT, com a necessidade de nova reconstrução com retalho miocutâneo. No caso apresentado, houve melhora completa da provável infecção com a antibioticoterapia. O resultado estético final foi considerado satisfatório.

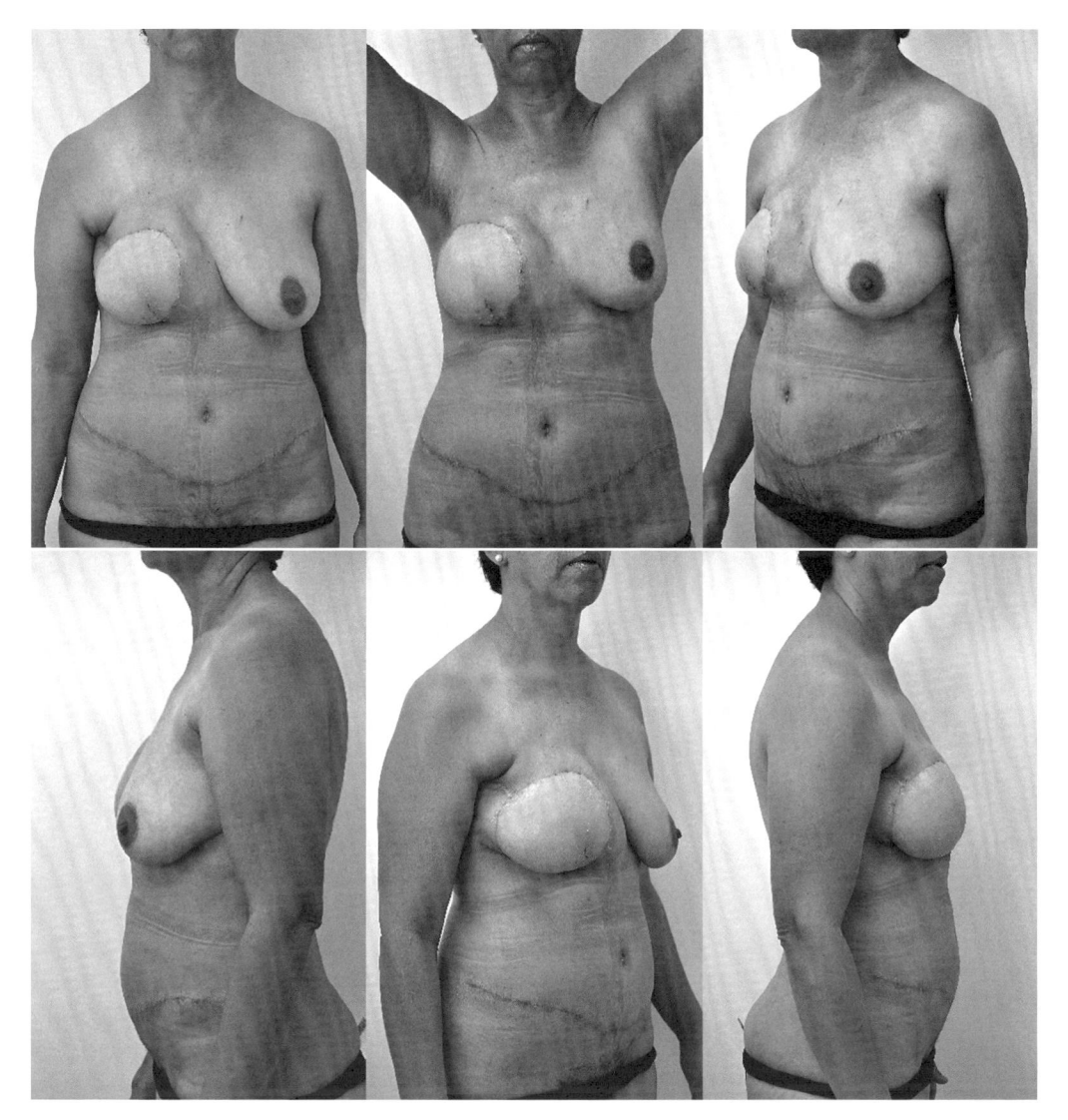

**Figura 42.5.** Resultado da reconstrução mamária à direita com TRAM bipediculado, após 3 meses da cirurgia.

## Referências bibliográficas

1.  Veronesi U, Cascinelli N, Mariani L, Greco M, Saccozzi R, Luini A, et al. Twenty-year follow-up of a randomized study comparing breast-conserving surgery with radical mastectomy for early breast cancer. N Engl J Med. 2002;347(16):1227-32.

2.  De Lorenzi F, Hubner G, Rotmensz N, Bagnardi V, Loschi P, Maisonneuve P, et al. Oncological results of oncoplastic breast-conserving surgery: long term follow-up of a large series at a single institution: a matched-cohort analysis. Eur J Surg Oncol. 2015.

3.  Razdan SN, Cordeiro PG, Albornoz CR, Disa JJ, Panchal HJ, Ho AY, et al. National breast reconstruction utilization in the setting of postmastectomy radiotherapy. J Reconstr Microsurg. 2017;33(5):312-7.

4.  Tsoi B, Ziolkowski NI, Thoma A, Campbell K, O'Reilly D, Goeree R. Safety of tissue expander/implant versus autologous abdominal tissue breast reconstruction in postmastectomy breast cancer patients: a systematic review and meta-analysis. Plast Reconstr Surg. 2014;133(2):234-49.

5.  Prince MD, Suber JS, Aya-Ay ML, Cone JD, Greene JN, Smith DJ, et al. Prosthesis salvage in breast reconstruction patients with periprosthetic infection and exposure. Plast Reconstr Surg. 2012;129(1):42-8.

6.  Ribuffo D, Atzeni M, Guerra M, Bucher S, Politi C, Deidda M, et al. Treatment of irradiated expanders: protective lipofilling allows immediate prosthetic breast reconstruction in the setting of postoperative radiotherapy. Aesthetic Plast Surg. 2013;37(6):1146-52.

# TRATAMENTO SISTÊMICO NO CÂNCER DE MAMA

Larissa Müller Gomes

Manoel Carlos Leonardi de Azevedo Souza

Fernando Cotait Maluf

## Introdução

Terapia-alvo é um tipo de tratamento que utiliza drogas ou outras substâncias que atacam diretamente as células cancerígenas sem afetar tecidos normais. Cada tipo de terapia-alvo funciona de maneira diferente, mas todas modificam a microbiologia da célula tumoral.

O cancer de mama é classificado em tipos moleculares. Entre eles temos os tumores com amplificação ou hiperexpressão do oncogene do receptor 2 do fator de crescimento epidérmico humano (HER-2). Eles representam aproximadamente 20% dos tumores primários invasivos de mama e os doentes comeste subtipo molecular são beneficiados com terapia alvo como parte do tratamento oncológico. As mulheres com HER-2 positivo devem receber terapia-alvo como parte de seu tratamento.

A confirmação do *status* HER-2 positivo se faz por meio da imunoistoquímica (IHQ) de 3+, definida como coloração intensa e uniforme em 10% ou mais das células tumorais, ou por meio da taxa de amplificação fluorescente *in situ* (FISH) maior ou igual a 2[1].

## Tratamento

### Quando iniciar o tratamento

Semelhante ao tratamento com quimioterapia (QT), indica-se iniciar a terapia-alvo entre quatro e seis semanas após o procedimento cirúrgico. Os bancos de dados de oito instituições do *National Comprehensive Cancer Network* (NCCN) demonstram que o atraso no início da QT superior a 90 dias é prejudicial. Ademais, série do *MD Anderson Cancer Center* (MDACC) demonstrou que o risco de morte foi maior quando a QT atrasou mais de 60 dias após a cirurgia para portadoras de tumores HER-2 positivo tratadas com trastuzumabe.

### Indicações de tratamento

Todas as pacientes HER-2 positivas, independentemente do *status* hormonal, têm indicação de tratamento quando apresentarem tamanho tumoral (T) de 0,6 a 2 cm e linfonodos (LNs) negativos, ou T maior que 2 cm ou LN acometidos[2].

## Câncer de mama HER-2 positivo com T 0,6 a 2 cm e LN negativo

De forma geral, as pacientes com HER-2 positivo têm prognóstico pior que aquelas com tumores negativos, segundo os estudos do MDACC, *Istituto Europeo di Oncologia* e do *Netherlands Cancer Institute*. A primeira série[2], com seguimento mediano de cinco anos, observou pacientes com tumores com menos de 1 cm que não receberam nenhum tratamento adjuvante e apresentaram sobrevida livre de doença (SLD) menor para os tumores HER-2 positivos (86,4% *versus* 97,2%, p < 0,0001), além de pior sobrevida livre de recorrência (SLR), com 77,1% *versus* 93,7%, também com significância estatística. Atualizado em 2011, esses dados foram confirmatórios em mulheres com tumores HER-2 positivo e idade menor ou igual a 35 anos, que apresentavam risco de recorrência elevado (57% em cinco anos). Assim, nas pacientes com lesões pequenas e sem comprometimento de LN, indica-se tratamento adjuvante com trastuzumabe e paclitaxel[3].

## Câncer de mama HER-2 positivo com T maior que 2 cm ou LN+

Os estudos NSABP B-31 e NCCTG 9831 compararam o esquema adriamicina e ciclofosfamida (AC), seguido de paclitaxel por quatro ciclos, *versus* o esquema AC por quatro ciclos, seguido de paclitaxel por quatro ciclos, concomitante com trastuzumabe, seguido de trastuzumabe isolado por 40 semanas. Com acompanhamento de dois anos, houve aumento de sobrevida global – SG [*hazard ratio* (HR) de 0,67; intervalo de confiança (IC) de 95%: 0,48-0,93; p 0,015] e SLD (HR de 0,48; IC de 95%: 0,39-0,59; p < 0,0001) no grupo em que se adicionou trastuzumabe à QT adjuvante[4].

Avaliando o papel do trastuzumabe administrado de modo sequencial, foi realizado o estudo HERA, incluindo 5.090 pacientes em três terapêuticas: QT isolada a critério do investigador *versus* QT isolada seguida de trastuzumabe 8 mg/kg endovenoso (EV) de dose de ataque, seguida de 6 mg/kg EV a cada três semanas, por um ano, *versus* QT isolada seguida de trastuzumabe por dois anos[5]. Após seguimento mediano de oito anos, apresentou-se benefício persistente tanto no intervalo livre de doença (HR de 0,76; p < 0,0001) como na SG (HR de 0,76; p 0,0005), com *crossover* de 52% das pacientes do braço controle que terminaram recebendo trastuzumabe; essas pacientes também tiveram benefício na SLD (HR de 0,68; IC de 95%: 0,51-0,90), apesar do início tardio (mediana de 22,5 meses), quando comparadas com as pacientes que não fizeram o *crossover*[5] (Tabela 43.1).

**Tabela 43.1.** Manejo de adjuvância em câncer de mama HER-2 positivo

| Câncer de mama e HER-2 positivo | |
| --- | --- |
| Menor de 0,6 cm | Discutir individualmente TH* adjuvante, especialmente em pacientes jovens |
| 0,6 a 2 cm, LN negativo | TH* adjuvante |
| Maior de 2 cm ou LN positivo | TCH** adjuvante ou ACTH*** (segunda opção) |

\* TH: Paclitaxel (T) 80 mg/m² e trastuzumabe (H) 4 mg/kg EV (dose de ataque), seguido de 2 mg/kg EV, ambos administrados semanalmente por 12 semanas, seguidos de trastuzumabe (H) 6 mg/kg EV a cada três semanas, até completar um ano de tratamento.

\*\* TCH: Docetaxel (T) 75 mg/m² EV, carboplatina (C), AUC 6 EV e trastuzumabe (H) 8 mg/kg EV, por 90 min, como dose de ataque no primeiro ciclo, e depois 6 mg/kg EV, por 30 min, a cada 21 dias, por seis ciclos, seguido de 40 semanas de trastuzumabe 6 mg/kg EV, a cada três semanas

\*\*\* ACTH: Doxorrubicina ou adriamicina (A) 60 mg/m² EV e ciclofosfamida (C) 600 mg/m² EV, ambas no D1, a cada 21 dias, por quatro ciclos, seguidas de paclitaxel (T) 175 mg/m² EV, durante 3h por quatro ciclos ou semanalmente por 12 semanas, na dose de 80 mg/m² EV, em 1h, em combinação com trastuzumabe (H) 8 mg/kg EV, por 90 min, como dose de ataque no primeiro ciclo, e depois 6 mg/kg EV, por 30 min, com cada dose de taxano, a cada 21 dias, por quatro ciclos, seguido de 40 semanas de trastuzumabe (H) 6 mg/kg EV, a cada três semanas.

## Outras terapêuticas

Ainda sob investigação clínica estão o ado-trastuzumabe entansina, lapatinibe e neratinibe. O inibidor da quinase duplo lapatinibe já foi estudado nesse cenário como substituto do trastuzumabe ou em adição ao trastuzumabe, mostrando-se inferior como agente único e sem alterar a SLD quando em combinação. Além disso, não há papel para o lapatinibe em combinação na adjuvância, por não apresentar benefício para a terapia combinada, conforme mostrou o estudo ALTTO. Após 4,5 anos de seguimento, a combinação não teve aumento de SLD quando comparado ao Herceptin isolado[6].

## Casos especiais

1. Pacientes do sexo masculino: não há diferença na terapêutica entre os gêneros.
2. Pacientes gestantes: o uso de trastuzumabe é contraindicado. A droga não foi estudada nesse contexto, podendo acarretar risco de oligodrâmnio, hipoplasia pulmonar e morte neonatal. Puérperas são desaconselhadas a seguir com a amamentação ou a não fazer uso da medicação.
3. Pacientes com alto risco cardíaco: o aumento do risco de cardiotoxicidade está relacionado ao uso de trastuzumabe, uso prévio de antracíclicos, idade superior a 50 anos, disfunção cardíaca prévia, índice de massa corporal elevado e tratamento com anti-hipertensivos. Nesses casos, recomenda-se monitoramento da função cardíaca mais frequente durante e após o tratamento.

## Caso clínico

Paciente do sexo feminino, de 36 anos, com carcinoma ductal invasivo (CDI) mama inflamatório, GH3, GN3, sete LNs em exames de imagem de tamanho aumentado, IHQ com receptores hormonais negativos, HER-2 positivo (confirmado por FISH). Foi indicado tratamento neoadjuvante com docetaxel 75 mg/m$^2$ + carboplatina AUC 6 + trastuzumabe 8 mg/kg a cada três semanas, por seis ciclos. Realizou tratamento com boa tolerância à QT, sendo após submetida a mastectomia radial e esvaziamento axilar, com patologia final apresentando êmbolos neoplásicos multifocais no primário e comprometimento de 1/12 LNs. Indicou-se radioterapia em plastrão e região axilar, e a manutenção de adjuvância com trastuzumabe até completar um ano. A paciente hoje está há quatro anos sem evidência de doença.

## Referências bibliográficas

1. Wolff AC, Hammond MF, Hicks DG, Dowsett M, McShane LM, Allison KH, et al. Recommendations for human epidermal growth factor receptor 2 testing in breast cancer: American Society of Clinical Oncology/ College of American Pathologists clinical practice guideline update. J Clin Oncol. 2013;31(31):3997-4013.
2. Gonzalez-Angulo AM, Litton JK, Broglio KR, Meric-Bernstam F, Rakkhit R, Cardoso F, et al. High risk of recurrence for patients with breast cancer who have human epidermal growth factor receptor 2-positive, node-negative tumors 1 cm or smaller. J Clin Oncol. 2009;27(34):5700-6.
3. Tolaney SM, Barry WT, Dang CT, Yardley DA, Moy B, Marcom PK, et al. Adjuvant paclitaxel and trastuzumab for node-negative, HER2-positive breast cancer. N Engl J Med. 2015;372(2):134-41.
4. Romond EH, Perez EA, Bryant J, Suman VJ, Geyer CE, Jr., Davidson NE, et al. Trastuzumab plus adjuvant chemotherapy for operable HER2-positive breast cancer. N Engl J Med. 2005;353(16):1673-84.

5.  Piccart-Gebhart MJ, Procter M, Leyland-Jones B, Goldhirsch A, Untch M, Smith I, et al. Trastuzumab after adjuvant chemotherapy in HER2-positive breast cancer. N Engl J Med. 2005;353(16):1659-72.

6.  Piccart-Gebhart M, Holmes E, Baselga J, de Azambuja E, Dueck AC, Viale G, et al. Adjuvant lapatinib and trastuzumab for early human epidermal growth factor receptor 2-positive breast cancer: results from the randomized phase iii adjuvant lapatinib and/or trastuzumab treatment optimization trial. J Clin Oncol. 2016;34(10):1034-42.

Larissa Müller Gomes

Manoel Carlos Leonardi de Azevedo Souza

Fernando Cotait Maluf

Os subtipos do câncer de mama indicam quais pacientes teriam benefício e determinam qual a terapia adjuvante a ser adotada entre suas diferentes modalidades: terapia endócrina, quimioterapia (QT) ou terapia biológica dirigida. Por exemplo, uma paciente com receptor hormonal negativo, HER-2+, possui a indicação de utilizar uma terapia-alvo; já em pacientes com receptores positivos, preconiza-se o uso de hormonioterapia.

A QT adjuvante tem seu papel bem formalizado nas pacientes com receptores hormonais negativos e HER-2 negativo (triplo-negativo – TN) em tumores com tamanho maior ou igual a 0,5 cm, por ser a única opção de tratamento após a radioterapia local e cirurgia. Nas pacientes que possuem tamanho inferior, não há registros de benefício na adjuvância. Além desse cenário, também empregamos a QT adjuvante em tumores avançados, estádios IIIA a IIIC, não submetidos a tratamento neoadjuvante, tumores TN e nas variações conforme o risco em pacientes com receptores hormonais positivos e HER-2 positivo, em que a terapia-alvo e a endócrina não seriam suficientes em evitar a recorrência. Podemos estimar o risco de recidiva e morte em câncer de mama por meio de programas como o PREDICT PLUS (www.predict.nhs.uk) ou Adjuvant! Online (www.adjuvantonline.com).

Antes de indicar a QT adjuvante, leva-se em consideração idade da paciente, histologia do tumor (alguns subtipos especiais possuem ótimo prognóstico e não recebem QT adjuvante: carcinoma mucinoso, tubular, cribiforme, papilífero e adenoide cístico), levando em conta a expressão molecular (Oncotype Dx, MammaPrint ou Prosigna), receptor hormonal (RH) e de HER-2, o tamanho e a extensão do tumor, grau nuclear e histológico, invasão linfovascular e angiolinfática, presença de acometimento linfonodal, bem como o risco de recorrência[1]. Esses critérios são avaliados individualmente para determinar o risco de recorrência, e as pacientes são divididas em baixo, intermediário e alto risco[2].

## Definição de categorias de risco

Na definição de categorias de risco, incluímos estadiamento, idade, características histológicas, o resultado do Oncotype DX (corrigido para as características clinicopatológicas) ou MammaPrint, ou o resultado do Prosigna. Consideramos arbitrariamente (estando, portanto, sujeitos a críticas) os seguintes grupos de risco: (a) baixo: pacientes sem necessidade de QT adjuvante (risco de morte menor que 10%); (b) intermediário: pacientes entre os riscos baixo e alto; e (c) alto: pacientes com risco de morte acima de 20%. As definições a seguir não se aplicam às histologias especiais, somente aos carcinomas ductal ou lobular invasivos (Quadro 44.1).

**Quadro 44.1.** Categorias de risco

| **A) Risco baixo (sem necessidade de QT adjuvante; risco de morte < 10%)** |
| --- |
| 1) T ≤ 0,5 cm (incluindo microinvasivo), RHs positivos e HER-2 negativo. 2) T entre 0,6 e 1 cm na ausência de todos os seguintes fatores de prognóstico adverso: grau 3, invasão vascular ou linfática, idade < 35 anos, RHs negativos e HER-2 positivo. 3) T entre 1 e 2 cm, grau histológico e nuclear 1 na ausência de todos os seguintes fatores de prognóstico adverso: invasão vascular ou linfática, idade < 35 anos, RHs negativos e HER-2 positivo. 4) Pacientes com linfonodo (LN) negativo, RH positivo e Oncotype DX com RSPC < 18, ou Prosigna de risco baixo. Pacientes com risco clínico alto, conforme definido no estudo MINDACT[2], mas com risco genômico baixo pelo MammaPrint, devem ser tratadas como risco baixo. |

| **B) Risco intermediário (risco de morte entre 10% e 20%)** |
| --- |
| 1) T entre 0,6 e 1 cm e qualquer um dos seguintes fatores de prognóstico adverso: grau 3, invasão vascular ou linfática, idade < 35 anos ou RHs negativos. 2) T entre 1 e 2 cm, HER-2 negativo e qualquer um dos seguintes fatores de prognóstico adverso: grau ≥ 2, invasão vascular ou linfática, idade < 35 anos ou RHs negativos. 3) Pacientes com LN negativo, RH positivo e Oncotype DX com RSPC entre 18 e 31 ou Prosigna de risco intermediário. |

| **C) Risco alto (risco de morte > 20%)** |
| --- |
| 1) T > 1 cm e HER-2 positivo. 2) LN positivo. 3) LN negativo se T > 2 cm e particularmente se triplo-negativo (ER, PR e HER-2 negativos). 4) Pacientes com LN negativo, RH positivo e Oncotype DX com RSPC > 31 ou Prosigna de risco alto. Pacientes com risco clínico alto (conforme definido no estudo MINDACT) e com MammaPrint alto devem ser tratadas como risco alto. |

Em pacientes com baixo risco, determinados pelos fatores acima, com receptores positivos e HER-2 positivo, optamos por tratamento hormonal e alvo-dirigido; nas de alto risco, geralmente indicamos QT; porém, em relação a pacientes de risco intermediário, encontramos dificuldade em determinar quais têm real benefício em receber QT e quais terão pouco acréscimo em sobrevida com seu uso.

Conforme a metanálise do *Early Breast Cancer Trialists Collaborative Group*[3], a adição de QT à hormonioterapia com tamoxifeno reduz o risco de recidiva em 36% nas pacientes abaixo de 50 anos e em 15% naquelas com idade maior ou igual a 50 anos. Quando há indicação de QT, a hormonioterapia deve ser administrada somente após o término da QT.

Importante lembrar que o uso de QT impõe os efeitos adversos desde náuseas, vômitos, alopecia, amenorreia, neuropatia, mielossupressão, podendo levar a internações por neutropenia febril ou até mesmo a cardiotoxicidade e desenvolvimento de leucemia, por isso a escolha e a indicação devem ser cuidadosas.

## Escolha da quimioterapia

A escolha pode variar conforme as características da paciente, a histologia tumoral, o médico prescritor, o local em que se dará o tratamento e o acesso às medicações. A terapia-padrão tem preconizado o uso de antracíclico (adriamicina) associado a ciclofosfamida (AC), em dose densa, seguido de paclitaxel (T)[4]. Para as pacientes com contraindicação aos antracíclicos (portadoras de cardiopatia ou com fatores de risco para o desenvolvimento de congestão cardíaca) ou baixo risco, preconiza-se o uso de docetaxel associado a ciclofosfamida (TC).

Na adjuvância com taxanos, recomenda-se que sejam administrados em unidade com suporte avançado, pelo risco de reação, e se use corticosteroide antes de sua administração, conforme a bula. Pacientes com risco de desenvovimento de neuropatia, maior possibilidade de efeitos adversos por uso de antracíclicos e corticoides, alternativamente podem receber ciclosfosfamida associada ao metotrexato e 5-fluoracil (CMF).

## Tratamento com antracíclico e taxano

O esquema AC-T, dose densa, é o padrão para a maioria das pacientes. Essa recomendação é baseada em evidências que demonstram que um regime contendo antraciclina é equivalente ao regime-padrão CMF e que a adição de taxano melhora ainda mais os resultados, conforme mostra a metanálise[3]. Esse estudo comparou o uso de CMF com o uso de várias doses de antracíclico, definidas como dose-padrão (dose cumulativa, em quatro ciclos, de 240 mg/m² de doxorrubicina) ou dose mais alta (dose cumulativa, por mais de quatro ciclos, maior que 240 mg/m²). Em mais de 5.000 mulheres, foi visto que o uso de dose-padrão está associado com o risco de recorrência semelhante, além do risco de morte associado ao câncer de mama e mortalidade global. As pacientes que receberam doses mais elevadas apresentaram melhora dos desfechos quando comparados ao esquema CMF. O mesmo ocorreu com relação àquelas que receberam taxano associado, em que os números relacionados a sobrevida global (SG) e sobrevida livre de progressão (SLP) dobraram em cinco anos. Esses benefícios encontrados foram independentes da idade, *status* nodal, expressão hormonal, grau e tamanho do tumor.

Nessa metanálise, devem ser destacadas cinco conclusões fundamentais: 1) CMF e quatro ciclos de AC têm eficácia equivalente e resultam na redução de um terço na recorrência e de 20% a 25% na mortalidade. 2) Regimes com menores doses são menos efetivos. 3) Regimes que administram mais QT do que quatro ciclos baseados em antracíclicos (CAF, CEF, 4AC) resultam em maior benefício e diminuição adicional de 15% a 20% na mortalidade em relação à CMF. Embora a extensão do tratamento adjuvante com quatro ciclos de taxanos adicionados a um regime controle com base em antracíclicos reduza de forma significativa a mortalidade por câncer de mama, quando o regime controle é também estendido com mais ciclos baseados em antracíclicos, não há diferença significativa na SG. 4) Em todas as comparações feitas com esquemas de QT adjuvante, a mortalidade geral foi diminuída, e estima-se redução por volta de 36% na mortalidade para os regimes mais efetivos quando comparados com a não administração de QT. 5) A redução proporcional na recorrência e na mortalidade por câncer de mama é independente de idade, comprometimento axilar, tamanho do tumor, grau de diferenciação, receptor de estrogênio (RE) ou uso de tamoxifeno. Mesmo em pacientes com doença com RE positivo existe benefício, embora não no mesmo nível que em doença com menor expressão de RHs. Quando avaliado de acordo com a idade, observou-se maior impacto no tratamento de mulheres mais jovens do que naquelas com mais de 50 anos. Da mesma maneira, a adição de QT a tamoxifeno *versus* tamoxifeno isolado levou à maior redução do risco de recorrência em pacientes jovens.

O uso de TC é também avaliado em estudos; em um ensaio realizado nos estados únicos, mais de 1.016 mulheres com câncer de mama HER-2 negativo, de estágios I a III, foram randomizadas para AC *versus* TC. TC resultou em SLP significativamente maior (81% *versus* 75%) e SG (87% *versus* 82%) quando comparado com AC, após uma mediana de seguimento de sete anos. Além disso, conforme dados da metanálise[3], AC é menos equivalente a um regime alternativo sem antracíclico, como o CMF. A Tabela 44.1 apresenta em resumo os esquemas de QT e seus comparativos.

**Tabela 44.1.** Comparação dos esquemas de quimioterapia adjuvante em todos os subtipos moleculares

| COMPARAÇÃO ESQUEMAS QT ADJUVÂNCIA | HR de morte | *2P value* |
|---|---|---|
| Adição de taxano a esquema de antracíclico (p. ex., AC × 4 – taxano *vs.* AC × 4) | 0,86 | 0,0005 |
| Adição de taxano a esquema de antracíclico *vs.* número equivalente de ciclos de antracíclico (p. ex., FEC × 8 *vs.* AC × 4 – T × 4) | 0,94 | 0,33 |
| AC × 4 = CMF × 6 | 0,98 | 0,67 |
| CAF ou CEF × 6 superior a CMF × 6 | 0,78 | 0,0004 |
| CAF × 6 *vs.* sem QT | 0,64 | 0,0001 |
| AC × 4 *vs.* sem QT | 0,78 | 0,01 |

A importância dos antracíclicos no tratamento adjuvante de tumores com RH positivo (e HER-2 negativo) e TN foi especificamente avaliada pelo ABC *trials* (*Anthracyclines in early Breast Cancer*), uma análise conjunta de três estudos randomizados que avaliaram esquemas contendo antracíclico (TAC, AC a cada dois ou três semanas seguido de paclitaxel semanal e ACT dose densa) *versus* TC × seis ciclos[5]. Foram incluídas 4.156 pacientes com LN negativo de alto risco ou LN positivo. Aproximadamente 30% delas tinham tumores TN. Como um todo, a adição de antracíclico aumentou em 23% o ganho no ILD invasiva [*hazard ratio* (HR) de 1,23; p 0,04]. Entretanto, o ganho adveio primariamente das mulheres com tumores TN [HR de 1,42; intervalo de confiança (IC) de 95%: 1,04-1,94] *versus* tumores com RH positivo (HR de 1,12; IC de 95%: 0,86-1,45)[5].

A duração do tratamento varia conforme o esquema escolhido. O esquema AC em dose densa é administrado em 16 semanas, oito ciclos com duas semanas de intervalo, enquanto o CMF é realizado em seis meses.

A QT adjuvante geralmente é iniciada de quatro a seis semanas após a cirurgia, e atraso maior que 12 semanas pode ser prejudicial (Tabela 44.2).

**Tabela 44.2.** QT adjuvante em HER-2 negativo

| Câncer de mama HER-2 negativo | |
|---|---|
| Tumor com RH+ de risco intermediário ou triplo-negativo < 1 cm | Favorecemos TC* × 4 |
| Tumor com RH+ de risco alto ou triplo-negativo > ou = 1 cm ou LN+ | ddAC × 4 seguido d T × 12** |
| | T × 12 seguido de ddAC × 4 |
| | Considerar adição de carboplatina a paclitaxel nos triplo-negativos de risco muito alto (p. ex.: LN+) |

\* TC: ciclofosfamida 600 mg/m² e docetaxel 75 mg/m² EV, a cada 3 semanas.

\*\* ddAC-T: 4 ciclos de doxorrubicina 60 mg/m² EV e ciclofosfamida 600 mg/m² EV, ambas no D1, a cada 14 dias, seguidas de paclitaxel, 175 mg/m² EV, por 3h, a cada 14 dias, por 4 ciclos; G-CSF 300 mcg SC é administrado do D2 ao D12 de cada um dos 8 ciclos.

**Tabela 44.2.** QT adjuvante em HER-2 negativo

| Câncer de mama HER-2 negativo | |
| --- | --- |
| Tumor com RH+ de risco intermediário ou triplo-negativo < 1 cm | Favorecemos TC* x 4 |
| Tumor com RH+ de risco alto ou triplo-negativo > ou = 1 cm ou LN+ | ddAC × 4 seguido d T × 12** |
| | T × 12 seguido de ddAC × 4 |
| | Considerar adição de carboplatina a paclitaxel nos triplo-negativos de risco muito alto (p. ex.: LN+) |

\* TC: ciclofosfamida 600 mg/m² e docetaxel 75 mg/m² EV, a cada 3 semanas.
\*\* ddAC-T: 4 ciclos de doxorrubicina 60 mg/m² EV e ciclofosfamida 600 mg/m² EV, ambas no D1, a cada 14 dias, seguidas de paclitaxel 175 mg/m² EV, por 3h, a cada 14 dias, por 4 ciclos; G-CSF 300 mcg SC é administrado do D2 ao D12 de cada um dos 8 ciclos.

Nota: A QT em casos de HER-2 positivo está descrita no Capítulo 43.

## Caso clínico

Paciente do sexo feminino, de 68 anos, com achado ocasional de nódulo em mama direita de 3 cm, foi submetida a quadrantectomia e pesquisa de linfonodo sentinela com anatomopatológico compatível com carcinoma ductal invasivo (CDI), GN2, GH2, linfonodo sentinela com macrometástase, seguido de esvaziamento axilar 0/6 linfonodos. Imunoistoquímica com receptores hormonais positivos, HER-2 negativo e Ki-67 de 10%. MammaPrint confirmando alto risco. Foi indicado tratamento com AC dose densa (doxorrubicina 60 mg/m² + ciclofosfamida 600 mg/m² a cada duas semanas) seguido de T (paclitaxel 80 mg/m² no D1, D8 e D15, a cada três semanas), por quatro ciclos cada. A paciente apresenta boa tolerância ao tratamento. Hoje, está em término de adjuvância, com boa qualidade de vida.

## Referências bibliográficas

1.  Henry NL, Somerfield MR, Abramson VG, Allison KH, Anders CK, Chingos DT, et al. Role of Patient and Disease Factors in Adjuvant Systemic Therapy Decision Making for Early-Stage, Operable Breast Cancer: American Society of Clinical Oncology Endorsement of Cancer Care Ontario Guideline Recommendations. J Clin Oncol. 2016;34(19):2303-11.
2.  Cardoso F, van't Veer LJ, Bogaerts J, Slaets L, Viale G, Delaloge S, et al. 70-Gene Signature as an Aid to Treatment Decisions in Early-Stage Breast Cancer. N Engl J Med. 2016;375(8):717-29.
3.  Peto R, Davies C, Godwin J, Gray R, Pan HC, Clarke M, et al. Comparisons between different polychemotherapy regimens for early breast cancer: meta-analyses of long-term outcome among 100,000 women in 123 randomised trials. Lancet. 2012;379(9814):432-44.
4.  Sparano JA, Wang M, Martino S, Jones V, Perez EA, Saphner T, et al. Weekly paclitaxel in the adjuvant treatment of breast cancer. N Engl J Med. 2008;358(16):1663-71.
5.  Blum JL, Flynn PJ, Yothers G, Asmar L, Geyer CE, Jr., Jacobs SA, et al. Anthracyclines in Early Breast Cancer: The ABC Trials-USOR 06-090, NSABP B-46-I/USOR 07132, and NSABP B-49 (NRG Oncology). J Clin Oncol. 2017;35(23):2647-55.

Manoel Carlos Leonardi de Azevedo Souza

Patricia Schorn

Fernando Cotait Maluf

Milena Martello Gonçalves

## Considerações gerais

A escolha do tratamento adjuvante sistêmico deve considerar o subtipo de câncer de mama e o risco de morte de cada paciente.

Os subtipos de neoplasia de mama se fundamentam na responsividade aos tratamentos utilizados na atualidade, dentre os quais destacamos a hormonioterapia (HT), a quimioterapia (QT) e o uso de anticorpos monoclonais (trastuzumabe e pertuzumabe. São eles:

a) Responsivo a hormônio (hormônio-sensível);

b) HER-2 positivo;

c) Triplo-negativo (ductal).

O risco de morte por câncer de mama das pacientes pode ser avaliado utilizando ferramentas digitais, como os programas PREDICT PLUS (maior sensibilidade em sobrevida câncer-específica) (www.predict.nhs.uk) ou Adjuvant! Online (www.adjuvantonline.com), e ferramentas de avaliação de risco genético (Oncotype DX, MammaPrint, ROR do Prosigna), ambas com validação científica comprovada.

Neste capítulo discorreremos sobre a HT adjuvante isolada, ou seja, após as análises de risco de morte e do subtipo de câncer de mama, mostraremos a HT como terapia indicada em histologias não raras.

## Definição de categorias de risco

Para a definição de categorias de risco, incluímos: idade, características histológicas do tumor e resultado dos testes genéticos (Oncotype DX corrigido para as características clinicopatológicas – RSPC ou MammaPrint **ou ROR do** Prosigna).

Definimos então (para as histologias ductal e lobular):

a) *Risco de morte baixo*: pacientes sem necessidade de QT adjuvante (risco de morte menor que 10%):

1. T menor ou igual a 0,5 cm (incluindo microinvasivo), receptores hormonais (RHs) positivos e HER-2 negativo;

2. T entre 0,6 e 1 cm na ausência de todos os seguintes fatores de prognóstico adverso: grau 3, invasão vascular ou linfática, idade inferior a 35 anos, RHs negativos e HER-2 positivo;

3. T entre 1 e 2 cm, grau histológico e nuclear 1 na ausência de todos os seguintes fatores de prognóstico adverso: invasão vascular ou linfática, idade inferior a 35 anos, RHs negativos e HER-2 positivo;

4. Pacientes com linfonodo (LN) negativo, RH positivo e Oncotype DX com RSPC inferior a 18 ou MammaPrint de risco baixo ou Prosigna de risco baixo;

b) *Risco de morte intermediário* (risco de morte entre 10% e 20%):

1. T entre 0,6 e 1 cm e qualquer um dos seguintes fatores de prognóstico adverso: grau 3, invasão vascular ou linfática, idade inferior a 35 anos ou RHs negativos;

2. T entre 1 e 2 cm, HER-2 negativo e qualquer um dos seguintes fatores de prognóstico adverso: grau maior ou igual a 2, invasão vascular ou linfática, idade inferior a 35 anos ou RHs negativos;

3. Pacientes com LN negativo, RH positivo e Oncotype DX com RSPC entre 18 e 31 ou Prosigna de risco intermediário;

c) *Risco de morte alto* (risco de morte maior que 20%):

1. T maior que 1 cm e HER-2 positivo;*

2. LN positivo;

3. LN negativo se T maior que 2 cm e particularmente se triplo-negativo (ER, PR e HER-2 negativos);

4. Pacientes com LN negativo, RH positivo e Oncotype DX com RSPC superior a 31 ou MammaPrint de risco alto ou Prosigna de risco alto.

(* Tópico controverso, mas vários autores consideram T menor que 1 cm – sobretudo T maior que 0,5 e menor que 1 cm – e HER-2 positivo como risco intermediário.)

Dessa forma, mostramos pacientes com tumores hormônio-responsivos na Figura 45.1.

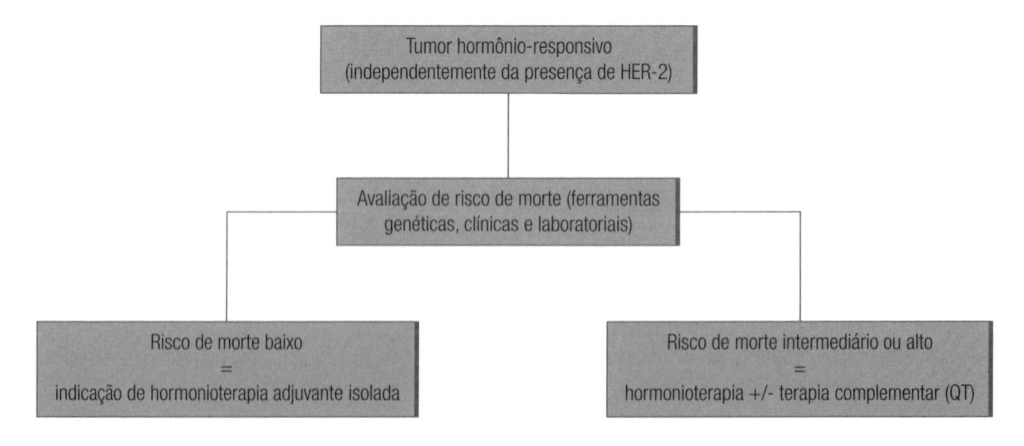

**Figura 45.1.** Avaliação inicial de tumores hormônios-sensíveis.

## Hormonioterapia

Nas pacientes com RHs positivos (estrógeno, progesterona ou ambos), a HT adjuvante tem grande impacto em termos de aumento de sobrevida com aumento relativo de sobrevida em 29% nos primeiros cinco anos de terapia e de 34% entre o quinto e o décimo ano de uso. Entretanto, esse benefício se perde após 10 a 14 anos de terapia hormonal. Tal redução no risco de morte é independente da expressão de receptores de progesterona (RP), idade, envolvimento linfonodal e uso de QT[1].

O eixo hipotálamo-hipófise-gonadal é o principal responsável pela produção dos hormônios sexuais que estimulam os receptores de estrógeno (RE) e RP durante todo o menacme. Após a menopausa, a produção desses hormônios é drasticamente diminuída, mas não anulada. O tecido gorduroso, por meio das reações de aromatase, converte androgênios naturais em estrogênios periféricos. Esses últimos passam a ser a fonte hormonal utilizada pelos tumores responsivos a hormônio após a menopausa.

Assim, a separação entre pacientes na pré-menopausa e na pós-menopausa é crítica na escolha da HT. No período pré-menopausal, devemos optar por bloquear o eixo hipotálamo-hipófise-gonadal, associando ou não ao bloqueio da produção periférica de hormônios sexuais. No cenário pós-menopausa, a inibição da produção periférica de hormônios sexuais deve ser a meta da terapia. Como opções na pré-menopausa: análogos de GnRH (hormônio liberador de gonadotrofina); ooforectomia bilateral; modulador de RE (tamoxifeno); inibidor de aromatase (IA) associado a análogo de GnRH. Opções na pós-menopausa: modulador de RE (tamoxifeno); IA. A escolha da estratégia de inibição hormonal dependerá, novamente, do risco de morte do indivíduo.

A separação entre pacientes na pré-menopausa e na pós-menopausa é crítica na escolha da HT. Em mulheres que ficam amenorreicas após QT adjuvante, deve-se ter grande cuidado em diagnosticar o *status* de pós-menopausa (se estão de fato com níveis hormonais de mulheres em pós-menopausa) antes de prescrever um IA. Esse diagnóstico é normalmente difícil, motivo pelo qual recomendamos repetir a avaliação hormonal periodicamente (por exemplo, a cada três meses por um ano), pois elas poderão voltar a ter atividade ovariana, correndo até mesmo o risco de engravidar (a despeito de não menstruar). Ademais, em mulheres que estavam recebendo tamoxifeno com planejamento de mudar para um IA, deve-se ter atenção especial. Esse ponto é bem ilustrado em uma série com 45 mulheres com mais de 40 anos, em que 27% delas tiveram recuperação da função ovariana quando o tratamento foi mudado para IA[2]. Os autores recomendam que mulheres com menos de 40 anos não recebam IA isolado; se houver interesse em utilizá-lo, deve-se suprimir a função ovariana. Naquelas com mais de 40 anos, deve-se monitorar a função ovariana pelo menos por seis meses a um ano. As pacientes devem ser orientadas a informar o médico caso não estejam mais presentes os sintomas típicos da menopausa, como calores ou secura vaginal. Os níveis de estradiol em mulheres sob tratamento com IA devem estar inferiores a 10 pmol/L (para converter pg/mL em pmol/L, deve-se multiplicar por 3,67). Caso contrário, deve-se suprimir a função ovariana ou mudar para tamoxifeno. A medição do nível de estradiol deve ser feita em laboratório de referência. É importante ressaltar que essa medição em pacientes que estejam recebendo exemestano é problemática, porque os metabólitos desse agente produzem reação cruzada na mensuração do estradiol. Assim, sugerimos evitar o uso de exemestano na conversão de tamoxifeno para IA em mulheres relativamente jovens.

No cenário pré-menopausa, indivíduos com baixo risco de morte por câncer de mama que têm indicação de HT devem receber tamoxifeno por dez anos. Nas pacientes com riscos maiores, a indicação (sobretudo nas mais jovens) é a supressão ovariana associada a IAs. No cenário pós-menopausa, há muitos dados na literatura que mostram algum benefício do uso de IAs em relação ao tamoxifeno isoladamente em termos de sobrevida livre de doença[3] e dados que não mostram qualquer diferença entre as drogas. Não devemos nos esquecer de que, se houver indicação para QT, a HT deve ser administrada somente após o término daquela. Estudos que mostram que o uso de ambas as drogas de maneira sequencial pode beneficiar em termos de sobrevida livre de doença. Dados contrários mostram ausência de maior benefício com esquema combinado ou em monodroga[4].

**Tabela 45.1.** Manejo de hormonioterapia em pacientes com doença predominantemente visceral ou agressiva

| Tratamento de primeira linha em pacientes com grande volume de doença | |
| --- | --- |
| HER-2 positivo; RH positivo | Combinação de trastuzumabe e pertuzumabe, associados a taxanos até resposta máxima ou toxicidade limitante. Após, manter duplo bloqueio e associar hormonioterapia (HT) a depender do *status* menopausal. |
| HER-2 negativo; RH positivo | Iniciar com QT, selecionando o regime de acordo com agressividade e extensão da doença. Quando atingir resposta máxima ou toxicidade limitante, iniciar HT conforme o *status* menopausal. |

As estratégias de análogos do GnRH e ooforectomia no cenário pré-menopausa não são habitualmente empregadas como primeira linha de tratamento. As consequências de uma cirurgia definitiva para o desejo de prole das pacientes, em especial das pacientes mais novas, tornam exceção a indicação de ooforectomia. Ficam reservadas para casos com indicações específicas ou por complicações das primeiras opções terapêuticas.

## Caso clínico

Paciente do sexo feminino, de 87 anos, internada em hospital para investigação de diarreia crônica. A paciente se queixa de diarreia líquida, sem produtos patológicos e sem ocorrência noturna há quatro meses. Nega outras queixas. Como comorbidades, apresenta *diabetes mellitus* tipo 2, hipertensão arterial sistêmica e insuficiência cardíaca NYHA I. Nega queixas mamárias. Durante exame físico, visualizou-se massa endurecida em mama esquerda, associada a retração mamilar ipsilateral e LNs palpáveis em axila esquerda, móveis. Não havia LNs palpáveis em outras cadeias. A paciente foi submetida a *core biopsy*, com resultado de carcinoma ductal invasivo, grau histológico II, Nottingham II, ausência de invasão perineural e angiolinfática. RE de 100%, RP de 80%, HER-2 negativo, Ki-67 de 9%. Exames de imagem para estadiamento mostraram doença localmente avançada, com tumor primário com 1,8 × 1,2 × 1,4 cm em suas dimensões e um LN com 1,4 cm axilar ipsilateral, móvel. Oncotype com escore de baixo risco.

Apesar de comorbidades clínicas, da atual condição diarreica crônica e do caráter indolente de doença (história clínica e classificação imunoistoquímica), optamos por ressecção cirúrgica de neoplasia associada a esvaziamento linfonodal axilar. O exame anatomopatológico mostrou carcinoma ductal invasivo de mama esquerda, com 1,8 × 1,2 × 1,8 cm, sem acometimento linfonodal, e LNs sentinela, tanto axilar como mamário interno, negativos. Após quatro semanas da cirurgia, o paciente iniciou HT adjuvante com letrozol 2,5 mg por dia enquanto aguardava início de radioterapia. Por causa da idade, do caráter indolente da neoplasia e da característica imunoistoquímica da paciente, não optamos por quimioterapia.

# Referências bibliográficas

1.  Davies C, Godwin J, Gray R, Clarke M, Cutter D, Darby S, et al. Relevance of breast cancer hormone receptors and other factors to the efficacy of adjuvant tamoxifen: patient-level meta-analysis of randomised trials. Lancet. 2011;378(9793):771-84.

2.  Dowsett M, Lonning PE, Davidson NE. Incomplete estrogen suppression with gonadotropin-releasing hormone agonists may reduce clinical efficacy in premenopausal women with early breast cancer. J Clin Oncol. 2016;34(14):1580-3.

3.  Thurlimann B, Keshaviah A, Coates AS, Mouridsen H, Mauriac L, Forbes JF, et al. A comparison of letrozole and tamoxifen in postmenopausal women with early breast cancer. N Engl J Med. 2005;353(26):2747-57.

4.  Early Breast Cancer Trialists' Collaborative Group (EBCTCG). Effects of chemotherapy and hormonal therapy for early breast cancer on recurrence and 15-year survival: an overview of the randomised trials. Lancet. 2005;365(9472):1687-717.

Daniel Vargas Pivato de Almeida

Manoel Carlos Leonardi de Azevedo Souza

Fernando Cotait Maluf

## Considerações gerais

A definição de doença localmente avançada em câncer de mama contempla uma parte das pacientes com doença em estádio clínico IIB (T3N0), além daquelas com doença em estádios IIIA a IIIC. Na doença com tal apresentação, o tratamento multimodal englobando terapia sistêmica e locorregional se faz necessário[1].

O tratamento sistêmico neoadjuvante deve ser empregado com o intuito de redução do volume tumoral previamente à cirurgia, para, com isso, possibilitar a abordagem cirúrgica da mama com melhor resultado estético e menores taxas de complicações (se possível, de maneira conservadora). Na doença com linfonodos clinicamente positivos (cN1), a abordagem axilar apenas com pesquisa de linfonodo sentinela, após o tratamento neoadjuvante, seguido de radioterapia linfonodal regional, é factível, reduzindo as taxas de linfedema ou a necessidade de procedimentos mais agressivos.

Pacientes com doença em estádios mais precoces (EC I e II) podem ser candidatas a estratégia terapêutica neoadjuvante, caso a cirurgia conservadora não seja possível, seja em decorrência de alto volume tumoral em relação ao tamanho da mama, seja nos tumores de localização desfavorável para a abordagem preservadora. Ademais, pacientes com tumores T1c, subtipos triplo-negativos ou HER-2 positivos, podem ser candidatas a terapia neoadjuvante devido à obrigatoriedade de tratamento sistêmico nesse cenário, além da alta taxa de resposta inerente a esses tumores[1].

Entretanto, os benefícios a longo prazo do tratamento neoadjuvante, tanto em sobrevida livre de doença (SLD) quanto em sobrevida global (SG), são comparáveis àqueles do cenário adjuvante. Dados na literatura sugerem maior taxa de recidiva locorregional no tratamento neoadjuvante, porém tal fato se justifica pela maior taxa de cirurgias conservadoras de mama, e não impacta nos desfechos de SLD ou SG.

A avaliação patológica em relação a presença ou ausência de neoplasia invasiva residual após o tratamento neoadjuvante é um importante fator prognóstico de recorrência, sobretudo nos casos de tumores triplo-negativos e HER-2 positivos, que sabidamente têm maior chance de resposta com essa estratégia.

Pacientes sob regime de tratamento neoadjuvante devem receber avaliação periodicamente em relação à resposta do tratamento, para garantir que não haja progressão da doença. A avaliação clínica regular, previamente aos ciclos de quimioterapia, pode orientar sobre a evolução do quadro, mas no caso de suspeita de progressão de doença, deve-se lançar mão de exames de imagem. No caso de progressão confirmada, havendo possibilidade cirúrgica, esta deve ser prontamente realizada. Entretanto, no caso de progressão confirmada durante o tratamento neoadjuvante e de doença inoperável, deve-se modificar o tratamento sistêmico para oferecer condições de abordagem cirúrgica ou RT[2].

## Quimioterapia sistêmica

### Triplo-negativo

Para pacientes relativamente jovens, recomenda-se: carboplatina AUC 6 a cada três semanas ou AUC 2 semanalmente, em concomitância com paclitaxel semanal, por 12 ciclos, seguida de adriamicina e ciclofosfamida (AC) dose densa por quatro ciclos.

Para aquelas que não podem receber antracíclico: cisplatina 25 mg/m$^2$ e paclitaxel 80 mg/m$^2$ semanalmente, ou ciclofosfamida 600 mg/m$^2$ com docetaxel 75 mg/m$^2$ a cada três semanas por seis ciclos.

Nos casos com ausência de resposta patológica completa, após o tratamento neoadjuvante, recomenda-se o uso adjuvante de capecitabina 2.000 mg/m$^2$, em duas tomadas, nos D1 a D14, a cada três semanas, por oito ciclos (Figura 46.1).

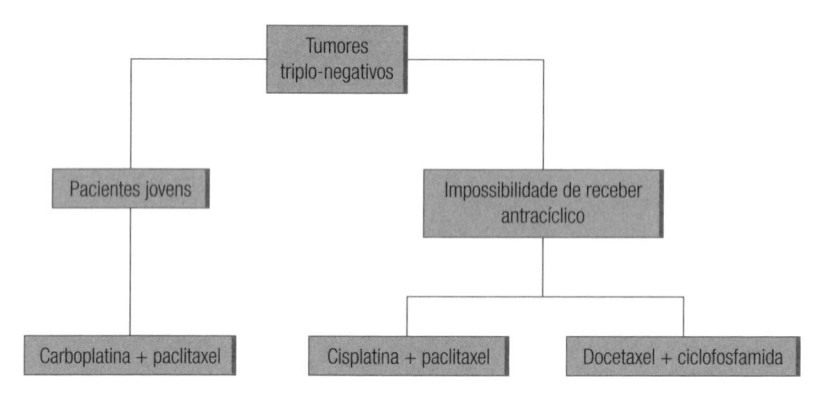

**Figura 46.1.** Terapia neoadjuvante em tumores triplo-negativos.

### Tumores luminais (hormônio-sensíveis)

O tratamento é pautado na utilização de quimioterapia baseada em antracíclico e taxano, semelhante ao tratamento adjuvante da doença de alto risco. Podem ser utilizados os seguintes esquemas:

- AC por quatro ciclos, seguida de docetaxel 100 mg/m$^2$, a cada três semanas, por quatro ciclos;
- Epirrubicina e ciclofosfamida (EC) por três ciclos, seguidas de docetaxel 100 mg/m$^2$, a cada três semanas, por três ciclos;
- Paclitaxel (T) 80 mg/m$^2$ semanalmente, por 12 semanas, seguido de AC dose densa.

Particularmente nesse último esquema, o uso de paclitaxel em regime semanal e previamente ao antracíclico deriva de estudos que sugerem menor potencial de toxicidade e maior taxa de resposta patológica completa com essa forma de administração[2].

Em pacientes idosas e não candidatas a quimioterapia neoadjuvante (preferencialmente naquelas com receptores de estrogênio e de progesterona positivos): hormonioterapia adjuvante com anastrozol 1 mg por dia, exemestano 25 mg por dia ou letrozol 2,5 mg por dia, continuamente. Avaliar resposta após três meses de tratamento e, em caso de ausência de progressão, manter por 6 a 12 meses (ou até melhor resposta) e considerar cirurgia posteriormente, caso factível (Figura 46.2).

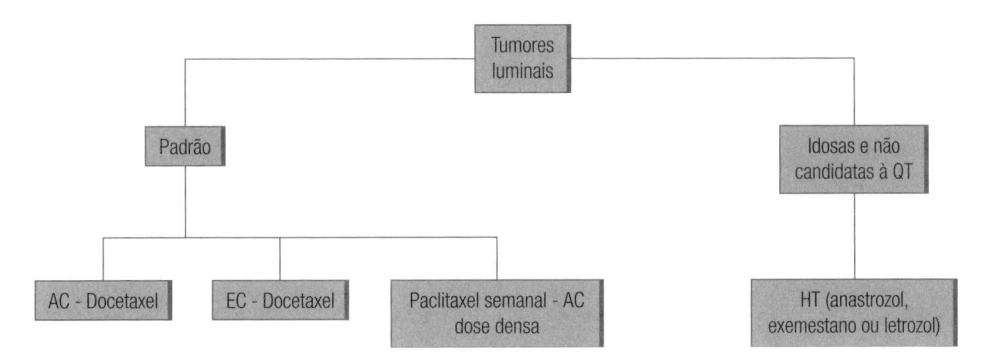

**Figura 46.2.** Terapia neoadjuvante nos tumores luminais.

## Tumores HER-2 positivos

Nos casos com tumores maiores de 2 cm, ou com comprometimento linfonodal, ou carcinoma inflamatório em pacientes relativamente jovens: pertuzumabe, com dose de ataque de 840 mg, seguido de 420 mg a cada três semanas, associado a trastuzumabe, com dose de ataque de 8 mg/kg, seguido de 6 mg/kg a cada três semanas, combinados em algum dos seguintes regimes:

- Docetaxel 75 mg/m$^2$ a cada três semanas, associado a pertuzumabe e trastuzumabe por quatro ciclos pré-operatórios. Após a cirurgia, seguir com epirrubicina 90 mg/m$^2$ e ciclofosfamida 500 mg/m$^2$ (EC90), a cada três semanas, em combinação com trastuzumabe;
- EC90 por três ciclos, seguido da combinação de pertuzumabe, trastuzumabe e docetaxel, também por três ciclos, ambos no período pré-operatório;
- Docetaxel 75 mg/m$^2$, carboplatina AUC 6, pertuzumabe e trastuzumabe, a cada três semanas, por seis ciclos;
- AC-T com trastuzumabe e pertuzumabe.

Caso o pertuzumabe não esteja disponível, pode-se optar pela utilização dos esquemas TCH ou ACTH, de forma neoadjuvante, assim como são utilizados no contexto adjuvante.

Após a cirurgia, seguir com trastuzumabe 6 mg/kg, a cada três semanas, até completar um ano de terapia anti-HER-2. Como opção, deve ser discutido individualmente o uso de pertuzumabe 420 mg, a cada três semanas, em combinação com trastuzumabe. A associação do pertuzumabe ao trastuzumabe é respaldada pelo estudo APHINITY que demonstrou maior eficacia, a longo prazo, no tratamento combinado[2]. Aguardamos novos estudos futuros sobre esse assunto.

Para pacientes muito idosas ou debilitadas, habitualmente não há padronização do tratamento, porém podem ser utilizados os seguintes regimes:

- T-DM1 3,6 mg/m$^2$ a cada três semanas, por 12 semanas, seguido de cirurgia, e então trastuzumabe, mantido por um ano após a cirurgia;
- Paclitaxel 80 mg/m$^2$ semanalmente, por 12 semanas, associado a trastuzumabe 4 mg/kg na primeira semana, e então 2 mg/kg semanalmente, até a conclusão dos ciclos de taxano. Proceder, então, à cirurgia, e depois seguir com trastuzumabe até completar um ano.

No caso de tumor com receptor hormonal positivo, também podem ser utilizados anastrozol 1 mg por dia, exemestano 25 mg por dia ou letrozol 2,5 mg por dia, continuamente, por pelo menos três meses (preferencialmente manter por seis meses ou até melhor resposta), associados a trastuzumabe (Figura 46.3).

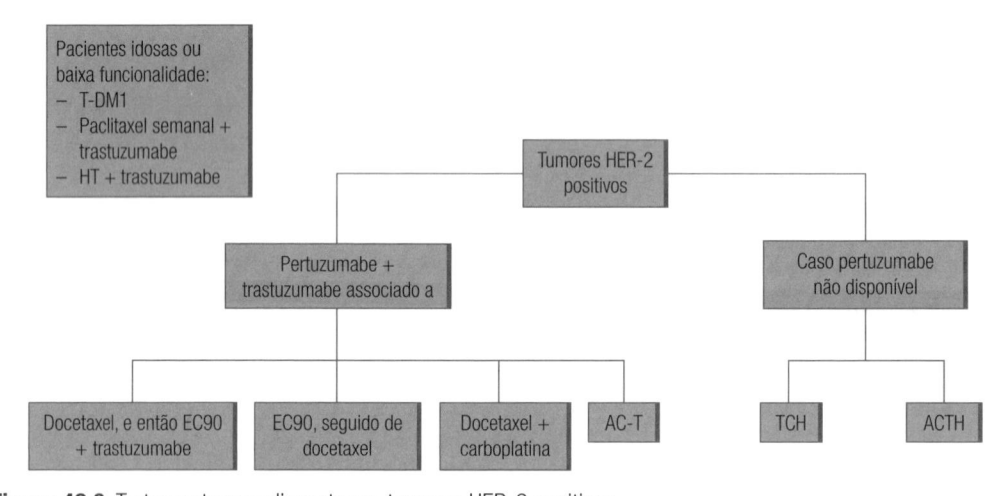

**Figura 46.3.** Tratamento neoadjuvante em tumores HER-2 positivos.

## Tumores inoperáveis e que não respondem ao tratamento neoadjuvante

Considerar a utilização isolada de RT local ou então em associação com quimioterapia sistêmica. Os seguintes esquemas podem ser utilizados:

- Gencitabina 1.000 mg/m$^2$ e cisplatina 30 mg/m$^2$ semanalmente, durante todo o período de RT;
- Vinorelbina 30 mg/m$^2$ nos D1 e D14, a cada quatro semanas, associada com 5-FU 200 mg/m$^2$ por dia, durante toda RT.

Como opções possíveis de combinação com vinorelbina, também podem ser utilizados capecitabina 1.650 mg/m$^2$ por dia, em duas tomadas, continuamente, durante o período de RT, ou então paclitaxel 30 mg/m$^2$, duas vezes por semana, durante a RT.

Cirurgia  Tumores com estádio T4 clínico devem ser abordados agressivamente por meio de cirurgia, mesmo com excelente resposta ao tratamento neoadjuvante. Em relação à abordagem linfonodal, pode-se considerar pesquisa de linfonodo sentinela antes do tratamento neoadjuvante nos pacientes com axila clinicamente negativa, e assim possibilitar que seja poupada de dissecção linfonodal. No caso de suspeita clínica de comprometimento linfonodal, a avaliação patológica é recomendada previamente ao início da terapia neoadjuvante.

## Radioterapia adjuvante

Em geral, as pacientes com tumores localmente avançados devem receber radioterapia adjuvante após o tratamento com quimioterapia neoadjuvante e cirurgia. Entretanto, diversos trabalhos avaliam a possibilidade de poupar um certo perfil de pacientes dessa modalidade de tratamento. Não podem ser poupadas de irradiação as pacientes nas seguintes condições: estádio clínico III submetidas a mastectomia e estádio I ou II com doença linfonodal residual após mastectomia[3].

Certos casos devem ter decisão individualizada, particularmente quando há presença de doença residual na mama, mas não em linfonodos. Nessa situação, os seguintes fatores favorecem a necessidade de radioterapia adjuvante: idade superior a 40 anos, presença de invasão linfovascular, tumor endócrino não responsivo, margem positiva ou exígua e doença residual invasiva extensa na mama.

## Caso clínico

Paciente de 50 anos, diagnosticada com carcinoma ductal invasor de mama direita, com perfil imunoistoquímico demonstrando ausência de expressão de receptores hormonais e positividade para HER-2, apresentou-se inicialmente com lesão medindo cerca de 8 cm no maior eixo, em ressonância magnética das mamas, e com aparente comprometimento linfonodal.

Mediante a situação com doença localmente avançada, com potencial de proporcionar cirurgia menos mutiladora, com melhores resultados estéticos, associado à possibilidade de avaliação prognóstica a partir do comportamento da doença com a exposição à quimioterapia *in vivo*, foi iniciado protocolo de tratamento neoadjuvante com docetaxel, associado a trastuzumabe e pertuzumabe por quatro ciclos, seguido de epirrubicina, ciclofosfamida e trastuzumabe por três ciclos, baseados no estudo NeoSphere. Ao final desse tratamento, a paciente foi submetida a tratamento cirúrgico, cuja patologia não demonstrou resposta patológica completa (sem qualquer evidência de doença residual), e então seguiu com trastuzumabe isolado a cada três semanas, até completar um ano de bloqueio anti-HER-2.

## Referências bibliográficas

1.  Huang EH, Tucker SL, Strom EA, McNeese MD, Kuerer HM, Buzdar AU, et al. Postmastectomy radiation improves local-regional control and survival for selected patients with locally advanced breast cancer treated with neoadjuvant chemotherapy and mastectomy. J Clin Oncol. 2004;22(23):4691-9.
2.  von Minckwitz G, Procter M, de Azambuja E, Zardavas D, Benyunes M, Viale G, et al. Adjuvant pertuzumab and trastuzumab in early HER2-positive breast cancer. N Engl J Med. 2017.
3.  Mamounas EP, Anderson SJ, Dignam JJ, Bear HD, Julian TB, Geyer CE, Jr, et al. Predictors of locoregional recurrence after neoadjuvant chemotherapy: results from combined analysis of National Surgical Adjuvant Breast and Bowel Project B-18 and B-27. J Clin Oncol. 2012;30(32):3960-6.

Manoel Carlos Leonardi de Azevedo Souza

Patricia Schorn

Fernando Cotait Maluf

O tratamento sistêmico com hormonioterapia (HT) obedece a regras similares ao tratamento com quimioterapia (QT) sistêmica. Entretanto, o perfil de paciente a receber esse tratamento enquanto monoterapia diverge: pacientes com doença indolente, metástases predominantemente ósseas e em partes moles sem grande comprometimento visceral e pacientes mais frágeis.

## Definição de tumor hormônio-sensível

Em 2010, organizações médicas internacionais mudaram a definição de receptores hormonais (RH) positivo de uma expressão de 10% ou mais no receptor de estrógeno (RE) ou receptor de progesterona (RP) para maior ou igual a 1% (o que corresponderia a um Allred com escore de 2 ou mais para a proporção de células positivas com qualquer intensidade de imunocoloração). Várias séries dão suporte a essa recomendação. Por exemplo, um clássico estudo retrospectivo demonstrou que mesmo pacientes com 1% a 10% das células positivas para RE se beneficiaram do uso de tamoxifeno adjuvante, embora com menor impacto do que naquelas com expressão mais forte do receptor[1]. No entanto, um grande estudo reportado pelo *MD Anderson Cancer Center*, no qual 9.639 pacientes com câncer de mama foram divididas em três grupos de acordo com a expressão de RE: < 1% (n = 1.625), entre 1% e 9% (n = 250) e ≥ 10% (n = 7.764), mostrou que pacientes com RE entre 1% e 9% se comportaram como pacientes com RE < 1%[2]. Em suma, embora a *American Society of Clinical Oncology* (ASCO) recomende a definição de RE positivo como expressão > 1%, essa definição está sendo questionada por estudos mais recentes que sugerem que pacientes com tumores com expressão do RE entre 1% e 9% devam ser rotuladas como RH negativo. Dessa forma, como essas pacientes podem obter algum benefício da HT, sugerimos a administração de HT, mas com limiar baixo para suspensão em caso de toxicidade e postura clínica mais vigilante.

## Pacientes com metástases predominantemente ósseas, partes moles e/ou doença indolente

### HER-2 negativo, RH positivo

Para esse perfil de pacientes, recomendamos HT isolada. Para pacientes em pré-menopausa, sem tratamento prévio, recomendamos ablação ovariana (ooforectomia ou gosserrelina 3,6 mg subcutânea, mensalmente, ou 10,8 mg subcutânea, a cada três meses) em combinação com ta-moxifeno 20 mg via oral (VO) por dia (primeira opção) ou com um inibidor/inativador da aro-matase (IA) (segunda opção). Naquelas previamente tratadas com tamoxifeno na adjuvância, recomendamos ablação ovariana (ooforectomia ou gosserrelina) em combinação com inibidor/ IA. Para pacientes em pós-menopausa, sem tratamento prévio (HT adjuvante ou para doença metastática), recomendamos, se disponível, palbociclibe 125 mg VO por dia, por três semanas, a cada quatro semanas, associado a letrozol 2,5 mg VO por dia. Outra opção, principalmente para pacientes sem envolvimento visceral, é fulvestranto 500 mg (uma ampola de 250 mg em cada nádega) intramuscular (IM), nos D1, D15 e D29, e depois mensalmente. Para pacientes com recorrência mais de 12 meses após suspensão de IA adjuvante, recomendamos, se dispo-nível, palbociclibe 125 mg VO por dia, por três semanas, a cada quatro semanas, associado a letrozol 2,5 mg VO por dia. Outra opção é a utilização de um IA (anastrozol 1 mg VO por dia, letrozol 2,5 mg VO por dia ou exemestano 25 mg VO por dia). Naquelas previamente expostas a tamoxifeno na adjuvância, recomendamos IA ou fulvestranto 500 mg (uma ampola de 250 mg em cada nádega) IM, nos D1, D15 e D29, e depois mensalmente. Em pacientes previamente tratadas com IA não esteroide (anastrozol ou letrozol), na adjuvância ou como primeira linha para doença metastática, recomendamos exemestano em combinação com everolimo 10 mg VO por dia, sempre com prevenção de mucosite com bochecho com corticoide. Outra opção, se disponível, é palbociclibe 125 mg VO, por três semanas, a cada quatro semanas, associado a fulvestranto 500 mg IM, nos D1, D15 e D29, e a seguir a cada 28 dias. Outras opções de HT incluem tamoxifeno, exemestano isolado ou fulvestranto isolado. Nas pacientes que receberam exemestano como tratamento de primeira linha, pode-se considerar IA não esteroide (letrozol ou anastrozol) em combinação com everolimo 10 mg VO por dia, fulvestranto ou tamoxifeno como segundas linhas possíveis[3].

## HER-2 positivo, RH positivo

Por conta da presença do HER-2, para esses pacientes a prioridade é o uso de inibidores da via do HER-2. A HT pode e deve ser prescrita, entretanto de forma complementar às linhas de tratamentos com inibidores da via de HER-2. Recomendamos tratar com QT associada a duplo bloqueio da via do HER-2 (mais detalhes no Capítulo 43) até a máxima resposta e depois suspender a QT e iniciar HT, mantendo o bloqueio duplo do HER-2 até progressão da doença. Outra opção a considerar em pacientes que não toleram QT (por exemplo, aquelas muito idosas ou com graves comorbidades) é T-DM1, 3,6 mg/kg EV, a cada três semanas (Tabela 47.1).

**Tabela 47.1.** Sugestão de manejo de hormonioterapia paliativa na doença metastática

| Tratamento de primeira linha metastática com doença indolente | | | |
|---|---|---|---|
| HER-2 negativo; RH positivo | Pré-menopausa | Sem HT prévia | Supressão ovariana em combinação com tamoxifeno (primeira opção) ou com IA (segunda opção) |
| | | Com tamoxifeno prévio | Supressão ovariana em combinação com IA |
| | Pós-menopausa | Sem HT prévia ou recorrência 12 meses após seu término | Palbociclibe associado a letrozol, se disponível. Se não disponível, IA isolado. Para pacientes sem envolvimento visceral, favorecemos fulvestranto como primeira linha. |
| | | PD na vigência de IA isolado | Exemestano + everolimo ou palbociclibe + fulvestranto, se disponíveis. Outras opções incluem tamoxifeno, fulvestranto ou exemestano isolados. |
| HER-2 positivo; RH positivo | Pacientes relativamente jovens | Combinação de duplo bloqueio da via do HER-2, associada a monoquimioterapia até resposta máxima ou toxicidade limitante. Após, manter duplo bloqueio e associar hormonioterapia (HT) a depender do *status* menopausal (como acima). | |
| | Pacientes idosas ou que não toleram quimioterapia | Recomendamos TDM-1 até a progressão de doença. Associar HT a depender do *status* menopausal (como acima). | |

# Pacientes com metástases predominantemente viscerais e/ou doença agressiva sintomática

## HER-2 negativo, RH positivo

Sugerimos início com QT, selecionando o regime de acordo com a extensão e a agressividade da doença. Quando a paciente atingir máxima resposta ou toxicidade limitante, iniciar HT de acordo com o estado de menopausa, conforme descrito a seguir (Tabela 47.2). Nesse cenário, a HT perde espaço para a QT.

**Tabela 47.2.** Manejo de hormonioterapia em pacientes com doença predominantemente visceral ou agressiva

| Tratamento de primeira linha em pacientes com grande volume de doença | |
|---|---|
| HER-2 positivo; RH positivo | Combinação de trastuzumabe e pertuzumabe, associados a taxanos até resposta máxima ou toxicidade limitante. Após, manter duplo bloqueio e associar hormonioterapia (HT) a depender do *status* menopausal. |
| HER-2 Negativo; RH positivo | Iniciar com QT, selecionando o regime de acordo com a agressividade e a extensão da doença. Quando atingir resposta máxima ou toxicidade limitante, iniciar HT conforme o *status* menopausal. |

## Caso clínico

Paciente de 73 anos, menopausada há três anos, com sobrepeso e doença arterial coronariana crônica. Chega ao consultório com queixa de dor em braço esquerdo. Nega sintomas cardiovasculares, *diabetes mellitus* ou alterações de locomoção ou de uso de membro. Ao exame físico, não demostra qualquer alteração digna de nota. À semiologia armada, observamos lesão lítica em úmero esquerdo, sem outros achados. A biópsia da lesão mostra-se compatível com neoplasia maligna de mama, hormônio-sensível (RE 100% e RP 70%), HER-2 negativa. Após discussão multidisciplinar, foi iniciado tratamento para doença metastática de mama (depois de intensa investigação de sítio primário resultar em ausência de lesões mamárias). Foi indicado para a paciente palbociclibe 125 mg VO por dia, por três semanas, a cada quatro semanas, associado a letrozol 2,5 mg VO por dia. Após dois anos de seguimento com a doença controlada, a paciente apresenta progressão da doença em mama esquerda. Optou-se, então, pela segunda linha com exemestano em combinação com everolimo 10 mg VO por dia, com ótima aceitação de tratamento. Após três anos de doença controlada, a paciente apresentou novamente progressão da doença em mamas. Iniciou-se tratamento de terceira linha com fulvestranto. Após um ano de tratamento, a paciente apresentou evolução a óbito por conta de acidente vascular encefálico isquêmico.

## Referências bibliográficas

1. Harvey JM, Clark GM, Osborne CK, Allred DC. Estrogen receptor status by immunohistochemistry is superior to the ligand-binding assay for predicting response to adjuvant endocrine therapy in breast cancer. J Clin Oncol. 1999;17(5):1474-81.

2. Ekholm M, Bendahl PO, Ferno M, Nordenskjold B, Stal O, Ryden L. Two Years of Adjuvant Tamoxifen Provides a Survival Benefit Compared With No Systemic Treatment in Premenopausal Patients With Primary Breast Cancer: Long-Term Follow-Up (> 25 years) of the Phase III SBII:2pre Trial. J Clin Oncol. 2016;34(19):2232-8.

3. Ozaki A, Tanimoto T, Saji S. Palbociclib in hormone-receptor-positive advanced breast cancer. N Engl J Med. 2015;373(17):1672-3.

Manoel Carlos Leonardi de Azevedo Souza

Patricia Schorn

Fernando Cotait Maluf

Assim como na adjuvância, a escolha do tratamento da paciente com neoplasia mamária metastática depende de alguns fatores clínicos ou patológicos. Os principais fatores são a expressão de HER-2 e de receptor hormonal (RH), os locais de metástases (predominantemente visceral *versus* óssea), o estado de menopausa, o tipo de quimioterapia (QT) administrada anteriormente e o intervalo livre de doença, além do estado funcional (*performance* clínica).

## Pacientes com metástases predominantemente viscerais e/ou doença agressiva sintomática

### HER-2 positivo, RH negativo

Para pacientes sem exposição prévia a trastuzumabe na adjuvância ou com exposição encerrada há mais de seis meses, recomendamos trastuzumabe, dose de ataque de 8 mg/kg endovenoso (EV), seguida de 6 mg/kg EV, a cada 21 dias, pertuzumabe, dose de ataque de 840 mg (duas ampolas) EV dose fixa, seguida por 420 mg (uma ampola) EV (dose de manutenção), a cada 21 dias, e docetaxel 75 mg/m² EV, a cada 21 dias[1]. No lugar de docetaxel, pode-se considerar paclitaxel 80 mg/m² EV, de maneira semanal contínua (para pacientes mais jovens ou com melhores condições clínicas) ou nos D1 e D8, a cada três semanas (para aquelas mais idosas ou sem condições clínicas para o regime contínuo). Tratar até a máxima resposta ou toxicidade limitante. Nesse ponto, orientamos suspender a QT, mantendo trastuzumabe e pertuzumabe. Recomendamos que as pacientes que receberam trastuzumabe na adjuvância e recorrem em menos de seis meses sejam tratadas como se fossem refratárias à combinação dessa droga com QT.

### HER-2 positivo, RH positivo

Trastuzumabe associado a pertuzumabe com taxano, conforme descrito anteriormente. Após a máxima resposta ou toxicidade inaceitável, continuar trastuzumabe com pertuzumabe e iniciar HT de acordo com o estado de menopausa. É importante ressaltar que o bloqueio do HER-2 é crítico para maior eficácia da HT.

## HER-2 negativo, RH negativo

A seleção do esquema de QT a ser empregado depende do tratamento quimioterápico previamente utilizado. Para pacientes sem QT anterior ou que receberam esquema contendo antracíclico e/ou taxano na adjuvância há mais de 12 meses, recomendamos paclitaxel 90 mg/m$^2$ EV, nos D1, D8 e D15, em combinação com bevacizumabe 10 mg/kg EV, nos D1 e D15, a cada quatro semanas. Para aquelas que receberam antracíclicos na adjuvância, além da combinação de paclitaxel e bevacizumabe, considerar o uso de poliquimioterapia com um dos seguintes regimes: docetaxel 75 mg/m$^2$ EV, no D1, e capecitabina 2.000 mg/m$^2$ por dia, dividida em duas tomadas via oral (VO), do D1 ao D14, a cada três semanas, ou gencitabina 1.250 mg/m$^2$ EV, nos D1 e D8, e paclitaxel 175 mg/m$^2$ EV, no D1, a cada três semanas, ou gencitabina 1.000 mg/m$^2$ EV, nos D1 e D8, e docetaxel 75 mg/m$^2$ EV, no D1, a cada três semanas[2]. Para pacientes que receberam antracíclicos e taxanos na adjuvância e têm recorrência decorridos menos de 12 meses do término da adjuvância, recomendamos esquema com capecitabina 2.000 mg/m$^2$ por dia VO, em duas tomadas, do D1 ao D14, a cada três semanas, isoladamente, ou, se houver necessidade de maior taxa de resposta, em combinação com vinorelbina ou gencitabina. Para aquelas que não podem receber bevacizumabe ou com mutação conhecida do BRCA1/BRCA2, sem exposição prévia à platina, recomendamos como primeira opção carboplatina AUC 6 a cada 21 dias. Outro esquema razoável para pacientes que precisam de taxa alta de resposta é a combinação de paclitaxel 90 mg/m$^2$, nos D1 e D8, capecitabina 825 mg/m$^2$ VO, duas vezes por dia, do D1 ao D14, e bevacizumabe 15 mg/kg, no D1, a cada três semanas[3].

## HER-2 negativo, RH positivo

Iniciar com QT, selecionando o regime de acordo com a extensão e a agressividade da doença. Quando a paciente atingir máxima resposta ou toxicidade limitante, iniciar HT de acordo com o estado de menopausa, conforme descrito a seguir. Realizar QT para doença mais extensa e mais sintomática com gencitabina e paclitaxel administrados até a progressão de doença[4] (Tabela 48.1).

**Tabela 48.1.** Condutas em primeira linha de doença metastática de grande extensão

| Tratamento de primeira linha em pacientes com grande volume de doença | |
|---|---|
| HER-2 positivo; RH negativo | Combinação de trastuzumabe e pertuzumabe, associados a taxanos até a resposta máxima ou toxicidade limitante. Após, manter duplo bloqueio até a progressão da doença. |
| HER-2 positivo; RH positivo | Combinação de trastuzumabe e pertuzumabe, associados a taxanos até a resposta máxima ou toxicidade limitante. Após, manter duplo bloqueio e associar hormonioterapia (HT) a depender do *status* menopausal. |
| Triplo-negativo | Usar combinação de drogas para obter a máxima resposta objetiva, como:<br>- Paclitaxel + Bevacizumabe<br>- Taxano + Gencitabina<br>- Capecitabina + Docetaxel<br>- Capecitabina + Vinorelbina<br>- Capecitabina + Gencitabina<br>- Platina + Gencitabina (se BRCA mutado) |
| HER-2 negativo; RH positivo | Iniciar com QT conforme um dos esquemas acima, selecionando o regime de acordo com a agressividade e extensão da doença. Quando atingir resposta máxima ou toxicidade limitante, iniciar HT conforme o *status* menopausal. |

# Pacientes com metástases predominantemente ósseas, partes moles e/ou doença indolente

## HER-2 negativo, RH positivo

Recomendamos HT isolada. Para pacientes em pré-menopausa, sem tratamento prévio, recomendamos ablação ovariana [ooforectomia ou gosserrelina 3,6 mg subcutâneo (SC), mensalmente, ou 10,8 mg SC, a cada três meses] em combinação com tamoxifeno 20 mg VO por dia (primeira opção), ou com um inibidor/inativador da aromatase – IA (segunda opção). Naquelas previamente tratadas com tamoxifeno na adjuvância, recomendamos ablação ovariana (ooforectomia ou gosserrelina) em combinação com inibidor/IA. Para pacientes em pós-menopausa, sem tratamento prévio (HT adjuvante ou para doença metastática), recomendamos, se disponível, palbociclibe 125 mg VO por dia, por três semanas, a cada quatro semanas, associado a letrozol 2,5 mg VO por dia. Outra opção, principalmente para pacientes sem envolvimento visceral, é fulvestranto 500 mg (uma ampola de 250 mg em cada nádega) intramuscular (IM), nos D1, D15 e D29, e depois mensalmente. Para pacientes com recorrência mais de 12 meses após a suspensão de IA adjuvante, recomendamos, se disponível, palbociclibe 125 mg VO por dia, por três semanas, a cada quatro semanas, associado a letrozol 2,5 mg VO por dia. Outra opção é a utilização de um IA (anastrozol 1 mg VO por dia, letrozol 2,5 mg VO por dia ou exemestano 25 mg VO por dia). Naquelas previamente expostas a tamoxifeno na adjuvância, recomendamos IA ou fulvestranto 500 mg (uma ampola de 250 mg em cada nádega) IM, nos D1, D15 e D29, e depois mensalmente. Em pacientes previamente tratadas com IA não esteroide (anastrozol ou letrozol), na adjuvância ou como primeira linha para doença metastática, recomendamos exemestano em combinação com everolimo 10 mg VO por dia, sempre com prevenção de mucosite com bochecho com corticoide. Outra opção, se disponível, é palbociclibe, 125 mg VO, por três semanas, a cada quatro semanas, associado a fulvestranto 500 mg IM, nos D1, D15 e D29, e a seguir a cada 28 dias. Outras opções de HT incluem tamoxifeno, exemestano isolado ou fulvestranto isolado. Nas pacientes que receberam exemestano como tratamento de primeira linha, pode-se considerar IA não esteroide (letrozol ou anastrozol) em combinação com everolimo 10 mg VO por dia, fulvestranto ou tamoxifeno[5].

## HER-2 positivo, RH negativo

Recomendamos tratar como portadoras de metástases viscerais com bloqueio duplo do HER-2 (trastuzumabe + pertuzumabe) com taxano. Outra opção a considerar em pacientes que não toleram QT (por exemplo, aquelas muito idosas ou com graves comorbidades) é T-DM1 3,6 mg/kg EV, a cada três semanas.

## HER-2 negativo, RH negativo

Para pacientes com mais de 12 meses desde a QT anterior ou sem QT prévia, recomendamos agentes quimioterápicos isolados ou em combinação, escolhidos de modo individualizado. Para aquelas com tempo inferior a 12 meses desde a QT anterior, indicamos um regime diferente do usado na terapia adjuvante. A escolha do regime deve levar em consideração a magnitude da sintomatologia e a extensão da doença. Pode-se considerar (se disponível) o uso de bevacizumabe em combinação com paclitaxel semanal (ou capecitabina, se taxano for contraindicado), conforme descrito no tópico "Pacientes com metástases predominantemente viscerais e/ou doença agressiva sintomática – HER-2 negativo, RH negativo"[6].

## HER-2 positivo, RH positivo

Recomendamos tratar com taxano em combinação com trastuzumabe e pertuzumabe até a máxima resposta e depois suspender a QT e iniciar HT mantendo o bloqueio duplo do HER-2 até PD. Outra opção a considerar em pacientes que não toleram QT (por exemplo, aquelas muito idosas ou com graves comorbidades) é T-DM1 3,6 mg/kg EV, a cada três semanas (Tabela 48.2).

**Tabela 48.2.** Sugestão de manejo em neoplasia maligna metastática indolente

| Tratamento de primeira linha metastática com doença indolente | | | |
|---|---|---|---|
| HER-2 negativo; RH positivo | Pré-menopausa | Sem HT prévia | Supressão ovariana em combinação com tamoxifeno (primeira opção) ou com IA (segunda opção) |
| | | Com tamoxifeno prévio | Supressão ovariana em combinação com IA |
| | Pós-menopausa | Sem HT prévia ou recorrência 12 meses após seu término | Palbociclibe associado a letrozol, se disponível. Se não disponível, IA isolado. Para pacientes sem envolvimento visceral, indicamos fulvestranto como primeira linha. |
| | | PD na vigência de IA isolado | Exemestano + everolimo ou palbociclibe + fulvestranto, se disponíveis. Outras opções incluem tamoxifeno, fulvestranto ou exemestano isolados. |
| HER-2 positivo; RH positivo ou negativo | Pacientes relativamente jovens | | Combinação de trastuzumabe e pertuzumabe, associados a taxanos até a resposta máxima ou toxicidade limitante. Após, manter duplo bloqueio e associar hormonioterapia (HT) a depender do *status* menopausal e do *status* do receptor hormonal. |
| | Pacientes idosas ou que não toleram taxanos | | Recomendamos TDM-1 até progressão de doença. |
| Triplo-negativo | Recorrência após mais de 12 meses da adjuvância ou sem QT prévia | | Individualizar o uso de drogas citotóxicas. Usar agentes únicos. Em caso de mutação de BRCA, indicamos carboplatina como primeira opção. |
| | Recorrência dentro de 12 meses da adjuvância | | Usar, de preferência, agentes únicos de QT distintos dos usados na QT adjuvante. |

## Caso clínico

Paciente de 61 anos, com carcinoma ductal invasor de mama direita, com perfil imunoistoquímico demonstrando expressão de RE e RP, bem como positivo para expressão de HER-2. O tumor era multifocal, com maior foco medindo 6 cm, e havia comprometimento metastático de oito linfonodos e em todo o lobo esquerdo do fígado, mas sem alterações da função hepática.

Foi submetida à primeira linha de tratamento com esquema de trastuzumabe + pertuzumabe e paclitaxel. Conseguiu fazer oito meses de tratamento concomitante, quando foi acometida por neuropatia em mãos e pés, sendo necessária a descontinuação do paclitaxel.

Após 18 meses da manutenção da terapia, a paciente apresentou episódio de hemoptise, depois do qual, durante avaliação etiológica, foi evidenciada a presença de ao menos quatro lesões pulmonares sugestivas de acometimento secundário.

Em avaliação subsequente, trocou-se o tratamento para esquema com lapatinibe 1.250 mg por dia VO, em dose única, em jejum (cinco comprimidos de 250 mg), em combinação com capecitabina 2.000 mg/m² VO, do D1 ao D14, a cada três semanas. A paciente tolerou o tratamento adequadamente, sem toxicidades do novo esquema de drogas.

Após seis meses, apresentou nova progressão de doença em linfonodos, pulmão e fígado. Naquele momento, optou-se por nova terapia com gencitabina 750 mg/m² EV, por 30 min, combinada com cisplatina 30 mg/m² EV, nos D1 e D8, a cada três semanas. Infelizmente, após o quinto ciclo de terapia, a paciente apresentou nova progressão de doença, que culminou em óbito.

Essa evolução e escolhas de agentes quimioterápicos mostra que podemos usar medicações com atividade em câncer de mama em linhas subsequentes de doença metastática, buscando controle de doença, com bom resultado e controle para os pacientes.

## Referências bibliográficas

1. Swain SM, Baselga J, Kim SB, Ro J, Semiglazov V, Campone M, et al. Pertuzumab, trastuzumab, and docetaxel in HER2-positive metastatic breast cancer. N Engl J Med. 2015;372(8):724-34.

2. Piccart-Gebhart MJ, Burzykowski T, Buyse M, Sledge G, Carmichael J, Luck HJ, et al. Taxanes alone or in combination with anthracyclines as first-line therapy of patients with metastatic breast cancer. J Clin Oncol. 2008;26(12):1980-6.

3. Miller K, Wang M, Gralow J, Dickler M, Cobleigh M, Perez EA, et al. Paclitaxel plus bevacizumab versus paclitaxel alone for metastatic breast cancer. N Engl J Med. 2007;357(26):2666-76.

4. Fossati R, Confalonieri C, Torri V, Ghislandi E, Penna A, Pistotti V, et al. Cytotoxic and hormonal treatment for metastatic breast cancer: a systematic review of published randomized trials involving 31,510 women. J Clin Oncol. 1998;16(10):3439-60.

5. Finn RS, Crown JP, Ettl J, Schmidt M, Bondarenko IM, Lang I, et al. Efficacy and safety of palbociclib in combination with letrozole as first-line treatment of ER positive, HER2 negative, advanced breast cancer: expanded analyses of subgroups from the randomized pivotal trial PALOMA-1/TRIO-18. Breast Cancer Res. 2016;18(1):67.

6. Stockler MR, Harvey VJ, Francis PA, Byrne MJ, Ackland SP, Fitzharris B, et al. Capecitabine versus classical cyclophosphamide, methotrexate, and fluorouracil as first-line chemotherapy for advanced breast cancer. J Clin Oncol. 2011;29(34):4498-504.

Daniel Vargas Pivato de Almeida
Manoel Carlos Leonardi de Azevedo Souza
Fernando Cotait Maluf

## Considerações gerais

Cerca de 20% dos tumores de mama expressam o *human epidermal growth factor receptor 2* (HER-2), uma proteína transmembrana do fator de crescimento epidérmico (EGFR) com atividade de tirosina quinase. Historicamente, essa hiperexpressão de HER-2 denotava pior prognóstico, com maiores riscos de recorrência de doença. Entretanto, desde 2005, com a chegada do trastuzumabe, o cenário desse subtipo de neoplasia se tornou melhor, com ganhos demonstrados tanto em sobrevida livre de doença quanto em sobrevida global, com a adição de terapia anti-HER-2 ao tratamento quimioterápico padrão.

Atualmente existem quatro drogas disponíveis no cenário de neoplasia de mama metastática HER-2 positivo: trastuzumabe, pertuzumabe, T-DM1 e lapatinibe.

A escolha da melhor combinação para o tratamento de doença sistêmica HER-2 positivo deve pautar-se em alguns fatores:

- Presença ou ausência de expressão dos receptores hormonais;
- Sítios de metástase (predomínio visceral, ósseo ou do sistema nervoso central);
- Quimioterapia recebida anteriormente;
- Intervalo livre de tratamento;
- Grau de funcionalidade.

## Pacientes sem tratamento prévio

Para pacientes que não receberam tratamento adjuvante com terapia anti-HER-2 ou que abrem diagnóstico com doença já metastática: Trastuzumabe 8 mg/kg de ataque e, então, 6 mg/kg a cada três semanas, associado a pertuzumabe 840 mg de ataque e, então, 420 mg a cada três semanas, associado também a um taxano[1].

Como taxano de escolha, pode-se optar por docetaxel 75 mg/m² a cada três semanas ou paclitaxel 80 mg/m² semanalmente. Recomenda-se o uso de paclitaxel semanal apenas em pacientes mais jovens e com boa *performance*. No caso de pacientes idosas e/ou com piores condições clínicas, pode-se administrar a dose de 80 mg/m² apenas nos D1 e D8, a cada três semanas.

Cerca de 5% a 10% dos pacientes atingem resposta clínica completa com o esquema triplo combinado. O regime de quimioterapia deve ser mantido até se obter maior benefício ou então quando chegar à toxicidade limitante. A partir da suspensão, deve-se interromper a quimioterapia citotóxica e manter o duplo bloqueio do HER-2.

No caso de tumor com receptores hormonais positivos, na ocasião de suspensão da quimioterapia, deve-se associar à terapia anti-HER-2 o bloqueador hormonal de escolha, a depender do estado de menopausa da paciente.

Caso pertuzumabe não esteja disponível, recomendamos uma das seguintes combinações:

- Trastuzumabe 4 mg/kg no D1, 2 mg/kg no D8 e 4 mg/kg no D15, associado a paclitaxel 80 mg/m$^2$ nos D1, D8 e D15, a cada quatro semanas;
- Trastuzumabe 8 mg/kg de ataque e depois 6 mg/kg a cada três semanas, combinado com vinorelbina 30 mg/m$^2$ nos D1 e D8, a cada três semanas.

Em casos de alto volume de doença ou necessidade de resposta rápida (crise visceral), recomendamos a combinação de paclitaxel semanal com carboplatina AUC 2 nos D1, D8 e D15, a cada quatro semanas, em associação com trastuzumabe 2 mg/kg semanalmente. Esse regime deve ser mantido até a máxima resposta ou toxicidade limitante. Logo após, a quimioterapia deve ser suspensa e mantido o trastuzumabe isolado (podendo ser modificado para o esquema de 6 mg/kg a cada três semanas).

No caso de pacientes de idade avançada ou sem condições clínicas para receber quimioterapia com taxano, pode-se considerar o uso de T-DM1 3,6 mg/kg, a cada três semanas, como terapia de primeira linha, conforme dados de não inferioridade e qualidade de vida do estudo MARIANNE[2] (Figura 49.1).

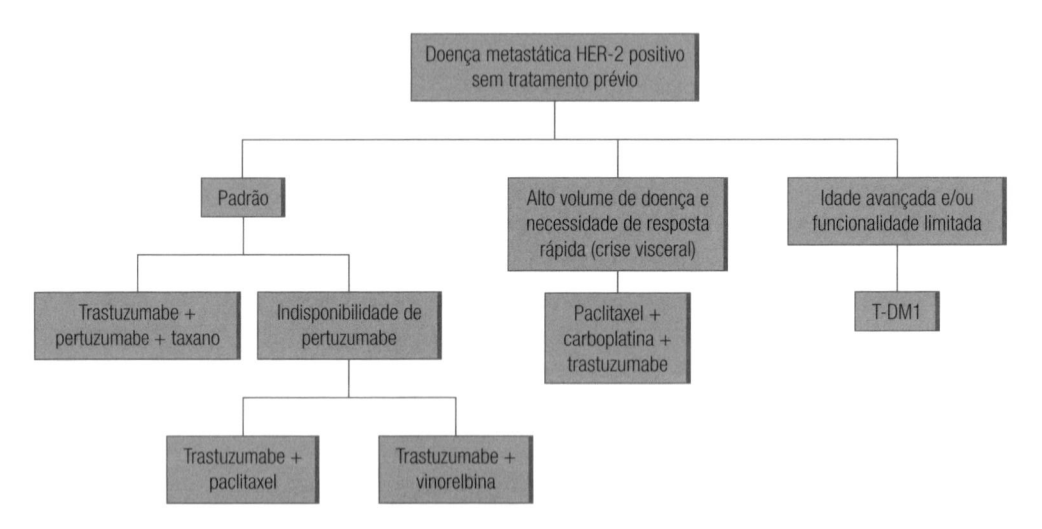

**Figura 49.1.** Recomendação da terapia de primeira linha na doença metastática HER-2 positivo.

## Pacientes que receberam tratamento prévio com trastuzumabe

O tratamento sistêmico em pacientes que já receberam trastuzumabe adjuvante será pautado no tempo livre de tratamento de terapia anti-HER-2. Esse tempo é calculado do fim da terapia adjuvante com trastuzumabe até o momento da progressão de doença. Tal intervalo de tempo será utilizado para avaliar a escolha da terapia seguinte. Ainda não há consenso que determine o intervalo de eleição para avaliar sensibilidade ou não à terapia. Alguns especialistas adotam o intervalo de seis meses, enquanto outros adotam o período de 12 meses. Na falta de consenso, opta-se por seguir a recomendação da agência americana *Food and Drug Administration* (FDA), que adota o intervalo de seis meses como padrão.

## Intervalo livre de tratamento maior ou igual a seis meses

A terapia de escolha nessa situação é a mesma das pacientes que abrem o quadro com doença metastática, baseando-se na combinação de trastuzumabe, pertuzumabe e um taxano (*vide* item acima). Essa escolha se justifica por conta de o estudo CLEOPATRA incluir esse perfil de pacientes e ter demonstrado benefício com esse tratamento.

## Intervalo livre de tratamento menor que seis meses

Para as pacientes com progressão de doença enquanto em uso de trastuzumabe, ou então após menos de seis meses do término da droga, recomenda-se o uso de T-DM1 3,6 mg/kg a cada três semanas.

Caso não esteja disponível o uso de T-DM1, pode-se escolher alguma das seguintes opções:
- Lapatinibe 1.250 mg (cinco comprimidos de 250 mg) em dose única diariamente em jejum, associado a capecitabina 2.000 mg/m$^2$ do D1 ao D14 em duas tomadas diárias a cada três semanas;
- Continuar com trastuzumabe e adicionar capecitabina 2.000 mg/m$^2$ do D1 ao D14 em duas tomadas diárias a cada três semanas;
- Bloqueio duplo vertical com trastuzumabe, associado a lapatinibe 1.000 mg em dose única diária em jejum.

Apesar da inexistência de estudos randomizados comprovando benefícios, outras opções bastante utilizadas nessa situação pautam-se na manutenção de trastuzumabe além da progressão (ainda não há dados sobre a manutenção de pertuzumabe) e na associação de outro agente citotóxico não utilizado anteriormente, sendo possibilidades:
- Vinorelbina 25 mg/m$^2$ semanalmente;
- Gencitabina 1.200 mg/m$^2$ nos D1 e D8, a cada três semanas;
- Gencitabina 750 mg/m$^2$, combinada com cisplatina 30 mg/m$^2$, nos D1 e D8, a cada três semanas.

T-DM1 como terceira ou demais linhas de tratamento para doentes que não receberam esta droga anteriormente (Figura 49.2).

## Situação especial: metástases em sistema nervoso central

Independentemente da expressão de receptores hormonais ou HER-2, a presença de metástases cerebrais é uma situação que denota sabidamente pior prognóstico.

Além do tratamento direcionado às lesões cerebrais (terapia sistêmica exclusiva, cirurgia, radioterapia estereotáxica ou radioterapia de cérebro total), que será escolhido a partir do volume das lesões e da funcionalidade da paciente, os tumores com expressão de HER-2 parecem se beneficiar mais do tratamento com dois regimes específicos:

- Lapatinibe 1.250 mg (cinco comprimidos de 250 mg) em dose única, diariamente em jejum, associado a capecitabina 2.000 mg/m$^2$, do D1 ao D14, em duas tomadas diárias, a cada três semanas;
- T-DM1 3,6 mg/kg a cada três semanas.

Ambos podem ser utilizados, mas deve-se lembrar de que, caso se opte apenas pela terapia sistêmica, sem tratamento local, o seguimento das lesões deve ser rigoroso, com utilização de ressonância magnética a cada seis a oito semanas.

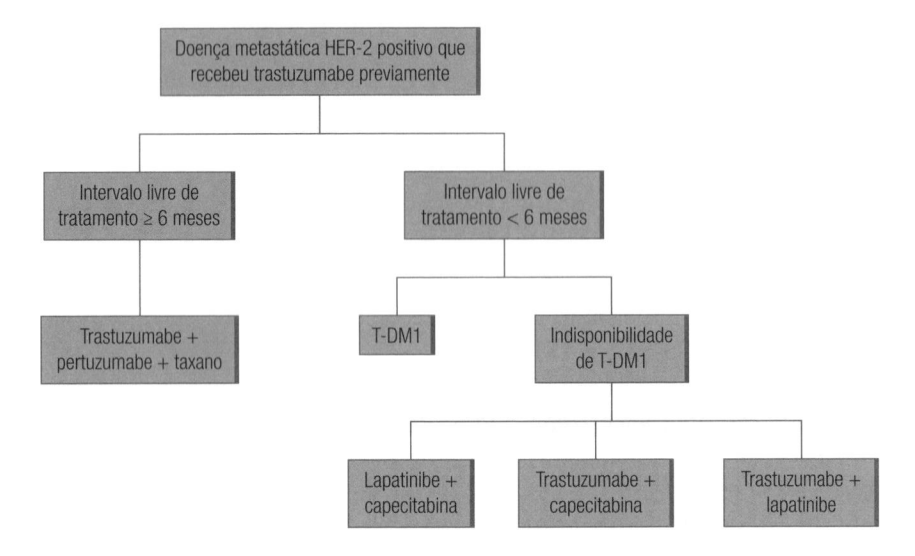

**Figura 49.2.** Recomendação na doença HER-2 positivo metastática com terapia prévia contendo trastuzumabe.

## Caso clínico

Paciente de 51 anos, com carcinoma ductal invasor de mama direita, com perfil imunoisto-químico demonstrando expressão de receptores hormonais de estrógeno e progesterona, bem como positivo para expressão de HER-2. O tumor era multifocal, com maior foco medindo 6 cm, e havia comprometimento metastático de oito linfonodos.

Foi submetida a cirurgia de adenomastectomia bilateral com esvaziamento axilar, por opção pessoal, e na sequência recebeu tratamento adjuvante com esquema de doxorrubicina e ciclo-fosfamida por quatro ciclos, seguido de paclitaxel semanal por 12 semanas, com trastuzumabe a cada três semanas, durante o período de um ano. Após o término de quimioterapia, recebeu tamoxifeno em associação ao trastuzumabe.

Após 18 meses do início da hormonioterapia, a paciente apresentou episódio de crise con-vulsiva tônico-clônica generalizada, após a qual, durante avaliação etiológica, foi evidenciada a presença de ao menos sete lesões cerebrais sugestivas de acometimento secundário. A paciente foi submetida à cirurgia de ressecção de uma das lesões, cuja avaliação patológica confirmou se tratar de doença metastática, e recebeu radioterapia de todo o cérebro, poupando-se o hipocam-po, sendo modificado o esquema de hormonioterapia para um inibidor da aromatase.

Na avaliação evolutiva, foi demonstrada progressão da doença exclusiva em cérebro. Baseado nos estudos de tratamento de segunda linha em doentes com tumores HER-2 positivos, como o EMILIA, bem como nos dados disponíveis na literatura que demonstram a boa resposta no sistema nervoso central com o uso dessa droga, foi então iniciado tratamento com T-DM1, o qual a paciente continua recebendo, tendo apresentado resposta quase completa das lesões cerebrais[3].

## Referências bibliográficas

1. Baselga J, Cortes J, Kim SB, Im SA, Hegg R, Im YH, et al. Pertuzumab plus trastuzumab plus docetaxel for metastatic breast cancer. N Engl J Med. 2012;366(2):109-19.
2. Perez EA, Barrios C, Eiermann W, Toi M, Im YH, Conte P, et al. Trastuzumab emtansine with or without pertuzumab versus trastuzumab plus taxane for human epidermal growth factor receptor 2-positive, advanced breast cancer: primary results from the phase III MARIANNE study. J Clin Oncol. 2017;35(2):141-8.
3. Verma S, Miles D, Gianni L, Krop IE, Welslau M, Baselga J, et al. Trastuzumab emtansine for HER2-positive advanced breast cancer. N Engl J Med. 2012;367(19):1783-91.

# ENDOCRINOLOGIA MAMÁRIA

James Kageyama Coelho
José Mendes Aldrighi

## Considerações gerais

A evolução no tratamento oncológico, desde o aprimoramento de técnicas cirúrgicas, novos esquemas quimioterápicos e a associação da radioterapia, resultou no aumento de tempo livre de doença e maiores taxas de cura das pacientes portadoras de câncer, entre eles o câncer de mama. Assim, o médico se depara, muitas vezes, com uma doente sobrevivente dessa enfermidade no seu período reprodutivo e perguntando quais seriam a opções mais seguras para ela na prevenção de uma gestação indesejada. Além disso, mais comumente na prescrição de um método contraceptivo em uma consulta de rotina, a paciente pergunta: "Doutor, esse método pode aumentar o meu risco de câncer de mama? Afinal, tratam-se de hormônios".

## Câncer de mama e pílula combinada

A fisiopatologia do câncer de mama é complexa e envolve diversos fatores para a sua gênese, entretanto sabe-se que há a presença de receptores hormonais nas células tumorais e a relação proliferativa da exposição hormonal.

O grande problema quando abordamos os estudos que procuram relacionar o uso de pílulas contraceptivas combinadas e o câncer de mama é o fato de que as concentrações hormonais delas não são as mesmas que as utilizadas atualmente, visto que, com a priorização da segurança, a indústria farmacêutica diminui progressivamente as concentrações de estrogênio sintético em suas formulações, ou seja, o maior montante dos resultados é proporcionado por pílulas combinadas que nem existem mais no mercado, e estudos que separam as diferentes concentrações de hormônios e tipos de progestágenos ainda são escassos.

A mais recente metanálise publicada trouxe como resultado a tendência do aumento do risco, ao redor de 8%, entretanto sem significância estatística. Além disso, mostrou que, após a parada do uso da pílula combinada, o risco da mulher usuária torna-se semelhante ao da não usuária em 10 anos. Os estudos selecionados para essa revisão abordaram o período do ano de 2000 até 2012; o risco acumulado de câncer de mama na vida da paciente foi estimado em torno de 0,89%[1].

Esses dados são semelhantes aos de outra revisão sistemática que abordou trabalhos entre os anos de 1980 e 2006, que apresentou tendência de aumento do risco da doença sem significância estatística, entretanto, quando se analisam os dados com o tempo de uso, observa-se aumento de 7% quando há o uso por cinco anos e de 14% quando se utiliza por 10 anos, com significância estatística[2]. Quando a pílula é prescrita após a paciente apresentar sua primeira gestação, ela aparentemente não aumenta o risco de câncer de mama[3].

Outro estudo importante que merece ser citado é o *Women's CARE study*, que compilou estudos de mulheres entre 35 e 64 anos, sem demonstrar o aumento do risco de câncer de mama nessa população[4], porém muitos autores consideram que o uso de pílulas por mulheres mais jovens teria impacto maior sobre a incidência do câncer[3], grupo que não foi abordado nesse trabalho.

Na coorte *Royal College of General Practitioner's Oral Contraception Study*, observa-se aumento do risco de câncer de mama em pacientes que estão em uso atual ou usaram por até cinco anos pílula combinada, em torno de 3%, entretanto, após cinco anos da parada da pílula combinada, o risco torna-se semelhante ao da não usuária[5]. Nesse grande estudo, foram acompanhadas 46.022 mulheres durante 44 anos. Quando se comparou o grupo de usuárias de pílulas alguma vez na vida com o de não usuárias, demonstrou-se que o uso desse método contraceptivo não aumentou o risco de neoplasia maligna mamária. Esses dados são semelhantes aos de outros estudos observacionais como o *Oxford-Family Planning Association study*[6] e o *Nurses' Health Study*[7].

O uso da pílula combinada pode agregar pequeno risco ao desenvolvimento do câncer de mama, mas esse risco diminui após 5 a 10 anos da parada ou após a gestação. Cabe lembrar que a pílula previne o risco de câncer de endométrio, ovário e cólon.

## Câncer de mama e progestágenos

Ao se revisarem os trabalhos que abordam apenas métodos que contêm progestágenos, vê-se que foram estudados aqueles usados a via oral, os implantes e os injetáveis, e o uso deles não aumentou o risco de câncer de mama[6].

## Câncer de mama e sistema intrauterino liberador de levonorgestrel

O sistema intrauterino liberador de levonorgestrel tem apresentado aumento do uso pela população feminina. O maior estudo observacional relacionado a ele é finlandês, com o seguimento de 17.360 mulheres, e nele não foi observado aumento do risco de câncer até mesmo 10 anos após a parada do método nessa população[7].

Assim, os métodos contendo apenas progestágenos aparentam ser seguros do ponto de vista mamário na temática de contracepção, entretanto mais estudos são necessários para que essa evidência seja reforçada.

## Escolha do método em paciente com câncer de mama

A abordagem da contracepção em pacientes jovens portadoras do câncer de mama é essencial e deve ser realizada no início e durante o tratamento, que consiste em diversas etapas e algumas delas aumentam o risco de trombose, como a quimioterapia. Além do mais, esse tumor apresenta receptores hormonais; sendo assim, o uso de método hormonal é contraindicado pela Organização Mundial de Saúde (OMS), visto que há a ausência de trabalhos prospectivos estudando a segurança dessa abordagem nesse grupo[8]. Logo, temos que oferecer métodos que não contenham esteroides, como os de barreira e o dispositivo intrauterino medicado com cobre.

O dispositivo intrauterino medicado com levonorgestrel foi estudado em pacientes com câncer de mama, entretanto o desfecho primário foi a proteção endometrial fornecida por ele quando a doente se encontra em uso do tamoxifeno, mas houve tendência de aumento da recorrência de câncer de mama no grupo em uso do método, em torno de 22%, porém sem significância estatística[9]. Esse uso é considerado *off label* e é contraindicado pela OMS[10].

Na consulta, é essencial que se discuta com a paciente o uso da contracepção de emergência quando necessário. A OMS coloca que em nenhuma doença o risco do uso da contracepção de emergência supera seus benefícios[10]. O dispositivo intrauterino medicado com cobre é uma opção que não apresenta hormônios e deve ser inserido em até cinco dias após a relação sexual, tendo eficácia em torno de 96%[10].

## Caso clínico

Paciente do sexo feminino, de 40 anos, apresenta-se no consultório após cirurgia de quadrantectomia da mama esquerda, com laudo de anatomia patológica mostrando um carcinoma ductal de mama direita, hormônio-sensível, HER-2 negativo. Refere quimioterapia neoadjuvante. Atualmente está em hormonioterapia com tamoxifeno há dois anos. Antecedentes pessoais: nega etilismo, nega tabagismo, no momento é sedentária. Antecedentes ginecológicos e obstétricos: nuligesta sem o desejo de gestar, menarca aos 12 anos de idade, com irregularidade menstrual inicial até os 15 anos, quando os ciclos passaram a ser regulares. Antecedentes familiares: nada digno de nota. A paciente procura o médico para orientações sobre contracepção.

## Discussão

O impacto do tratamento do câncer de mama sobre a função das gônadas pode ser transitório ou permanente. Nas pacientes com menos de 40 anos, são observadas maiores taxas de parada transitória do ovário. Com isso, torna-se muito importante a orientação contraceptiva, para que a gestação seja concebida em um momento oportuno, quando a paciente a desejar e a doença estiver sob controle.

Devem-se oferecer métodos que não contenham esteroides, como os de barreira e o dispositivo intrauterino medicado com cobre. Caso a paciente em questão tenha uma filha e ela procure atendimento médico para contracepção, apesar de ela apresentar um antecedente familiar importante, a OMS coloca que o uso de métodos hormonais aparentemente não traz riscos para essa paciente e devem ser oferecidos. Essa evidência é tirada de um estudo caso-controle que não demonstrou aumento do risco em pacientes com antecedentes familiares e usuárias de pílula combinada[11]. Mesmo quando a população de alto risco, como portadoras de mutação BRCA1/BRCA2, é estudada, aparentemente o método hormonal combinado não aumenta o risco de câncer de mama[12].

## Referências bibliográficas

1.  Gierisch JM, Coeytaux RR, Urrutia RP, Havrilesky LJ, Moorman PG, Lowery WJ, et al. Oral contraceptive use and risk of breast, cervical, colorectal, and endometrial cancers: a systematic review. Cancer Epidemiol Biomarkers Prev. 2013;22(11):1931-43.
2.  Kahlenborn C, Modugno F, Potter DM, Severs WB. Oral contraceptive use as a risk factor for premenopausal breast cancer: a meta-analysis. Mayo Clin Proc. 2006;81(10):1290-302.

3.  International Agency for Research on Cancer. IARC Monographs on the Evaluation of Carcinogenic Risks to Man. Volume 100A-19, Pharmaceuticals: Combined Estrogen-Progestogen Contraceptives. Lyon: International Agency for Research on Cancer; 2012. p. 283-311.

4.  Marchbanks PA, Curtis KM, Mandel MG, Wilson HG, Jeng G, Folger SG, et al. Oral contraceptive formulation and risk of breast cancer. Contraception. 2012;85(4):342-50.

5.  Iversen L, Sivasubramaniam S, Lee AJ, Fielding S, Hannaford PC. Lifetime cancer risk and combined oral contraceptives: the Royal College of General Practitioners' Oral Contraception Study. Am J Obstet Gynecol. 2017;216(6):580.e1-580.e9.

6.  Mant J, Painter R, Vessey M. Epidemiology of genital prolapse: observations from the Oxford Family Planning Association Study. Br J Obstet Gynaecol. 1997;104(5):579-85.

7.  Charlton BM, Rich-Edwards JW, Colditz GA, Missmer SA, Rosner BA, Hankinson SE, et al. Oral contraceptive use and mortality after 36 years of follow-up in the Nurses' Health Study: prospective cohort study. BMJ. 2014;349:g6356.

8.  Samson M, Porter N, Orekoya O, Hebert JR, Adams SA, Bennett CL, et al. Progestin and breast cancer risk: a systematic review. Breast Cancer Res Treat. 2016;155(1):3-12.

9.  Backman T, Rauramo I, Jaakkola K, Inki P, Vaahtera K, Launonen A, et al. Use of the levonorgestrel-releasing intrauterine system and breast cancer. Obstet Gynecol. 2005;106(4):813-7.

10.  World Health Organization. Reproductive Health. Medical eligibility criteria for contraceptive use. Genebra: World Health Organization; 2016.

11.  Marchbanks PA, McDonald JA, Wilson HG, Folger SG, Mandel MG, Daling JR, et al. Oral contraceptives and the risk of breast cancer. N Engl J Med. 2002;346(26):2025-32.

12.  Moorman PG, Havrilesky LJ, Gierisch JM, Coeytaux RR, Lowery WJ, Peragallo Urrutia R, et al. Oral contraceptives and risk of ovarian cancer and breast cancer among high-risk women: a systematic review and meta-analysis. J Clin Oncol. 2013;31(33):4188-98.

# TRATAMENTO DOS SINTOMAS CLIMATÉRICOS EM MULHERES COM CÂNCER DE MAMA

# 51

Sônia Maria Rolim Rosa Lima

Os sintomas climatéricos constituem grande problema para as sobreviventes do câncer de mama e podem ser induzidos pela radioterapia e quimioterapia adjuvante (Tabela 51.1).

**Tabela 51.1.** Sintomas climatéricos[1]

- Irregularidades menstruais
- Vasomotores (ondas de calor e suores noturnos)
- Atrofia vulvovaginal (síndrome geniturinária da menopausa – SGM)
- Alterações sexuais
- Distúrbios do sono
- Outros sintomas (associados ou não ao climatério)
- Distúrbios cognitivos (memória, concentração)
- Distúrbios psicológicos (depressão, ansiedade, mudança de humor)

Os sintomas vasomotores (SVMs) ou fogachos atingem aproximadamente 65% das mulheres após o tratamento. Naquelas que se encontram na pré-menopausa em uso da quimioterapia e terapia hormonal (TH) antiestrogênica, sua prevalência pode atingir cerca de 90%. Não apenas os SVMs afetam a qualidade de vida como podem levar à descontinuação de terapias endócrinas, tais como o tamoxifeno e os inibidores da aromatase. Fogachos, sudorese noturna, irritabilidade, disfunção sexual, distúrbios do sono e atrofia urogenital frequentemente ocorrem seguindo-se ao uso de tais medicações, apresentando-se particularmente os fogachos, mais severos do que naquelas que não se trataram do câncer de mama[2] (Tabelas 51.2 e 51.3).

**Tabela 51.2.** Câncer de mama *versus* sintomas climatéricos: considerações

- Jovens com falência ovariana induzida pela quimioterapia
- Jovens submetidas a ooforectomia
- Mulheres na peri e pós-menopausa que suspendem a TH após o diagnóstico de câncer de mama
- Mulheres na pré e pós-menopausa sob terapia endócrina
- As ondas de calor são mais frequentes e severas quando comparadas àquelas nas pacientes com menopausa espontânea.
- A terapia com antiestrogênios pode exacerbar sintomas de vagina seca, particularmente nas usuárias de inibidores da aromatase[3].

**Tabela 51.3.** Câncer de mama *versus* sintomas climatéricos: considerações

| Influência na qualidade de vida: |
|---|
| • Para algumas mulheres: piores que o tratamento do câncer. |
| • Tolerância à terapia endócrina. |
| • Mais de 40% descontinuam o tratamento devido às ondas de calor. |
| • Podem piorar os problemas comuns pós-câncer, tais como distúrbios do sono e fadiga. |
| • Implicações para o prognóstico, caso sejam a causa da descontinuidade do tratamento |
| • O risco de menopausa prematura pode contribuir para a morbidade e a mortalidade |
| • Osteoporose e doença cardiovascular |

Em relação aos sintomas da falência hormonal, deve-se analisar se o tratamento do cancer induziu a menopausa ou se houve suspensão da reposição hormonal estroprogestativa previamente utiizada ou mesmo se o terapia medicamentosa contra o cancer foi o fator desencadeante da sintomatologia climatérica. A seguir, interrogaremos sobre qual o sintoma que mais a incomoda (Tabela 51.1). Devemos ter em mente que não há tratamento não hormonal único para os SVMs, a atrofia vulvovaginal, as alterações de humor e a problemas ósseos, mas existem terapias eficazes não farmacológicas e não hormonais disponíveis específicas para cada caso. Assim, é necessário priorizar, considerar intervenções múltiplas e individualizá-las[4].

## Mudanças de estilo de vida

Apesar de serem medidas de senso comum, muitas delas, por não serem investigadas em grandes ensaios clínicos, não apresentam dados definitivos quanto à sua eficácia:

- Dieta: evitar alimentos que possam desencadear ondas de calor como álcool, cafeína e alimentos quentes e condimentados;
- Exercícios físicos regulares: são indicados para manter ou obter um peso corporal saudável e promover melhor qualidade de sono restaurador. Porém, não há evidência suficiente para determinar a sua efetividade no tratamento dos SVMs;
- Evitar ou substituir o uso de medicamentos que possam causar ondas de calor, como os bloqueadores de canal de cálcio, bromocriptina, ácido nicotínico, opiáceos e drogas colinérgicas;
- Diminuição do índice de massa corpórea (IMC): diversos estudos têm demonstrado que um IMC maior que 27 está associado a maior frequência dos SVMs. Entretanto, não há evidência disponível de que a redução de peso melhore os SVMs;
- O tabagismo pregresso ou atual aumenta a ocorrência dos SVMs, talvez por seu efeito no metabolismo do estrogênio. Ser fumante passivo também está associado a maior ocorrência dos SVMs, de maneira não dose-dependente;
- Redução do estresse: ansiedade tem sido associada com aumento da ocorrência, frequência e severidade das ondas de calor;
- Evitar banhos ou duchas quentes, sauna, clima ou ambientes quentes. Ambientes quentes aumentam a temperatura corporal e podem desencadear os SVMs. Ambientes com temperatura mais baixa estão associados a menor incidência de ondas de calor;
- Evitar roupas de tecido sintético, lã ou seda. Preferir algodão/linho e roupas frescas. Evitar roupas com gola alta e fechada;
- Hidratação: consumir água gelada;

- Preferência por ambientes ventilados e com ar condicionado;
- Recomendar banho fresco antes de dormir e uso de lençóis de algodão[5].

## Síndrome geniturinária

Para as queixas decorrentes da atrofia vulvovaginal, podemos prescrever: lubrificantes vaginais, hidratantes vaginais (com base de policarbofila – ácido poliacrílico), promestrieno, ospemifeno (uso oral). O ospemifeno é um modulador seletivo do receptor de estrógeno (SERM) que apresenta ação antiestrogênica sobre a mama, porém com ação no epitélio vaginal aumentando sua espessura, diminuindo, assim, a secura vaginal, o prurido e a irritação vulvar. Aprovado em 2013 pelo *Food and Drug Administration* (FDA) e pela *European Medicines Agency* com essa finalidade, ainda não se encontra disponível no Brasil. Quanto ao promestrieno, existem evidências que permitem confirmar sua eficácia no tratamento das afecções atróficas genitais decorrentes do hipoestrogenismo aliada à segurança decorrente da absorção desprezível quando da sua administração local. Aconselha-se a discussão com o oncologista antes de seu uso[6].

## Prasterona (deidroepiandrosterona de uso vaginal)

Não deve ser utilizada em mulheres em uso de inibidores de aromatase. Aconselha-se a discussão com o oncologista antes de seu uso nos casos em que haja baixo risco de recorrência.

A *American Society of Clinical Oncology* (ASCO), a *American Cancer Society* (ACS) e a *North American Menopause Society* recomendam o uso de lubrificantes e hidratantes vaginais como primeira linha de tratamento para as queixas de secura vaginal e dispareunia; lubrificantes para serem utilizados por ocasião do ato sexual e hidratantes de duas a três vezes por semana. Para aquelas com queixa de dor no introito vaginal por ocasião do ato sexual, aconselha-se o uso de dilatadores e aplicação tópica de lidocaína gel 4%[7].

## *Laser* $CO_2$ fracional (*fractional $CO_2$ laser*)

Recentemente, um novo tratamento com *laser* foi proposto como uma solução não invasiva a longo prazo para sintomas vulvovaginais e urinários. Embora os resultados histológicos preliminares tenham sido promissores, seu efeito terapêutico e clínico ainda não foi determinado. No entanto, apesar da escassez de evidências quanto à sua segurança e benefício a longo prazo, os tratamentos a *laser* são amplamente comercializados para uma gama de sintomas geniturinários, com alta aceitação tanto por clínicos como por mulheres. Contudo, evidências para a eficácia e segurança do *laser* são limitadas e há necessidade de ensaios clínicos, controlados por placebo e randomizados antes de sua implementação generalizada, com o intuito de esclarecer os potenciais riscos[6,7].

## Sintomas vasomotores[8]

A terapia com estrogênios isolados ou estrogênios associados aos progestágenos é padrão-ouro no tratamento dos SVMs, mas, devido à influência hormonal no câncer de mama, é contraindicada.

## Acupuntura

É um tratamento popular da medicina complementar e alternativa, porém há poucos trabalhos demonstrando sua eficácia no tratamento dos SVMs. Recentes trabalhos têm apresentado resultados promissores.

## Técnicas psicocorporais

Ioga, *tai chi chuan*, hipnoterapia, relaxamento e meditação são formas de medicina complementar e alternativa baseadas na teoria de que fatores mentais e emocionais influenciam a saúde física por meio de um sistema de conexões principalmente neuronais e hormonais ao longo do corpo. Essas técnicas promovem a saúde por meio do uso do consciente e inconsciente da mente sobre os processos corporais. Sugere-se que tenham efeitos positivos nos SVMs decorrentes do climatério. No entanto, até o presente, resultados de ensaios clínicos são insuficientes para confirmar a eficácia no tratamento dos SVMs.

## Tratamentos não hormonais para ondas de calor[9,10]

Incluem os antidepressivos [inibidores seletivos de recaptação da serotonina – ISRSs (fluoxetina, paroxetina, citalopram, sertralina) e os inibidores seletivos de recaptação de serotonina e norepinefrina – SSNRI/SNRI (venlafaxina e desvenlafaxina)], os anticonvulsivantes, os anti-hipertensivos e os fitomedicamentos.

Para muitas mulheres com câncer de mama, são prescritos antidepressivos para o tratamento de transtornos psiquiátricos comuns, tais como depressão ou ansiedade, ou para sintomas de instabilidade vasomotora. No entanto, a maioria dos antidepressivos, como muitos dos ISRSs, têm propriedades de inibição do sistema enzimático do citocromo P450 na sua isoforma D6 (CYP2D6), que afeta o metabolismo do tamoxifeno para seu metabólito mais potente, o endoxifeno. Medicamentos que têm ação inibitória sobre o sistema enzimático hepático da CYP2D6 diminuem as concentrações plasmáticas do endoxifeno e, consequentemente, podem aumentar o risco de recidiva do câncer de mama. Quando houver necessidade de prescrição de antidepressivos para mulheres que estão sendo tratadas com tamoxifeno, a opção terapêutica com menor influência sobre o metabolismo do tamoxifeno é a venlafaxina e a desvenlafaxina (Tabela 51.4).

**Tabela 51.4.** Proposta de risco de diminuição do metabolismo do tamoxifeno por antidepressivos inibidores da enzima cyp2d6

| Antidepressivos | Grau de diminuição do metabolismo do tamoxifeno | Recomendações |
|---|---|---|
| Venlafaxina | Mínimo | Uso preferencial |
| Desvenlafaxina | Mínimo, falta estudos diretamente com tamoxifeno | Considerar uso com base na avaliação do risco-beneficio |
| Mirtazapina | Mínimo. falta estudos diretamente com tamoxifeno | |
| Citalopram | Leve | |
| Escitalopram | Leve, falta estudos diretamente com tamoxifeno | |
| Sertralina | Moderado | |
| Fluvoxamina | Moderado, falta estudos diretamente com tamoxifeno, inibidor moderado de 3A4 | |
| Duloxetina | Moderado, falta estudos diretamente com tamoxifeno | |
| Nefazodona | 2D6 leve, falta estudos diretamente com tamoxifeno, inibidor forte de 3A4 | |
| Paroxetina | | Evitar o uso |
| Fluoxetina, | | |
| Bupropiona | | |

Adap. Desmarais JE, Looper KJ. 2009.

## Venlafaxina (SNRI)

Indicada para tratamento de síndromes depressivas de grau variável e transtorno obsessivo--compulsivo. As reações adversas que podem ocorrer são: náuseas, diarreias, erupções cutâneas, ansiedade, insônia, anorexia, nervosismo, confusão mental, secura na boca, astenia e cefaleia. Também podem ocorrer, a depender da dose, sonolência, constipação e disfunção sexual. Geralmente, a incidência dos sintomas é baixa (menos de 3%). Dose recomendada: 37,5 a 75 mg por dia.

## Succinato de desvenlafaxina (SNRI)

Principal metabólito ativo da venlafaxina. As reações mais comuns da droga são náuseas, tonturas e insônia. Dose recomendada: 50 a 100 mg por dia

## Anticonvulsivantes: gabapentina

Análoga do ácido gama-aminobutírico, usada no tratamento de epilepsia, dor neurogênica e enxaqueca. É utilizada também para tratamento dos SVMs no climatério, no entanto seu mecanismo de ação é desconhecido. Seus efeitos colaterais são tontura, sonolência, palpitações, *rush* cutâneo e edema periférico. O efeito adverso mais referido foi cansaço, particularmente nos primeiros dias de uso. Dose recomendada: 300 a 900 mg por dia.

## Anti-hipertensivos: clonidina

Droga alfa-adrenérgica de ação central, originalmente desenvolvida para tratamento da hipertensão arterial, constitui um dos medicamentos mais antigos utilizados no tratamento não hormonal para ondas de calor em mulheres com contraindicação para a TH. Seus efeitos colaterais são sedação, secura na boca, tonturas, cefaleia, sonolência, distúrbios do sono, diarreia, fraqueza, náuseas, vômitos e parestesias. O seu exato mecanismo de ação no alívio dos SVMs é desconhecido, mas acredita-se que esteja relacionado à sua habilidade em reduzir a reatividade vascular. O sucesso do tratamento parece ser limitado. Dose recomendada: 0,1 a 0,4 mg por dia.

## Antagonista do receptor de neuroquinina 3 (NK3R)

Estudos experimentais recentes têm demonstrado efeitos benéficos na diminuição das ondas de calor com o uso do antagonista do NK3R. Embora apresente resultados positivos, mais pesquisas são necessárias.

## Fitomedicamentos[11]

Os fitomedicamentos aprovados pela Agência de Vigilância Sanitária (Anvisa) para o tratamento dos sintomas do climatério são os derivados do *Glycine max* (L.) Merr; o *Trifolium pratense* L. e a *Actaea racemosa* L. ou *Cimicifuga racemosa* L. Devido às suas propriedades e ao mecanismo de ação, aconselha-se o uso da última para o tratamento das ondas de calor em mulheres com antecedentes de câncer de mama

*Actaea racemosa* **L. ou** *Cimicifuga racemosa* **L. (CR):** substância marcadora – triterpenos glicosídicos, principalmente a 27-deoxiacteína. Em doses convencionais, apresenta boa tolerabilidade, entretanto pode ser hepatotóxica quando associada a outros extratos vegetais. Doses altas estão associadas a vertigens, tremores, bradicardia, queda da pressão arterial, náusea e ansiedade. A resposta do organismo deve-se a uma ação no sistema nervoso central, e não a uma ação hormonal direta nos órgãos periféricos. Trabalhos envolvendo grande grupo de mulheres concluíram que, embora alguns efeitos colaterais tenham sido relatados, sua incidência foi baixa (5,4%) e 97% foram revertidos com facilidade sem interrupção do tratamento, podendo ser considerada uma medicação segura.

Estudos demonstraram efeitos antiproliferativos principalmente com a acteína (um dos principais elementos do extrato fitoterápico de CR) em células neoplásicas tanto positivas quanto negativas para receptores estrogênicos; nas células normais, esse efeito também foi evidenciado, porém em menor intensidade, em parte devido à menor velocidade e intensidade de reprodução. Em linhagens de células receptores-estrogênicos positivos (MCF-7) e negativos (MDA-MB231), houve aceleração da apoptose tumoral por ativação das caspases e diminuição da proliferação tumoral e aceleração da apoptose com aumento significativo de genes de atividade antiproliferativa e pró-apoptótica, assim como aumento do RNA mensageiro que codifica genes envolvidos em diferentes vias que regulam o estresse celular. Além do mais, observou-se efeito regulador de atividades antitumorais e promotoras de tumores. Conclui-se que os extratos de CR não apresentaram a atividade proliferativa que o estrogênio induz, pelo contrário, demonstram atividade antiapoptótica e pró-apoptótica em células MCF-7. Esses efeitos podem representar o resultado da ativação de diferentes vias intracelulares (*pathways*).

Dose recomendada: 40 a 60 mg por dia

## Bloqueio do gânglio estrelado[2,4]

Medida heroica, indicada para o tratamento de SVMs severos e distúrbios do sono que não responderam aos tratamentos já descritos. Diversas complicações podem advir do seu bloqueio, como a síndrome de Horner (disfagia, paralisia da corda vocal), absorção epidural de anestesia local e pneumotórax. Atualmente não se aconselha seu emprego.

## Conclusões
### Sintoma geniturinários

- Evite estrogênios vaginais em usuárias de inibidores da aromatase.
- Se necessário: discuta com o oncologista.
- Considere os estrogênios vaginais nas usuárias de tamoxifeno.
- Discuta com o oncologista.
- Discuta sobre lubrificantes e hidratantes vaginais.
- Promestrieno.
- Aplicação vulvar de lignocaína gel (4%).

### Sintomas vasomotores

- Manter hábitos saudáveis.

- Técnicas médicas psicocorporais são aconselháveis.
- Técnicas de relaxamento mostram efeitos leves a moderados.
- *Actaea racemosa* (L.) ou *Cimicifuga racemosa* pode ser opção: discutir com o oncologista.
- Antidepressivos (paroxetina, venlafaxina, desvenlafaxina), gabapentina e clonidina: efeitos leves a moderados.
- Usuárias de tamoxifeno: venlafaxina, desvenlafaxina e a gabapentina são os recomendados.
- Médicos precisam ser proativos e questionar mulheres com câncer sobre sintomas climatéricos e oferecer atendimento multidisciplinar.

## Caso clínico

Paciente M. C. P., de 51 anos e história de câncer de mama aos 50 anos, no momento procura o ginecologista com queixa de fogachos e dispareunia. Relata que há um ano foi diagnosticada com câncer na mama esquerda, sendo realizada mastectomia preservadora de pele em mama esquerda com reconstrução imediata e quimioterapia adjuvante. Refere que há oito meses, durante a quimioterapia, não menstruou mais, e ao término da quimioterapia foi prescrito o uso diário oral do tamoxifeno. Refere ingesta diária de quatro cervejas por dia. Nega cirurgias anteriores. Nega antecedentes familiares de neoplasia de mama ou ovário. Ao exame: paciente em bom estado geral, corada e hidratada. Pressão arterial: 120 × 80; frequência cardíaca: 80 batimentos por minuto; altura: 1,58m; peso: 90 kg; IMC: 36,05. Ao exame físico das mamas: mama direita sem alterações mama esquerda com presença de prótese e pele com incisão radial e sem alterações. Palpação: sem nódulos. Exames complementares: mamografia da mama direita: BI-RADS 2.

## Comentário

Há estudos randomizados de melhor nível de evidência que abordam a questão dos efeitos da TH em mulheres previamente tratadas de câncer de mama. Esses trabalhos foram encerrados antes da duração originalmente prevista. O primeiro é o *Hormonal Replacement Therapy After Breast Cancer – Is it safe?* (HABITS), no qual 442 pacientes receberam dois anos de TH, com esquema de livre escolha, tendo a maioria prescrito estradiol associado a acetato de noretisterona. O grupo com TH apresentou 39 eventos desfavoráveis em comparação aos 17 do grupo controle (RR de 2,4). Concluiu-se que TH após câncer de mama elevou o risco de eventos oncológicos O estudo de Estocolmo, com 378 mulheres tratadas de câncer de mama recebendo estradiol com ou sem acetato de medroxiprogesterona no seguimento de 10,8 anos, mostrou não haver diferença estatisticamente significativa entre o grupo que recebeu TH e o que não recebeu, porém com risco relativo para qualquer novo evento relacionado ao câncer de 1,3. Além disso, o grupo com TH teve maior número de casos de câncer na mama contralateral (RR: 3,6). O uso da tibolona foi verificado no estudo *Livial Intervention Following Breast Cancer: Efficacy, Recurrence and Tolerability Endpoints* (LIBERATE), que foi interrompido por causa do aumento de eventos. Foram avaliadas 3.098 mulheres tratadas de câncer de mama que receberam tibolona 2,5 mg ao dia ou placebo, durante 3,1 anos, e 15,2% das mulheres no grupo hormonal tiveram alguma recorrência comparadas a 10,7% no grupo placebo (RR: 1,40). Todos esses dados são suficientes para não se prescrever hormonioterapia em pacientes com história pessoal de câncer de mama.

Poderíamos sugerir a mudança de hábitos de vida com dieta, exercícios físicos, relaxamento e acupuntura. Com relação ao uso de fitoterápico, apenas a *Cimicifuga racemosa* tem demonstrado segurança no uso para pacientes com câncer de mama. Estudo prospectivo realizado em 50 pacientes com câncer de mama e em tratamento com tamoxifeno associado a *Cimicífuga racemosa* mostrou redução de ondas de calor, sudorese, problemas de sono e ansiedade. Porém, os medicamentos mais utilizada para melhora dos sintomas da menopausa em pacientes com câncer de mama são os antidepressivos, cujo mecanismo de ação é o aumento da serotonina e diminuição do hormônio luteinizante, assim diminuindo a severidade e a frequência das ondas de calor. Entre os ISRSs, há a fluoxetina, a paroxetina e a bupropiona. Esses medicamentos não podem ser usados em pacientes em tratamento com tamoxifeno, pois eles inibem a enzima CYP2D6 do citocromo P450 na conversão em 4-hidroxi-N-desmetil tamoxifeno (endoxifeno), que é o metabólito ativo, reduzindo a quantidade de droga ativa que é liberada. A solução para essa paciente seria o uso de IRSNs como venlafaxina ou desvenlafaxina, que podem ser usados em pacientes em uso de tamoxifeno, com melhora dos sintomas, sem interferir em seus metabólitos. Para melhora da secura vaginal, observamos uma revisão sistemática, na qual foram incluídos 16 estudos, no qual o promestrieno, um análogo sintético de estrogênio de uso tópico, foi eficaz no tratamento das afecções atróficas genitais femininas decorrentes do hipoestrogenismo e poderia ser usado com segurança nas pacientes com câncer de mama em razão da absorção sistêmica desprezível. Porém, o ideal não seria seu uso prolongado.

## Referências bibliográficas

1. Ministério da Saúde. Agência de Vigilância Sanitária (Anvisa). Memento fitoterápico – Farmacopeia brasileira. Brasília: Anvisa; 2016. 115p.
2. Campana AOP. Tratamento das ondas de calor em mulheres com contraindicação à terapia hormonal. In: Lima SMRR, Botogoski SR, Reis BF (Eds.). Menopausa, o que você precisa saber: abordagem prática e atual do período do climatério. 2ª ed. São Paulo: Atheneu; 2014. p. 601-15.
3. Desmarais JE, Looper KJ. Interactions between tamoxifen and antidepressants via cytochrome P450 2D6. J Clin Psychiatry. 2009;70(12):1688-97.
4. Felix LMC, Aoki T, Lima SMRR. Tratamento das ondas de calor em mulheres com câncer de mama. Femina. 2010;38(5):233-7.
5. Franco OH, Chowdhury R, Troup J, Voortman T, Kunutsor S, Kavousi M, et al. Use of plant-based therapies and menopausal symptoms: a systematic review and meta-analysis. JAMA. 2016;315(23):2554-63.
6. Lesi G, Razzini G, Musti MA, Stivanello E, Petrucci C, Benedetti B, et al. Acupuncture as an integrative approach for the treatment of hot flashes in women with breast cancer: a prospective multicenter randomized controlled trial (AcCliMaT). J Clin Oncol. 2016;34(15):1795-802.
7. Song S, Budden A, Short A, Nesbitt-Hawes E, Deans R, Abbott J. The evidence for laser treatments to the vulvo-vagina: making sure we do not repeat past mistakes. Aust N Z J Obstet Gynaecol. 2017.
8. Ruddy KJ, Partridge AH. Approach to the patient following treatment for breast cancer. UpToDate. 2017. Disponível em: https://www.uptodate.com/contents/approach-to-the-patient-following-treatment-for-breast-cancer. Acesso em: 25 out. 2017.
9. L'Espérance S, Frenette S, Dionne A, Dionne JY; Comité de l'évolution des pratiques en oncologie (CEPO). Pharmacological and non-hormonal treatment of hot flashes in breast cancer survivors: CEPO review and recommendations. Support Care Cancer. 201321(5):1461-74.
10. Skorupskaite K, George JT, Veldhuis JD, Millar RP, Anderson RA. Neurokinin 3 Receptor Antagonism Reveals Roles for Neurokinin B in the Regulation of Gonadotropin Secretion and Hot Flashes in Postmenopausal Women. Neuroendocrinology. 2018;106(2):148-157.
11. The NAMS 2017 Hormone Therapy Position Statement Advisory Panel. The 2017 hormone therapy position statement of The North American Menopause Society. Menopause. 2017;24(7):728-53.

# TRATAMENTO COMPLEMENTAR

Juliana Karassawa Helito

## Considerações gerais

O tratamento do câncer de mama consiste na abordagem multidisciplinar, incluindo a cirurgia, a radioterapia e a oncologia clínica.

O objetivo da radioterapia é erradicar possíveis focos microscópicos tumorais, tendo sido demonstrado em diversos estudos seu papel na redução da recorrência locorregional e no aumento da sobrevida global ou sobrevida específica para câncer de mama. Sua indicação é baseada no tipo da cirurgia, nos fatores de risco de recorrência basal, assim como nos encontrados no anatomopatológico da peça cirúrgica.

Neste capítulo, discorreremos sobre a indicação da radioterapia adjuvante nos tumores iniciais e localmente avançados, após cirurgia conservadora ou mastectomia (com abordagem linfonodal), levando em conta outros aspectos como idade da paciente, perfil molecular, tamanho tumoral, margens cirúrgicas, invasão angiolinfática, grau do tumor e número de linfonodos comprometidos. Apenas para fins didáticos, será utilizada a definição do MD Anderson de doença localmente avançada (T3, T4, N2, N3).

## Tumores iniciais

### Pós-mastectomia

De modo geral, as pacientes com tumores iniciais sem acometimento linfonodal (pTis/pT1 e pT2pN0), cuja cirurgia de escolha foi a mastectomia, não necessitam de radioterapia adjuvante. Contudo, o subgrupo que possui fatores de risco, tais como tumores invasores maiores que 2 cm, margens menores que 1 mm, com invasão linfovascular e estar na pré-menopausa, é o que possivelmente se beneficiaria da irradiação do plastrão ou mama reconstruída[1]. A mesma situação se aplica às pacientes com perfil tumoral triplo-negativo, uma vez que elas também parecem demonstrar maior taxa de recorrência locorregional com a omissão da radioterapia[2].

Pacientes em estádios pT1/pT2 pN1, mastectomizadas, diagnosticadas apenas com o linfonodo sentinela positivo e que não receberão cirurgia complementar na axila devem ser encaminhadas para avaliação do rádio-oncologista para possível irradiação[3]. Quando comparada com a dissecção linfonodal axilar, a radioterapia em drenagens mostrou-se equivalente no controle local da doença, com menores taxas de linfedema em membro superior ipsilateral.

Outro estudo, o EORTC 22922/10925, tentou avaliar o papel da adição da irradiação em drenagens linfonodais ao plastrão ou mama reconstruída, nas pacientes que apresentavam tumores iniciais. Foi observado ganho no controle locorregional, na sobrevida livre de doença e na sobrevida livre de metástase a distância, talvez sugerindo que o acréscimo da radioterapia nessas topografias pudesse prevenir a disseminação da doença. A maior parte das pacientes admitidas nesse estudo apresentava tumores pT1/pT2 e até três linfonodos positivos após dissecção axilar, sendo permitida a inclusão das mastectomizadas, contudo essas perfaziam a minoria (24%).

## Cirurgia conservadora

O tratamento conservador se mostrou oncologicamente seguro e é a opção preferencial para os estádios iniciais da doença. A associação da cirurgia conservadora com a radioterapia se fez mandatória para obter maior controle locorregional e diminuir o risco de morte por câncer de mama. Existe, porém, uma tentativa de desintensificação do tratamento nas pacientes acima de 70 anos de idade ou mais, com tumores T1N0 e receptores de estrógeno positivos, que receberão hormonioterapia. De acordo com estudos[4], a omissão da radioterapia nessas mulheres não afetou a taxa de recorrência a distância ou a sobrevida global em cinco anos. O resultado foi um pequeno detrimento do controle local (diferença absoluta de 3%) quando comparado ao das mulheres que tiveram a mama irradiada. Cabe, nesse contexto, a discussão do pequeno tempo de seguimento nos estudos e um provável aumento do benefício a favor da radioterapia, com expectativa de vida maior das pacientes, assim como do custo-benefício do tratamento.

A um perfil de pacientes com tumores iniciais, muito bem selecionado, pode ser oferecida a radioterapia parcial de mama como opção terapêutica, de forma segura, por exemplo, a radioterapia intraoperatória em que somente o leito tumoral é irradiado. Segundo a atualização do *guideline* da ASTRO de 2017, as melhores candidatas a essa abordagem são: pacientes acima de 50 anos, com tumor T1 (e margens livres maiores que 2 mm) e Tis (com margens livres maiores que 3 mm, intermediário ou baixo grau, e tumor menor que 2,5 cm), ausência de invasão angiolinfática, receptor de estrógeno positivo e pN0.

Em relação aos Tis de mama tratados com cirurgia conservadora, existe um grande debate sobre em quais pacientes poderia ser omitida a radioterapia. O fato é que as taxas de recorrência local não apresentam *plateau*, depois de 10 anos de seguimento, para aquelas não irradiadas. Muitos estudos já evidenciaram o papel da irradiação nessas pacientes, demonstrando diminuição importante das recorrências invasoras e não invasoras na mama irradiada.

Quando se trata de mulheres (pT1/pT2 pN1), submetidas a cirurgia conservadora e pesquisa de linfonodo sentinela, sendo este positivo para doença metastática, surgem duas possibilidades terapêuticas: prosseguir ou não com o manejo cirúrgico dessa axila. A escolha dessa decisão acaba por influenciar o modo como serão irradiadas essas pacientes, no que diz respeito à inclusão de drenagem linfonodal nos campos de tratamento. Conforme elucidado anteriormente, a radioterapia dirigida à axila e à fossa supraclavicular parece ser equivalente à dissecção axilar em termos de controle regional e sobrevida[5].

Ao abordar novamente o papel da inclusão de drenagens linfonodais (axila, fossa supraclavicular e mamária interna) nos campos de tratamento dessas mulheres (com tumores iniciais e até três linfonodos comprometidos, pós-cirurgia conservadora da mama), depara-se com ganho de controle locorregional, maior sobrevida livre de doença e maior sobrevida livre de doença a distância.

Nesse cenário, de forma prática, a indicação de irradiação das drenagens deve ser considerada principalmente na presença de fatores de risco, tais como receptores de estrógeno e progesterona negativos, tumores pouco diferenciados e pacientes pré-menopausadas[6] (Figuras 52.1 e 52.2).

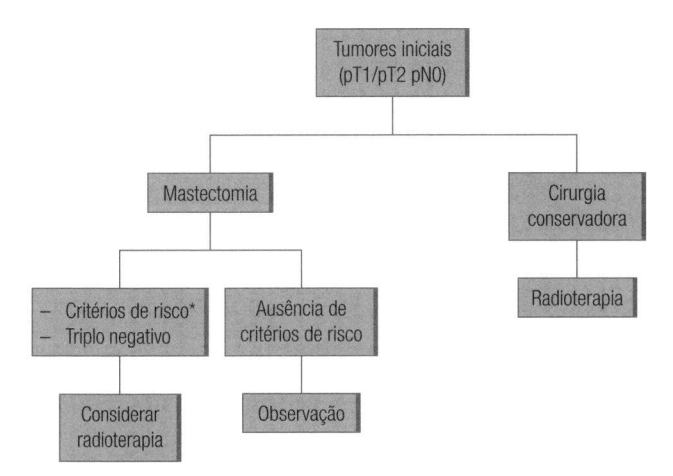

**Figura 52.1.** Indicação de radioterapia nos tumores iniciais sem comprometimento linfonodal. * Critérios de risco: invasão angiolinfática positiva, margem exígua, tumor maior que 2 cm e paciente na pré-menopausa[2].

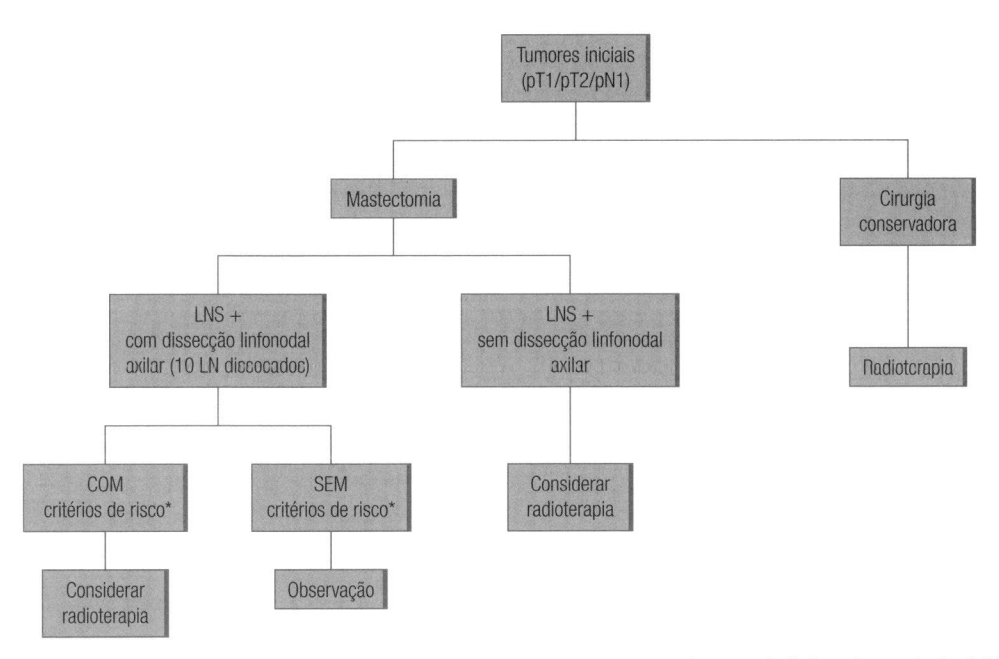

**Figura 52.2.** Indicação de radioterapia nos tumores iniciais com comprometimento do linfonodo sentinela (LNS). *Critérios de risco: invasão angiolinfática positiva, margem exígua, tumor maior que 2 cm e paciente na pré-menopausa[2], alto grau tumoral ou perfil molecular desfavorável[6].

## Tumores localmente avançados

As pacientes com tumores localmente avançados, por apresentarem grande risco de recorrência local e a distância, devem ser expostas a terapia sistêmica e, independentemente da abordagem cirúrgica (conservadora ou mastectomia), se beneficiam da radioterapia em plastrão/mama e drenagens.

No cenário da quimioterapia neoadjuvante, para avaliar a indicação de radioterapia, sempre é considerado o estadiamento pré-terapia sistêmica. Alguns estudos estão em andamento, na tentativa de responder se é possível modificar a indicação dos sítios irradiados com base na resposta da neoadjuvância (Figura 52.3).

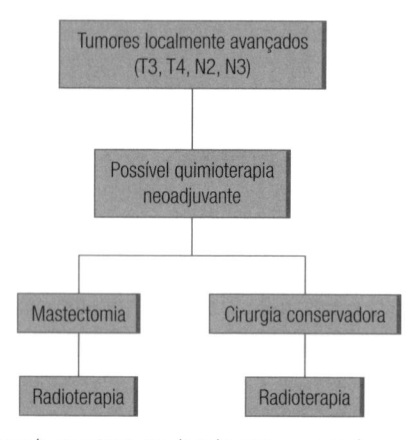

**Figura 52.3.** Indicação de radioterapia nos tumores localmente avançados.

## Caso clínico

Paciente jovem, 33 anos, casada, nulípara. Em setembro, palpou nódulo em mama esquerda. Ultrassonografia das mamas mostrou nódulo sólido hipoecoico irregular, vertical e espiculado, com calcificações e fluxo interno com vasos tortuosos no modo Doppler em cores, medindo $2,6 \times 2,3 \times 1,2$ cm na união dos quadrantes laterais da mama esquerda. Foram identificados ao menos seis linfonodos axilares à esquerda, ovais e circunscritos com espessamento cortical (cinco no nível I e um no nível II). O maior situa-se no nível II, mede 3,6 cm e apresenta espessamento cortical assimétrico de 1 cm). Mamárias internas: livres. Biópsia da lesão em mama esquerda: CINE grau 3, receptores de estrogênio (RE) e progesterona (RP) positivos, HER-2 positivo (3+/3) e Ki-67 de 60%.

- Recebeu quimioterapia neoadjuvante. Foi submetida a mastectomia esquerda e linfonodo sentinela. Resultado do anatomopatológico final:
- Carcinoma invasivo de tipo não especial (carcinoma ductal invasivo), residual grau 3 nuclear;
- Neoplasia invasiva residual na forma de êmbolos vasculares apenas esparsos, com até 1,5 mm, em quadrante inferior lateral, ausência de invasão angiolinfática;
- Componente intraductal: carcinoma ductal *in situ*, grau nuclear 3, padrão sólido, sem necrose, presente em focos esparsos pelo leito tumoral;
- Tamanho do leito tumoral: $3 \times 2$ cm;

- Celularidade neoplásica global: 1%;
- Outros achados: alteração fibroadenomatoide, adenose esclerosante
- Margens de ressecção: livres;
- LNS (00/03);
- Estadiamento anatomopatológico da mama direita (*American Joint Committee on Cancer* – AJCC): ypTis pN0(LS).

## Comentários

A impressão clínica é de uma paciente de 33 anos com CINE grau 3, inicialmente um T2 N2 M0 de mama esquerda. Pós-quimioterapia neoadjuvante com excelente resposta. Pós-mastectomia esquerda, com linfonodo sentinela esquerdo ypTis ypN0. RE e RP positivos e HER-2 positivo. Ki-67 de 60%.

Era um tumor localmente avançado em uma paciente jovem que foi submetida à neoadjuvância. Independentemente da resposta à terapia sistêmica, a indicação é de radioterapia em plastrão/mama reconstruída e drenagens linfonodais (axila, fossa supraclavicular e mamária interna), com o intuito de aumentar o controle locorregional e a sobrevida livre de doença nessa paciente.

## Referências bibliográficas

1. Jagsi R, Raad RA, Goldberg S, Sullivan T, Michaelson J, Powell SN, et al. Locoregional recurrence rates and prognostic factors for failure in node-negative patients treated with mastectomy: implications for postmastectomy radiation. Int J Radiat Oncol Biol Phys. 2005;62(4):1035-9.
2. Abdulkarim BS, Cuartero J, Hanson J, Deschênes J, Lesniak D, Sabri S. Increased risk of locoregional recurrence for women with T1-2N0 triple-negative breast cancer treated with modified radical mastectomy without adjuvant radiation therapy compared with breast-conserving therapy. J Clin Oncol. 2011;29(21):2852-8.
3. Recht A, Comen EA, Fine RE, Fleming GF, Hardenbergh PH, Ho AY, et al. Postmastectomy Radiotherapy: An American Society of Clinical Oncology, American Society for Radiation Oncology, and Society of Surgical Oncology Focused Guideline Update. Pract Radiat Oncol. 2016;6(6):e219-e234.
4. van de Water W, Bastiaannet E, Scholten AN, Kiderlen M, de Craen AJ, Westendorp RG, et al. Breast-conserving surgery with or without radiotherapy in older breast patients with early stage breast cancer: a systematic review and meta-analysis. Ann Surg Oncol. 2014;21(3):786-94.
5. Krug D, Baumann R, Budach W, Dunst J, Feyer P, Fietkau R, et al. Current controversies in radiotherapy for breast cancer. Radiat Oncol. 2017;12(1):25
6. Burstein HJ, Morrow M. Nodal Irradiation after breast-cancer surgery in the era of effective adjuvant therapy. N Engl J Med. 2015;373(4):379-81.

Walkiria Hueb Bernardi

Ester C. Aizic

## Considerações gerais

Sobreviventes do câncer de mama são definidos como pacientes que entraram no pós-tratamento, caracterizado pela fase após cirurgia inicial, com ou sem quimioterapia e/ou radiação (ou seja, seis meses após o tratamento curativo)[1].

O cuidado do sobrevivente abrange cinco áreas principais:

1. Vigilância relacionada à recorrência do câncer;
2. Avaliação de risco para a prevenção de efeitos tardios do tratamento;
3. Gestão dos sintomas que persistem após o término do tratamento;
4. Avaliação das necessidades psicossociais e provisão de suporte;
5. Aconselhamento dos pacientes sobre a modificação do estilo de vida para a melhora da qualidade de vida.

Os **efeitos tardios** mais comuns relacionados ao tratamento do câncer da mama são desencadeados pela ação cirúrgica, radiação e terapia sistêmica, que podem determinar repercussão estética, disfunção do membro superior, disfunção da parede torácica, dor, cicatriz, aderência, linfedema, tumores locais secundários, hipotireoidismo, pneumonite, fibrose pulmonar, cardiomiopatia, toxicidade sobre o aparelho auditivo e rim, menopausa precoce, infertilidade, disfunção sexual, osteoporose, neuropatia, disfunção cognitiva, ganho de peso e fadiga (Tabela 53.1)

## Efeitos do câncer de mama sobre o membro superior

Os principais efeitos relacionados ao membro superior são: síndrome da dor pós-mastectomia, síndrome musculoesquelética associada ao uso do inibidor da aromatase, linfedema, neuropatia, disfunção do ombro e síndrome da rede axilar. A cirurgia, a radioterapia e o uso do inibidor da aromatase podem determinar problemas musculoesqueléticos, incluindo mobilidade reduzida do braço e fraturas[2].

Dos pacientes submetidos a cirurgia para o tratamento do câncer da mama, 10% a 60% apresentam pelo menos um sintoma sobre o membro superior, entre seis meses e três anos após o procedimento. A dor tem prevalência que varia de 12% a 51%[3]. A incidência de linfedema do membro superior pós-dissecção linfática é de 17%. A maioria desses casos ocorre nos primeiros dois anos após o diagnóstico do câncer. Estima-se que quase três quartos das mulheres evoluirão com linfedema dentro de três anos após a cirurgia[4].

**Tabela 53.1.** Efeitos tardios mais comuns relacionados ao tratamento do câncer da mama

| Efeitos |
| --- |
| **Cirúrgicos** |
| Estéticos |
| Disfunção do membro superior ou parede torácica, dor |
| Cicatriz, aderências |
| Linfedema |
| **Radiação** |
| Tumores secundários |
| Hipotireoidismo |
| Pneumonite, fibrose pulmonar |
| Lesão cardíaca |
| Linfedema |
| **Terapia sistêmica** |
| Tumores secundários |
| Ototoxicidade |
| Cardiomiopatia |
| Toxicidade renal |
| Menopausa prematura e infertilidade |
| Sintomas da menopausa |
| Disfunção sexual |
| Osteoporose |
| Neuropatia |
| Disfunção cognitiva |
| Ganho de peso |
| Fadiga |

# Medidas preventivas e gestão dos sintomas após tratamento de câncer de mama

Com relação às medidas preventivas contra os efeitos do tratamento do câncer de mama, há as primárias e as secundárias.

Como principal medida primária contra o linfedema inclui-se a biópsia de linfonodo sentinela para estadiamento de linfonodos axilares ao invés da dissecção axilar ampla. O linfedema ocorre em 5% a 9% nos pacientes submetidos a biópsia, podendo alcançar taxas de até 40% nas dissecações abrangentes[5].

No tocante às medidas secundárias gerais, tem-se a reabilitação física preventiva.

A reabilitação física no câncer de mama atua especialmente na prevenção dos efeitos tardios e na gestão dos sintomas após o término do tratamento, sendo agrupada em categorias conhecidas como Classificação de Dietz, descritas a seguir.

- Reabilitação preventiva – A ênfase (às vezes referida como pré-reabilitação ou vigilância prospectiva) está no uso de intervenção precoce e exercícios para prevenir ou atrasar complicações relacionadas ao câncer ou suas terapias;

- Reabilitação restauradora – Para pacientes nos quais se espera uma recuperação totalmente funcional, e a reabilitação restauradora prevê a reintegração total do paciente de volta à sociedade, comunidade, escola ou trabalho;
- Reabilitação de suporte – Para os pacientes em que o tratamento do câncer resultou em déficits permanentes (incluindo aqueles em que os déficits são muito improváveis de resolver), o objetivo da reabilitação de apoio é restabelecer a independência funcional tanto quanto possível;
- Reabilitação paliativa – Se a reabilitação intensiva não é possível ou se é considerada clinicamente inadequada, a reabilitação paliativa pode desempenhar um papel no apoio ao paciente, especialmente se ele está enfrentando um diagnóstico terminal. Os objetivos são maximizar o conforto do paciente e o suporte ao cuidador.

## Reabilitação física no linfedema pós-mastectomia

A confirmação do linfedema pós-mastectomia dá-se por meio da inspeção clínica, que mostra diferença de diâmetro do membro operado em relação ao outro maior que 1 cm, e pela linfocintilografia. Esta última pode apresentar visibilização dos vasos linfáticos alterada, refluxo dérmico presente, circulação colateral presente e/ou linfonodo braquial alterado.

O conjunto de medidas para o tratamento do linfedema pós-mastectomia é chamado de terapia física complexa. Ele é composto pela drenagem linfática manual, compressão inelástica, compressão elástica, exercícios linfocinéticos, uso de medicações linfocinéticas e orientação higiênico-dietética[6].

A terapia física complexa apresenta duas fases:
- Intensiva ou primeira fase: realização de drenagem linfática manual diária com duração de 30 a 45 minutos, por duas a quatro semanas. O período dessa fase é variável, pois depende da resposta do doente ao tratamento, encerrando-se quando for atingido o máximo possível da redução do linfedema;
- Manutenção ou segunda fase: a drenagem linfática manual é realizada em frequência menor, por até seis meses. O mais importante nesse período é a terapia de compressão elástica, com o objetivo de perpetuar os efeitos positivos alcançados na primeira fase.

A drenagem linfática manual é uma técnica de massagem com manobras lentas, rítmicas e suaves que envolvem a superfície da pele e seguem o caminho anatômico do sistema linfático, com os objetivos de: drenagem do excesso de líquido do interstício e tecidos circunjacentes para dentro dos vasos linfáticos por meio de abertura das anastomoses superficiais axilares; estímulo de pequenos capilares linfáticos inativos; aumento da motricidade da unidade linfática, dissolução das fibroses linfostáticas características nos linfedemas mais exuberantes.

A compressão inelástica, representada por bandagens, ataduras e faixas, é utilizada para manter e incrementar os efeitos da drenagem linfática manual, aumentando o fluxo local e prevenindo um novo acúmulo de fluido após a massagem. É realizada sempre após a drenagem linfática. A colocação das ataduras é feita em múltiplas camadas, de forma circular ou em escama de peixe.

A compressão elástica, representada por vestuário, é graduada entre as pressões de 20 a 60 mmHg e indicada apenas na fase de manutenção da terapia física complexa. São objetivos: manter as pressões intersticiais equilibradas, otimizar os resultados da primeira fase e evitar recidivas do linfedema. A apresentação dessa malha é em formato de braçadeira, podendo envolver parte da mão ou toda ela, conforme detalhamento: braçadeira com luva e dedos, braçadeira até a região metacarpofalangeana com polegar, braçadeira até a região metacarpofalangeana sem polegar e braçadeira até o punho.

Os exercícios linfocinéticos devem abranger as articulações do ombro, cotovelo, punho e dedos. Todas as atividades propostas requerem a melhora do ganho de amplitude de movimento, propriocepção, coordenação motora, destreza, independência nas atividades de vida diária e aceleração no retorno da vida laboral e social (Figura 53.1).

As medicações linfocinéticas mais utilizadas são as benzopironas e os flavonoides, representadas pelas substâncias cumarina, diosmina e rutina. Os produtos comercializados mais co-

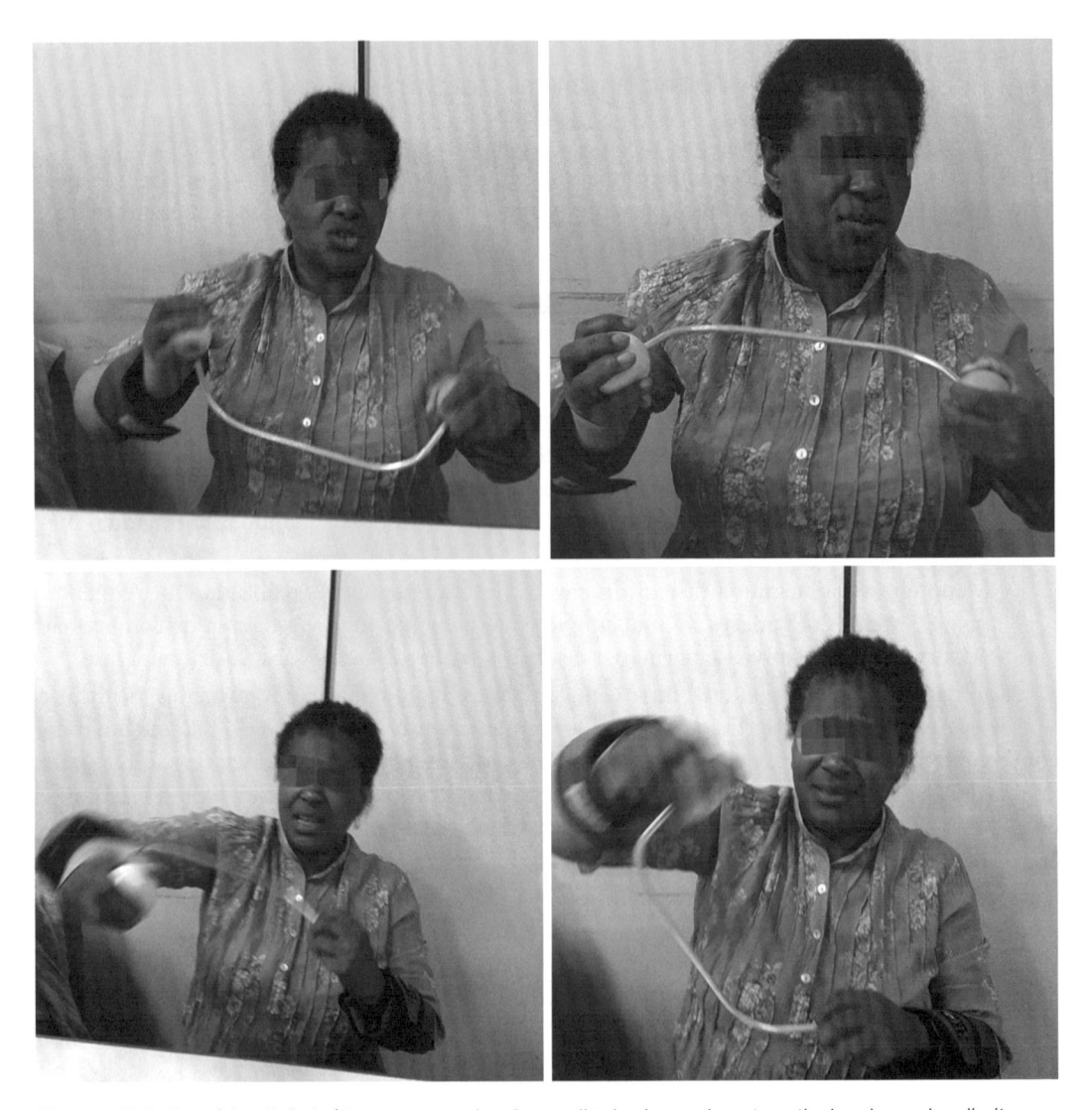

**Figura 53.1.** Exercícios linfocinéticos para ganho de amplitude do movimento articular do punho direito, em paciente com linfedema pós-mastectomia associado a esvaziamento axilar à direita.

nhecidos são Venalot®, Daflon® e Diosmin®. Eles atuam na redução da permeabilidade vascular, diminuindo a quantidade de líquido formado no tecido subcutâneo, na redução da formação do tecido fibrótico no membro linfedematoso, na redução do estímulo à inflamação crônica e na melhora da mobilidade articular e do conforto[6].

Os cuidados higiênicos-dietéticos envolvem: evitar depilação, cortes, picadas de insetos, contato com alérgenos ou irritantes, arranhões, queimaduras, vacinação, retirada de sangue, acesso venoso, medida da pressão arterial e acupuntura; evitar a prática de remo, tênis, golfe, esqui, *squash* ou quaisquer exercícios vigorosos associados ao movimento repetitivo contra a resistência; evitar locais quentes, como saunas, banhos de vapor e banhos quentes. A manutenção do peso ideal deve ser incentivada, pois a obesidade é fator que contribui para o desenvolvimento do linfedema. Deve-se ainda usar creme com pH neutro e, se houver alguma infecção, é necessário tratamento médico antes da linfoterapia.

Em situações especiais, em que a terapia física complexa não foi suficiente para a manutenção da qualidade de vida do doente, têm-se como último recurso as opções cirúrgicas, representadas pela anastomose venolinfática, lipoaspiração e ressecção de pele.

## Caso clínico

Paciente do sexo feminino, de 66 anos, cozinheira, obesa, encontrando-se no pós-operatório de um ano de mastectomia à esquerda mais esvaziamento axilar, com associação de radioterapia por adenocarcinoma de mama. Conta história de sensação de peso do membro superior esquerdo há dois meses. Apresentou, no exame físico, medida do diâmetro do braço esquerdo em relação ao direito com diferença de 2,5 cm para mais. O ultrassom com Doppler não mostrou trombose venosa profunda e a linfocintilografia resultou em refluxo dérmico mais presença de circulação linfática colateral. O diagnóstico foi de linfedema pós-mastectomia.

Para esse caso, havia risco em até 40% do evento, considerando-se associação de esvaziamento axilar e radioterapia. A paciente foi encaminhada para o cirurgião vascular e iniciou terapia física complexa, caracterizada por meses de drenagem linfática fisioterápica, uso de compressão elástica após a primeira fase do tratamento, introdução de medicação linfocinética e orientação higiênico-dietética.

## Referências bibliográficas

1. Ganz PA, Yip CH, Gralow JR, Distelhorst SR, Albain KS, Andersen BL, et al. Supportive care after curative treatment for breast cancer (survivorship care): resource allocations in low- and middle-income countries. A Breast Health Global Initiative 2013 consensus statement. Breast. 2013;22(5):606-15.
2. Mincey BA, Duh MS, Thomas SK, Moyneur E, Marynchencko M, Boyce SP, et al. Risk of cancer treatment-associated bone loss and fractures among women with breast cancer receiving aromatase inhibitors. Clin Breast Cancer. 2006;7(2):127-32.
3. Hayes SC, Johansson K, Stout NL, Prosnitz R, Armer JM, Gabram S, et al. Upper body morbidity after breast cancer incidence and evidence for evaluation, prevention, and management within a prospective surveillance model of care. Cancer. 2012;118(8 Suppl):2237-49.
4. DiSipio T, Rye S, Newman B, Hayes S. Incidence of unilateral arm lymphoedema after breast cancer: a systematic review and meta-analysis. Lancet Oncol. 2013;14(6):500-15.
5. Merchant SJ, Chen SL. Prevention and management of lymphedema after breast cancer treatment. Breast J. 2015;21(3):276-84.
6. Greenlee H, DuPont-Reyes MJ, Balneaves LG, Carlson LE, Cohen MR, Deng G, et al. Clinical practice guidelines on the evidence-based use of integrative therapies during and after breast cancer treatment. CA Cancer J Clin. 2017;67(3):194-232.

Andréa Malta Ferrian

## Considerações gerais

O cuidado paliativo é uma abordagem que tem como objetivo principal o controle dos sintomas físicos, psicossociais e espirituais do paciente, por meio da prevenção e do alívio do sofrimento, promovendo qualidade de vida àqueles que enfrentam uma doença ameaçadora da vida, além de suporte aos familiares[1]. O cuidado paliativo não significa fim de vida ou apenas abordagem de aspectos relacionados à morte, mas é uma visão global do indivíduo, e não apenas focado na doença.

## Indicação

O acompanhamento de uma equipe de cuidados paliativos pode ser feito a qualquer momento durante o curso da doença incurável, mas o mais recomendado, segundo as Sociedades Americana e Europeia de Oncologia Clínica, é o encaminhamento precoce para melhorar a qualidade de vida dos pacientes, minimizando o sofrimento do cuidador e o volume de medidas agressivas no final da vida. Infelizmente, na maioria dos casos, isso não ocorre, principalmente em relação aos pacientes com boa funcionalidade, fazendo com que sejam encaminhados tardiamente[2]. Há um grande número de estudos controlados e randomizados evidenciando a introdução de modo precoce e concomitante ao tratamento oncológico, com melhora nos níveis dos sintomas físicos e emocionais, ajudando no entendimento do prognóstico e até aumentando a sobrevida global dos indivíduos[3].

## Objetivos

Para proporcionar boa qualidade de vida e controle impecável dos sintomas, deve-se levar em consideração que o sintoma não controlado causa estresse, o que contribui negativamente para a reabilitação e a recuperação, reduzindo a capacidade funcional, aumentando a dependência e levando a alterações do humor, isolamento social, distúrbio do sono, alterações do apetite e dificuldade de movimentação e deambulação[4]. O sintoma físico, por exemplo, a dor, é influenciado também pelos fatores psicológicos, sociais e espirituais, causando impacto multidimensional do sofrimento. Isso é chamado de "dor total" e foi descrito pela primeira vez por Cicely Saunders, pioneira no desenvolvimento do cuidado paliativo no mundo. Sendo assim, para abranger todas as demandas do paciente e proporcionar bom suporte à família, é de fundamental importância o trabalho em conjunto de uma equipe multiprofissional capacitada.

A abordagem espiritual é outro recurso importante para o controle de sintomas e está associada à integralidade, trazendo ao paciente e à família condições para reflexões profundas sobre questões existenciais, como confrontos e desafios quanto ao propósito de vida, perdão, acerto de contas, qualidade e utilidade de vida[5].

A importância da abordagem integral do paciente com foco na pessoa, e não apenas na doença, é fundamental para realizar o controle impecável dos sintomas e proporcionar qualidade de vida àqueles que apresentam uma doença grave e incurável.

## Caso clínico

Paciente do sexo feminino, de 51 anos, engenheira civil, solteira, nuligesta, natural de Fortaleza, católica. Foi diagnosticada com neoplasia de mama direita, estádio clínico III, receptores hormonais positivos, HER-2 negativo e Ki-67 de 50%. O tratamento oncológico foi realizado em São Paulo, onde residia sem a companhia de familiares ou amigos. Foi submetida a mastectomia com linfonodectomia, seguida de quimioterapia adjuvante com esquema adriamicina (60 mg/m²) e ciclofosfamida (600 mg/m²) a cada 21 dias, por quatro ciclos, seguido de docetaxel a cada três semanas (75 mg/m²), por quatro ciclos. Também realizou radioterapia adjuvante e hormonoterapia por cinco anos (dois anos de tamoxifeno e três anos com anastrozol). Em seguimento clínico, estava assintomática, mantendo sua vida profissional e social.

Após sete anos, durante exames de rotina, apresentou aumento dos marcadores tumorais e o reestadiamento com imagens revelou a presença de linfonodos cervicais, axilares e mediastinais. A biópsia confirmou recidiva da neoplasia com o mesmo perfil hormonal do tumor primário. Introduziu-se tratamento com Faslodex 500 mg nos D1, D15 e D29, por cinco ciclos, porém apresentou progressão de doença linfonodal em axilas e, então, modificou-se a hormonoterapia para Aromasin 25 mg ao dia, por cinco meses, com nova progressão por imagem. A paciente mantinha sua rotina de trabalho, com vida social muito intensa e praticando atividade física (musculação e corrida).

Diante da progressão da doença após duas linhas hormonais, foi optado por quimioterapia com capecitabina. O tratamento foi realizado por seis meses, mas foi suspenso devido à toxicidade e ao aumento importante de linfonodo axilar à esquerda. Introduziu-se gencitabina, mas, após dois ciclos, houve crescimento da massa axilar à esquerda (conglomerado linfonodal) associado a dor local de moderada intensidade, sem irradiação, que melhorava após o uso de tramadol 300 mg ao dia. Além da dor, a paciente apresentou limitação da mobilidade em membro superior esquerdo, repercutindo negativamente na sua qualidade de vida. Nesse momento, afastou-se do trabalho, situação que a deixou extremamente insegura.

Optou-se por esvaziamento axilar esquerdo com ressecção de 29 linfonodos (imunoistoquímica evidenciando o mesmo perfil hormonal do tumor primário), seguido de radioterapia na dose de 39 Gy, e iniciou-se tratamento com letrozol. Após a cirurgia, a paciente apresentou linfedema acentuado em membro superior esquerdo e realizou linfoterapia, mas sem melhora, perdendo a mobilidade do braço, com dificuldade para se vestir e dirigir. Durante esse período, ficou mais reclusa em sua casa. Somando-se a isso, a dor, que antes era controlada com opioide moderado, passou a ter intensidade muito maior, com características de dor neuropática. Foi iniciado tratamento com opioides fortes como morfina ou metadona, em doses altas, associado a medicamentos adjuvantes como gabapentina e duloxetina, mas a paciente não tolerava os efeitos colaterais como tontura, sonolência, constipação, além de não conseguir controle adequado da dor. A paciente chorava e começou a utilizar medicações para dormir (benzodiazepínico). A paciente sente-se frustrada, pois acreditava que, após a cirurgia, não sentiria mais dor e que sua vida voltaria a ter a rotina prévia de que tanto gostava. Foi encaminhada, pelo oncologista, ao ambulatório de cuidados paliativos para ajuste do tratamento da dor. Nesse caso, a paciente poderia se beneficiar do encaminhamento precoce, por exemplo, no momento em que iniciou o quadro de dor, pois esse sintoma impactou na sua qualidade de vida, repercutindo no seu trabalho e no seu relacionamento familiar. Ela apresenta uma doença incurável, e isso mostra que o encaminhamento para a equipe de cuidados paliativos não deve ser feito apenas nos últimos dias de vida ou quando já se esgotaram todas as opções de tratamento quimioterápico. Quando iniciou seguimento com uma equipe de cuidados paliativos, foi realizado acompanhamento psicológico. O líder religioso de seu bairro começou a fazer visitas domiciliares semanais, e isso fez com que a paciente pudesse reencontrar a sua fé e ressignificar o sentido da sua vida nessa fase da doença. Ela foi submetida a um procedimento intervencionista para o controle da dor, diminuindo a necessidade do uso de doses altas de opioide, associado a fisioterapia para aliviar o linfedema e algumas visitas da terapeuta ocupacional para adaptar sua casa às suas limitações.

## Referências bibliográficas

1. Graham F, Clark D. WHO definition of palliative care. Medicine. 2008;2(36):64-6.
2. Bruera E, Hui D. Integrating supportive and palliative care in the trajectory of cancer: establishing goals and models of care. J Clin Oncol. 2010;28(25):4013-7.
3. Bauman JR, Temel JS. The integration of early palliative care with oncology care: the time has come for a new tradition. J Natl Compr Canc Netw. 2014;12(12):1763-71.
4. Hui D, Bruera E. A personalized approach to assessing and managing pain in patients with cancer. J Clin Oncol. 2014;32(16):1640-6.
5. Carvalho RTD, Parsons HA (Orgs.). Manual de cuidados paliativos ANCP. Porto Alegre: Sulina; 2012.

Thomas Gabriel Miklos

Newton Eduardo Busso

Foram estimados 596 mil casos novos de câncer no Brasil para 2016, 300.800 em mulheres, sendo 57.960 de mama. Cerca de 7% dos cânceres de mama ocorrem antes dos 40 anos e 50% das mulheres consideram ter filhos depois do tratamento de uma neoplasia maligna, mas pouco menos de 50% sabem da potencial ação prejudicial do tratamento quimioterápico sobre os ovários.

As células da teca, granulosa e oócito dos ovários são sensíveis às drogas citotóxicas comumente empregadas na quimioterapia, levando a paciente à infertilidade. Merecem especial atenção a ciclofosfamida, clorambucila, melfalana, bussulfano, mecloretamina, cisplatina, vimblastina, procarbazina e mostarda nitrogenada[1,2].

A radioterapia com sua radiação ionizante também apresenta efeitos adversos na função ovariana. Entretanto, no caso específico do câncer de mama, o tratamento radioterápico, quando indicado, é local, e não pélvico, o que o torna pouco relevante como promotor de insuficiência ovariana.

## Congelamento de oócitos, embriões e tecido ovariano

A medicina reprodutiva tem apresentado importantes avanços técnico-científicos nas últimas décadas, desde novas medicações e protocolos para estimulação ovariana controlada, avanços laboratoriais, estudos genéticos, até melhorias importantes na criopreservação de gametas e embriões, também conhecida como criobiologia, ampliando, assim, as indicações e resultados da fertilização *in vitro*. Novos horizontes foram abertos para a chamada oncofertilidade, que passou a contar com uma ferramenta importantíssima, o congelamento de oócitos, que permitiu a preservação da fertilidade em pacientes oncológicas, em especial no câncer de mama.

Em 1983, Trounson e Mohr demonstraram, pela primeira vez, que o embrião humano fertilizado e cultivado *in vitro* é capaz de produzir o nascimento de uma criança saudável após processo de congelamento-descongelamento[3]. Os embriões podem ser congelados no estágio de pró-núcleo, em clivagem ou na fase de blastocisto[4]. No congelamento de oócitos e embriões, o problema maior é a formação de microcristais de gelo no meio intracelular levando ao dano celular. Foi desenvolvido o congelamento lento, que consiste em desidratar lentamente a célula, a fim de evitar a formação desses microcristais, porém o meio intracelular fica exposto durante muito tempo a altas concentrações de soluto e sais, que também causam dano celular. A adição de crioprotetores no meio de cultura ajuda a equilibrar o meio intracelular, minimizando o risco de lesão celular[5]. Os gametas são muito sensíveis ao congelamento.

Desenvolveu-se técnica de criopreservação rápida, também conhecida como vitrificação, técnica essa que consiste no congelamento da célula sem a desidratação dela e sem a formação de cristais de gelo por meio da rápida diminuição da temperatura (-20.000 °C\min) e do uso de crioprotetores em altas concentrações[6]. Com a vitrificação, a taxa de sobrevivência do gameta é superior no congelamento lento, chegando a 99%, e taxa de gestação, ao redor de 50%. Estudo de Cobo *et al.* registrou taxa de sobrevivência de 96,7% e taxas de gravidez, implantação e gravidez em evolução de 65,2%, 40,8% e 47,8%, respectivamente, na vitrificação de oócitos[7].

As principais alternativas para preservar a fertilidade em pacientes com câncer de mama consistem na criopreservação de embriões, oócitos e tecido ovariano.

O congelamento de oócitos apresenta vantagens em relação à criopreservação de embriões, tais como a não necessidade de haver um parceiro na ocasião do tratamento, além de evitar problemas legais e sociais no caso de falecimento da paciente com embriões congelados. O congelamento de oócitos imaturos, embora estes sejam mais resistentes aos danos provenientes da criopreservação, é uma técnica promissora, porém experimental e que ainda não encontra suporte científico para ser atualmente oferecida às pacientes desejosas de preservar a fertilidade.

A criopreservação de tecido ovariano pode constituir-se na única opção viável em meninas pré-púberes e mesmo em adolescentes e mulheres que não possam ser submetidas à estimulação ovariana para a coleta de oócitos.

Estudos de Almodin *et al.* foram de grande importância para a consolidação das técnicas de criopreservação de tecido ovariano[8,9]. Fragmentos do córtex ovariano podem ser obtidos facilmente por laparoscopia. Em uma mulher de 30 anos de idade, 1 mm$^2$ de tecido cortical ovariano possui cerca de 35 folículos primordiais; dessa forma, cinco ou seis fragmentos com uma área total de 110 a 120 mm$^2$ poderiam proporcionar cerca de 4.000 folículos primordiais[10]. Após o tratamento e a cura do câncer, havendo desejo de gravidez, o tecido ovariano poderia ter como destino o xenotransplante e o autotransplante.

## Autotransplante de tecido ovariano

As possibilidades existentes quanto ao autotransplante são duas: o transplante ortotópico e o heterotópico. No primeiro caso, o tecido é transplantado no próprio sítio ovariano. No segundo caso, o tecido ovariano pode ser transplantado para o tecido subcutâneo do antebraço ou do abdome. O desenvolvimento folicular em sítio heterotópico não parece ser completamente normal, uma vez que está sujeito a fatores ambientais desfavoráveis, e a maioria dos folículos não ultrapassa 15 mm em seu maior diâmetro. Atualmente, a retirada do córtex de ovário direito, com posterior reimplante em ovário esquerdo, parece ser a técnica que oferece os melhores resultados.

## Uso de GnRH

O emprego dos análogos agonistas do GnRH (GnRH-a) deve ser considerado. Algumas teorias tentam explicar o possível efeito benéfico da administração do GnRH-a 10 dias antes do início e durante o tratamento quimioterápico. Uma delas seria a diminuição do número de folículos primordiais recrutados, os quais são mais vulneráveis à quimioterapia. Além disso, o GnRH-a é capaz de levar à diminuição na irrigação sanguínea dos ovários, o que dificultaria a distribuição das drogas quimioterápicas nas gônadas.

## Estimulação ovariana

O grande questionamento diante da preservação da fertilidade em pacientes com câncer de mama deve-se ao fato de que, para a obtenção de oócitos, se faz necessária a estimulação farmacológica dos ovários, o que requer tempo, podendo retardar o início da quimioterapia, além de promover a elevação nos níveis séricos de estradiol, que poderia ser deletéria nos tumores estrógeno-dependentes. Na prática, porém, tais receios parecem ser infundados, pois a estimulação ovariana não retarda de modo significante o início da quimioterapia e há métodos para estimular a ovulação sem que os níveis de estradiol atinjam valores excessivamente altos.

A estimulação ovariana controlada para posterior captação de oócitos pode ser iniciada em qualquer dia do ciclo, não havendo a necessidade de aguardar a menstruação para início das gonadotropinas, como ocorre nos esquemas habituais. Essa liberdade em se iniciar o tratamento a qualquer momento se fundamenta no fato de que em cada ciclo há duas a três ondas de crescimento folicular; assim, sempre uma onda participará no ciclo de recrutamento, seleção e dominância folicular[11]. Dessa forma, o início do tratamento para a preservação da fertilidade é imediato. O tempo de medicação é de aproximadamente 10 dias, assim o ciclo completo leva aproximadamente 12 dias, tempo que não compromete o início do tratamento oncológico[12].

Não há evidências de que a estimulação ovariana empregada para a coleta oocitária agrave o prognóstico do câncer de mama, e tal fato não deve se constituir em contraindicação em mulheres jovens com doença inicial que desejem a preservação da fertilidade, desde que sejam utilizados esquemas apropriados. Para minimizar os possíveis riscos nessas mulheres, os esquemas de estimulação ovariana controlada compreendem um protocolo com antagonista do GnRH e gonadotropinas (150 a 300 UI por dia) associadas a agentes que reduzem as concentrações de estrogênios, como o tamoxifeno e os inibidores da aromatase. Os inibidores da aromatase são de primeira escolha, pois levam os níveis de estradiol a valores inferiores quando comparados ao tamoxifeno. Dessa forma, os inibidores da aromatase são as principais drogas coadjuvantes na estimulação ovariana em mulheres com câncer de mama, especialmente o letrozol, que tem o efeito de potencializar a resposta ovariana, diminuindo significativamente os níveis de estradiol. O letrozol deve ser empregado concomitantemente às gonadotropinas, na dose de 5 mg diária por via oral, até o dia da maturação folicular final. Oktay *et al.*, em protocolo de estimulação ovariana com letrozol em pacientes com câncer de mama, obtiveram níveis séricos de estradiol de 483,4 ± 278,9 pg/mL *vs.* 1.464,6 ± 278,9 pg/mL do grupo controle, além de redução de 44% das doses de gonadotropinas, com taxa de fertilização e número de embriões semelhantes[13].

Deve haver interação entre o oncologista e o esterileuta no sentido de oferecer para as pacientes de bom prognóstico oncológico e reprodutivo as técnicas de preservação da fertilidade. Pacientes jovens com boa reserva ovariana são aquelas que mais se beneficiam com as técnicas de preservação da fertilidade.

## Caso clínico

L. R. A., 33 anos, casada, administradora de empresa, apresentou nódulo palpável em mama esquerda em quadrante superolateral há cerca de dois meses. Foi realizada ultrassonografia de mamas, que evidenciou nódulo de 2 cm com contornos irregulares e BI-RADS categoria 4. Realizou-se *core biopsy* guiada por ultrassonografia, com resultado de carcinoma ductal invasivo. Submeteu-se a setorectomia do quadrante acometido com biópsia do linfonodo sentinela, cujo resultado do anatomopatológico confirmou o achado da biópsia. Além disso, no intraoperatório, o resultado da congelação do linfonodo sentinela foi negativo e confirmado, posteriormente, pelo exame de anatomopatológico. O estudo imunoistoquímico evidenciou positividade para receptores de estrogênio e progesterona (C-erb-B2 positivo e Ki-67 de 10%).

Como o risco de insuficiência ovariana decorrente da gonadotoxicidade do tratamento quimioterápico é alto (cerca de 50%), a paciente veio encaminhada pelo mastologista, antes de iniciar a quimioterapia, para discutir alternativas de preservação da fertilidade (criopreservação de oócitos ou de embriões). O esquema de quimioterapia proposto foi de quatro ciclos de adriamicina e ciclofosfamida a cada 21 dias e 12 ciclos semanais de Taxol.

Diante do caso, foi discutido com a paciente as melhores alternativas para a preservação da capacidade reprodutiva: criopreservação de oócitos ou de embriões. Alertou-se a paciente de que a criopreservação de oócitos é um projeto pessoal e que a de embriões envolve o parceiro, sendo, portanto, um projeto conjugal. Além disso, a paciente foi encaminhada para consulta com psicóloga especializada em fertilidade para ser auxiliada em sua decisão.

Após isso, ela decidiu pela criopreservação de oócitos, apesar de estar em um relacionamento estável.

Foram solicitados exames sorológicos obrigatórios para a criopreservação de oócitos, hemograma e coagulograma, sendo iniciada estimulação ovariana controlada com esquema específico para manter a concentração de estradiol em níveis não muito elevados: letrozol 2,5 mg, dois comprimidos em tomada única, via oral, associado a hormônio folículo-estimulante (FSH) recombinante de 225 UI, subcutâneo, diariamente, em regime de protocolo curto flexível com antagonista do GnRH, quando maior folículo atingiu 14 mm. Foi deflagrado o pico de hormônio luteinizante com hCG recombinante de 250 μg, subcutâneo, quando dois folículos atingiram o diâmetro médio de 18 mm. Foi programada aspiração folicular guiada por ultrassonografia 35 horas após a aplicação do hCG. Foram coletados 16 oócitos, dos quais foram criopreservados 13 oócitos maduros.

A paciente foi reencaminhada para iniciar tratamento quimioterápico dois dias após a aspiração folicular. O tempo gasto entre a consulta com o especialista em reprodução humana assistida e o reencaminhamento foi de 18 dias.

## Referências bibliográficas

1. Sonmezer M, Oktay K. Fertility preservation in female patients. Hum Reprod Update. 2004;10(3):251-66.
2. Lee SJ, Schover LR, Partridge AH, Patrizio P, Wallace WH, Hagerty K, et al. American Society of Clinical Oncology Recommendations on Fertility Preservation in Cancer Patients. J Clin Oncol. 2006;24 (18):2917-31.
3. Trounson A, Mohr L. Human pregnancy following cryopreservation, thawing and transfer of an eight-cell embryo. Nature. 1983;305(5936):707-9.
4. Capalbo A, Rienzi L, Buccheri M, Maggiulli R, Sapienza F, Romano S, et al. The worldwide frozen embryo reservoir: methodologies to achieve optimal results. Ann N Y Acad Sci. 2011;1221:32-9.
5. Herrero L, Martínez M, Garcia-Velasco JA. Current status of human oocyte and embryo cryopreservation. Curr Opin Obstet Gynecol. 2011;23(4):245-50.
6. Liebermann J, Dietl J, Vanderzwalmen P, Tucker MJ. Recent developments in human oocyte, embryo and blastocyst vitrification: where are we now? Reprod Biomed Online. 2003;7(6):623-33.

7. Cobo A, Kuwayama M, Pérez S, Ruiz A, Pellicer A, Remohí J. Comparison of concomitant outcome achieved with fresh and cryopreserved donor oocytes vitrified by the Cryotop method. Fertil Steril. 2008;89(6):1657-64.

8. Almodin CG, Minguetti-Câmara VC, Meister H, Ceschin AP, Kriger E, Ferreira JO. Recovery of natural fertility after grafting of cryopreserved germinative tissue in ewes subjected to radiotherapy. Fertil Steril. 2004;81(1):160-4.

9. Almodin CG, Minguetti-Câmara VC, Meister H, Ferreira JO, Franco RL, Cavalcante AA, et al. Recovery of fertility after grafting of cryopreserved germinative tissue in female rabbits following radiotherapy. Hum Reprod. 2004;19(6):1287-93.

10. Meirow D, Fasouliotis SJ, Nugent D, Schenker JG, Gosden RG, Rutherford AJ. A laparoscopic technique for obtaining ovarian cortical biopsy specimens for fertility conservation in patients with cancer. Fertil Steril. 1999;71(5):948-51.

11. Sönmezer M, Türkçüoğlu I, Coşkun U, Oktay K. Random-start controlled ovarian hyperstimulation for emergency fertility preservation in letrozole cycles. Fertil Steril. 2011;95(6):2125.e9-11.

12. Vanden Brink H, Chizen D, Hale G, Baerwald A. Age-related changes in major ovarian follicular wave dynamics during the human menstrual cycle. Menopause. 2013;20(12):1243-54.

13. Oktay K, Hourvitz A, Sahin G, Oktem O, Safro B, Cil A, et al. Letrozole reduces estrogen and gonadotropin exposure in women with breast cancer undergoing ovarian stimulation before chemotherapy. J Clin Endocrinol Metab. 2006;91(10):3885-90.

# ÍNDICE REMISSIVO